Oxford Kompendium der Zahnheilkunde

Oxford Kompendium der Zahnheilkunde

Laura Mitchell
und
David A. Mitchell

HANSER

Carl Hanser Verlag München Wien

Originally published in English by Oxford University Press
under the title Oxford Handbook of Clinical Dentistry

Die Deutsche Bibliothek – CIP-Einheitsaufnahme

Mitchell, Laura:
Oxford-Kompendium der Zahnheilkunde / Laura Mitchell und David A. Mitchell. – München ; Wien : Hanser, 1995
Einheitssacht.: Oxford handbook of clinical dentistry ⟨dt.⟩
ISBN 3-446-17299-8
NE: Mitchell, David A.:

Hinweis
Medizin und Zahnmedizin sind in ständiger Entwicklung begriffen. Der Fortschritt der Wissenschaft führt permanent zu neuen Erkenntnissen. Der Leser dieses Buches ist daher gehalten, Therapieempfehlungen, insbesondere Angaben zur Dosierung von Medikamenten, in eigener Verantwortung zu prüfen. Zwar verwenden Autoren, Herausgeber und Verlag größte Mühe darauf, daß der Inhalt des Buches dem Wissensstand bei der Abfassung entspricht, Änderungen sind jedoch grundsätzlich möglich. Die Entscheidung für eine bestimmte Therapie liegt letztlich in der Verantwortung des behandelnden Arztes bzw. Zahnarztes.

Die im Text genannten Präparate und Bezeichnungen sind zum Teil patent- und urheberrechtlich geschützt. Aus dem Fehlen eines besonderen Hinweises bzw. des Zeichens ® darf nicht geschlossen werden, daß kein Schutz besteht.

Umschlaggestaltung: Kaselow Design, München
Gesamtherstellung: Friedrich Pustet, Regensburg
Printed in Germany

Vorwort

Studenten der Zahnmedizin arbeiten bereits in einer frühen Phase des Studiums am Patienten. Im Rahmen der klinischen Ausbildung wird von ihnen erwartet, daß sie eine enorme Informationsmenge in kurzer Zeit aufnehmen und verarbeiten. Dabei werden den Studenten Tag für Tag verschiedene klinische Fälle zugewiesen. Nachdem die bestehenden Oxford-Handbücher im Kitteltaschenformat aus dem allgemeinmedizinischen Bereich bei den Studierenden auf große Akzeptanz stießen, scheint es logisch, auch ein Kompendium der Zahnheilkunde in diesem Format herauszubringen. Darüber hinaus hoffen wir, daß dieses Buch auch noch nach dem Studium seinen Zweck erfüllt. Auch die erfahrene Zahnärztin und der erfahrene Zahnarzt können das Kompendium als „Gedächtnisstütze", z. B. bei seltenen Fällen oder zur Schulung von jungen Zahnärztinnen und Zahnärzten verwenden.

Das Oxford Kompendium der Zahnheilkunde enthält die Fakten und praktischen Hinweise, die wir während unserer Studienausbildung und in den Berufsjahren danach gesammelt haben. Zunächst lagen viele Notizen auf Zetteln vor, aber als diese Sammlung größer wurde, übertrugen wir die Aufzeichnungen in Notizbücher, um schnell über entsprechende Informationen verfügen zu können. In der zahnärztlichen Literatur findet sich bereits eine Vielzahl von Büchern, die häufig Spezialgebiete abhandeln. Dieses Kompendium hat nicht das Ziel, derartige Fachliteratur zu ersetzen, es soll vielmehr als Ergänzung dazu dienen; es soll Theorie und praktische Informationen zusammen in verständlicher Weise darstellen. Wo es notwendig erschien, sind weiterführende Literaturquellen angegeben. Obwohl sich die Autoren des Kompendiums nicht zu den spezialisierten Fachleuten zählen, die üblicherweise mit der zahnärztlichen Literatur in Verbindung gebracht werden, hoffen wir mit diesem Buch praktische Hinweise auf einer fundierten Basis vermitteln zu können.

In Anlehnung an die bestehenden Oxford-Handbücher haben wir das Layout übernommen, wobei z. T. Leerseiten entstanden sind. Dieser Raum kann vom Leser dazu genutzt werden, eigene Kommentare oder Ergänzungen hinzuzufügen.

Wir hoffen, daß der Leser in diesem Buch, das er in der Kitteltasche jederzeit präsent haben kann, eine hilfreiche Unterstützung für seine Tätigkeit findet.

Danksagung

Die Autoren möchten sich bei folgenden Personen bedanken, die einerseits fachkundig und andererseits in besonders kurzer Zeit an diesem Buch mitgewirkt haben: Herr B. S. Avery, Herr N. E. Carter, Frau J. J. Davison, Herr D. Jacobs, Herr I. D. Grime, Herr P. J. Kniggs, Dr. J. F. McCabe, Herr R. A. Ord, Professor A. Rugg-Gunn, Dr. R. A. Seykour, Professor J. V. Soames und Professor R. Yemm.
Den Mitarbeitern von Oxford University Press gilt unser besonderer Dank für ihre Hilfe und Unterstützung dieses Projektes.
Dem Editor des BMJ und dem Royal National Institut sind wir für die Überlassung der Diagramme dankbar.
Weiterhin ein herzliches Dankeschön an unsere Familien und Freunde, die während der Bearbeitung dieses Buches zu uns gehalten haben in einer Zeit, in der wir über nichts anderes mehr reden konnten.

Inhalt

Anmerkungen zur deutschen Ausgabe

Die Übersetzung des Buches wurde von Mitarbeitern der Universitäts-Mund-, Zahn- und Kieferklinik Heidelberg unter fachlicher Beratung von H. J. Staehle vorgenommen: C. Dörfer und Th. Schmidt (Kap. 11), P. Eickholz (Kap. 5), U. Fürst (Kap. 7), I. Gehlen (Kap. 2), T. Kim (Kap. 6), M. J. Koch (Kap. 3), A. Kramb (Kap. 12), M. Linke (Kap. 1 und 17), B. Mayer (Kap. 10), Th. Mayer (Kap. 8 und 16), C. Müting (Kap. 13), Th. Pioch (Kap. 14 und 18), A. Pinkernell (Kap. 9), K. U. Schendel (Kap. 4). Außerdem wirkten A. Kübler und A. Lohr mit.

An einigen Stellen schienen Adaptationen an die Verhältnisse in Deutschland sinnvoll. Kleinere Änderungen gegenüber dem Originaltext sowie für den Leser offensichtliche Anpassungen erfolgen in der Regel ohne besondere Hinweise. In anderen Fällen, wo es dem Verständnis dienlich ist, sind Anmerkungen des Übersetzers (Abk.: A. d. Ü.) in eckigen Klammern eingefügt.

Kapitel 7 „Prothetik und Alterszahnheilkunde" wurde vollständig neu bearbeitet von B. Wöstmann, Münster. Kapitel 15 „Rechtliche Aspekte zahnärztlicher Tätigkeit" wurde für die deutsche Ausgabe neu verfaßt von L. Figgener, Münster. In Kapitel 11 wurde der Abschnitt „Psychiatrie" (S. 520f.) neugefaßt von P. Staehle, Heidelberg. In Kapitel 16 wurden die Abschnitte „Zahnärztliche Versorgung sozialversicherter Patienten" (S. 694f.) und „Berufsausbildung des Zahnarztes" (S. 696f.) verfaßt von H. Schlegel, Münster.

Die Koordination der Übersetzung übernahm Th. Pioch, Heidelberg.

Für die Richtigkeit der in diesem Buch gemachten Angaben können Autoren, Übersetzer und Verlag keine Haftung übernehmen. Insbesondere sind Dosierungsangaben für Medikamente stets anhand der Herstellerinformationen sowie spezieller Literatur zu überprüfen.

Die Leser bzw. Benutzer dieses Buches werden gebeten, Verbesserungsvorschläge und Wünsche für künftige Auflagen an den Verlag zu richten: Carl Hanser Verlag, Bereich Zahnmedizin, Kolbergerstraße 22, 81679 München.

1 Anamnese und Untersuchung

Relevante Seiten in anderen Kapiteln: Wir könnten natürlich davon ausgehen, daß für diesen Abschnitt alle Seiten dieses Buches wichtig sind, da die Anamnese und die Untersuchung die ersten Schritte in der Fürsorge für einen Patienten darstellen. Da dies aber wenig hilfreich ist, sei hier besonders auf folgende Kapitel verwiesen: Allgemeinerkrankungen, Kapitel 11; Das Kind mit Zahnschmerzen, S. 62; Präoperative Maßnahmen, S. 546; Die Hirnnerven, S. 512; Kieferorthopädische Einschätzung, S. 130; Schmerzen von der Pulpa ausgehend, S. 244.

Hauptquelle: Erfahrung.

Zuhören, Beobachten, Verstehen

Vieles von dem, was Sie über Ihre Patienten wissen müssen, erfahren Sie durch Beobachten, wie die Patienten die Praxis betreten und im Stuhl Platz nehmen, durch ihre Körpersprache während des Gesprächs und durch wenige gezielte Fragen. In der Heilkunde kommt es darauf an, die Fähigkeit zu entwickeln, wirklich dem zuzuhören, was der Patient sagt und diese Informationen zu nutzen. Ärzte und Zahnärzte sind häufig besorgt, daß sich die Aufnahme der Anamnese als uneffizient und langwierig erweist, wenn sie den Patienten erlauben, frei zu sprechen, anstatt Fragen zu beantworten. Tatsächlich aber geben die meisten Patienten genügend Hinweise für eine Verdachtsdiagnose und weitere persönliche Informationen, wenn sie ohne Unterbrechung sprechen können. Die meisten verstummen nach zwei bis drei Minuten Monolog. Bei der Aufnahme der Anamnese sollte der Patient bequem sitzen und nicht etwa auf dem Rücken liegen. Um eine umfassende Anamnese zu erheben, ist es üblich und häufig notwendig, zusätzlich gezielte Fragen zu stellen. Hier einige Hinweise:

- Stellen Sie sich immer dem Patienten und Begleitpersonen vor, und erklären Sie, falls es nicht offensichtlich ist, welche Funktion Sie dabei haben, ihm zu helfen.
- Bedenken Sie, daß Patienten (normalerweise) medizinische und zahnmedizinische Laien sind. Sprechen Sie klar und verständlich und nicht von oben herab.
- Fragen haben eine Schlüsselstellung bei der Anamneseerhebung. Die Art und Weise, in der sie gestellt werden, kann schnell zu einer Diagnose und einem vertrauensvollen Patienten verhelfen oder zu einer unnötigen Auseinandersetzung mit einem potentiellen Prozeßgegner führen. Suggestivfragen sollten vermieden werden, da sie Vorurteile auf den Patienten projizieren. Problematisch sind auch Fragen, die eine Antwort vorwegnehmen, z. B.: „Werden die Schmerzen schlimmer, wenn Sie Heißes trinken?“ Dies kann man vermeiden, indem man Fragen formuliert, die als Antwort einen ganzen Satz erfordern und keine einfache Ja-Nein-Entscheidung zulassen. Dem wortkargen Patienten allerdings wird man nötigenfalls doch Suggestivfragen stellen müssen, um brauchbare Informationen zu erhalten.
- Ungeachtet der vorstehenden Punkte kann es notwendig werden, Patienten zu unterbrechen, die gerade in voller Fahrt einen detaillierten Monolog über den kranken Papagei ihrer Großmutter halten. Tun Sie dies taktvoll, z. B.: „... aber um auf die jetzigen Beschwerden zu kommen ...“ oder „Das ist ziemlich kompliziert, bitte erklären Sie mir, wie das mit dem Problem zusammenhängt, mit dem Sie heute hier sind.“

Einzelheiten der ärztlichen oder zahnärztlichen Anamnese sind auf den Seiten 4 bzw. 5 beschrieben. Der Zweck ist, genügend Informationen für eine vorläufige Diagnose zu erhalten, gleichzeitig ein gutes Arzt-Patient-Verhältnis aufzubauen und so weitere Untersuchungen und/oder Behandlungen zu erleichtern.

1 Anamnese und Untersuchung

Zuhören, Beobachten, Verstehen

Gegenwärtige Beschwerden

Ziel dieses Teils der Anamnese ist es, noch vor der Untersuchung des Patienten eine Verdachtsdiagnose zu stellen. Das Folgende ist ein skizzenhafter Vorschlag und sollte den gegebenen Umständen angepaßt werden.

Anliegen: Der Patient trägt es mit eigenen Worten vor. Stellen Sie eine einführende Frage, z. B.: „Was führt Sie zu uns?" oder „Wo liegt Ihr Problem?"

Wenn Beschwerden vorhanden sind:

Anfang und Verlauf: Wann begannen die Beschwerden? Werden sie besser, schlimmer oder sind sie gleichbleibend?

Häufigkeit: Wie oft treten sie auf? Wie lange dauern sie? Kommen sie zu jeder Tages- und Nachtzeit?

Verstärkende und lindernde Faktoren: Was erleichtert die Symptome? Was verschlimmert sie? Was kann sie auslösen?

Wenn Schmerz das Leitsymptom ist:

Ursprung und Ausstrahlung: Wo ist der Schmerz? Strahlt er aus?

Charakter und Intensität: Wie würden Sie die Schmerzen beschreiben: stechend, ziehend, dumpf, einschießend?

Assoziationen: Gibt es Ihrer Meinung nach etwas, was sie mit den Beschwerden in Verbindung bringen würden?

Mit ein paar einfachen Fragen wie diesen kann die Mehrzahl der Beschwerden eingegrenzt, eine Verdachtsdiagnose gestellt und die Dringlichkeit des Falles beurteilt werden.

Die zahnärztliche Anamnese

Sie ist wichtig, um das Zahnbewußtsein des Patienten und die Möglichkeit, es zu wecken, einzuschätzen. Die zahnärztliche Anamnese kann auch wertvolle Anhaltspunkte für die gegenwärtigen Beschwerden liefern und sollte nicht vernachlässigt werden. Dies kann durch ein paar einfache allgemeine Fragen geschehen:

Wie oft gehen Sie zum Zahnarzt?
(Dies gibt Auskunft über die Motivation, mögliche Besuchsgewohnheiten und läßt Patienten erkennen, die ihren Hauszahnarzt häufig wechseln).
Wann waren Sie zuletzt beim Zahnarzt, und was hat er gemacht?
(Dies kann Anhaltspunkte für die Diagnose der jetzigen Beschwerden geben, z. B. eine kürzlich durchgeführte Wurzelkanalbehandlung).
Wie oft und wie lange putzen Sie ihre Zähne?
(Motivation und wahrscheinlicher Zustand der Gingiva)
Hatten Sie jemals Schmerzen oder Knacken im Kiefergelenk?
(Kiefergelenkproblematik).
Knirschen Sie mit den Zähnen oder kauen Sie Nägel?
(Myoarthropathie, Persönlichkeit).
Was empfinden Sie bei der Zahnbehandlung?
(Angst).
Wie empfinden Sie die Erscheinungsform Ihrer Zähne?
(Motivation, Notwendigkeit für Kieferorthopädie).
Was machen Sie beruflich?
(Gesellschaftliche Stellung, Bildungsstand).
Wo wohnen Sie?
(Fluoridaufnahme, Anreiseweg zur Praxis).
Welche Zahnbehandlungen hatten Sie bisher?
(Vorausgegangene Extraktionen, Probleme mit Lokalanästhetika oder Vollnarkose, Kieferorthopädie, Parodontologie).
Was essen/trinken Sie am liebsten?
(Karies, Erosionen).

Die allgemeine Anamnese

Es ist vorteilhaft, die Patienten zu bitten, einen Anamnese-Fragebogen auszufüllen, da dies zu Antworten auch auf sensible Fragen ermutigt. Er ist als Ausgangspunkt für ein klärendes Gepräch mit den Patienten zu sehen.

Beispiel für einen Anamnese-Fragebogen

FRAGE JA/NEIN

Sind Sie gesund und fühlen Sie sich wohl?
Waren Sie schon einmal im Krankenhaus?
  Wenn ja, machen Sie kurze Angaben:

Sind Sie schon einmal operiert worden?
  Wenn ja, gab es dabei Komplikationen?

Hatten Sie eine Herzkrankheit oder hohen Blutdruck?
Hatten Sie Beschwerden im Brustbereich?
Hatten Sie Nachblutungen/Blutgerinnungsstörungen?
Hatten Sie Asthma, Ekzeme oder Heuschnupfen?
Haben Sie eine Penicillinallergie?
Haben Sie Allergien gegen andere Medikamente oder Stoffe?
Hatten Sie schon einmal:
  Rheumatisches Fieber?
  Diabetes?
  Epilepsie?
  Tuberkulose?
  Gelbsucht?
  Hepatitis?
  andere ansteckende Krankheiten?

Sind Sie schwanger?
Nehmen Sie irgendwelche Medikamente, Drogen oder Tabletten?
  Wenn ja, welche?

Wer ist Ihr Hausarzt?

- ▶ Überprüfen Sie die Anamnese in jeder Sitzung.
- ▶ Ziehen Sie im Zweifelsfalle den behandelnden Hausarzt oder Facharzt hinzu, bevor Sie weiterbehandeln.

Beachten Sie: Eine vollständige Anamnese (wie sie bei der Patientenaufnahme benötigt wird) enthält Angaben über die Familienanamnese (wegen möglicher Erbkrankheiten) und der Sozialanamnese (wegen mit der Krankheit verbundener Faktoren, z. B. Rauchen, Trinken und Unterstützung durch die Familie). Sie wird durch eine systematische Befragung komplettiert:

kardiovaskulär: Brustschmerzen, Herzklopfen, Atemnot,

respiratorisch: Atemnot, Atemgeräusche, Husten mit oder ohne Sputum,

gastrointestinal: Appetit und Ernährungsgewohnheiten, Schmerzen, Blähungen, Verdauung,

urogenital: Schmerzen, Häufigkeit (Tag und Nacht), Inkontinenz, Tröpfeln,
zentralnervös: Kopfschmerzen, Ohnmacht, Anfälle.

Für die große Mehrheit ambulanter Patienten von Praxen, Ambulatorien oder Kliniken reicht die Aufnahme der Anamnese aus, um Risiken zu erkennen. Eine Ausnahme bilden Patienten, die ambulant oder stationär in Vollnarkose behandelt werden sollen und alle, die mit Risikofaktoren behaftet in größerem Umfang in Lokalanästhesie oder Prämedikation behandelt werden sollen. Das Ziel ist, in diesen Fällen jede Erkrankung zu erkennen, so daß man sich darauf einstellen kann (durch Untersuchungen, durch Hinzuziehen von erfahrenen Kollegen oder Fachärzten oder durch angemessene Behandlung, falls Sie mit dem Problem vertraut sind).

Generalisierte Gelbfärbung: Untersuchen Sie die Skleren in gutem Licht, auch bei Anämie. Zyanose, periphere: blaue Extremitäten; zentrale: blaue Zunge. Dehydratation: heben Sie die Haut zwischen Daumen und Zeigefinger an.

Kardiovaskuläres System: Fühlen und messen Sie den Puls, messen Sie den Blutdruck. Auskultieren Sie das Herz entlang der linken Sternumkante und Herzspitze (normalerweise im 5. Interkostalraum auf der linken Medioklavikularlinie), Herzgeräusche finden Sie zwischen den normalen Herztönen. Palpieren Sie den peripheren Puls und untersuchen Sie den Hals auf einen prominenten Jugularvenenpuls (das ist schwierig und erfordert Übung).

Respiratorisches System: Stellen Sie die Atemfrequenz fest (12–18/min). Ist die Atemexkursion seitensymmetrisch? Auskultieren Sie die Brust, ist der Lufteinstrom seitensymmetrisch, zeigen rasselnde oder pfeifende Atemgeräusche eine Infektion, Flüssigkeit oder Asthma an? Perkutieren Sie den Rücken, vergleichen Sie den Klopfschall.

Gastrointestinales System: Der Patient liegt auf dem Rücken, seine Arme locker neben dem Körper. Palpieren Sie die Leber (oberer rechter Quadrant) und die Milz (oberer linker Quadrant). Sie sollte nur bei der Inspiration tastbar sein. Palpieren sie bimanuell an der rechten und linken Flanke die Nieren (gesunde Nieren sind nicht tastbar) und beachten Sie Schwellungen, Narben und Hernien. Achten Sie auf Verdauungsgeräusche und palpieren Sie die Blase.

Urogenitales System: Wird meistens durch die abdominale Untersuchung miterfaßt. Patienten mit urogenitalen Symptomen haben mit größerer Wahrscheinlichkeit postoperative Harnverhaltung. Untersuchungen des Beckens und Rektums sind in diesem Zusammenhang nicht indiziert und sollten bei fehlender Qualifikation auch nicht ausgeführt werden.

Zentralnervensystem: Ist der Patient aufmerksam, zeitlich, räumlich und personell orientiert? Untersuchung der Hirnnerven (S. 512). Bitten Sie den Patienten, eine Abfolge von Bewegungen der Extremitäten durchzuführen und wiederholen Sie sie passiv gegen seinen Widerstand, um den Tonus, die Kraft und Beweglichkeit einzuschätzen. Reflexe: Brachioradialis-, Bizeps-, Trizeps-, Patellarsehnen-, Achillessehnen- und der Babinsky-Reflex werden gemeinhin ausgelöst (Stimulation der Fußsohle bewirkt normalerweise die Plantarflexion der Großzehe).

Muskel- und Skelettsystem: Beachten Sie Bewegungseinschränkungen und Arthritis besonders im Bereich der Halswirbelsäule, die im Falle einer Intubationsnarkose überstreckt werden könnte.

Die extraorale Untersuchung: Kopf und Hals

Dies ist ein Bereich der Untersuchung, der in der Ausbildung unterschätzt und übersehen wird, und zwar sowohl in der medizinischen als auch in der zahnmedizinischen Ausbildung. In der ersten besteht die Tendenz, sich diesem Gebiet nur sehr oberflächlich zu nähern, zum Teil auch, weil es nicht gut verstanden wird. In der letzteren wird – trotz großer Kenntnisse um Kopf und Hals – häufig vergessen, über den Mund hinauszuschauen. Aus diesem Grunde wird hier die Untersuchung in Einzelheiten beschrieben. So gründlich ist sie aber nur in besonderen Fällen erforderlich, z. B. bei Verdacht auf Mundhöhlenkrebs, Gesichtsschmerz unklarer Genese, Trauma etc.

Erscheinung von Kopf und Gesicht: Suchen Sie nach spezifischen Deformationen (S. 190), Disharmonien des Gesichtes (S. 188), Syndromen (S. 706), verletzungsbedingten Defekten (S. 456); achten Sie auf Blässe (S. 446).
Die Untersuchung der Hirnnerven ist auf Seite 512 beschrieben.
Hautläsionen des Gesichtes sollten hinsichtlich Farbe, Abschuppungen, Blutungen und Verkrustungen untersucht werden. Palpieren Sie die Hautläsionen hinsichtlich ihrer Struktur und Konsistenz; sind sie zum umliegenden Gewebe verschieblich, mit ihm verbakken, erhaben?

Augen: Stellen Sie offensichtliche Abweichungen wie Exophthalmus und Lidretraktion (z. B. Hyperthyreose) und Ptosis (hängendes Augenlid) fest. Untersuchen Sie die Konjunktiven auf Chemosis (Schwellung), Blässe, z. B. bei Anämie, Gelbsucht. Betrachten Sie Iris und Pupillen. Ophthalmoskopie ist die Untersuchung der Linse und der Retina durch die Pupille. Dazu braucht man ein geeignetes Ophthalmoskop und eine besondere Befähigung, die man sich durch Zuschauen und Arbeiten bei einem erfahrenen Lehrer aneignen kann. In jedem Falle sind direkte und konsensuelle (Auge der Gegenseite) Lichtreaktionen der Pupillen aussagekräftig und sollten bei Verdacht auf Kopfverletzungen immer geprüft werden (S. 458).

Ohren: Grobe Abnormitäten des äußeren Ohres sind gewöhnlich offensichtlich. Weitere Untersuchungen erfordern ein Otoskop. Verwenden Sie ein gutes Otoskop und strecken Sie den äußeren Gehörgang, indem Sie die Ohrmuschel nach hinten oben außen ziehen, und verwenden Sie den größtmöglichen Trichter. Inspizieren Sie das perlgraue Trommelfell. Die Untersuchung wird häufig durch Zerumen erschwert.

Mund siehe S. 14

Oropharynx und Tonsillen: Können mit Hilfe eines Zungenspatels einfach dargestellt werden. Hypopharynx und Larynx können indirekt duch Laryngoskopie mit Spiegel und Stirnlampe eingesehen werden, ebenso der Nasopharynx.

Hals: Inspizieren Sie ihn von der Vorder- und palpieren Sie ihn von der Rückseite. Suchen Sie nach Hautveränderungen, Schwellungen, Narben und arteriellen oder venösen Pulsationen. Palpieren Sie den Hals systematisch, routinemäßig an einem bestimmten

Punkt beginnend, z. B. unter dem Kinn, arbeiten Sie sich nach dorsal zum Kieferwinkel vor, dann nach kaudal zu den Schlüsselbeinen, berücksichtigen Sie die Halslymphknoten. Schwellungen der Schilddrüse bewegen sich beim Schlucken. Auskultieren Sie Geräusche in der Carotis (normalerweise durch arteriosklerotische Plaques verursacht).

Kiefergelenk: Palpieren Sie beide Kiefergelenke gleichzeitig. Lassen Sie den Patienten öffnen und schließen und Lateralbewegungen ausführen, und stellen Sie Knacken, Reibegräusche und Bewegungseinschränkungen fest. Palpieren Sie die Kaumuskeln hinsichtlich Verspannung und Erschlaffung. Routinemäßiges Auskultieren ist nicht notwendig.

Die intraorale Untersuchung

Die meisten zahnärztlichen Lehrbücher geben zu Recht eine sehr detaillierte und umfassende Anleitung zur Untersuchung der Mundhöhle. Sie basieren auf der Annahme, daß der untersuchende Zahnarzt den Patienten, der sich mit einer exotischen Krankheit vorstellt, nie zuvor gesehen hat. Dieses Vorgehen muß entsprechend den Zwängen der routinemäßigen Praxis modifiziert und in eine Kurzfassung gebracht werden, die auf den symptomlosen Patienten in einer Kontrollsitzung ebenso anwendbar ist, wie auf neue Patienten mit Schmerzen unklarer Herkunft.
Es kommt darauf an, ein systematisches Vorgehen zu entwickeln, das fast automatisch realisiert wird, damit Ihnen auch unter Zeitdruck nur mit geringer Wahrscheinlichkeit pathologische Befunde entgehen. Sobald solche Befunde anzeigen, daß weitere Untersuchungen notwendig sind, werden Sie, soweit notwendig, auf die entprechenden Seiten verwiesen (in Klammern).

Extraorale Untersuchung (S. 12): In der Praxis kann sie auf eine visuelle Einschätzung begrenzt werden. Schwellungen, Asymmetrien, Besonderheiten in der Gesichtsfarbe und andere Symptome können weitere detaillierte Untersuchungen notwendig machen.

Intraorale Untersuchung
- Mundhygiene.
- Weichgewebe: die gesamte orale Schleimhaut sollte sorgfältig inspiziert werden. Jedes Geschwür, das länger als 3 Wochen besteht, erfordert weitere Untersuchungen (S. 426).
- Parodontale Verhältnisse: Sie können mit einer Parodontalsonde schnell eingeschätzt werden. Taschentiefen von mehr als 5 mm erfordern eine gründlichere Untersuchung (S. 202).
- Zahnstatus (S. 718).
  Untersuchen Sie der Reihe nach jeden Zahn auf Karies (S. 24) und kontrollieren Sie die vorhandenen Restaurationen.
- Okklusion: Hier sollte nicht nur die Kieferrelation in maximaler Interkuspidation (S. 130) kontrolliert werden, sondern es sollte auch auf offensichtliche Vor- und Störkontakte geachtet werden (S. 168). Suchen Sie nach Schliffacetten (S. 290).

Bei Schmerzpatienten sollte dann die betreffende Region einer genaueren Betrachtung unterzogen werden, gefolgt von verschiedenen speziellen Untersuchungen, siehe S. 16.

- Führen Sie keine Untersuchungen durch und fordern Sie keine Untersuchungsergebnisse an, deren Ergebnis Sie nicht interpretieren können!
- Sehen Sie sich immer die Ergebnisse von Untersuchungen, die Sie durchgeführt haben, an! Interpretieren Sie sie und reagieren Sie darauf.

Temperatur, Puls, Blutdruck und Atemfrequenz: Diese Messungen gehören zu den Aufgaben der Helferin. Sie müssen die Ergebnisse interpretieren können.

Temperatur (35,5–37,5 °C): Erhöhung physiologischerweise postoperativ für 24 Stunden, sonst möglicher Hinweis auf Infektion oder Transfusionszwischenfall. Erniedrigung bei Unterkühlung oder Schock.

Puls (Erwachsene 60–80 Schläge/min; bei Kindern höher, bis zu 140 Schläge/min): Sollte regelmäßig sein.

Blutdruck (120–140/60–90 mmHg): Erhöhung im Alter. Fallender Blutdruck kann Ohnmacht, Hypovolämie oder andere Formen des Schocks anzeigen. Hoher Blutdruck stellt ein Risiko in der Vollnarkose dar. Erhöhter Blutdruck und verminderter Puls lassen steigenden Hirndruck vermuten (S. 458).

Atemfrequenz (12–18 Atemzüge/min): Erhöhung bei Atemwegsinfektionen, Lungenödem, Schock.

Urinanalyse: Wird routinemäßig bei allen Patienten, die im Krankenhaus aufgenommen werden, durchgeführt. Ein positives Ergebnis für:

Glukose oder *Ketone* kann Diabetes anzeigen,

Proteine weisen auf Nierenkrankheiten, insbesondere Entzündungen hin,

Blut zeigt Infektionen oder Tumoren,

Bilirubin zeigt eine hepatozelluläre und/oder obstruktive Gelbsucht an,

Urobilinogen weist auf eine Gelbsucht jeden Typs hin.

Blutuntersuchungen (Entnahmetechniken S. 548): Die Bezugsgrößen variieren.

Blutbild (EDTA, Zitratblut) Werte:

Hämoglobin (männl. 13–18 g/dl, weibl. 11,5–16,5 g/dl): Erniedrigt bei Anämie, erhöht bei Polyzythämie und myeloproliferativen Störungen.

Hämatokrit (Zellvolumen) (männl. 40–45%, weibl. 37–47%): Erniedrigt bei Anämie, erhöht bei Polyzythämie und Dehydratation.

Mittleres Zellvolumen (76–96 Femtoliter): Erhöht (Makrozytose) bei Vitamin-B12- und Folatmangel, erniedrigt (Mikrozytose) bei Eisenmangel.

Leukozyten ($4–11 \times 10^9$/l): Erhöht bei Infektion, Leukämie und Trauma, erniedrigt bei bestimmten Infektionen, Leukämie im Frühstadium und nach Zytostatika.

Thrombozyten ($150–400 \times 10^9$/l): siehe auch Seite 492.

Biochemie: Elektrolyte und Harnstoff sind die wichtigsten Parameter:

Natrium (135–145 mmol/l): starker Abfall verursacht Krampfanfälle.

Kalium (3,5–5 mmol/l): Muß in diesem engen Bereich gehalten werden, um schwere kardiale Störungen zu vermeiden. Beobachten Sie die Werte sorgfältig bei Patienten mit insulinpflichtigem Diabetes, Schock und Dehydratation.

Harnstoff (2,5–7 mmol/l): Anstieg weist auf Dehydratation, Nierenversagen oder Eingeweideblutungen hin.

Kreatinin (70–150 μmol/l): Steigt bei Nierenversagen.
Verschiedene andere biochemische Tests sind erhältlich, um die Funktion verschiedener Organe zu überprüfen, z. B. von Knochen, Leber, Schilddrüse, Herz, oder um Mangelzustände zu erkennen z. B. von Folsäure, Vitamin B12, etc.

Glukose (nüchtern 4–6 mmol/l): Erhöhung läßt Diabetes vermuten, Verminderung bei blutzuckersenkenden Medikamenten, körperlicher Anstrengung. Fertig ausgewertete konfektionierte Tests, z. B. BM-Tests, interpretieren den Blutglukosespiegel (S. 562).

Virologie: Virale Serologie ist teuer und selten notwendig. Wenn nötig, verwenden Sie 10 ml geronnenes Blut in einem klaren Röhrchen.

Immunologie: Hier gilt das gleiche wie oben, aber häufiger indiziert bei Patienten mit komplexen oralen Symptomen; 10 ml im klaren Röhrchen.

Bakteriologie:

Sputum und Eiterabstriche sind häufig hilfreich im Umgang mit nosokomialen Infektionen. Stellen Sie sicher, daß sie steril entnommen und sofort versandt bzw. bebrütet werden.

Blutkulturen sind bei Septikämie hilfreich. Sie werden bei einem plötzlichen Fieberschub entnommen und bebrütet, Ergebnisse liegen nach 24–48 Stunden vor. Entnehmen Sie zwei Proben an verschiedenen Stellen und überimpfen Sie sie auf zwei Flaschen zur aeroben und anaeroben Kultur (d. h. 4 Flaschen, soweit vom Labor nicht anders verlangt).

Biopsie siehe S. 388.

Zytologie: Die Zytologie ist wenig gebräuchlich und in den zahnärztlichen Spezialgebieten nicht breit anwendbar.

Sensibilitätsprüfung: Man muß sich vor Augen halten, daß bei der Sensibilitätsprüfung die Funktionstüchtigkeit der Nervenversorgung getestet wird. Für die Vitalität der Pulpa jedoch ist die Aufrechterhaltung der Blutversorgung von größerer Wichtigkeit. Testen Sie den verdächtigen Zahn und seine Nachbarn.

Kälteapplikation: Wird am einfachsten mit Kohlensäureschnee oder Kältesprays ausgeführt.

Wärmeapplikation (mit erwärmter Guttapercha): Ihr Ankleben an dem Zahn kann mit Vaseline verhindert werden. Keine Reaktion weist darauf hin, daß der Zahn avital ist, eine erhöhte Sensibilität auf eine Irritation der Pulpa.

Elektrische Pulpatester: Der zu prüfende Zahn sollte trocken sein, als leitendes Medium dient Polierpaste. Die meisten Geräte ordnen die Reaktionen der Patienten auf einer Zahlenskala ein. Da die Reaktion jedoch auch mit der Ladung der Batterie und der Position der Elektrode auf dem Zahn variieren kann, sollte sie mit Vorsicht interpretiert werden.

Die genannten Methoden können falsche Ergebnisse liefern:

Falsch positiv	*Falsch negativ*
Mehrwurzliger Zahn mit vitaler und avitaler Pulpa	Nervenversorgung beeinträchtigt, Blutversorgung intakt
Kanal mit Pus gefüllt	Sekundärdentin
empfindlicher Patient	große, isolierende Restaurationen

Testkavität: Es wird ohne Lokalanästhesie eine Kavität im Dentin angelegt. Da bei diesem genauen Test Zahnsubstanz zerstört wird, sollte er nur als letzte Möglichkeit angewendet werden. Kann bei überkronten Zähnen hilfreich sein.

Perkussion: Man klopft den verdächtigen Zahn und seine Nachbarzähne vorsichtig mit dem Ende des Spiegelgriffes ab. Eine positive Antwort zeigt an, daß der Zahn infolge Exsudation im apikalen oder lateralen Parodontalgewebe extrudiert ist.

Zahnbeweglichkeit: Ist erhöht bei Verlust an knöcherner Unterstützung (z. B. infolge einer parodontalen Erkrankung oder eines periapikalen Abszesses) und bei einer Fraktur der Wurzel oder des Alveolarfortsatzes.

Palpation in der Umschlagfalte neben einem schmerzhaften Zahn kann Hinweise für einen periapikalen Abszeß liefern.

Beißen auf Gaze oder Gummi kann Schmerzen hervorrufen, die von einem frakturierten Zahn ausgehen. Ein Loslaß-Schmerz deutet auf Infrakturen hin.

Röntgenaufnahmen (Diese Liste ist nicht erschöpfend, siehe spezielle Texte)

Zu untersuchende Region	*Röntgenaufnahme*
Gesamtdarstellung von Zähnen und Kiefern (retinierte Zähne, Wurzelreste)	OPG, Übersichtsaufnahmen
Lokalisation von retinierten Zähnen	parallaktisch verschobene Zahnfilme
Zahnkronen und interdentaler Knochen (Karies, Restaurationen)	Bißflügelaufnahmen
Wurzeln und periapikale Regionen	Zahnfilme
Submandibulardrüse	UK-Aufbißaufnahme
Nasennebenhöhlen/Kieferhöhlen	okzipitomentaler Strahlengang
Kiefergelenk	OPG, transpharyngealer Strahlengang (Clementschitsch)
Schädel- und Gesichtsknochen	okzipitomentaler Strahlengang, PA, Schädelseitaufnahme, submentookzipitaler Strahlengang (Henkeltopfaufnahme)

Eine Lokalanästhesie kann bei der Schmerzlokalisation hilfreich sein.

Differentialdiagnose und Behandlungsplan

An diesen Punkt zu gelangen ist Ziel der Anamnese und Untersuchung. Indem man die Symptome des Patienten auf mögliche Diagnosen einengt, kann man in den meisten Fällen eine Reihe weiterer nützlicher Untersuchungen und/oder Behandlungen durchführen.

Vorgeschlagene Vorgehensweise

1 Anamnese und Befund (wie oben),
2 vorläufige Untersuchung,
3 Differentialdiagnose,
4 besondere Untersuchungen, die die Diagnose bestätigen oder widerlegen,
5 endgültige Diagnose (im Idealfall),
6 listen Sie in logischer Reihenfolge die Schritte auf, die unternommen werden können, um dem Patienten zu oraler Gesundheit zu verhelfen,
7 dann führen Sie sie aus.

Dies ist eine Idealvorstellung, aber die tägliche Praxis – darüber sind Sie sich ohne Zweifel im klaren – ist von Idealvorstellungen weit entfernt, und es ist nicht immer möglich, diesem Vorgehen von Anfang bis Ende zu folgen. Die Prinzipien bleiben aber gültig, und das allgemeine Vorgehen, selbst wenn es stark verkürzt wird, wird Ihnen helfen, mit jedem neuen Patienten sicher und einfühlsam umzugehen.

Ein Beispiel

Herr Ivor Pain, 25 J., ein ansonsten gesunder junger Mann, hat „Zahnschmerzen“.

Beschwerden: Schmerzen, linke Seite des Mundes

Anamnese

Spezielle A.: MOD-Amalgamfüllung 35 vor drei Wochen verloren. Seitdem bohrende Schmerzen, die wegzugehen schienen, vor zwei Tagen aber begann der Zahn zu pochen. Jetzt tut der ganze Kiefer weh, und der Patient kann auf der Seite nicht kauen. Die Schmerzen strahlen zum Ohr aus und werden beim Teetrinken schlimmer. Fauliger Geschmack im Mund, geringe Erleichterung durch Schmerzmittel.

Allgemeine A.: ohne Besonderheiten, d. h. keine „Alarmglocken“ auf dem Anamnese-Fragebogen.

Zahnärztliche A.: geht unregelmäßig zum Zahnarzt, „hatte einige schlechte Erfahrungen“, „mag keine Nadeln“.

Befund

Extraoraler B.: Körperliche Untersuchung nicht sinnvoll in Anbetracht der allgemeinen Anamnese. Geringe Schwellung auf der linken Gesichtsseite infolge submandibulärer Lymphadenopathie. Sieht erschöpft und ängstlich aus.

Intraoraler B.: Mäßige MH, generalisierte chronische Gingivitis, keine Schleimhautveränderungen, Karies an folgenden Zähnen: 17, 16, 24, 26, 37, 35, 45, 46, 47. 38 im Durchbruch mit eitrigem Taschensekret. 35 große Kavität, sieht parodontal unauffällig aus, keine fluktuierende Weichgewebeschwellung. Sonst vollständige Bezahnung mit Klasse-I-Okklusion.

Allgemeiner B.: Temperatur 38 °C

Differentialdiagnosen
1 akuter periapikaler Abszeß 35,
2 akute Perikoronitis 38,
3 chronische Gingivitis/Parodontitis,
4 Karies (entsprechend Befund).

Besondere Untersuchungen
1 Sensibilitätsprüfung 35 (devital),
2 Zahnfilm 35 (freier Wurzelkanal, periapikale Veränderungen).

Behandlungsplan
1 Drainage 35 durch den Wurzelkanal (keine Lokalanästhesie notwendig, da Pulpa nekrotisch. Dadurch wird der Patient nicht unnötig belastet und das Schmerz- und Entzündungsgeschehen vermindert).
2 Taschenspülung 38.
3 Antibiotika (Patient hat Fieber und zwei Entzündungsherde, normalerweise aerobe und anaerobe Mischflora, daher Amoxicillin und Metronidazol) und Analgetika (nichtsteroidale Antiphlogistika für 24–48 Stunden).
4 Erklären Sie die Probleme, und vereinbaren Sie einen weiteren Termin für MH-Instruktionen, Parodontalbefund und ein OPG.

Weitere Behandlungen
5 Mundhygiene-Instruktionen, Scaling,
6 WB 35,
7 plastische Restaurationen soweit indiziert,
8 Stiftkrone 35,
9 Entfernung der dritten Molaren soweit indiziert (klinisch und OPG).

Beim ersten Besuch wird eine Minimalbehandlung durchgeführt, um den Patienten von seinen Schmerzen zu befreien und sein Vertrauen und seine Bereitschaft zur weiteren Mitarbeit zu gewinnen.

2 Vorsorge und öffentliches Gesundheitswesen in der Zahnheilkunde

Relevante Seiten in anderen Kapiteln: Plaquekontrolle, S. 214; Prävention von Frontzahntraumata, S. 103; Prävention von Sekundärkaries, S. 260.

Hauptquellen:

Murray, J. J.: The Prevention of Dental Disease. Oxford University Press, Oxford 1989.
Kidd, E. A. M.: Essentials of Dental Caries: The Disease and its Management. Wright 1987.
Elderton, R. J.: Positive Dental Prevention. Heinemann 1987.
Elderton, R. J.: Clinical Dentistry in Health and Disease. Vol. 3, The Dention and Dental Care. Heinemann 1990.

Weitere im Text zitierte Literatur:

1 Pitts, N. B.: Comm Dent Oral Epidemiol 11, 228 (1983).
2 Jensen, M. E.: Br Dent J 167, 204 (1989).
3 Sidi, A. D.: Br Dent J 164, 15 (1988).
4 Murray, J. J.: Fluorides in Caries Prevention. Wright 1991.
5 Kidd, E. A. M.: Essentials of Dental Caries: The Disease and its Management. Wright 1987.
6 Lindhe, J.: Comm Dent Oral Epidemiol 3, 150 (1975).
7 Loe, H.: Scand J Dent Res 80, 1 (1972).
8 Sims, W.: Common Dent Health 2, 129 (1985).
9 National Insitutes of Health: J Am Dent Assoc 108, 233 (1984).
10 Rugg-Gunn, A.: In The Prevention of Dental Disease. Oxford University Press 1989.
11 The Scientific Basis of Dental Health Education: Health Education Authority. Hamilton House Marbledon Place, London 1989.
12 Barriers to receipt of Dental Care. Br Dent J 164, 195 (1988).

13 Sheiham, A.: Br Dent J 165, 240 (1989).
14 Rugg-Gunn, A.: Dental Update 17, 24 (1990).
15 Todd, J. E.: Children's Dental Health, HMSO 1985.
16 Downer, M. C.: In: Cariology Today, Kargar 1984.

Karies

Karies ist eine zuckerabhängige Infektionskrankheit.
Bakterien verstoffwechseln Kohlenhydrate zu Säuren. Dies führt zur Demineralisation des Schmelzes durch Diffusion von Kalzium- und Phosphationen aus dem Schmelz. Karies ist ein dynamischer Prozeß, bei dem sich Phasen der Demineralisation mit Phasen der Remineralisation abwechseln. Wenn die Demineralisation überwiegt, löst sich das Schmelzkompartiment auf, und es entsteht eine Kavität.

Schmelzkaries: Die initiale Läsion läßt sich als weißer Fleck (white spot lesion) erkennen. Diese Erscheinung beruht auf der Demineralisation von Schmelzprismen direkt unterhalb der stärker mineralisierten Schmelzoberfäche. Wenn sich der Säureangriff fortsetzt, wird die glatte Oberfläche rauh und kann sich auch verfärben. Im weiteren Verlauf bilden sich zuerst Grübchen (Pits), die sich zu Einbrüchen (Kavitäten) weiterentwickeln. Der Prozeß der Kariesentstehung begünstigt auch die Schmelzreifung, weil remineralisierter Schmelz höhere Fluoridkonzentrationen und größere Kristalle aufweist. Die wiederhergestellte Oberfläche liegt unter dem ursprünglichen Niveau. Fissurenkaries entsteht häufig aus zwei gegenüberliegenden Initialläsionen, welche im weiteren Verlauf miteinander verschmelzen.

Dentinkaries: Bei der Dentinkaries folgt auf die Demineralisation eine Bakterieninvasion. Aber die Dentinkaries unterscheidet sich von der Schmelzkaries durch die Bildung von Sekundärdentin (andere Autoren sprechen von Reiz- bzw. von Tertiär- oder Sekundärdentin) und ihrer Nähe zur Pulpa. Sobald die Karies die Schmelz-Dentin-Grenze erreicht hat, breitet sie sich entlang dieser Grenze aus und unterminiert den darüberliegenden Schmelz breitflächig.

Ausbreitungsgeschwindigkeit der Karies: In den meisten Fälle zeigt sich bei genauer Beobachtung, daß eine röntgenologisch gesicherte Karies für drei bis vier Jahre im Schmelz verbleibt[1]. Die Ausbreitungsgeschwindigkeit im Dentin ist unbekannt. Man nimmt jedoch an, daß sie größer als im Schmelz ist. Gewöhnlich schreitet die Fissurenkaries aufgrund der Morphologie ihrer Lokalisation sehr schnell voran.
Unter günstigen Bedingungen kann eine Läsion zum Stillstand kommen oder sich sogar zurückbilden.

Stationäre Karies: Unter günstigen Bedingungen kann die stationäre Karies (Caries sicca, chronische Karies) lange Zeit inaktiv sein oder sich sogar zurückbilden. Klinisch hat eine stationäre Dentinkaries eine harte oder lederartige Konsistenz und ist dunkler als die aktive Karies. Chronische, stationäre Schmelzkaries kann schwarz pigmentiert sein.

Prädilektionsstellen: Die Prädilektionsstellen der Zähne sind besonders kariesanfällige Stellen wie z. B. Approximalflächen, Zahnhalsregionen, marginale Ränder von Restaurationen, Fissuren und Grübchen, wo sich die Plaque ungehindert ansammeln kann. Wirtsfaktoren, wie z. B. Menge und Zusammensetzung des Speichels, wirken ebenfalls bei der Kariesentstehung mit.

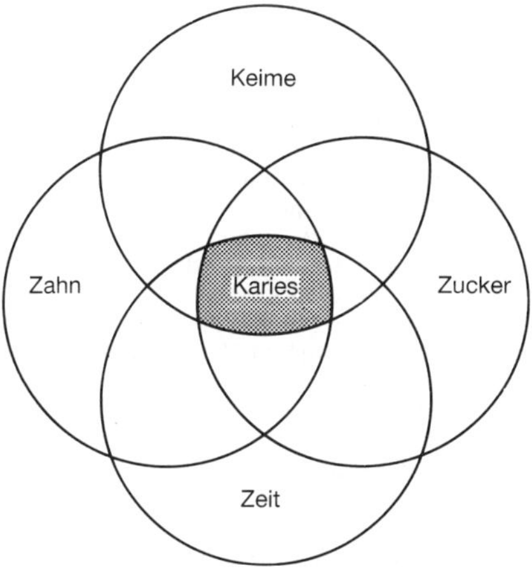

Die Abbildung zeigt die Faktoren, die an der Kariesentstehung beteiligt sind.

Speichel und Karies: Der Speichel wirkt aufgrund seines alkalischen pH-Wertes, seiner hohen Flußrate und seiner Pufferkapazität als intraorales Antazidum. Er erfüllt folgende Funktionen:

- Reduktion von Plaque und Abtransport von Nahrungsbestandteilen.
- Reservoir für Kalzium, Phosphat[1] und Fluorid und damit Begünstigung der Remineralisation.
- Antibakterielle Wirkung aufgrund seines Gehaltes an IgA, Lysozym, Laktoferrin und Laktoperoxidase.

Eine Vorstellung von der Bedeutung des Speichels läßt sich bei der Untersuchung von Patienten gewinnen, die unter Mundtrockenheit leiden.
Weil Kaugummi den Speichelfluß stimuliert, werben derzeit einige Hersteller mit dem Remineralisationspotential von Kaugummi. Der Nutzen von zuckerfreiem Kaugummi ist offensichtlich, aber das zuckerhaltige Produkt nutzt nur, wenn es sofort nach einer kariogenen Mahlzeit für mindestens 20 Minuten gekaut wird[2].

Wurzelkaries: Durch die Rezession der Gingiva wird Wurzeldentin freigelegt und somit dem kariösen Angriff ausgesetzt. Die Therapie der Wurzelkaries verlangt zuerst eine Kontrolle der Ursachen. Das schließt für die meisten der betroffenen Patienten Ernährungsberatungen und Mundhygieneinstruktion ein. Die lokale Fluoridanwendung kann den Remineralisationsprozeß unterstützen und der Entstehung neuer Läsionen vorbeugen. Aktive Läsionen erfordern jedoch Restaurationen mit Glasionomerzement (S. 257).

Kariesprävention

Die folgenden drei klassischen Wege der Kariesprävention sind möglich:

1 Stärkung und Schutz der Zahnhartsubstanz.
2 Reduktion von Nährstoffen der Bakterien.
3 Plaqueentfernung mittels physikalischer und chemischer Hilfsmittel.

In der Praxis bedeutet das Ernährungsberatung, Fluoridanwendung, Fissurenversiegelung und regelmäßiges Zähneputzen (welches ebenso wichtig für die Prävention von parodontalen Erkrankungen ist) in die Praxis umsetzen. [A. d. Ü.: Im deutschsprachigen Gebiet versteht man unter den klassischen vier Säulen der Kariesprophylaxe: 1. regelmäßige Mundhygiene, 2. Ernährungslenkung, 3. Fluoridanwendungen, 4. regelmäßiger Zahnarztbesuch und Fissurenversiegelungen.] Der relative Wert dieser Möglichkeiten hängt vom Alter des Individuums ab.

Ebenso wichtig wie die Prävention neuer Läsionen ist die Einstellung des Zahnarztes zur Vorsorge. Das bedeutet möglichst kariöse Läsionen zu stoppen und zu mineralisieren, als eine Karies zu beseitigen, wenn die primäre Prävention versagt hat.

Kariesdiagnostik

Die frühzeitige Kariesdiagnostik gewinnt zunehmend an Bedeutung, weil der kariöse Prozeß zu stoppen und sogar umzukehren ist.

Hilfsmittel zur Kariesdiagnostik

- Gute Sicht auf einen sauberen und trockenen Zahn. Das Öffnen des Kontaktpunktes mittels eines elastischen orthodontischen Separators kann die Diagnostik einer Approximalkaries erleichtern.
- Stumpfe Sonde (Eine spitze Sonde kann in eine Läsion mit intakter Oberfläche einbrechen).
- Bißflügelaufnahmen helfen bei der Diagnose von okklusalen und approximalen kariösen Läsionen. Auf jeden Fall muß daran erinnert werden, daß die klinische Situation weiter vorangeschritten sein wird, als es die röntgenologisch sichtbare Demineralisation anzeigt. Man nimmt eine oberflächliche Kavität an, wenn sich die Läsion im Röntgenbild auf den Schmelzbereich beschränkt.
- Die Transillumination mittels einer Lichtquelle mit einer 0,5 mm-Spitze wird zur Diagnose von Approximalkaries vorgeschlagen. Ein Vorteil dieser Methode gegenüber den herkömmlichen Methoden ließ sich noch nicht aufzeigen, es besteht jedoch die Gefahr von Augenschäden[3].
- Elektronische Kariesdetektoren (z. B. nach *Vanguard*) arbeiten nach dem Prinzip, daß die elektrische Leitfähigkeit mit zunehmender Masse an demineralisierter Substanz ansteigt. Die Wertigkeit dieses Verfahren ist noch nicht eindeutig bestimmt worden.

Die Diagnose und ihre Bedeutung für die anschließende Therapie

▶ Die Kariesdiagnostik ist ungenau. Selbst erfahrene Epidemiologen kommen nur in weniger als 80% der Fälle zu zuverlässigen Ergebnissen. Im Zweifelsfall seien Sie konservativ!

Glattflächenkaries: Die Glattflächenkaries läßt sich relativ leicht diagnostizieren. Die Chancen der Remineralisationen sind günstig, wenn die Region leicht zugängig ist und sich gut reinigen läßt. Eine Restauration ist dann indiziert, wenn die Prävention versagt hat, die Läsion aktiv wird, der Zahn überempfindlich reagiert oder die Ästhetik nicht befriedigt.

Grübchen- und Fissurenkaries: Schwierig ist die Diagnose der Grübchen- und der Fissurenkaries besonders in frühen Stadien. Das Sondieren mit einer spitzen Sonde hat nur einen geringen Wert, weil die Sonde in der Enge der Fissur haken kann. Die Morphologie dieser Zone begünstigt eine Ausbreitung der Läsion, welche auch häufig spontan auftritt. Weil die Fissurenkaries durch Fluoridierungen und Mundhygienemaßnahmen schlechter zu erreichen ist, sollte man hier eher die Fissuren versiegeln als beobachten und abwarten. Der Befund einer okklusalen und einer approximalen Karies sollte auf Bißflügelaufnahmen ausgeschlossen werden.

Im Zweifelsfalle ist eine Probepräparation mit dem Rosenbohrer gerechtfertigt. Das „Kavitätchen" ist unbedeutend, wenn die Oberfläche versiegelt wird, nachdem keine Karies gefunden wurde.

Approximalkaries: Das derzeitige Behandlungsschema sieht folgendermaßen aus:

- Beschränkt sich die Karies allein auf das Schmelzkompartiment, wird regelmäßig kontrolliert. Das muß durch Bißflügelaufnahmen gesichert sein.
- Penetriert die Karies röntgenologisch sichtbar in das Dentin, ist eine Restauration notwendig, es sei denn, daß regelmäßige Röntgenaufnahmen einen inaktiven Prozeß nachweisen.

Recallintervalle

Dieses Thema wird kontrovers diskutiert. Einige argumentieren, daß ein regelmäßiger Zahnarztbesuch die Gefahr einer Überversorgung mit sich bringt, dagegen betrachten andere den regelmäßigen und häufigen Zahnarztbesuch als Grundlage einer präventiven Fürsorge. Tatsächlich nimmt aber nur eine Minderheit der britischen Bevölkerung alle sechs Monate an einem „Check-up" teil. Eine wissenschaftliche Untersuchung weist nach, daß Recallintervalle in kürzeren als jährlichen Abständen für gesunde Patienten keinen Vorteil bringen, während Risikopatienten häufigere Kontrollen benötigen. Anmerkung: Da ein Wechsel des Behandlers die Wahrscheinlichkeit erhöht, daß Restaurationen ausgetauscht werden, sollte der Zahnarzt die Kriterien für Revisionen überprüfen.

Fluoride

Die geschichtliche Entwicklung der Fluoridanwendungen wurde schon an anderen Stellen ausführlich beschrieben[4].

Wie Fluoride der Zahnzerstörung entgegenwirken:

Schmelzbildung, -mineralisation	→	Schmelzreifung	→	Durchbruch in die Mundhöhle
↑		↑		↑
Fluorid im Blut		Fluorid in der Gewebsflüssigkeit		Fluorid im Speichel und in der Sulkusflüssigkeit

Die Fluoridkonzentration im Schmelz steigt mit zunehmender Fluoridkonzentration im Trinkwasser an. Sie ist an der Schmelzoberfläche höher als im Inneren.

Präeruptive Wirkungen: Unter Fluorideinfluß gebildeter Schmelz weist folgende Eigenschaften auf:

- Erhöhte Kristallisationsdichte und Kristallgröße und damit verminderte Säurelöslichkeit.
- Im Tierversuch abgerundete Höcker und Fissuren.

Wenn die systemische Fluoridgabe unterbrochen wird, steigt die Kariesaktivität. Deshalb sollte die Fluoridgabe nicht vor der Zahneruption abgebrochen werden.

Posteruptive Wirkungen: Die stärkste Wirkung kann man am frisch durchgebrochenen Zahn erzielen.

- Verhinderung der Demineralisation und Begünstigung der Remineralisation bei Initialkaries. Fluoride steigern den Grad und die Geschwindigkeit der Remineralisation und machen den Schmelz gegen nachfolgende Säureangriffe widerstandsfähiger.
- Verminderung der Säureproduktion in der Plaque. Bei einem Abfall des pH-Wertes steigt die Fluoridionenkonzentration in der Plaque, was diesen Vorgang verstärkt.
- Die Erhöhung der Fluoridkonzentration in der Plaque vermindert die Produktion von extrazellulären Polysacchariden.
- Man vermutet, daß die Fluoride die Bildung des Zahnoberhäutchens und der Plaque beeinflussen. Dies ist jedoch nicht nachgewiesen.

Die Fluoride wirken effektiver gegen Glattflächenkaries als gegen Fissuren- oder Grübchenkaries.

Sicherheit und Toxizität von Fluorid

Fluoride kommen in unterschiedlichen Konzentrationen in allen natürlichen Gewässern vor. Viele einfache Chemikalien können bei einer übermäßigen Anwendung toxisch wirken, dasselbe gilt für Fluoride.

Fluoride werden rasch vom Magen resorbiert. Der maximale Plasmaspiegel wird 1 h nach der Verabreichung erreicht. Die Fluoride werden über die Nieren ausgeschieden und auch in Spuren im Speichel und in der Muttermilch. Nur ein Bruchteil des Fluorids überwindet die Blut-Plazentaschranke. Die pränatale Wirkung von Fluoriden ist unbedeutend.

Fluorose (Motteling): Die Fluorose tritt nach einer langfristigen Aufnahme von Fluorid in hohen Konzentrationen auf. Sie tritt in Gebieten mit hohen Fluoridkonzentrationen des Wassers endemisch auf. Klinisch erscheint sie in unterschiedlichen Formen: von der unauffälligen, weißlichen Opazität bis zur ausgeprägten Verfärbung und Grübchenbildung. Histologisch läßt sich eine Porosität im äußeren Schmelzdrittel nachweisen.

Fluoridkonzentration (ppm) im Wasservorkommen	*Ausmaß der Fluorose*
$<0{,}9$	++
0,9	+
2	++
>2	+++

Toxizität: Die sichere Letaldosis liegt bei 32–64 mg F^-/kg Körpergewicht. Um eine Fluoridkonzentration von 5 mg F^-/kg zu erreichen (Krankenhauseinweisung erforderlich), muß ein 5jähriges Kind:
- 95 (1 mg F^-) Tabletten,
- 95 ml einer (0,8% F^-) Zahnpasta oder
- 7,6 ml eines (1,23% F^-) Gels aufnehmen.

Antidot:

< 5 mg F^-/kg Körpergewicht	→ Hohe Zufuhr von Milch
> 5 mg F^-/kg Körpergewicht	→ Stationäre Einweisung, Magenspülung
Bei Verzögerung	→ Kalziumgluconat, Brechmittel

Kanzerogenität: Bisher ließ sich die Behauptung, daß in Gemeinden mit fluoridiertem Trinkwasser eine erhöhte Morbidität der Krebserkrankungen vorliegt, nicht aufrechterhalten.

Gezielte Fluoridtherapie

Viele Autoren sehen den größten Nutzen von Fluorid darin, daß es die Remineralisation von Initialläsionen fördert und der remineralisierte Schmelz eine hohe lokale Fluoridkonzentration aufweist. Durch kontinuierliche Fluoridgaben in kleinen Dosen läßt sich die größte Wirkung erzielen[5]. Hierbei ist die Trinkwasserfluoridierung die effektivste Methode, weil sie systemisch und lokal wirkt.

Systemische Fluoridierungen

► Es sollte jeweils nur eine Methode von systemischen Fuoridanwendungen gewählt werden, um eine Fluorose zu vermeiden.

Trinkwasserfluoridierung: Durch eine Fluoridanreicherung des Trinkwassers auf 1 ppm (1 mg F^-/l) kann die Kariesmorbidität um 50% gesenkt werden. Die zwei Hauptvorteile dieser Methode liegen darin, daß vom Individuum keine spezielle Mitarbeit verlangt wird, und daß die Kosten niedrig sind. Trotz der nachgewiesenen Vorteile erhalten zur Zeit nur 10% der britischen Bevölkerung fluoridiertes Trinkwasser. In einigen Ländern wird das Wasser der Schulen fluoridiert, doch hierbei ist eine Konzentration von 5 ppm F^- erforderlich, um den selteneren Gebrauch auszugleichen.

Fluoride in Tropfen- und Tablettenform: Die Dosierung (mg F^-/d) richtet sich nach der Fluoridkonzentration des Trinkwassers (s. Tab.).

Fluoridierte Milch: Bisher wurde fluoridierte Milch mit Konzentrationen von 2,5 bis 7 ppm F^- erfolgreich getestet.

Fluoridiertes Salz ist eine wirtschaftliche und wirkungsvolle Methode für ländliche Gemeinden in Entwicklungsländern, wo eine Trinkwasserfluoridierung nicht in Betracht kommt.

Lokale Fluoridierungen

Die professionelle Anwendung von Fluoriden: Es gibt eine reichhaltige Auswahl an Lösungen und Gelen in unterschiedlichen Zusammensetzungen. Sie führen zu einer Kariesreduktion von 20–40%. Wenn diese in konfektionierten Medikamentträgern ohne adäquate Dosierung angewendet werden, besteht die Gefahr einer systemischen Intoxikation. Dann ist es sinnvoller, nur einige ausgewählte Zähne pro Sitzung zu behandeln. Die Fluoridlacke können direkt auf die demineralisierten, kariösen Läsionen appliziert werden. Bei Kleinkindern sollten sie vorsichtig verwendet werden, weil diese Lacke hohe Fluoridkonzentrationen (z. B. 23000 ppm Fluorid) enthalten.

Mundspüllösungen sind für Kinder unter 7 Jahren kontraindiziert. Die Abstände zwischen den Anwendungen richten sich nach den Fluoridkonzentrationen. Eine 0,05%ige Lösung kann täglich, eine 0,2%ige Lösung kann wöchentlich oder alle 14 Tage angewendet werden. Der tägliche Gebrauch ist empfehlenswert. Eine Kariesreduktion von 16–50% kann durch alleinige Anwendungen von Mundspülungen erreicht werden. Natriumfluoridlösungen sind die weitestverbreiteten Lösungen. Seit einiger Zeit interessiert man sich wieder für Zinnfluoridlösungen, weil man vermutet, daß sie der Plaquebildung entgegenwirken.

Zahnpasten dienen der Reinigung und Politur der Zähne. Besonders wichtig ist ihr Fluoridgehalt. In GB enthalten sie: Abrasiva (in genormten Körnungen), Detergentien, Aufheller, Bindemittel, Konservierungsstoffe und weitere aktive Substanzen:

1 Fluoride: Die meisten Zahnpasten enthalten Natriummonofluorphosphat und/oder Natriumfluorid in Konzentrationen von 1000 bis 1450 ppm F^- (z. B. 1 mg bzw. 1,45 mg F^- pro 1 cm Paste). Es wird über Kariesreduktionen von 15% (in Gebieten mit Trinkwasserfluoridierung) bis zu 30% (in Gebieten ohne Trinkwasserfluoridierung) berichtet. Neuerdings werden Kinderzahnpasten mit niedrigeren Fluoridkonzentrationen eingeführt (z. B. Macleans' Milk Teeth Formula mit 525 ppm F^-).
2 Substanzen, die mineralisierte harte Beläge anlösen. Z. B. reduziert Natriumpyrophosphat die mineralisierten Beläge bis zu 50%.
3 Substanzen zur Desensibilisierung von überempfindlichen Zähnen. Z. B. 10% Strontium- oder Kaliumchlorid, 1,4% Formaldehyd.
4 Antibakterielle Substanzen z. B. Triclosan. Sie wurden bisher noch nicht klinisch getestet.

Täglich notwendige Fluoridzufuhr (mg F⁻)

Fluoridkonzentration im Trinkwasser (ppm F⁻)

Alter	Fluoridkonzentration		Darreichungsform
	< 0,3	0,3–0,7	
½–2 J.	0,25	0	Tropfen
2–4 J.	0,5	0,25	Tropfen
> 4 J.	1,0	0,5	Tabletten

Systemische Fluoride entfalten ihre größte Wirkung vor dem Zahndurchbruch, während der Zahnbildung, d. h. von der Geburt bis zum 13. Lebensjahr. Die Tabletten sollen langsam gelutscht werden, damit sie im Mund zerfallen können und zusätzlich eine lokale Fluoridierung bewirken.

Empfehlungen

1 Systemische Fluoridgabe in Gebieten mit niedriger Fluoridkonzentration im Trinkwasser.
2 Keine systemische Fluoridgabe bei einer Trinkwasserkonzentration > 0,7 ppm F^-.
3 Lokale Fluoridierungen (Mundspüllösungen) bei Patienten mit hohem Kariesrisiko.

Nachweise zur Rolle der Bakterien bei der Kariesätiologie

1 *In vitro*: Inkubiert man natürliche Zähne in einer Zucker-Speichellösung, so werden sie kariös.
2 Im Tierversuch: Keimfrei aufgezogene Tiere, z. B. Nagetiere, entwickeln trotz kariogener Kost keine Karies. Erst nach der Infektion mit *Streptococcus mutans* entsteht Karies.
3 Durch epidemiologische Studien: Ein Angebot an bakteriellem Substrat bedingt Karies.
4 In klinischen Studien: Z. B. reduziert die konsequente Plaqueentfernung das Ausmaß der kariösen Zerstörung.

Es besteht eine Abhängigkeit zwischen der Anwesenheit von *S. mutans* und Karies. Das ist nicht erstaunlich, denn S. mutans ist ein azidophiles Bakterium. Aus Zucker produziert es nicht nur Säure, sondern auch ein extrazelluläres Polysaccharid, welches fest an der Zahnoberfläche haftet. Aber die Kariesentstehung ist nicht ausschließlich an die Anwesenheit von S. *mutans* gebunden. So spielen z. B. bei der Wurzelkaries S. *salivarius* und *Actinomyces*-Arten eine wichtige Rolle. Die *Laktobazillen* sind ebenfalls azidophile Bakterien. Sie sind an der Fissurenkaries beteiligt. Weiterhin verhindert die Plaque ein Abdiffundieren der Säure und eine Neutralisation des sauren Milieus durch die Puffer aus dem Speichel.

Methoden der Kariesprävention durch Kontrolle der Mikroorganismen

Mechanische Plaqueentfernung

1 Durch die professionelle Zahnreinigung läßt sich die Kariesaktivität reduzieren, wenn die Recallsitzungen in kurzen Abständen aufeinanderfolgen[6]. Das ist aber kaum durchführbar.
2 Eine effektive, individuelle Mundhygiene der Patienten könnte sowohl Karies als auch Gingivitis weitgehend reduzieren. Bedauerlicherweise ist das von der Mehrheit der Bevölkerung praktizierte Zähneputzen *per se* nicht sehr erfolgreich. Doch regelmäßige Zahnreinigungen mit einer fluoridhaltigen Zahnpasta sind zusätzliche, lokale Fluoridierungen.

Chemische Plaqueentfernung: Für eine langfristige Wirkung muß das Antiseptikum in der Mundhöhle verbleiben. Zur Zeit ist nur für eine einzige Substanz die antimikrobielle und fungizide Wirkung bestätigt worden. Es handelt sich hierbei um Chlorhexidin, das sich an negativ geladene Proteine der Zahnoberfläche, der Mukosa und des Speichels bindet und von dort sukzessive wieder abgegeben wird. Es ist als 0,2%ige Mundspülung und als 1%iges Gel (z. B. Corsodyl®) erhältlich. Diese sind in britischen Drogerien günstiger ohne Rezept zu beziehen. Obwohl Chlorhexidin vorwiegend in der Gingivitistherapie eingesetzt wird, wird auch die Kariesaktivität durch regelmäßige Anwendungen effektiv reduziert[7]. Während der generelle Einsatz von Chlorhexidin nicht praktikabel ist, kann er bei behinderten Patienten und bei Patienten mit vermindertem Speichelfluß sehr hilfreich sein. Es können unerwünschte Nebenwirkungen in Form von Verfärbungen, Geschmacksstörungen und

Parotisschwellungen auftreten. Sie sind jedoch reversibel. Bei großen Plaqueansammlungen ist die Wirkung von Chlorhexidin stark abgeschwächt, durch herkömmliche Zahnpasten wird es inaktiviert.

Zahlreiche Mundspülungen mit unterschiedlichen Zusammensetzungen versprechen Wirkungen, die sich in wissenschaftlichen Untersuchungen nicht bestätigen lassen.

Immunisierung gegen Karies: Weil jeder Einsatz von Impfstoffen mit einem Restrisiko verbunden ist, bestehen erhebliche ethische Bedenken gegenüber der Impfung gegen eine nicht lebensbedrohende, vermeidbare Krankheit wie die Karies. Doch abgesehen davon blieb die Produktion einer Lebendvakzine aus folgenden Problemen bisher erfolglos:

- Welcher Stamm des *S. mutans* soll angegriffen werden, und werden andere pathogene Bakterien selektiert?
- Affen und Nagetiere reagieren unterschiedlich, aber welche Reaktion ist für den Menschen relevant?[8]
- Im Tierexperiment zeigte sich eine Kreuzreaktion zwischen den Impfstoffen und Herzmuskelgewebe.
- Wirkungsdauer und Akzeptanz in der Bevölkerung. Einige Patienten mögen eine Karies wiederholten Impfungen vorziehen.

Fissurenversiegelung

Okklusale Fissuren bilden ideale Schlupfwinkel für das Bakterienwachstum. Die Fissurenversiegelung verwehrt Mikroorganismen den Zugang zum Fissurensystem und beugt so der okklusalen Karies vor.

Historische Entwicklung: Zur Reduktion der Fissurenkaries gibt es verschiedene Ansätze:

- Die chemische Behandlung des Schmelzes, z. B. mit Silbernitrat.
- Die prophylaktische Odontotomie mit Wiederherstellung der Fissuren in Amalgam (kaum ein präventiver Ansatz).
- Die Fissurenversiegelung mit den unterschiedlichsten Materialien, wie Kupferzementen (unbefriedigende Retention), Cyanoacrylaten (toxisch), Polyurethanen und Glasionomerzementen (deren Viskosität erfordert oft eine zierliche Kavitätenpäparation entlang der Fissur).

Bei der modernen Fissurenversiegelung wird unter Anwendung der Säure-Ätz-Technik ein Komposit appliziert.

Sind Fissurenversiegelungen notwendig? Während der letzen Jahre konnte in den Industrieländern eine Kariesreduktion erreicht werden. Die Approximalkaries konnte stärker reduziert werden als die Grübchen- oder Fissurenkaries, was nicht verwundert, denn die unterschiedlichen Erfolge werden auf die Morphologie der Zahnoberflächen und die Beeinflussung durch Fluoridierungen zurückgeführt. In der Kariesprävention muß eine Methode zur Reduktion der Fissurenkaries eingeführt werden.

Sind Fissurenversiegelungen effektiv? Eine effektive Fissurenversiegelung muß sorgfältig und an ausgewählten Zähnen durchgeführt werden. Unglücklicherweise ist zum günstigsten Zeitpunkt (wenn der Zahn gerade durchgebrochen ist) die Trockenlegung am schwierigsten. Deshalb sollten Fissurenversiegelungen regelmäßig auf ihre Vollständigkeit und Randdichtigkeit hin kontrolliert und gegebenenfalls ersetzt werden. Den größten Nutzen kann man am frisch durchgebrochenen Zahn und sicherlich bis zu 2 Jahren nach dem Durchbruch erzielen. Für Fissurenversiegelung sind Richtlinien veröffentlicht worden. Am Molaren sind Fissurenversiegelungen für Patienten mit einer hohen Kariesaktivität im Milchgebiß oder Karies an den 6-Jahrmolaren indiziert. Prämolaren sollten nur bei einer hohen Kariesaktivität oder in speziellen Fällen versiegelt werden. Es ist sinnvoller, eine verdächtige Zone nach einer eingehenden Untersuchung mit einer präventiven Kompositfüllung zu versorgen, als bewußt über einer Karies zu versiegeln. Man nimmt Retentionsquoten von $>85\%$ nach 1 Jahr und $>50\%$ nach 2 Jahren an[9]. Jahrelang wurde die Wirtschaftlichkeit von Fissurenversiegelungen gegen die von Restaurationen aufgerechnet; das ist erstaunlich, weil es sich nicht um vergleichbare Maßnahmen handelt. Diese Debatte flaut ab, nachdem wissenschaftliche Studien nachgewiesen haben, daß Amalgamfüllungen eine kürzere Lebensdauer aufweisen, als vormals angenommen.

Verschiedene Versiegelungsmaterialien: Man kann die Versiegler anhand ihres Polymerisationsmodus (Licht- oder Autopolymerisation), nach ihren Füllstoffen (gefüllte oder ungefüllte, Makro- und/oder Mikrofüller), nach Art ihrer Matrix (Bis-GMA oder Urethandiacrylate) und nach ihrer Farbe klassifizieren. Der Behandler mag seine Auswahl treffen, es wurde jedoch festgestellt, daß die Patienten (und das zahnmedizinische Personal) offenbar eingefärbte Versiegler bevorzugen. Die Retentionsraten sind bei den verschiedenen Materialien ähnlich: Der Erfolg hängt maßgeblich von einem absolut trockenen Arbeitsfeld während der Applikation ab.

Ablauf der Fissurenversiegelung: Meistens können die Angaben des Herstellers wissenschaftlichen Untersuchungen nicht standhalten.
Diese Anleitung soll einen schnellen Überblick geben:

1 Plaqueentfernung.
2 Trockenlegung(absolut/relativ).
3 Daraufhin wird für 20 s mit 30–50% Phosphorsäure angeätzt.
4 Gründliches Abspülen, erneute, sorgfältigste Trockenlegung des Zahnes. Falls der Zahn länger als ½ s mit Speichel kontaminiert wurde, muß er erneut angeätzt werden.
5 Applikation des Versieglers (nach Vorgabe des Herstellers).
6 Nach der Polymerisation sollte sich der Versiegler nicht mehr entfernen lassen. Verläuft die Überprüfung zur Zufriedenheit, wird gewöhnlich keine weitere okklusale Bearbeitung notwendig, es sei denn, daß unbeabsichtigt ein Überschuß appliziert oder ein gefüllter Kunststoff benutzt wurde.

Zucker

Der Ausdruck Zucker wird gewöhnlich für Mono- und Disaccharide aus der Gruppe der Kohlenhydrate verwandt. Zu den Monosacchariden werden Glukose (Dextrose oder Malzzucker), Fruktose (Fruchtzucker), Galaktose und Mannose gezählt. Zu den Disacchariden gehören Laktose (in Milch), Maltose und Saccharose (Rohr oder Rübenzucker). Die Polysaccharide (Stärke) bestehen aus langen Ketten von Glukosemolekülen und werden in der Mundhöhle nicht vollständig abgebaut. Zucker werden als Zellbestandteile der Nahrungsmittel (Gemüse und Früchte), in Milch als Milchzucker oder als Tafelzucker in Getränken und Süßigkeiten aufgenommmen.

Nachweise über die Beteiligung von Zucker bei der Karies[10]

1 Epidemiologische Nachweise:
- Weltweiter Anstieg des Zuckerkonsums und der Kariesmorbidität.
- Geringe Kariesmorbidität bei Personenkollektiven mit zuckerarmer Ernährungsweise, z. B. während Kriegszeiten, oder bei Patienten mit hereditärer Fruktoseintoleranz.
- Steigende Kariesmorbidität nach erhöhtem Zuckerangebot, z. B. bei den Eskimos.
- Kreuzstudien zeigen eine Abhängigkeit von Kariesmorbidität und Zuckeraufnahme.

2 Klinische Studien, z. B. Vipeholm-Studie, Turku-Zuckerstudie (Xylitol).

3 In-vivo- und In-vitro-Studien zu Plaque und pH-Wert z. B. Stephan-Kurve (s. S. 39).

4 Tierversuche, z. B. Ratten, die über eine Magensonde ernährt werden, entwickeln keine Karies.

Unter den Zuckern gilt Saccharose als besonders kariogen, weil sie am weitesten verbreitet ist und aus ihr in der Plaque extrazelluläre Polysaccharide synthetisiert werden können. Natürlich können auch andere Zucker Karies verursachen. In abnehmender Kariogenität:

1 Saccharose, Glukose, Fruktose, Maltose (Honig).

2 Galaktose, Laktose.

3 Komplexe Kohlenhydrate (z. B. Stärke in Reis, Brot, Kartoffeln).

Von Bedeutung sind weiterhin die Häufigkeit der Zuckeraufnahme, die Zeitabstände dazwischen, die Gesamtmenge an aufgenommenen Zucker, seine Konzentration in der Nahrung und die Klebrigkeit der Nahrungsmittel. Die Azidität der zuckerhaltigen Nahrungsmittel kann durch weitere Aspekte in der Nahrung und der Ernährungsweise modifiziert werden. Nahrungsmittel wie Käse, zuckerfreies Kaugummi und gesalzene Erdnüsse stimulieren den Speichelfluß und beschleunigen damit die Rückkehr zum normalen pH-Wert der Plaque.

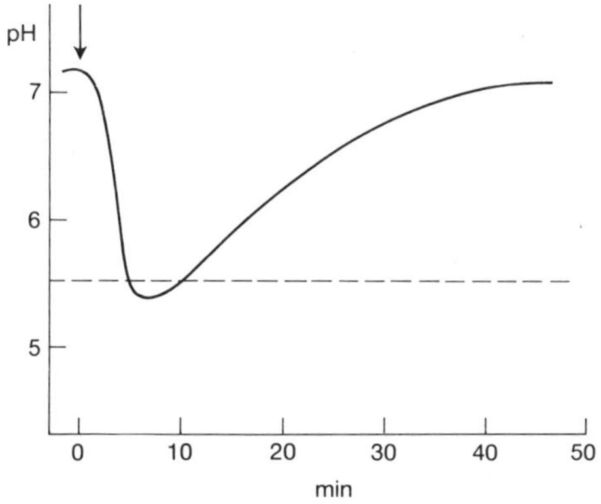

Das Diagramm zeigt die Stephan-Kurve. Der Pfeil weist auf den Abfall des pH-Wertes nach dem Genuß eines zuckerhaltigen Getränks. Die gestrichelte Linie zeigt den kritischen pH-Wert, unter dem es zur Demineralisation kommt. Der Kurvenverlauf wird von zahlreichen Faktoren wie der Pufferkapazität des Speichels und anschließend aufgenommenen Getränken und Speisen beeinflußt.

Zucker *(Forts.)*

Zucker und allgemeiner Gesundheitszustand: 1989 berichtete der COMA-Ausschuß für Dietary Sugars and Human Disease, daß das Ausmaß der Zahnschäden von der Häufigkeit und der Gesamtmenge des Nahrungsanteils an freiem Zucker abhängt. Der Zuckerkonsum trägt zu einer übermäßigen Kalorienaufnahme bei, welche das Übergewicht und die Prädisposition bis hin zur Manifestation von Diabetes und koranarer Herzkrankheit bewirkt. Doch es gibt keinen schlüssigen Beweis für die Abhängigkeit dieser Erkrankungen vom Zuckerkonsum.

Kariesprävention durch eine Reduktion der Verfügbarkeit an mikrobiellem Substrat: Bei der Kariesprävention muß man berücksichtigen, daß der moderne Lebensrhythmus viele kleine Zwischenmahlzeiten, die sog. „Snacks", mit sich bringt. Dem kann man folgendermaßen Rechnung tragen:

- Ausgewählte Nahrungsmittel werden nicht mehr gesüßt.
- Zucker wird durch Süßstoffe (Zuckerersatzstoffe) ersetzt, die nicht kariogen sind.
- Zuckerhaltige Nahrungsmittel werden (durch Zuckeraustauschstoffe) so modifiziert, daß sie weniger kariogen sind.

Damit sich diese Maßnahmen erfolgreich umsetzen lassen, müssen einige „Snacks" in ihrer Zusammensetzung verändert werden.

Alternative Süßstoffe
(1 entspricht der Süßkraft von Saccharose)

Süßstoff	Art	Süßkraft	Kariogenität	Anmerkung
Sorbitol	Zuckeraustauschstoff	0,5	niedrig	Isokalorigen zu Saccharose
Mannitol	Zuckeraustauschstoff	0,7	niedrig	
Xylitol	Zuckeraustauschstoff	1	keine	Diarrhoe
Isomalt	Zuckeraustauschstoff	0,5	niedrig	
Lycasin*	Zuckeraustauschstoff	0,75	niedrig	
Acesulfam	Zuckerersatzstoff	130	keine	
Aspartam	Zuckerersatzstoff	200	keine	Kontraindikation bei Phenylkentonurie
Saccharin	Zuckerersatzstoff	500	keine	Bitterer Nachgeschmack
Thaumatin	Zuckerersatzstoff	4000	keine	

* Lycasin ist der Handelsname für einen hydrogenisierten Glycosesirup.

Wenn die Zuckeraustauschstoffe (große Polyole) in hohem Umfang genossen werden, können sie eine osmotische Diarrhoe hervorrufen. Deshalb sind sie bei Kleinkindern kontraindiziert. So sollte man vielleicht auch empfehlen, den Genuß aller künstlichen Süßstoffe bis zum Ende des Vorschulalters zu meiden. Zuckeraustauschstoffe besitzen den gleichen Brennwert wie Saccharose, während der Brennwert bei Zuckerersatzstoffen reduziert ist.

Die Ernährungsweise kann sich auf die Zähne auswirken:

Das *präeruptiv* aufgenommene Fluorid spielt die Hauptrolle. Die genaue Wirkung auf den Calcium-, Phosphat-, Vitamin- und Zukkerstoffwechsel ist zwar unklar, doch eine Bedeutung wird nicht bestritten.

In der *posteruptiven* Phase ist neben Fluorid auch Zucker bedeutsam. Weiterhin können saure Getränke und Speisen Erosionen hervorrufen (S. 290).

Ernährungsanalyse

Ziel: Es wird angestrebt, die Zeiträume, in denen die Zähne von Demineralisation bedroht sind, zu verkürzen und die Phasen der Remineralisation zu verlängern.

Indikationen

1 Hohe Kariesaktivität,
2 ungewöhnliche Erscheinungsformen der Karies,
3 Verdacht auf ernährungsbedingte Erosionen.

Die Ernährungsberatung soll auf die individuellen Belange des Patienten zugeschnitten sein. Das läßt sich am einfachsten nach einer genauen Analyse des Eßverhaltens durchführen.

Methode: Die Dreitageanalyse (1 Tag am Wochenende und 2 Werktage) wird am häufigsten benutzt, wobei der Patient die Zeiten, den Inhalt und den Umfang seiner Mahlzeiten (Speisen und Getränke) auf einem Formular angibt. Weiterhin sollten das Zähneputzen und die Ruhezeiten vermerkt werden. Wenn das Formular zurückgebracht wird, sollten die Eintragungen mit dem Patienten durchgesprochen werden.

Analyse:

1 Die Hauptmahlzeiten umkreisen. Im Zweifelsfall diejenigen Zwischenmahlzeiten, die sich aus komplexen Kohlenhydraten zusammensetzen, auswählen. Den Nährwert ergänzen.
2 Jegliche Zuckeraufnahme rot unterstreichen.
3 Die Zwischenmahlzeiten und weitere Anlässe, z. B. Naschereien oder das Schulfrühstück, kennzeichnen.
4 Maximal drei Änderungen empfehlen.

Ernährungsberatung: Die Ernährungsberatung soll über die Wirkungsweisen von Zwischenmahlzeiten und zuckerhaltigen Getränken aufklären. Weiterhin muß sie persönlich, praktikabel und positiv formuliert sein! Der Vorschlag, daß ein Kind sich Kartoffelchips auswählt, wenn seine Freunde Süßigkeiten kaufen, kann eher befolgt werden als das Gebot absoluter Enthaltsamkeit.

Einige hilfreiche Hinweise:

- Süßigkeiten für einen besonderen Tag in der Woche, z. B. Samstag, aufsparen.
- Einzelne, abgepackte Naschereien, z. B. die Schokoladentafel, ist vielen einzelnen Stückchen vorzuziehen.
- Die Nahrungsmittel, die den Speichelfluß stimulieren (z. B. Käse, zuckerfreier Kaugummi) können den Abfall des pH-Wertes ausgleichen, wenn sie im Anschluß an eine Mahlzeit genossen werden, s. o.

- Auch natürliche Süßspeisen, wie z. B. Sirup und Honig sind kariogen.
- Künstliche Süßstoffe bis zum Ende des Vorschulalters vermeiden.
- Die faserhaltigen Nahrungsmittel, z. B. Äpfel, sind zwar saccharosehaltigen Zwischenmahlzeiten vorzuziehen, doch es ist nicht erwiesen, daß sie zur Zahnreinigung beitragen.

Wo der Nährwert der Mahlzeiten unzureichend ist, ist der Patient taktvoll zu beraten. Vielleicht könnte man darauf hinweisen, daß wenige, dafür aber reichhaltigere Mahlzeiten das Verlangen nach häufigen kleinen Zwischenmahlzeiten verringern würden.
Aber zur Erinnerung: Während Nahrungsmittel wie Käse, Erdnüsse und Kartoffelchips aus zahnmedizinischer Sicht als unbedenkliche Zwischenmahlzeiten gelten, haben sie jedoch einen hohen Gehalt an Fett. Erdnüsse können sogar von Kindern aspiriert werden. Ebenso ist die „Cola light" zwar zuckerfrei, doch sie kann immer noch Erosionen verursachen, wenn sehr viel davon getrunken wird.
Deshalb sollte die zahnmedizinische Ernährungsberatung auf den Allgemeinzustand des jeweiligen Patienten ausgerichtet sein, z. B. Reduktion des Zucker- und Fettkonsums und vermehrte Nahrungsaufnahme von faserreicher und stärkehaltiger Kost, frischen Früchten und frischem Gemüse. Mahlzeiten liefern eine günstigere Nahrungsbilanz als Naschereien.

Zahnmedizinische Aufklärung

Was ist darunter zu verstehen? Ziel zahnmedizinischer Aufklärung ist es, die Einstellung und das Verhalten des einzelnen auf die Erhaltung lebenslanger Mundgesundheit und die Prävention von Mundkrankheiten auszurichten.

Primäre Prävention: Sie ist bestrebt, die Anfangstadien einer Erkrankung oder eines pathologischen Prozesses zu verhindern, und wendet sich an gesunde Personen.

Sekundäre Prävention: Sie zielt darauf ab, Erkrankungen früh zu erkennen und durch frühzeitige Intervention zu stoppen.

Tertiäre Prävention: Sie hilft dem einzelnen Patienten, mit den Folgen einer Krankheit umzugehen, und soll Wiederholungen verhindern.

Wer soll sie durchführen? Dafür kommen alle kompetenten Personen in Frage. Tatsächlich folgen viele Patienten eher einer Hygienefachkraft oder einer Helferin als dem Zahnarzt.

Welche Inhalte sollen vermittelt werden? Es ist wichtig, daß sich die Mitteilungen an Fakten orientieren und daß sich die verschiedenen Informationsquellen nicht widersprechen. Um den professionellen Ansatz zu vereinheitlichen, haben die Gesundheitsbehörden vier einfache Richtlinien veröffentlicht:[11]

- Zuckeraufnahme auf Mahlzeiten beschränken.
- Zähne und Zahnfleisch täglich mit einer fluoridhaltigen Zahnpasta gründlich reinigen.
- Regelmäßiger Zahnarztbesuch.
- Trinkwasserfluoridierung ist zu befürworten.

Wie? Die Art und Weise der Durchführung ist ebenso wichtig wie ihr Inhalt. In der zahnmedizinischen Aufklärung gibt es generell drei Möglichkeiten:

- Die Massenmedien. Sie sind teuer. Während kommerzielle Anbieter den Konsumenten verführen, ermahnt die zahnmedizinische Aufkärung die Öffentlichkeit, beliebte Tätigkeiten aufzugeben, weshalb ihr Erfolg nicht garantiert ist.
- Die Gruppenprophylaxe. Sie muß sorgfältig geplant, ausgerichtet und überwacht werden.
- Die Individualprohylaxe. Sie wird in einer klinischen Umgebung durchgeführt und ist gewöhnlich der vielversprechendste Ansatz, weil die Anleitung auf den jeweiligen Patienten zugeschnitten werden kann und umgehende Rückkopplung ermöglicht. Aber ebenso ist sie durch den hohen Personalaufwand zeit- und kostenintensiv.

Individuelle zahnmedizinische Aufklärung: Viele Patienten lassen sich durch die Atmosphäre in den Behandlungsräumen erschrekken. Deshalb ist es günstiger, eine neutrale Umgebung, z. B. eine Mundhygiene- oder eine Prophylaxeeinheit auszuwählen. Die Informationen sollten durch eine Bezugsperson, der der Patient vertraut, vermittelt werden. Das muß nicht immer der Zahnarzt sein! Genauso wichtig sind anschauliche Erklärungen ohne Zeitdruck, denn eine flüchtige Anleitung ist von zweifelhaftem Wert.

Folgende Ansätze haben sich als erfolgreich erwiesen:

1 Das Problem erkennen und die Ursachen ermitteln. Als Beispiel folgendes Problem: Eine unzureichende Mundhygiene führte zu einer Parodontalerkrankung. Ist der Grund eine mangelnde Motivation oder unzureichende Geschicklichkeit? Hierzu soll der Patient nach seinen Putzgewohnheiten gefragt werden, um zu erfahren, wie, wie lange und wie oft er putzt.

2 Realistische Zielsetzung. Es ist günstiger, den Patienten zuerst zu wenigstens einer gründlichen Zahnreinigung am Tag zu motivieren, als sofort den Umgang mit der Zahnseide zu lehren.

3 Demonstrationen am Patienten veranschaulichen die Anleitung und können vom Patienten eher behalten werden.

4 Kontrollen anhand von Plaquewerten vorher und nachher.

5 Zur Erinnerung. Jeder reagiert positiv auf Lob, deshalb soll der Patient für gute Mitarbeit gelobt werden.

Schritte einer guten zahnmedizinischen Aufklärung

- Abstimmung auf das Individuum, unter Berücksichtigung seiner Lebensgewohnheiten und seiner Probleme.
- Einfache Anweisungen. Zuviel Information ist kontraproduktiv.
- Wiederholungen der Anleitungen.
- Positive Rückkopplung.

Zahnmedizinische Einrichtungen und deren Inanspruchnahme

Inanspruchnahme der Versorgung

Zwei Faktoren spielen eine wichtige Rolle:

- Das Angebot und die Erreichbarkeit der zahnärztlichen Versorgung. Wissenschaftliche Nachforschungen zeigen, daß in Gebieten mit einer hohen Zahnarztdichte bezogen auf die Einwohnerzahl ein höherer Bevölkerungsanteil den Zahnarzt aufsucht. Diese Relation scheint sich aus dem geographischen Zusammenhang im Südosten Großbritaniens mit den meisten Niederlassungen zu ergeben.
- Die soziale Schicht beeinflußt sowohl das Auftreten von zahnmedizinischen Erkrankungen als auch die Teilnahme an der zahnärztlichen Versorgung. Interessanterweise treten bei der Kariesmorbidität in Gebieten mit Trinkwasserfluoridierung wesentlich geringere Unterschiede zwischen den sozialen Schichten auf.

Diese Auswirkungen werden oft dadurch verstärkt, daß die Zahnärzte eher in den Vororten des Grüngürtels als in den armen Innenstadtteilen praktizieren.

Hemmschwellen für die Teilnahme an der zahnärztlichen Versorgung

Eine kürzlich durchgeführte Untersuchung[12] bestimmte Angst und Kosten als die hauptsächlichen Hemmschwellen für eine regelmäßige Teilnahme an der zahnärztlichen Versorgung unter der Bevölkerung.

Angst: Sie manifestiert sich als Angst vor Schmerzen, vor einer bestimmten Maßnahme oder als Gefühl der Verwundbarkeit, weil sich die Patienten auf dem empfindlichen Gebiet der Mundhöhle dem Zahnarzt ausliefern. Der erste Eindruck von der Zahnarztpraxis ist besonders wichtig, denn je nachdem wie der Patient vom Personal und der Umgebung, in der er warten muß, empfangen wird, können die Ängste entweder gemildert oder weiter verstärkt weden. Das Auftreten des Zahnarztes ist ein ebenso wichtiger Faktor: Ein „guter" Zahnarzt tritt freundlich und persönlich auf. Außerdem erklärt er seine Arbeitsweise.

Kosten: In der o. g. Untersuchung antworten die Befragten, daß sie zahnärztliche Behandlungen teuer und die Abrechnung verwirrend finden. Weiterhin (als Anregung zu diesen Problemen) würde es die britische Öffentlichkeit begrüßen, wenn der Patient einen Kostenvoranschlag vor der Behandlung erhalten würde.

Zahnärztliche Versorgung von Behinderten

Eine Behinderung ist eine Einschränkung, die das Wachstum, die Entwicklung oder die Lebenseinstellung verändert, verzögert oder anderweitig ungünstig beeinflußt.

Geistige Behinderung: Prävalenz von 3%. Einteilung in geringgradige Formen (IQ 50–70), schwere Formen (IQ <50) und Down-Syndrom.

Körperliche Behinderung: Am häufigsten tritt die zerebrale Lähmung aufgrund von Schäden an motorischen Gehirnarealen auf. Viele Patienten mit zerebralen Lähmungen besitzen normale Intelligenzquotienten, doch ein erhöhter Muskeltonus oder hyperaktive Reflexe erschweren die zahnärztliche Behandlung. Die meisten behinderten Patienten können in einer normalen zahnärztlichen Praxis behandelt werden, wenn diese rollstuhlgerecht eingerichtet ist.

Medizinische Grunderkrankungen: 1% aller Kinder leiden entweder an Herzerkrankungen, hämorrhagischer Diathese, Diabetes oder Nierenerkrankungen.

Funktionsstörungen der Sinnessysteme: Darunter versteht man z. B. Blindheit oder Taubheit.

Die obengenannten Behinderungen stellen allgemeine Beeinträchtigungen dar. Zusätzlich gibt es auch noch spezielle orale Behinderungen, wie z. B. umfassende orale Probleme, Einschränkungen, die eine spezielle zahnärztliche Behandlung erfordern (z. B. Lippen-Kiefer-Gaumenspalten).

Schwierigkeiten

Eine Verallgemeinerung ist schierig, doch gewöhnlich fordert eine geistige Behinderung den Zahnarzt am stärksten heraus. Mit Mehrfachbehinderungen wachsen die Probleme.

- Die Inanspruchnahme zahnärztlicher Versorgung weist drei Aspekte auf:
  1 Ein vermindertes Bedürfnis aufgrund untergeordneter Aufmerksamkeit hinsichtlich der Mundgesundheit.
  2 Eine mangelhafte zahnärztliche Vorsorge.
  3 Praktische Schwierigkeiten bei der Durchführung von zahnärztlichen Behandlungsmaßnahmen.
- Allgemein kann man bei Behinderten eine verminderte Plaquekontrolle sowie ein vermehrtes Auftreten von parodontalen Problemen beobachten.
- Obwohl die Kariesaktivität im Vergleich zur normalen Bevölkerung nicht signifikant erhöht ist, unterbleibt häufiger eine Behandlung.
- Zuckerhaltige Medikamente über einen langen Zeitraum.
- Eine höhere Prävalenz von Hepatitis bei Patienten in Pflegeheimen und Patienten mit dem Down-Syndrom.
- Eine prothetische Versorgung kann ggf. nicht durchführbar sein. Deshalb löst eine Extraktionstherapie nicht die Problematik einer fürsorglichen Behandlung.

Durchführung von Behandlungsmaßnahmen

Wiederum ist eine Verallgemeinerung schwierig. Die geringgradig behinderten Patienten können genauso wie ihre Familienmitglieder in einer normalen zahnärztlichen Praxis behandelt werden. Die stärker behinderten Patienten mit medizinischen und/oder geistigen Erkrankungen werden am angemessensten von einem Spezialisten betreut, der für ihre Belange eingerichtet ist. Weil sich das Stimmungsbild im öffentlichen Gesundheitswesen ändert, sollten auch Patienten der Pflegeheime eine bessere Versorgung genießen.

Behandlungsplanung: Ein erster Behandlungsplan sollte ohne Rücksicht auf die Behinderung erstellt werden. Dieser kann dann in Absprache mit dem Patienten, den Eltern, dem Betreuer oder dem Vormund auf die individuellen Belange abgestimmt werden. Es ist ratsam, mit Mundhygieneinstruktionen und präventiven Maßnahmen zu beginnen. Dann können die notwendigen Behandlungsmaßnahmen in Abhängigkeit von dem Erfolg der Initialphase veranlaßt werden. Können die Mundhygienemaßnahmen nur teilweise bewältigt werden, sollte die Therapie auf eine Verminderung der Plaqueakkummulation ausgerichtet werden (z. B. Kontraindikation für Partielle Prothesen).

Mundhygiene: Patienten, die selbständig ihre Zähne reinigen können, sollten dies auch tun. Dieses läßt sich durch Modifikationen am Bürstenhandgriff (S. 354) und durch die Empfehlung einer elektrischen Zahnbürste unterstützen. In den Fällen, wo Patienten ihre Zähne nicht selbständig reinigen können, sollten ihre Betreuer entsprechend instruiert werden. Die geeigneste Methode besteht darin, sich hinter den Patienten zu stellen, mit dem einen Arm den Kopf zu umfassen und dem anderen, freien Arm zu bürsten. Wenn möglich, sollte dieses natürlich durch regelmäßige, professionelle Zahnreinigungen ergänzt werden. Eine chemische Plaquekontrolle mit Chlorhexidin kann hilfreich sein.

Restaurative Fürsorge: Die größten Probleme ergeben sich bei der Versorgung von geistig behinderten Patienten. Freundliche, aber bestimmte Führung mag notwendig sein – im Idealfall hilft der Betreuer bei der Behandlung mit. Unter Umständen kann ein Keil (z. B. McKesson-Gummikeil) benötigt werden. Oft ist es einfacher, intraligamentär zu anästhesieren. Sedativa können dabei hilfreich sein, um spontane Bewegungen bei geistigen Lähmungen zu dämpfen. In einigen Fällen gibt es keine andere Alternative, als die Untersuchung und die Behandlung in Narkose durchzuführen. Weiterhin kann es sinnvoll sein, bei Patienten, die nur kurzzeitige ambulante Behandlungen tolerieren, überfällige Sanierungen in einer Narkose auszuführen, um sich anschließend auf die präventiven Maßnahmen zu konzentrieren. Natürlich erfordert dies spezielle Einrichtungen, und es darf keine medizinische Kontraindikation bestehen.

Down-Syndrom, S. 709

Zahnmedizinische Assistenzberufe

In Deutschland ist die Aus-, Fort- und Weiterbildung von Zahnarzthelfern/innen gesetzlich geregelt.
Die Ausbildung zum/r Zahnarzthelfer/in erfolgt durch eine Lehre, in der praktische und theoretische Kenntnisse erworben werden und die durch eine Prüfung abgeschlossen wird. Die Lehrinhalte sind sehr umfassend und beziehen sich nicht nur auf Kenntnisse verschiedener Behandlungsabläufe, Geräte und Materialien, sondern schließen auch Gebiete wie Hygiene/Mikrobiologie, Röntgen/Strahlenschutz, Abrechnungsfragen/Verwaltungsaufgaben und vieles mehr mit ein.
Das Tätigkeitsfeld ist gesetzlich definiert und kann durch zusätzliche Fort- und Weiterbildungsqualifikationen (z. B. „weitergebildete/r Helfer/in", Prophylaxehelfer/in, Dentalhygieniker/in, Zahnmedizinische/r Fachhelfer/in, Zahnmedizinische/r Verwaltungshelfer/in) ergänzt werden. Grundsätzlich gilt, daß alle Maßnahmen im zahnärztlichen Assistenzbereich nach Maßgabe der geltenden Ausbildungs- und Fortbildungsbestimmungen vom Team der Zahnarztpraxis nur unter Verantwortung des Zahnarztes durchgeführt werden können. Zahnärzte dürfen dabei ihre Mitarbeiter/innen nur für Aufgaben einsetzen, für die sie im Einklang mit den gesetzlichen, insbesondere auch den berufsbildenden und kammerrechtlichen Vorschriften aus-, fort- und weitergebildet sind. Die Zahnärzte sind dafür verantwortlich, daß Auszubildende, Zahnarzthelfer/innen und Zahnmedizinische Fachhelfer/innen bei ihrer Tätigkeit nur nach ihrer Anweisung handeln. Sie sind verpflichtet, ihre Mitarbeiter/innen auf die Grenzen ihrer Tätigkeiten hinzuweisen. Typische, über die reine Assistenz hinausgehende Tätigkeiten sind unten aufgelistet. Dabei ist zu beachten, daß hinsichtlich des Tätigkeitsspektrums regional teilweise erhebliche Unterschiede bestehen und die gesetzlichen Grundlagen laufend modifiziert werden. So bestehen z. B. Unterschiede in der Auslegung der Bezeichnung „fort- bzw. weitergebildete/r Zahnarzthelfer/in" oder „Dentalhygieniker/in". Aus diesem Grund hat die folgende Übersicht, die in Anlehnung an eine Richtlinie einer Landeszahnärztekammer erstellt wurde, nur orientierenden Charakter.

	Zahnarzthelfer/in	„Weitergebildete/r" Zahnarzthelfer/in	Zahnmedizinische/r Fachhelfer/in
Durchführung von Röntgenaufnahmen	+	+	+
Entfernen von weichen supragingivalen Belägen	+	+	+
Entfernen von harten supragingivalen Belägen	–	+	+
Entfernen subgingivaler, klinisch sichtbarer Beläge	+	+/–	+
Oberflächenbearbeitung von Füllungen	–	+	+

	Zahnarzt-helfer/in	„Weitergebil-dete/r“ Zahn-arzthelfer/in	Zahnmedizi-nische/r Fach-helfer/in
Legen und Entfernen provisorischer Verschlüsse	–	+	+
Herstellung provisorischer Kronen und Brücken	–	+	+
Herstellung von Situationsabformungen	–	+	+
Trockenlegung des Arbeitsfeldes, relativ	+	+	+
Trockenlegung des Arbeitsfeldes, absolut	+/–	+/–	+
Erklärung der Ursachen von Karies/Parodontopathien	+/–	+	+
Hinweise zu zahngesunder Ernährung	|	+	+
Hinweise zu häuslichen Fluoridierungsmaßnahmen	+	+	+
Instruktion/Motivation zur zweckmäßigen Zahnreinigung	+	+	+
Demonstration/praktische Übungen zur Mundhygiene	+	+	+
Remotivation	+	+	+
Einfärben der Zähne	+	+	+
Hygieneindices-Erstellung	+/–	+	+
Blutungsindices-Erstellung	+/–	+	+
Kariesrisikobestimmung	+	+	+
Lokale Fluoridierung mit Lack, Gel o. ä.	–	+	+
Versiegelung von kariesfreien Fissuren/Grübchen	–	+/–	+

\+ = delegierbare Leistung
– = nicht delegierbare Leistung
+/– = delegierbare Leistung, wenn entsprechende Fort-/Weiterbildungsqualifikationen vorliegen – regional sehr unterschiedliche Handhabung

Zucker

- In GB beträgt der Pro-Kopfverbrauch ca. 800 g/Woche
- Kinder in GB nehmen ⅕ bis ¼ ihrer Energie in Form von Zucker auf. Von diesen sind ⅔ Zucker, die den Speisen hinzugefügt wurden, und davon stammen mehr als ⅔ von Süßigkeiten, Tafelzucker und alkoholfreien Getränken.
- 65% aller alkoholfreien Getränke werden an Kinder unter 15 Jahren verkauft.
- Familien mit niedrigerem Einkommen haben einen höheren Zuckerkonsum pro Person als Familien mit höherem Einkommen.

Fluoride

- Trinkwasserfluoridierung reduziert die Kariesrate um 50%.
- Eine Tasse Tee enthält 1 ppm F^- (In GB nimmt jeder dritte auf Reisen Teebeutel mit!).

Karies

- Von den Industrienationen wird eine Reduktion um 10–60% der Kariesmorbidität berichtet. Dies wird auf zahlreiche Faktoren zurückgeführt: Fluoridierte Zahnpasten, gestiegenes Bewußtsein in der Bevölkerung, geänderte Kinderernährung, reduzierter Zuckerkonsum und Antibiotika in der Nahrungskette.
- Weiterhin werden Glattflächen weniger stark von Karies befallen als Fissuren (Vielleicht unter dem Einfluß von Fluoriden).
- Karies scheint vorwiegend in Form von kleinen okklusalen Läsionen aufzutreten[13].
- Aber es gibt Anhaltspunkte dafür, daß eine weitere Kariesreduktion in Großbritannien nicht erreicht wird[14].

Stand der Zahngesundheit bei Erwachsenen im Jahr 1988

	1978	*1988*
Zahnlosigkeit	30%	21%
Fehlende Zähne	1,9 Zähne	1 Zahn
Gefüllte Zähne	8,1 Zähne	8,4 Zähne
Gesunde Zähne	13 Zähne	14,8 Zähne

Eine bemerkenswerte regionale Abweichung wurde in Schottland und Nordirland (13 bzw. 12,6) beobachtet, dort war der Anteil an gesunden unbehandelten Zähnen am niedrigsten. Die durchschnittliche Anzahl an gefüllten Zähnen war in Südengland (9,1) am höchsten.

Parodontopathien	*Prävalenz in GB* *17–24jährige*	 *>25 Jahre*
Gingivitis	77%	87%
Parodontitis	3%	64%

Nach neueren Einschätzungen besteht bei ungefähr 10–15% der Erwachsenen ein hohes Risiko für rasch fortschreitende Parodontalerkrankungen.

Stand der Zahngesundheit bei Kindern im Jahr 1983

- Der Anteil an kariesfreien Gebissen bei unter 5jährigen Kindern in England und Wales stieg von 29% im Jahr 1973 auf 52% im Jahr 1983, womit eines der Ziele erreicht werden konnte, das die WHO für das Jahr 2000 gesetzt hatte[15].
- Seit den frühen 70er Jahren sank der Anteil der Kinder mit Karies unter den 5jährigen um 50%, um 40% unter den 12jährigen und um ein Drittel bei den 15jährigen[16].
- Allgemein benötigen 56% aller 9jährigen Kinder eine kieferorthopädische Regulierung.
- 64% aller 12jährigen suchten regelmäßig, 12% gelegentlich und 24% nur bei Problemen den Zahnarzt auf.

Indizes

DMFT	**d**ecayed, **m**issing, and **f**illed *permanent* **t**eeth.
(D+M+F/T)	zerstörte, fehlende und gefüllte bleibende Zähne.
dmft	**d**ecayed, **m**issing and **f**illed *deciduous* **t**eeth.
(d+m+f/t)	zerstörte, fehlende und gefüllte Milchzähne.
deft	**d**ecayed, **e**xfoliated and **f**illed *deciduous* **t**eeth.
(d+e+f/t)	zerstörte, abgestoßene und gefüllte Milchzähne im Wechselgebiß.
dft	**d**ecayed and **f**illed *deciduous* **t**eeth.
(d+f/t)	zerstörte und gefüllte Milchzähne.
DMFS	**d**ecayed, **m**issing, and **f**illed **s**urfaces in *permanent* teeth. zerstörte, fehlende und gefüllte Oberflächen an bleibenden Zähnen.
S, s	**s**urfaces/Oberflächen: Ein Frontzahn weist 4, ein Seitenzahn 5 Oberflächen auf.
T, t	**t**eeth, Zähne.

Für das *Milchgebiß* gilt:

t = 20 Milchzähne
s = 88 ($12 \times 4 + 8 \times 5$) Oberflächen an Milchzähnen

Für *bleibende* Zähne gilt:

T = 28 Bleibende Zähne
S = 128 ($12 \times 4 + 16 \times 5$) Oberflächen an bleibenden Zähnen

3 Kinderzahnheilkunde

Hauptquellen:
Andlaw, R.: A Manual of Paedontics. Churchill Livingstone 1988.
Andreasen, J. O.: Traumatic Injuries of the Teeth. Munksgaard 1981.
Hargreaves, J. A.: The Management of Traumatised Anterior Teeth in Children. Churchill Livingstone 1981.
Holloway P. J.: Child Dental Health. Wright 1982.

Weitere im Text zitierte Literatur:
1 Kurol, J.: Am J Orthod 87, 46 (1985).
2 Brooks, A. H.: J Int Assoc Dent Child 5, 32 (1974).
3 Brooks, A. H.: J International Association Dentistry for Children (1974).
4 Stewart, D. J.: Br Dent J 145, 229 (1978).
5 Croll, T. P., Cavanagh, R. R.: Quintessence Int 17, 81 (1986).
6 Walls, A. G. et al.: Br Dent J 158, 133 (1985).
7 Oldenburg, T. R. et al.: Pediatric Dentistry 7, 96 (1985).
8 Roberts, M. W. et al.: Pediatric Dentistry 7, 14 (1985).
9 Dawson, C. R. et al.: Journal of Dentistry for Children 48, 420 (1981).
10 Roberts, G. J.: Journal of Dentistry 10, 346 (1982).
11 Curzon, M. E. J., Drummond, B. K.: Dental Advertiser 51, 14 (1986).
12 Hargraves, J. A.: The Management of Traumatized Anterior of Children. Churchill Livingstone 1981.
13 Gelbier, M. J., Winter, G. B.: Br Dent J 164, 319 (1988).
14 Andreasen, J. O.: Traumatic Injuries of the teeth. Munksgaard 1981.
15 Mackie, I. C., Warren, V. N.: Dental Update 15, 155 (1988).

Das Kind als Patient

▶ Behandeln Sie den Patienten, nicht nur den Zahn!

Behandlungsziele

- Schmerzbeseitigung, Freiheit von Entzündungen,
- glücklicher und kooperativer Patient,
- Prävention,
- Entwicklung einer funktionell und ästhetisch optimalen bleibenden Dentition.

Merke
- Erwünschtes Verhalten loben (positiver Verstärker), unerwünschtes ignorieren.
- Die Eltern einbeziehen (sie entscheiden über Compliance).
- Keine Wahlmöglichkeiten anbieten, wo keine existieren („Sollen wir den Zahn schlafen lassen?").
- Die Aufmerksamkeit der Kinder ist zeitlich begrenzt (nimmt mit dem Alter zu).
- Sinneswahrnehmungen werden nicht immer zuverlässig differenziert (Druck wird als Schmerz empfunden, Sensibilitätstests problematisch).
- Kinder haben eine schlechtere Feinmotorik, sie benötigen Hilfe beim Zähneputzen bis zum 6. Lebensjahr.
- Beginn mit einfachen Behandlungen (z. B. Zahnreinigung), danach zu schwierigeren Maßnahmen übergehen.
- Für jede Sitzung realistische Behandlungsziele setzen und diese auch erreichen.

Der erste Besuch

- Je jünger das Kind, desto besser. Vorzugsweise vor der ersten Behandlung das Kind eine Behandlung eines anderen kooperativen und angstfreien Familienmitglieds beobachten lassen.
- Möglichst kurz.
- Die Eltern das Kind begleiten lassen: Allgemeinanamnese erheben und den Grund für den aktuellen Besuch erfragen.
- Einen persönlichen Kontakt zum Kind herstellen.
- Zeigen Sie dem Patienten den Behandlungsstuhl und die Instrumente und erklären Sie deren Bedeutung.
- Bei guter Mitarbeit polieren Sie ein paar Zähne, aber ermüden Sie das Kind nicht, indem Sie das Behandlungsziel zu hoch stecken.
- Zeigen Sie den Eltern die Zähne des Kindes und was in der Sitzung gemacht wurde.
- Hat das Kind Schmerzen, muß die Ursache ermittelt und so schnell wie möglich beseitigt werden.
- Kleinere Kinder können erfolgreicher untersucht werden, wenn sie auf dem Schoß der Mutter sitzen (mit dem Gesicht zu ihr) und dann rückwärts auf die Knie des Zahnarztes gelegt werden.

Behandlungsplanung bei Kindern

Die zugrundeliegenden Prinzipien sind dieselben wie bei Erwachsenen.
Auf Vorbeugung sollte Wert gelegt werden, dies kann nur erreicht werden, wenn ihr in der Behandlungsplanung Vorrang eingeräumt wird. Schmerzlinderung sollte als erster Schritt, nicht-dringliche Extraktionen am besten als letzte Maßnahme ausgeführt werden.

Beispiele:
1 Mundhygieneinstruktionen und professionelle Zahnreinigung.
2 Mundhygieneinstruktionen und Zahnreinigung durch den Patienten selbst mit der mitgebrachten Zahnbürste.
3 Fissurenversiegelung 16, 46.
4 Fissurenversiegelung 26, 36.
5 Füllungstherapie von 75.

▶ Vergessen Sie nicht, die Entwicklung der Okklusion zu beachten:
- Langzeitprognose für die ersten bleibenden Molaren (S. 144).
- OPG mit 9 Jahren, um das Vorhandensein/die Position der bleibenden Zähne zu überprüfen.
- Palpation der oberen bleibenden Eckzähne im Alter von 9/10 Jahren.
- Beachten Sie Störungen der Reihenfolge des Zahndurchbruchs (S. 65) und Asymmetrien.
- Überweisen Sie frühzeitig zum Spezialisten bei skelettalen Dysgnathien und sonstigen ungewöhnlichen Befunden.

▶ Beachten Sie alle Hinweise auf zugrundeliegende medizinische und soziale Probleme:
- Minderwuchs,
- Gedeihstörung,
- Blutungsneigung,
- Systemerkrankungen,
- Kindesmißhandlung (S. 103).

Sollten die Eltern bei chirurgischen Behandlungen anwesend sein? Dies ist wichtig für die erste Behandlung, später hängt es vom Alter des Kindes ab. Im Zweifelsfall fragen Sie das Kind! Wenn ein Elternteil Angst vor dem Zahnarzt hat, kann das Kind negativ beeinflußt werden, in diesen Fällen ist es klüger, Mutter oder Vater im Wartezimmer zu lassen. Manche Kinder spielen sich vor einem überprotektiven Elternteil auf, um Zuwendungen oder Belohnungen zu erhalten und erweisen sich allein als kooperativer.

Das ängstliche Kind

Techniken zur Verhaltenslenkung

Es kommen hier Begriffe zur Beschreibung von Techniken vor, die automatisch aus der Erfahrung von Kinderbehandlungen über einen längeren Zeitraum resultieren. Der Student soll sich das hier Gesagte allerdings nicht nur für die Prüfungen, sondern auch für seine ersten kleinen Patienten bewahren.

Generelle Prinzipien

- Zeigen Sie Interesse für das Kind als Persönlichkeit.
- Wichtig: Berührung, Gesichtsausdruck, Tonfall der Stimme, was gesagt wird (in dieser Reihenfolge).
- Belohnen Sie erwünschtes Verhalten, ignorieren Sie schlechtes.
- Bagatellisieren Sie nicht die Angst des Kindes.
- Erklären Sie: warum, wie, wann.
- Beziehen Sie das Kind aktiv in die Behandlung mit ein, z. B. durch Halten des Speichelsaugers.
- Erlauben Sie dem Kind eine gewisse Kontrolle über die Behandlung, z. B. wenn es die Hand hebt, erfolgt eine Unterbrechung.

Sagen, Zeigen, Ausführen („tell, show, do“): Bei Anwendung dieses Prinzips kommt es darauf an, eine Sprache zu verwenden, die das Kind versteht.

Desensibilisierung: Bei Kindern mit vorbestehender Angst. Hier wird zunächst eine Hilfe zur Entspannung gegeben. Dann wird stufenweise ein gerade noch erträglicher angstbesetzter Stimulus eingeführt; wenn das Kind die Angst hier abgebaut hat, wird zum nächst stärkeren Stimulus übergegangen.

Lernen am Modell: Nützlich für Kinder mit wenig zahnmedizinischer Erfahrung, die schnell begreifen. Das Kind sollte dabei andere Kinder oder Erwachsene bei einer Behandlung beobachten.

Verhaltenslenkung: Darunter versteht man eine Behandlungsplanung, die beginnend mit einfachen Behandlungen in kleinen Schritten zu den komplizierteren Behandlungen fortschreitet.

Verstärkung: Belohnung erwünschten Verhaltens durch Anerkennung und Lob. Falls ein Kind bei einer Behandlung nicht kooperiert, darf dem nicht sofort mit dem Abbruch der Behandlung nachgegeben werden, da dies das unerwünschte Verhalten verstärkt. Es sollte versucht werden, einen gewissen Abschluß der Behandlung zu erzielen, z. B. eine provisorische Füllung.

Sedierung

Indiziert z. B. bei wirklich ängstlichen Kindern, die gerne bei der Behandlung kooperieren wollen.

Oral: Die Wirkung ist bei Kindern nur begrenzt vorhersagbar;

i.m.: wenig verbreitet bei Kindern;

i.v.: wenig verbreitet bei Kindern;

rektal: häufiger angewandt.

Lachgas-Sauerstoff-Gemisch: in vielen Ländern als Therapie der Wahl angesehen. [A. d. Ü.: In Deutschland ungebräuchlich]

Hypnose

Hypnose bewirkt einen Zustand veränderten Bewußtseins und der Entspannung, sie kann nicht dazu benutzt werden, um jemanden etwas tun zu lassen, was er nicht will. Auch wenn es gute Literatur über Hypnose gibt, ist ein Kurs nötig, um Erfahrung an geeigneten Personen und Vertrauen in die eigenen Fähigkeiten zu gewinnen.

Vollnarkose

Hier ist eine umfassende Behandlung in einer Sitzung möglich, sinnvoll bei behinderten Kindern und (als letzte Möglichkeit) bei unkooperativen Kindern. Manchmal kann bei nachfolgenden Sitzungen mit präventivem statt invasivem Vorgehen ein Gewinn an Vertrauen und eine Adaptation des Kindes erzielt werden.

Besondere Verhaltensweisen und deren Handhabung

- Ständiges Fragen: Versuch, die Behandlung durch eine Flut von Fragen zu verzögern. Ein entschlossenes, aber taktvolles Vorgehen ist nötig. Sagen Sie dem Patienten, daß Sie die Angst verstehen, und daß Sie Ihr Vorgehen Schritt für Schritt erklären.
- Wutanfall: Ignorieren Sie die Wut und versuchen Sie die Behandlung durchzuführen. Wenn das nicht möglich ist, warten Sie bis das Kind sich selbst ermüdet hat, und vervollständigen Sie zumindest einen Teilschritt.

Das Kind mit Zahnschmerzen

Mit einem Kind konfrontiert, das Zahnschmerzen hat, muß ein Zahnarzt seine klinische Intuition dazu benutzen, den Zustand der Pulpa zu erkennen, da dieser für das Vorgehen entscheidend ist. Dabei sind folgende Untersuchungen erforderlich:

Anamnese: Eine zuverlässige Anamnese in einer angespannten Situation ist nicht zu erwarten, in solchen Fällen und bei sehr kleinen Kindern fragen Sie Mutter oder Vater nach Schlafstörungen, Eßschwierigkeiten, Dauer der Symptome etc.

Befunderhebung: Suchen Sie nach Karies, Abszeßbildung, Mobilität (bevorstehender Zahnwechsel oder apikale Abszeßbildung) und durchbrechenden Zähnen.

Perkussion: Unzuverlässig bei Kindern.

Sensibilitätstest: Ist bei Milchzähnen wiederum unzuverlässig. Bei bleibenden Zähnen kann man oft verwertbare Informationen gewinnen.

Röntgen: Bißflügelaufnahmen sind häufig am besten, sie sind weniger unbequem für die kleine Mundhöhle als Zahnfilme und reichen für die Darstellung der Furkation (wo die meisten Abszesse bei Milchmolaren beginnen) aus.

Vergessen Sie nicht, daß die einzige 100%ige Methode die Histologie ist!

Beschränken Sie sich bei einem unleidlichen Kind in Untersuchung und Therapie auf ein Minimum, tun Sie nur das Nötigste, um den Schmerz zu lindern und das Vertrauen des Kindes zu gewinnen.

Wenn Extraktionen in Vollnarkose gefordert sind, prüfen Sie sorgfältig die Langzeitprognose der bleibenden Zähne, um eine Wiederholung der Narkose in naher Zukunft zu vermeiden.

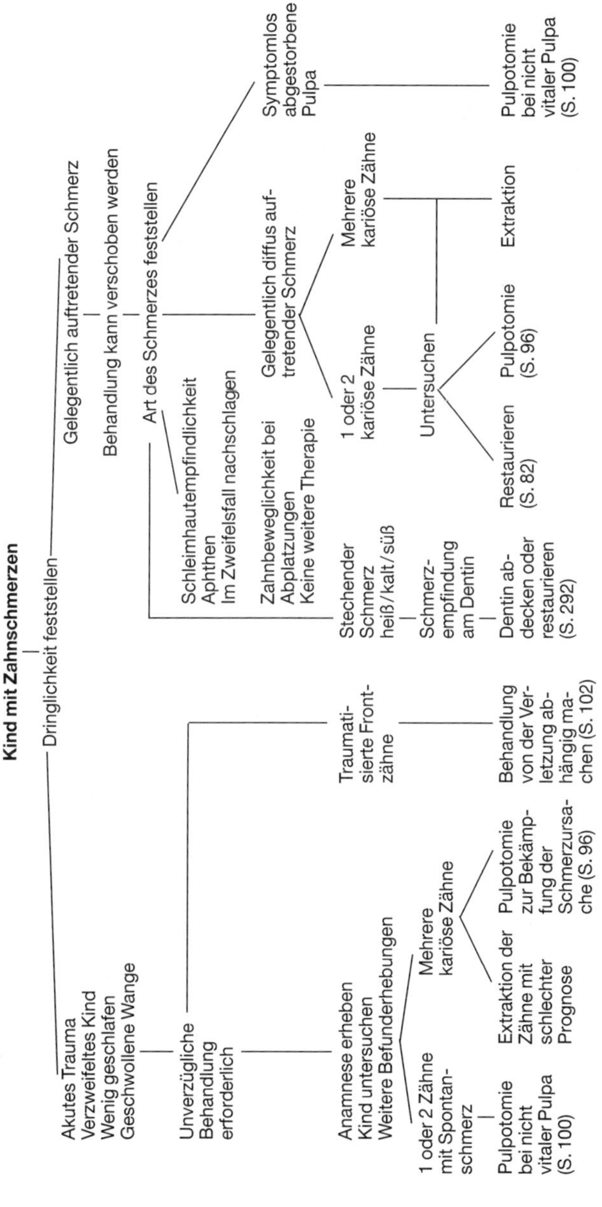
Kind mit Zahnschmerzen
Dringlichkeit feststellen
Akutes Trauma
Verzweifeltes Kind
Wenig geschlafen
Geschwollene Wange
Unverzügliche Behandlung erforderlich
Anamnese erheben
Kind untersuchen
Weitere Befunderhebungen
1 oder 2 Zähne mit Spontanschmerz
Pulpotomie bei nicht vitaler Pulpa (S. 100)
Mehrere kariöse Zähne
Extraktion der Zähne mit schlechter Prognose
Pulpotomie zur Bekämpfung der Schmerzursache (S. 96)
Traumatisierte Frontzähne
Behandlung von der Verletzung abhängig machen (S. 102)
Gelegentlich auftretender Schmerz
Behandlung kann verschoben werden
Art des Schmerzes feststellen
Stechender Schmerz heiß/kalt/süß
Schmerzempfindung am Dentin
Dentin abdecken oder restaurieren (S. 292)
Schleimhautempfindlichkeit
Aphthen
Im Zweifelsfall nachschlagen
Zahnbeweglichkeit bei Abplatzungen
Keine weitere Therapie
Gelegentlich diffus auftretender Schmerz
1 oder 2 kariöse Zähne
Untersuchen
Restaurieren (S. 82)
Pulpotomie (S. 96)
Mehrere kariöse Zähne
Extraktion
Symptomlos abgestorbene Pulpa
Pulpotomie bei nicht vitaler Pulpa (S. 100)

Besonderheiten des Zahnwechsels

Dentes natales („Hexenzähne"): Diese sind normalerweise als Teil des Milchgebisses (und nicht überzählig) zu erhalten, soweit möglich. Sie liegen meist im Bereich der unteren Schneidezähne und sind in diesem Alter aufgrund des nicht abgeschlossenen Wurzelwachstums mobil. Bei Aspirationsgefahr oder Stillproblemen können sie in Lokalanästhesie entfernt werden.

Zahnen: Da der Durchbruch der ersten Zähne gleichzeitig mit einer Phase stattfindet, in der die zirkulierenden mütterlichen Antikörper abnehmen, wird das Zahnen oft zu Unrecht für Allgemeinsymptome verantwortlich gemacht. Immerhin kann es im Laufe der Eruption zu lokalen Beschwerden und damit durchaus zu Schlafstörungen kommen. „Zahnungshilfen" in Form von Kombinationen analgetischer, antiseptischer und antientzündlicher Wirkstoffe stehen zur lokalen Anwendung zur Verfügung. Etwas Hartes zum Kauen kann helfen, z. B. ein Beißring.

Eruptionszyste: Verursacht durch eine Ansammlung von Blut oder Flüssigkeit im Follikel über dem durchbrechenden Zahn. Anwesenheit von Blut bewirkt eine bläuliche Verfärbung. Die meisten Zysten rupturieren spontan und ermöglichen so den weiteren Zahndurchbruch. Selten kann es erforderlich werden, die Zyste zu marsupialisieren.

Ausbleibender oder verzögerter Zahndurchbruch: Man sollte sich die große interindividuelle Variationsbreite der Zahndurchbruchszeit vor Augen halten. Das Entwicklungsalter des Kindes ist zur Beurteilung einer Verzögerung der Dentition von größerer Wichtigkeit als das chronologische Alter.

▶ Eine Störung der normalen Reihenfolge oder Asymmetrien der Durchbruchszeiten von kontralateralen Zähnen >6 Monate berechtigen zu weiteren Untersuchungen.

Allgemeine Ursachen: Hereditäre gingivale Fibromatose, Down Syndrom, Dysostosis cleidocranialis, Rachitis.

Lokale Ursachen

- **Fehlen der Zahnanlage:** (der wahrscheinlichste Grund für das Ausbleiben eines OK 2ers).
- **Platzmangel:** Therapie: Extraktion.
- **Retention von Milchzähnen:** Therapie: Extraktion des Milchzahnes.
- **Überzahl:** (z. B. Mesiodens) häufigster Grund für das Ausbleiben der Eruption der OK 1er.
- **Dilazeration:** siehe S. 72.
- **Verlagerte Zahnanlage:** Therapie: Extraktion oder kieferorthopädische Therapie. Vgl. Möglichkeiten bei nach palatinal verlagerten OK 3ern (S. 152).
- **Primäre Retention:** Betrifft gewöhnlich bleibende Molaren. Die Ätiologie ist unklar. Obwohl die Knochenresorption über dem Zahn fortschreitet, scheint ein „Durchbruchspotential" zu fehlen. Therapie: Beobachten, die ultima ratio kann die Extraktion sein.

Mineralisation und Durchbruchszeiten

(J = Jahre, M = Monate, W = Wochen)

Zahn	Durchbruch	Mineralisationsbeginn
7 OK	12–13 J	30–36 M
7 UK	12–13 J	30–36 M
6 OK	5–6 J	1–2 M vor Geburt
6 UK	5–6 J	1–2 M vor Geburt
5 OK	10–12 J	24–27 M
5 UK	11–12 J	27–30 M
4 OK	10–11 J	18–21 M
4 UK	10–12 J	21–24 M
3 OK	11–12 J	4–5 M
3 UK	9–10 J	4–5 M
2 OK	8–9 J	10–12 M
2 UK	7–8 J	3–4 M
1 OK	7–8 J	3–4 M
1 UK	6–7 J	3–4 M
I OK	6–7 M	12–16 W vor Geburt
I UK	6–7 M	12–16 W vor Geburt
II OK	7–8 M	13–16 W vor Geburt
II UK	7–8 M	13–16 W vor Geburt
III OK	18–20 M	15–18 W vor Geburt
III UK	18–20 M	15–18 W vor Geburt
IV OK	12–15 M	14–17 W vor Geburt
IV UK	12–15 M	14–17 W vor Geburt
V OK	24–36 M	16–23 W vor Geburt
V UK	24–36 M	16–23 W vor Geburt

Das Wurzelwachstum der Milchzähne ist 1 bis 1,5 Jahre nach dem Durchbruch abgeschlossen.
Das Wurzelwachstum der bleibenden Zähne ist 2 bis 3 Jahre nach dem Durchbruch abgeschlossen.

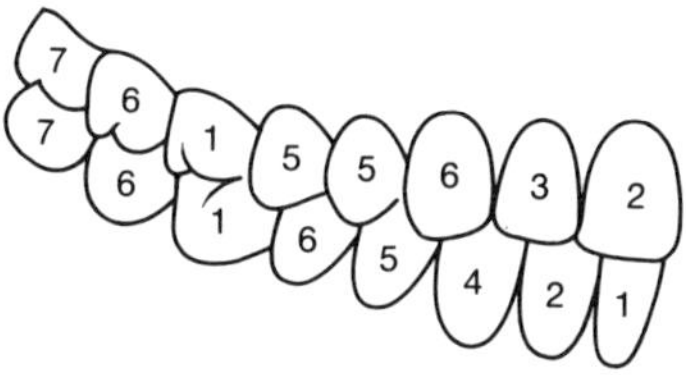

Normale Reihenfolge des Durchbruchs von Zähnen der zweiten Dentition

Besonderheiten des Zahnwechsels *(Forts.)*

Sekundäre Retention von Milchmolaren: Verursacht durch ein Überwiegen der Reparationsmechanismen im normalen Resorptions-/Reparations-Zyklus des Zahnwechsels. Dies korrigiert sich gewöhnlich selbst, und der betroffene Zahn fällt zum richtigen Zeitpunkt aus[1]. In bestimmten Fällen kann eine Extraktion indiziert sein.

Ektoper Durchbruch des OK 6ers mit Impaktierung des Zahns unter dem zweiten Milchmolaren kommt bei 2–5% aller Kinder vor. Dies ist ein Zeichen von Platzmangel. Bei jüngeren Patienten (< 8 J.) kann er sich selbst korrigieren. Bei Bestehen über 4–6 Monate oder bei älteren Patienten kann der 6er u. U. kieferorthopädisch aus der Lage gelöst werden. Wenn der Milchmolar abszediert oder der 6er kariös wird, sollte der Milchzahn gezogen werden. Der resultierende Platzverlust sollte später im Rahmen eines allgemeinen kieferorthopädischen Behandlungsplans therapiert werden.

Frühzeitige Exfoliation: Häufigster Grund für frühzeitigen Zahnverlust ist die Extraktion wegen Karies. Traumabedingter Zahnverlust ist seltener. Noch seltener sind Systemerkrankungen, die durch Auswirkung auf das Parodont zu einem vorzeitigen Zahnverlust führen (S. 212).

Abweichungen der Zahnzahl

Anodontie

Bedeutet komplettes Fehlen aller Zähne. Selten. Die Bezeichnung „partielle Anodontie" ist nicht korrekt.

Oligodontie (auch: Hypodontie)

Fehlen eines oder mehrerer Zähne.

Prävalenz: Milchgebiß: 0,1–0,9%, bleibendes Gebiß: 3,5–6,5%[1]. Bei Kaukasiern fehlen Weisheitszähne (25–35%), OK 2er (2%) und UK 5er (3%) am häufigsten. Betrifft w > m und ist oft mit unterdurchschnittlich kleinen Zähnen assoziiert. Ein Zapfenzahn als oberer 2er ist häufig assoziiert mit einer Nichtanlage des 2ers kontralateral.

Ätiologie: Oft familiär, polygene Vererbung. Auch assoziiert mit ektodermaler Dysplasie oder Down-Syndrom.

Therapie: Milchgebiß: keine, bleibendes Gebiß: abhängig von Platzangebot und Okklusion.
8er – keine.
OK 2er, siehe S. 118.
UK 5er (Cave! Spätentwicklung der UK 5er möglich). Bei Engstand entweder Extraktion des unteren Milchfünfers im Alter von 8 Jahren mit spontanem Lückenschluß oder später im Rahmen einer kieferorthopädischen Therapie. Bei günstigen Platzverhältnissen ist alternativ eine Erhaltung des Milchmolaren mit späterer prothetischer Versorgung abzuwägen.

Hyperodontie

Auch: akzessorische Zähne

Prävalenz: Milchgebiß 0,8%, bleibendes Gebiß: 2%[1]. Meist in der OK-Front. m > w.
Assoziiert mit Dysostosis cleidocranialis oder LKG-Spalten. In etwa 50% der Fälle folgt einem überzähligen Zahn im Milchgebiß auch ein überzähliger Zahn im bleibenden Gebiß, also warnen Sie die Mutter!

Ätiologie: Diskutiert werden u. a. Ausläufer der Zahnleiste, dritte Dentition.

Klassifikation anhand von

Form	oder	Lage
konisch		Mesiodens
faßartig		Distomolar
überzähliger Zahn (gleiche Form wie Nachbar)		Paramolar
Odontom		

Auswirkungen auf den Zahnwechsel und deren Therapie

- Kein Effekt: Beobachten solange keine Eruption erfolgt, danach: Extraktion.
- Platzmangel: Extraktion, bei überzähligem Zahn sollte derjenige extrahiert werden, dessen Wurzel am ungünstigsten liegt.

- Verlagerung. Kann zu Fehlstellungen anderer Zähne führen. Therapie: Extraktion, festsitzende kieferorthopädische Therapie (Rezidivgefahr).
- Behinderung der Eruption. Häufigste Ursache für eine ausbleibende Eruption von OK 1ern. Therapie: Extraktion des Mesiodens, Platz schaffen für den Durchbruch. Dies kann Extraktionen von Milchzähnen und/oder kieferorthopädische Behandlung erforderlich machen. Danach muß man warten. Die Durchschnittszeit bis zur Eruption liegt bei 18 Monaten[2]. Falls bis 2 Jahre danach kein Durchbruch erfolgt ist, Freilegung und kieferorthopädische Einordnung.

Strukturanomalien

Schmelzstrukturanomalien

Schmelz entwickelt sich normalerweise in zwei Phasen, zuerst die organische Matrix, dann erfolgt die Mineralisierung. Eine Störung der Schmelzbildung kann sich daher manifestieren als:

Hypoplasie: Verursacht durch Störung der Matrixformation, charakterisiert durch Grübchen oder Rillen im Schmelz.

Hypomineralisierung: Verursacht durch Störung der Kalzifizierung. Befallener Schmelz sieht weiß und opak aus, allerdings kann es nach dem Zahndurchbruch zu Verfärbungen kommen. Störungen der Schmelzbildung können beide klinische Formen hervorrufen, klinisch steht jedoch gewöhnlich eine Form im Vordergrund.

Ätiologische Faktoren: (keine vollständige Liste)
- *Lokale Ursachen:* Infektion, Trauma, Bestrahlung, idiopathisch (siehe Schmelzopazitäten, S. 74).
- *Allgemeine Ursachen*
  1 Umwelteinflüsse (periodische/chronologische Schmelzbildungsstörungen)
    a pränatal, z. B. Röteln, Lues
    b perinatal, z. B. Frühgeburt, perinatale Hypoxie
    c postnatal, z. B. Masern, angeborene Herzfehler, Fluorid-Überdosierung
  2 Hereditär
    a nur Zähne betroffen – Amelogenesis imperfecta
    b begleitet von Systemerkrankungen, z. B. Down-Syndrom

Chronologische (periodische) Schmelzstrukturanomalie: So genannt, weil die Strukturanomalie sich auf Schmelzareale erstreckt, die sich in dem Zeitraum der Störung in Entwicklung befanden. Aufgrund der späteren Entwicklung findet sich typischerweise am OK 2er die Veränderung näher an der Inzisalkante als beim 1er.

Fluorose siehe S. 30.

Therapie von Strukturanomalien: Hängt ab von Ausdehnung und Schweregrad:
- Seitenzähne: Kleinere Areale können versiegelt oder konventionell gefüllt werden, stärker befallene Zähne werden überkront. Als vorübergehende Versorgung werden bei Kindern konfektionierte Stahlkronen benutzt.
- Frontzähne: Kleinere Anomalien können mit Kompositfüllungen versorgt werden, größere Flächen können Veneers oder Kronen erfordern. Zur Behandlung der Fluorose siehe S. 74.

Amelogenesis imperfecta: Es gibt viele Klassifikationen, im allgemeinen sind diese unterteilt in hypomineralisierte und hypoplastische Typen und weiterklassifiziert nach ihrem Vererbungsmodus. Gewöhnlich sind alle Zähne in Milch- und bleibendem Gebiß betroffen. Die verschiedenen Untergruppen zeigen eine große Variationsbreite im klinischen Bild, von Verfärbungen bis zu weichem und/oder fehlendem Schmelz. Es ist schwierig, generelle Empfehlungen abzugeben.

Therapie: In schweren Fällen konfektionierte Stahlkronen und Kompositfüllungen zur Erhaltung von Molaren und bleibenden Schneidezähnen. Definitive Versorgung erst beim älteren Kind.

Störungen der Dentinstruktur

Störungen der Dentinentwicklung können einer Unterbrechung der Amelogenese folgen. Als Beispiele seien einige seltene Anomalien genannt: shell teeth, Dentindysplasie, regionale Odontodysplasie und Vitamin-D-resistente Rachitis. Häufiger ist das hereditäre opaleszente Dentin (oft der Dentinogenesis imperfecta zugeordnet, auch wenn dieser Begriff genau genommen nur im Zusammenhang mit der Osteogenesis imperfecta benutzt werden sollte).

Dentinogenesis imperfecta: Betrifft 1 von 8000 Personen. Beide Dentitionen sind betroffen, dabei später gebildete Zähne weniger. Die betroffenen Zähne haben eine opaleszente blaue oder braune Farbe und enge, flammförmige Pulpen. Die Schmelz-Dentin-Grenze ist gestört, was sich in Schmelzaussprengungen äußert und zu rascher Attrition des weichen Dentins führt. Therapie: entsprechend den Grundsätzen bei schwerer Amelogenesis imperfecta.

▶ Die frühzeitige Erkennung und Behandlung der Amelogenesis imperfecta und der Dentinogenesis imperfecta ist wichtig, um eine rasche Attrition zu verhindern.

Strukturanomalien von Zement

Hypoplasie und Aplasie von Zement sind selten. Letztere kommt bei Hypophosphatasie vor und führt zu vorzeitigem Zahnverlust. Die Hyperzementose ist relativ häufig, sie kann bedingt sein durch Entzündung, mechanische Reize oder M. Paget, daneben gibt es idiopathische Formen. Von Konkreszenz spricht man bei einer Verschmelzung von Wurzeln zweier Zähne durch Zement.

Abweichungen der Zahnform[3]

Normale Breite von 11 = 8,5 mm, 12 = 6,5 mm.

Doppelzähne

Doppelbildung entstanden durch partielle Spaltung eines Zahnkeimes.

Fusion entstanden durch Verschmelzen zweier Zahnkeime. Da eine Verschmelzung entweder zwischen zwei Zähnen der normalen Zahnanlage oder – seltener – einem normalen und einem akzessorischem Zahn erfolgen kann, weist die Anzahl der vorhandenen Zähne nicht immer korrekt auf die Ätiologie hin.

Eine Unterscheidung ist nur von akademischem Interesse, daher sollte die Bezeichnung Doppelzahn bevorzugt werden.

Sowohl Milchzähne als auch bleibende Zähne können betroffen sein, es besteht eine große Variationsbreite im klinischen Erscheinungsbild. Die Prävalenz liegt im bleibenden Gebiß bei 0,1–0,2%.

Behandlung: Sollte möglichst solange aufgeschoben werden, bis die Dentinbildung weiter fortgeschritten ist. Hat der Zahn getrennte Pulpahöhlen und Wurzelkanäle, kann eine Trennung in Betracht gezogen werden. Bei Verschmelzung mit einem akzessorischen Zahn kann dessen Anteil entfernt werden. Wo nur eine Pulpa existiert, kann der Zahn entweder so konturiert werden, daß er aussieht wie zwei getrennte Zähne, oder der Umfang der Krone wird reduziert.

Makrodontie/Megaodontie: Generalisierte Makrodontie ist selten, einseitige ist mit fazialer Hemihypertrophie assoziiert. Isolierte Riesenzähne werden bei 1% der 2. Dentition gesehen.

Mikrodontie: Prävalenz Milchgebiß < 0,5%. Im bleibenden Gebiß liegt sie bei 2,5%, davon alleine 1–2% durch OK 2er. Solche Zapfenzähne haben oft kurze Wurzeln, sie werden als möglicher Faktor für eine palatinale Retention von OK 3ern angesehen.
OK 8er sind ebenfalls häufig betroffen.

Dens in dente: Dies ist eine umschriebene palatinale Invagination, die das Aussehen eines Zahnes im Zahn hat. Betrifft gewöhnlich OK 2er, kann aber auch bei Prämolaren vorkommen. Reicht die Einstülpung in direkte Nähe zur Pulpa, kann es zu frühzeitiger Pulpanekrose kommen. Eine Versiegelung des palatinalen Grübchens unmittelbar nach Zahndurchbruch kann dies verhindern, kommt aber oft zu spät. Die endodontische Therapie ist erschwert, oft wird eine Extraktion erforderlich.

Dilazeration: Beschreibt einen Zahn mit verdrehter Krone oder Wurzel. Abhängig von der Ätiologie gibt es 2 Typen:

Entwicklung[4]	*Trauma*
Krone nach oben und labial gedreht	Krone nach palatinal gedreht
Schmelz und Dentin regulär	Schmelz und Dentin: Unterbrechung in Formation sichtbar
Gewöhnlich keine anderen Zähne betroffen	
w > m	keine Prädilektion

Die traumatische Form ist durch die Intrusion des oberen Milchschneidezahnes verursacht, der den sich entwickelnden Keim des bleibenden Zahnes trifft. Das Ausmaß der Veränderung hängt von dem Entwicklungsstadium des bleibenden Zahnes ab.

Therapie: Abhängig von Schweregrad und Patientenkooperation. Bei milden Formen ist eine Kieferorthopädische Korrektur möglich, vorausgesetzt, der Apex gerät nicht am Ende der Behandlung gegen die labiale Knochenoberfläche, anderenfalls ist eine Extraktion indiziert.

Turner-Zähne: Der Begriff beschreibt den Effekt einer Störung von Schmelz- und Dentinbildung durch Infektion eines Zahnkeims ausgehend vom darüberliegenden Milchzahn, betrifft daher gewöhnlich Prämolaren. Therapie: Wie bei Hypoplasie (S. 70).

Taurodontismus: Nur von akademischem Interesse, erscheint öfter in Röntgenbildern im Examen als in der Praxis. Bedeutet „Stierzahn", röntgenologisch sieht man eine Vergrößerung der Pulpahöhle in den Wurzelkanal. Therapie: nicht erforderlich.

Abweichungen der Zahnfarbe

Äußerliche Verfärbung: Per definitionem ist diese durch äußerliche Ablagerungen verursacht und kann durch professionelle Zahnreinigung entfernt werden. Grüne, schwarze, orangefarbene oder braune Beläge kommen vor und können durch chromogene Bakterien oder bestimmte Ernährungsformen verursacht sein. Chlorhexidin-Mundspülungen verursachen zusammen mit Tannin aus der Nahrung braune Beläge. Wo die Verfärbungen durch mangelnde Mundhygiene entstehen, können Demineralisierung und Rauhigkeiten des darunterliegenden Schmelzes die Entfernung erschweren. Therapie: Eine Mischung aus Zahnpasta und Bimspulver oder eine abrasive Zahnreinigungspaste sollten bei Verwendung mit einer harten Zahnbürste die Ablagerungen beseitigen. Erteilen Sie Mundhygieneinstruktionen, um ein Rezidiv zu verhindern.

Innere Verfärbungen: Können verursacht werden durch:
- Veränderungen in Struktur und/oder Dicke der Zahnhartsubstanzen, z. B. Schmelzopazitäten,
- Inkorporation von Pigmenten während der Zahnentwicklung, z. B. Tetracyclin-Verfärbungen (blau/braun), Porphyrie (rot),
- Diffusion von Pigment in die Zahnhartsubstanzen nach der Entwicklung, z. B. Pulpanekroseprodukte (grau), Wurzelkanalmedikamente.

Schmelzopazitäten: Umschriebene Areale von hypomineralisiertem (oder hypoplastischem) Schmelz. Fluorid (S. 30) ist nur eines von zahlreichen in Frage kommenden Agentien.

Therapie:

1 Erosion-Abrasion nur für oberflächliche Defekte

▶ Kofferdam, Schutzbrille, eine Schicht Natriumhydrogenkarbonat um den Zahnhals des zu behandelnden Zahns sowie Vorsicht sind nötig!

- Eine Mischung von 18%iger Salzsäure und Bims wird mit einem Holzstäbchen auf die betroffene Stelle aufgebracht. Die Mischung wird für 5 s in die Oberfläche eingerieben und dann abgespült. Diese beiden Schritte werden wiederholt (max. 10mal) bis die gewünschte Farbänderung eintritt. Der Schmelz wird dann poliert und eine Fluoridlösung appliziert[5].

2 Bleichen S. 296.
3 Veneers S. 276.
4 Kronen S. 268.

Anatomie der Milchzähne und Relevanz für die Kavitätenpräparation

Milchzähne weichen in verschiedener Hinsicht von bleibenden Zähnen ab, sowohl in der Entstehung als auch in der Behandlung von Läsionen.

Dünnerer Schmelz (1): Die Schmelzdicke ist mit etwa 1 mm bei Milchzähnen nur etwa halb so groß wie bei bleibenden Zähnen.

Größere Pulpahörner (2): Die Kronenpulpa ist bei Milchzähnen im Verhältnis zur Krone größer als bei bleibenden Zähnen, die Pulpahörner sind akzentuierter. Obere Milchmolaren haben 3, untere 4 Pulpahörner. Insgesamt wird bei Milchzahnkaries die Pulpa früher betroffen und die Gefahr einer Pulpafreilegung bei Präparation im Dentin ist vergrößert.

Pulpahörner (2 bukkal, 1 palatinal, untere Milchmolaren haben 4): Damit wird erstens Karies früher zu einer Beteiligung der Pulpa führen, zweitens ist die Wahrscheinlichkeit einer Pulpafreilegung bei der Kavitätenpräparation erhöht. Es sollte eine Eindringtiefe von höchstens 0,5–1 mm in das Dentin angestrebt werden.

Pulpakontur (3): Die Pulpakontur folgt stark der Schmelz-Dentin-Grenze. Besonders bei zentral-approximaler Präparation besteht die Gefahr der Pulpafreilegung.

Kleinere Kaufläche: Die stärker konvergierenden oralen und vestibulären Wände führen zu einer kleineren Kaufläche, vor allem am ersten Milchmolaren. Eine zu große Kavität oder ausgedehnte Schwalbenschwanzpräparationen können zur Schwächung der Höcker führen.

Breiter Kontaktpunkt (4): Dies erschwert die Diagnose von Approximalkaries. Die vestibuläre und orale Kavitätenwand müssen zum Approximalraum hin divergieren, um eine Lage des Füllungsrandes in habituell sauberen Zonen zu ermöglichen. Der Isthmus sollte nicht breiter als die Hälfte des Höckerspitzenabstandes werden.

Kronenform (5): Milchzähne haben eine eher bauchige Kronenform, was Probleme beim Anlegen einer Matritze bereiten kann.

Neigung der Schmelzprismen (6)**:** Im gingivalen Drittel sind die Schmelzprismen nach okklusal hin geneigt. Eine Anschrägung im approximalen Kasten ist für eine Amalgamfüllung daher nicht erforderlich.

Zervikale Einziehung (7): Vor allem bei ersten Milchmolaren kann es schwierig sein, den Boden eines approximalen Kastens bei tiefer Lage ausreichend breit zu gestalten, ohne die Pulpa freizulegen.

Permeabilität des Alveolarknochens: Diese ist bei kleineren Kindern hoch, daher kann man bis zu einem Alter von etwa 6 Jahren meist auch die Unterkiefer-Milchmolaren mit Infiltrationsanästhesie behandeln.

Dünner Boden der Kronenpulpa und akzessorische Kanäle (8): Dies kann die Entstehung interradikulärer Beteiligung bei Pulpanekrose erklären.

Wurzelform (9): Milchmolaren haben recht lange, grazile Wurzeln. Diese sind gespreizt, um dem Prämolar-Zahnkeim Raum zu geben. Die Wurzeln sind mesial/distal abgeplattet, ebenso wie die Kanäle.

Wurzelpulpa (10): Sie folgt einem gekrümmten und verästelten Weg, eine Aufbereitung und ein Abfüllen kann unmöglich werden. Dies und die physiologische Wurzelresorption erfordert ein gesondertes Vorgehen bei der Wurzelkanalbehandlung.

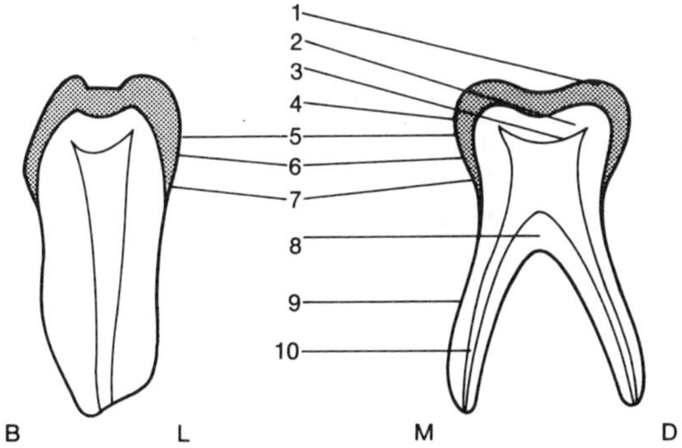

Querschnitte von Milchmolaren mit Kennzeichnungen anatomischer Merkmale

Extraktion versus restaurative Therapie von Milchzähnen

Trotz eines willkommenen Rückgangs der Kariesprävalenz besteht das Dilemma der Differentialindikation Extraktion/Zahnerhaltung bei Milchzähnen weiter. Bei der Entscheidung sollte eine Reihe von Faktoren berücksichtigt werden.

Alter: Dies beeinflußt die Kooperation bei zahnerhaltenden Maßnahmen, die noch zu erwartende Nutzungsdauer des betroffenen Zahnes und das Ausmaß der Folgeschäden eines vorzeitigen Zahnverlustes.

Allgemeine Anamnese: Bei Patienten mit Herzerkrankungen oder Immunsuppression sollten mögliche Quellen hämatogener Infektionen ausgeschaltet werden (Extraktionen unter antibiotischer Abdeckung). Bei Blutgerinnungsstörungen sollten Extraktionen vermieden und die Milchzähne möglichst bis zum Zahnwechsel erhalten werden. Prävention ist bei diesen Patienten besonders wichtig.

Motivation und Mitarbeit der Eltern: Die Eltern bringen die Patienten zur Behandlung, sie müssen daher die Vorteile einer Zahnerhaltung erklärt bekommen. Unglücklicherweise betrachten einige wenige Eltern mit Argwohn diejenigen Zahnärzte, die Füllungstherapie im Milchgebiß betreiben.

Kariesrate: Bei einem Kind mit ansonsten gesundem Gebiß sollte keine Mühe gescheut werden, um eine intakte Zahngesundheit wiederherzustellen. Ein heroischer Versuch, ein total zerstörtes Milchgebiß konservierend zu behandeln, wird jedoch sowohl die Geduld des Kindes als auch die des Zahnarztes erschöpfen.

Schmerzen: Wenn ein Kind an einem oder mehreren Zähnen Schmerzen hat, sollte es so schnell wie möglich davon befreit werden. Nach Symptomfreiheit kann der Zahnarzt besser das Außmaß der Läsionen beurteilen und die Kooperation des Kindes gewinnen.

Ausdehnung der Läsionen: Bei Milchmolaren sagt man, die Destruktion des äußeren Randes spreche mit hoher Wahrscheinlichkeit für eine Beteiligung der Pulpa. In der Praxis stellt sich das als übertrieben pessimistische Einschätzung heraus. Falls erforderlich, macht eine endodontische Behandlung allerdings die nachfolgende Füllungstherapie schwieriger und verschlechtert die Prognose. Wenn mehr als 2 Milchmolaren endodontisch behandelt werden müssen, sollte man ernsthaft eine Extraktion in Erwägung ziehen.

Position der Zähne: Während ein früher Verlust von Milchschneidezähnen nur geringe Folgen hat, kann die Extraktion von Milcheckzahn oder Milchmolaren zu Platzmangel führen. Die Extraktion der 5er sollte (vor allem in OK) möglichst bis zum Durchbruch der 6er aufgeschoben werden.

Vorhandensein/Fehlen des bleibenden Zahnes: Behalten Sie die gegenwärtige Platzsituation und die Möglichkeit eines späteren spontanen Lückenschlusses im Auge.

Okklusionsstörungen: Solange noch keine Entscheidung erfolgt ist, lohnt es sich, die Okklusion zu betrachten. In einem Fall von besonders ausgeprägtem Platzmangel kann mit dem Füllen eines zerstörten Zahnes versucht werden, einen nachfolgenden Platzmangel zu verhindern, der so ausgeprägt wäre, daß mehr als ein Prämolar pro Quadrant extrahiert werden müßte. Viel ist geschrieben worden über kompensierende oder balancierende Extraktion, aber es wurde wenig Übereinstimmung erzielt.

So weit die Theorie; in der Praxis sollte man sich stets erinnern, daß ein glücklicher und kooperativer Patient langfristig wichtiger ist. Für einige Kinder kann das bedeuten, daß die Extraktion mehrerer kariöser Zähne in einer Sitzung einem langen offenen Zweikampf vorzuziehen ist. Für die meisten ist die rasche Füllungstherapie besser als das Risiko einer angstbesetzten Vollnarkose. Da wir alle nur Menschen sind, ist es unvermeidlich, daß manchmal die falsche Entscheidung getroffen wird.

Lokalanästhesie bei Kindern

Obwohl es keine wissenschaftliche Erklärung dafür gibt, daß Milchzähne weniger sensibel sind als bleibende Zähne, ist es oft möglich, eine komplette Kavität ohne Lokalanästhesie zu präparieren, sofern keine tiefe Dentinpräparation nötig wird. Wall et al. fanden allerdings, daß Füllungen, die ohne Lokalanästhesie gelegt wurden, weniger lange überdauern als solche mit[6].

Allgemeine Prinzipien
- Erklären Sie dem Patienten in verständlicher Sprache, was Sie tun und warum.
- Wenden Sie eine Oberflächenanästhesie an.
- Benutzen Sie dünne Einmalkanülen.
- Immer eine Helferin assistieren lassen.
- Straffen Sie die Mundschleimhaut.
- Langsame Injektion.
- Weisen Sie auf das anschließende Taubheitsgefühl hin.

Auswahl des Lokalanästhetikums:
1. Wahl: Lidocain 2% mit Adrenalin 1:100000.
2. Wahl: Prilocain 3% mit Felypressin (0,31 IU/ml), macht eine weniger tiefe Anästhesie.

Dosierung: Abhängig vom Körpergewicht. Unter 12 Jahren reicht 1 ml meistens für die Infiltrationsanästhesie eines Milchzahns. Über 12 J. oder bei UK-Leitungsanästhesie 2 ml geben.

Infiltrationsanästhesie

Anwendung für Zähne im Ober- und Unterkiefer, Unterkiefer-Schneidezähne und untere Milchmolaren bevor der 6er durchgebrochen ist. Nach dem 6. Lebensjahr vermindert sich die Knochenpermeabilität, und eine UK-Leitungsanästhesie wird erforderlich. Technik wie bei Erwachsenen.
Wegen der dort besseren Knochenpermeabilität ist es bei Kindern oft ratsam, beim oberen 6er etwas Lösung mesial und distal des Zahnes zu deponieren.

Leitungsanästhesie

UK-Leitung: Tasten Sie mit Daumen und Zeigefinger die schmalste Stelle des Ramus mandibulae. Injizieren Sie ca. 1 cm vom inneren schrägen Rand lingual ins Gewebe, auf einer Linie zwischen Daumen und Zeigefinger. Eine Spritze mit Möglichkeit zum Aspirieren ist unerläßlich.

Foramen palatinum: Hier wird bei Kindern selten eine Injektion erforderlich. Falls sie doch einmal wegen ausbleibender Wirkung nach Infiltration bei einem OK 6er nötig wird, sollte die Technik modifiziert werden. Dabei wird Lösung über dem M. buccinator deponiert, indem an der Stelle der späteren Lokalisation des 7ers die Nadel 1,5 cm nach oben geführt wird. Die Lösung wird dann in Richtung zum Foramen massiert.

Alternative Techniken

Intraligamentäre Injektion (S. 603): Die dafür vorgesehene Spritze hat eine ultrakurze Nadel und das Aussehen einer Pistole. Dies ist hilfreich bei Kindern mit einer „Spritzenphobie" und kann eine akzeptable Alternative zur UK-Leitungsanästhesie sein. Daß Lippen und Zunge nicht betäubt werden, ist bei jungen oder behinderten Kindern nützlich, wo das Risiko eines postoperativen Weichteilschadens größer ist.

Jet-Injektion: Auch diese Technik vermindert das Risiko eines Weichteilschadens, aber sie ist geräuschvoll und ist assoziiert mit Schmerz und Einblutung nach der Anwendung, die erreichbare Anästhesietiefe ist weniger zuverlässig.

Füllungstherapie kariöser Milchzähne

▶ Primäres Ziel ist ein entspannter, glücklicher Patient.

Trockenlegung: Einige wichtige Texte enthalten die Empfehlung zum routinemäßigen Gebrauch von Kofferdam bei allen restaurativen Maßnahmen bei Kindern. Während Kofferdam von ruhigen Patienten, wo die Speichelkontrolle ohnehin kein Problem ist, in der Regel gut toleriert wird, ist bei unkooperativen Kindern, wo er am meisten gebraucht würde, häufig eine Ablehnung zu finden. Kofferdam ist für die Wurzelkanalbehandlung bei bleibenden Zähnen essentiell, was gewöhnlich eine ältere Patientengruppe betrifft. Einmal-Speichelsauger aus Kunststoff werden besser toleriert als gebördelte Metallsauger, die oft zu groß sind und die Übersicht des Arbeitsfeldes erschweren.

Lokalanästhesie S. 80

Instrumente

Rotierende Instrumente: Kleine birnenförmige diamantierte Instrumente im schnell drehenden Winkelstück zum Schaffen der Primärkavität, zur Kariesentfernung den größten Rundfräser nehmen, der noch in die Kavität paßt.

Winkelstücke: Ein Miniaturwinkelstück ist wertlos. Einige Kinder haben Angst vor dem Sauger, was den Gebrauch eines Schnellläuferwinkelstückes mit Spraykühlung erschwert, andere empfinden die Vibration eines niedertourigen Winkelstücks als unangenehm und können dies als Schmerz wahrnehmen. Solche Fälle erfordern einiges an Phantasie und Spürsinn. Es ist oft möglich, eine Kavitätenpräparation mit Handinstrumenten zu beenden.

Materialien

In Deutschland wird Amalgam nicht mehr empfohlen zum Gebrauch bei Kindern unter 6 Jahren (Anm. d. Übersetzers).
Da Füllungen von Milchmolaren nur für die Lebenszeit des Zahnes, nicht des Patienten halten müssen, verdrängen Kunststoffe und Glasionomer-Zemente (GIZ) Amalgam als das meistgebrauchte Füllungsmaterial. Dies liegt an den adhäsiven Eigenschaften dieser Materialien, die eine Kavitätenpräparation unter weitgehender Schonung der Zahnhartsubstanz erlauben. Darüber hinaus führt eine Fluoridfreisetzung zu einer Verminderung von Sekundärkaries.

Prinzipien der Kavitätenpräparation

Umrißform: Sämtliche unterminierte Schmelzanteile sollten einbezogen werden, die Ränder sollten vorsichtig in den Bereich der Selbstreinigung gelegt werden. Eine übertriebene „extension for prevention“ ist nicht mehr zeitgemäß, aber benachbarte Fissuren, die sehr wahrscheinlich kariös werden, sind nach wie vor in die Präparation einzubeziehen. Eine Crista transversa darf nur durchkreuzt werden, wenn sie unterminiert ist.

Kariesentfernung: Man beginnt mit der Kariesentfernung an der Schmelz-Dentin-Grenze. Dabei kann es erforderlich werden, die

Umrißform der Kavität zu erweitern, um den Zugang zu Karies in diesem Bereich zu gewährleisten. Anschließend wird die Karies vom Kavitätenboden entfernt.

Widerstandsform: Die Füllung muß nach Fertigstellung gegen Druck (Resistenz) und Abzugskräfte (Retention) widerstandsfähig sein. Dazu genügt gewöhnlich ein Winkel von 90° zwischen Kavität und Zahnoberfläche und die vollständige Kariesentfernung.

Gründe für Mißerfolge bei der Füllungstherapie von Milchzähnen

- Kariesrezidiv. Dies ist oft durch inkomplette, inadäquate Kariesentfernung wegen schlechter Patientenkooperation bedingt. Wenn eine vollständige Kariesentfernung für ein Kind eine zu große Härte bedeuten würde, muß eine provisorische Versorgung erfolgen. Erneuter Versuch in der nächsten Sitzung.
- Die Kavitätenpräparation erfüllt nicht die mechanischen Anforderungen des Füllungsmaterials.
- Ungenügende Trockenlegung.
- Frühkontakte.

Darüber hinaus gibt es noch viele andere Gründe, die oben genannten sind am häufigsten.

Praktische Tips

- Lassen Sie das Kind selbst durch Kontrollieren des Speichelsaugers oder der Watterolle aktiv werden.
- Überlassen Sie aufgeregten Kindern eine gewisse Kontrolle durch Vereinbaren von Signalen, z. B. Handheben, wenn sie eine Unterbrechung wollen.
- Wenn das Kind ungeduldig wird, bevor die Kavität fertig ist, versuchen Sie sicherzustellen, daß die Schmelz-Dentin-Grenze frei von Karies ist und verschließen Sie die Kavität provisorisch. Die provisorische Versorgung kann dann für mehrere Sitzungen belassen werden, bis ein erneuter Anlauf möglich ist.
- Vibrationen sind am Unterkiefer weniger unangenehm, beginnen Sie daher dort mit der Behandlung.
- Versuchen Sie nicht zuviel in einer Sitzung zu machen, eine Quadrantensanierung ist bei 8jährigen nur bedingt durchführbar.

Kommunikation

▶ In einer altersentsprechend verständlichen Sprache.

Es kann hilfreich sein, Instrumentenbezeichnungen durch weniger negativ belegte Begriffe zu ersetzen:

Winkelstück und Bohrer	Hummelbiene
Sauger	Staubsauger
Kofferdam	Zahnregenmantel
Fissurenversiegelung	Plastikmantel
Ätzgel	Zahnshampoo
Watterolle	Schneemann
Polymerisationslampe	Sonne

Klasse I bei Milchmolaren

Siehe S. 76 bezügl. Anatomie der Milchmolaren und die Auswirkung auf die Kavitätengestaltung. Halten Sie alle notwendigen Instrumente und Füllungsmaterialien bereit, damit die Dauer der Behandlung so kurz wie möglich gehalten wird.

- Erklären und zeigen Sie dem Kind (und den Eltern), was Sie tun wollen.
- LA, falls erforderlich (S. 80).
- In einer kleinen Kavität muß man den Zugang schaffen, am besten mit einem Schnelläufer-Winkelstück und einem birnenförmigen rotierenden Instrument. Danach erfolgt die Sekundärpräparation.
- In größeren Kavitäten können ein Excavator oder eine Rundfräse benutzt werden, um die Kariesentfernung von den Wänden aus zu beginnen. Unterminierter Schmelz sollte abgetragen werden.
- Wenn die Karies tief geht, unterbrechen Sie und entscheiden, ob eine Pulpotomie erforderlich ist (S. 96).
- Überprüfen Sie, ob Retentionen und Wände kariesfrei sind.
- Spülen und trocknen Sie die Kavität.
- Pulpanah Kalziumhydroxid.
- Füllungsmaterial applizieren und konturieren [A. d. Ü.: Amalgam ist in Deutschland erst ab Vollendung des 6. Lebensjahres anwendbar].
- Überprüfen Sie die Okklusion.
- Jetzt ist oft eine günstige Gelegenheit, präventive Maßnahmen erneut zu verstärken, aber in kurz gehaltener Form.

▶ Loben Sie das Kind. Wenn „Bestechung" mitspielte, vergessen Sie nicht Anstecker/Zahnbürste zu überreichen!

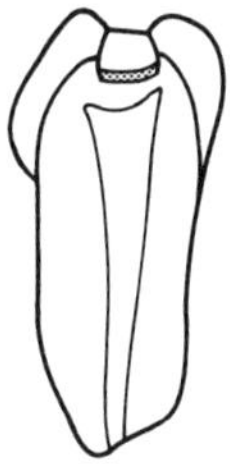

Querschnitt einer Klasse-I-Restauration (bukko-lingual)

Klasse II bei Milchmolaren

Der **okklusale Kasten** dient der Retention und der präventiven Extension. Er sollte zuerst wie bei einer Klasse-I-Kavität präpariert werden (S. 84).

Der **Isthmus** verbindet den okklusalen Kasten mit dem approximalen Kasten. An diesem Teil der Füllung ist die Frakturgefahr besonders groß. Die Isthmusgestaltung ist eine Balance zwischen ausreichender Tiefe ohne Gefahr einer Pulpafreilegung (1,5–2 mm) und ausreichender Breite ohne Schwächung der Höcker (⅓–½ der Distanz zwischen den Höckerspitzen).

Birnenförmige rotierende Instrumente (Größe 008) sind geeignet.

Approximaler Kasten: Er erlaubt den Zugang zum Entfernen von Karies. Der Kontakt zum Nachbarzahn sollte überall gelöst sein, die Wände sollten nach okklusal konvergieren.

Kleine Läsionen ohne Kavitation der Randleiste:
- Kleine okklusale Kavität präparieren.
- Wenn die okklusale Kavität fertig ist, in Richtung Approximalfläche extendieren. Die meist geforderte Schmelzlamelle zum Schutz des Nachbarzahnes läßt sich in praxi nicht immer realisieren.
- Kastenboden präparieren, möglichst nicht tiefer als bis zum Äquator gehen.
- Schmelzreste mit Handinstrumenten entfernen.
- Die axiale Wand parallel zur äußeren Zahnkontur, Präparationsrand im 90°-Winkel zur Zahnoberfläche gestalten.
- Danach erst Sekundärpräparation (Kariesentfernung).
- Überprüfen der Retention.
- Pulpanah Kalziumhydroxid.
- Matrize anbringen und konturieren.
- Füllungsmaterial einbringen und konturieren.
- Okklusionskontrolle.

Tiefere Karies (Kavitation im Bereich der Randleiste):
- Die in der Anamnese erhobenen Symptome des Zahnes vergegenwärtigen.
- Röntgenbild zur Feststellung der Pulpaausdehnung und sonstiger Besonderheiten.
- Bei gesunder Pulpa weiter fortfahren (bei Zweifel über Pulpabeteiligung Vorgehen wie auf Seite 96).
- LA ist vorteilhaft, aber weniger essentiell als bei kleineren Präparationen.
- Kavitätenrand festlegen. Bei stark geschwächten Höckern konfektionierte Krone.
- Kariesentfernung vom Rand her nach zentral.
- Retention überprüfen (falls unzureichend, adhäsive Füllung in Betracht ziehen).
- Versorgung der Dentinwunde, Matrize und Verarbeitung des gewählten Füllungsmaterials gemäß dessen spezifischer Eigenschaften.

Klasse II bei Milchmolaren – Amalgamalternativen

Glasionomer-Zemente und Cermet-Füllungen

Vorteile: Adhäsion an Schmelz und Dentin, Fluoridfreisetzung.
Nachteile: Geringere Abrasionsfestigkeit als bei Amalgam, obwohl dies bei Milchzähnen nicht besonders zum Tragen kommt. Die Verarbeitungstechnik ist anspruchsvoller als oft angenommen wird.

Klasse I: Präparation wie für Amalgam, nur kleinste Unterfüllungen, um maximale Adhäsion zu ermöglichen. Cermet-Füllungen (z. B. Ketac Silver) können gleich nachbearbeitet werden, bei anderen rein chemisch härtenden Materialien ist eine Zeitspanne bis zu 10 min nach Aushärten vor mechanischer Bearbeitung abzuwarten. Lichthärtender Bonding-Kunststoff kann das Modellierinstrument isolieren und nach dem Modellieren ausgehärtet werden. Alternativ dazu kann Okklusalwachs zur Feuchtigkeitskontrolle über das Füllungsmaterial gelegt werden, durch leichtes Bearbeiten kann eine Okklusalfläche gestaltet werden. Nach Entfernen des Wachses wird Lack appliziert.

Klasse II (nur Approximalbereich)
- Durch die Randleiste Zugang verschaffen, Karies und unterminierten Schmelz entfernen.
- Bukkale und linguale Kavitätenwände leicht unterschneiden und im Dentin des Kavitätenbodens Retentionsgrübchen anlegen.
- Kavität spülen und trocknen.
- Ein dünnes Matrizenband mit Vaseline isolieren, anlegen und verkeilen.
- GIZ applizieren (Instrument mit Zementpulver isolieren) und grobe Überschüsse entfernen.
- Schutzlack applizieren.
- Vor dem Ausarbeiten warten, ggf. Okklusionskontrolle. GIZ kann auch zum Füllen einer konventionellen Klasse-II-Kavität wie im Kapitel über Amalgam beschrieben verwendet werden.

Kompositfüllungen / Kompomerfüllungen

Modifikationen der konventionellen Kavitätenformen haben zu weniger erfolgreichen Ergebnissen geführt als erhofft[7]. Im Zusammenhang mit klassischen Kavitätenformen können mit Kompositen und Komposit-GIZ-Kombinationen (Kompomere) heute Ergebnisse erzielt werden, die für die Lebensspanne von Milchmolaren ausreichen[8]. Die störanfällige Verarbeitungstechnik limitiert dennoch die Anwendung von Kompositen im Milchgebiß.

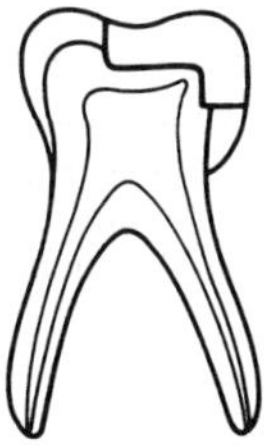

Querschnitt einer mo-Restauration (mesio-distal)

Konfektionierte Stahlkronen

Diese bestehen aus einer Chrom-Nickel-Legierung.

Indikationen:
- Stark zerstörte Milchmolaren.
- Nach Pulpotomie bei Milchmolaren.
- Als Interimskronen für bleibende Molaren von Patienen, die für eine konventionelle Überkronung zu jung sind.
- Als temporäre Versorgung.

Der Gebrauch von konfektionierten Stahlkronen ist im Frontzahngebiet durch die Einführung der Komposite (nicht überraschend) zurückgegangen.

Instrumente: Neben einer Auswahl an brauchbaren Kronen werden benötigt:
Diamantierte rotierende Instrumente (flammenförmig, knospenförmig), Technikhandstück mit Stein, Kronenschere, Konturzange, ein nicht federndes Instrument zum Lösen der Krone.

Technik
Konfektionierte Stahlkronen verlangen für eine zuverlässige Retention eine gute Adaptation des Kronenrandes, eine Kongruenz der Innenfläche der Krone mit der Präparation ist ansonsten nicht erforderlich.
- LA, nach Pulpotomie nicht unbedingt erforderlich, in diesem Falle aber zumindest eine Oberflächenanästhesie der Gingiva ratsam.
- Mit einem Stechzirkel die mesio-distale Ausdehnung feststellen zur Bestimmung der Kronengröße.
- Karies entfernen.
- Reduktion des okklusalen Reliefs um 1 mm mit dem knospenförmigen Instrument.
- Approximale Reduktion (etwa einen Winkel von 20° zur Zahnachse) mit einem flammenförmigen diamantierten Instrument als Tangentialpräparation.
- Bukkale und linguale Wölbungen nur so weit reduzieren, daß die Krone darübergeschoben werden kann.
- Die Krone so auswählen und zurechtschneiden, daß sie nur gerade in den Gingivalsulkus hineinragt.
- Kontrolle von Höhe und Okklusion.
- Kronenrand und approximale Kontaktpunkte mit der Zange konturieren, den marginalen Kronenrand mit einem Steinchen glätten.
- Zementieren mit Polykarboxylatzement.

Die Technik für bleibende Molaren ist ähnlich.

Erfolgsquote: *Dawson* et al. fanden an Milchmolaren nach 3 Jahren 75% der mehrflächigen Amalgamfüllungen ersetzt, dagegen nur 13% der konfektionierten Stahlkronen[9].

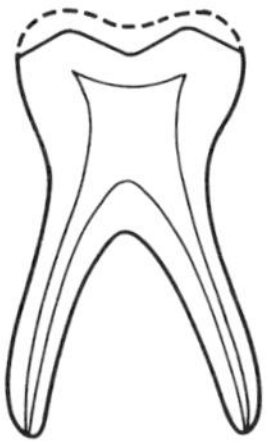

Okklusale Reduktion

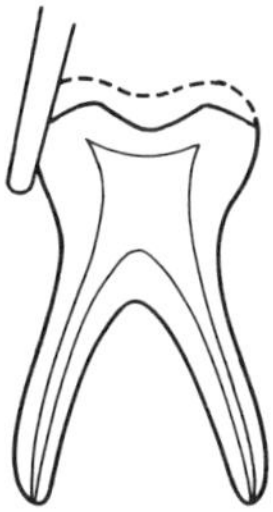

Mesiale (und distale) Reduktion

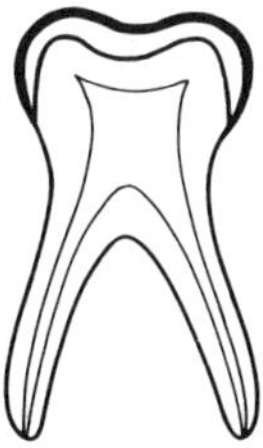

Fertiggestellte Krone

Präparation für konfektionierte Stahlkronen

Klasse III, IV und V bei Milchzähnen

Kariöse Schneidezähne und Eckzähne sind ein Hinweis auf eine hohe Kariesrate (siehe Kapitel Rampant caries, S. 94).

Behandlungsziele: Anzustreben sind Prävention und Schmerzbeseitigung, die Ästhetik ist weniger wichtig.

Behandlungsoptionen
- Extraktion,
- Lokalfluoridierung und Befundkontrolle,
- Füllungstherapie, adhäsive Materialien sind wegen der ungünstigen Retentionsmöglichkeiten vorteilhaft.

Klasse-III-Füllung: Ähnliche Technik wie bei bleibenden Schneidezähnen, jedoch ohne inzisale Retentionsrille. Als Füllungsmaterial Glasionomerzement, Komposit oder Kompomer.

Klasse-IV-Füllung: Wenn eine solche Füllung erforderlich wird, ist Komposit als stabileres Material vorzuziehen. Die Anwendung von Polycarboxylatkronen ist bei Kindern mit hoher Kariesaktivität schwer zu rechtfertigen.

Klasse-V-Füllung: Kariesentfernung mit dem birnenförmigen Instrument, als Füllungsmaterial Glasionomerzement.

Rampant caries

Definition: Rasch fortschreitende Kariesform, die mehrere Zähne betrifft und Flächen einschließt, die normalerweise kariesfrei bleiben (Glattflächen). Kann im Milchgebiß und im bleibenden Gebiß auftreten.

Ätiologie: Häufiger Konsum von Zucker und/oder verminderter Speichelfluß.

Zucker-Saugerflaschen-Karies: Assoziiert mit dauerhafter Zufuhr kariogener Flüssigkeit in Saugerflaschen. Klassischerweise gibt die Mutter an, daß dem Kind für die Nacht eine Flasche gegeben wird. Beginn typischerweise an den oberen mittleren Milchschneidezähnen, in schwereren Fällen sind auch die Molaren befallen. Die unteren Schneidezähne werden von Zunge und Speichel relativ gut geschützt.

Stillkaries: Zurückzuführen auf verlängertes Stillen auf Verlangen, v. a. nachts, bedingt durch den hohen Laktosegehalt der Muttermilch[10].

Strahlenkaries: Eine Bestrahlung im Kopf-, Halsbereich kann zu einer Fibrosierung der Speicheldrüsen mit verminderter Speichelproduktion führen. Die Patienten greifen oft zu Bonbons, um die Mundtrockenheit zu lindern, was das Problem verschlimmert.

Rampant caries kann auch durch längere und häufige Einnahme von zuckerhaltigen Medikamenten begünstigt werden. Das Problembewußtsein bei Ärzten und Pharmaindustrie nimmt hier zu, was zu einer Verbesserung des Angebots zuckerfreier Alternativen führt. Siehe S. 122.

Vorgehen

- Beseitigung ätiologischer Faktoren (Ernährungslenkung, künstlicher Speichel).
- Fluorid-Spülungen für höhere Altersgruppen (Täglich 0,05%).
- Bei Milchzähnen schlechte Prognose, evtl. Extraktion nötig. Die Konzentration sollte auf die Prävention für die bleibenden Zähne gerichtet sein.
- An bleibenden Zähnen ist ein Abschätzen der Langzeitprognose wichtig. Der endgültige Behandlungsplan sollte in Absprache mit einem Kieferorthopäden erfolgen.

Endodontie bei Milchmolaren

Beachte: Die Wurzeln von Milchmolaren werden resorbiert!

Indikationen und Kontraindikationen: Siehe Extraktion versus Füllungstherapie, S. 78.

- Jeder Zustand, der durch eine fortbestehende Infektion („Fokus") gefährlich beeinflußt werden kann, etwa Endokarditis, ist eine absolute Kontraindikation für endodontische Behandlungen. Hier ist nach Rücksprache mit dem behandelnden Arzt eine Extraktion unter antibiotischer Abdeckung indiziert.

Eine endodontische Behandlung ist bei Patienten mit Blutgerinnungsstörungen der Extraktion vorzuziehen. Voraussetzung ist, daß eine Restauration des betreffenden Zahnes überhaupt möglich ist.

Die **Diagnose des Pulpazustandes** ist nicht nur deshalb schwierig, da die Schmerzempfindung eines Kindes weniger präzise ist als die eines Erwachsenen, sondern auch da das klinische Bild dadurch kompliziert werden kann, daß eine Nekrose in einem Kanal auftritt, während die anderen Kanäle desselben Zahnes noch vital sind.
Beachte: Anamnese, klinische Untersuchung (ist bereits ein Abszeß sichtbar?), Röntgenbefund, Zustand der Pulpa nach Freilegung (keine Blutung – Nekrose, profuse Blutung – irreversible Pulpitis), Ausdehnung der kariösen Läsion.

Definitionen

Pulpotomie: Entfernung der Kronenpulpa und Behandlung der Wundfläche der verbleibenden Wurzelpulpa.
Pulpektomie: Entfernung sowohl der Kronen- als auch der Wurzelpulpa.

Behandlungsprinzipien: Es ist schwierig, die Vitalität der Milchzahnpulpa zu erhalten, da (1) die entzündlichen Veränderungen hier frühzeitig auftreten, (2) eine akkurate Diagnose des Zustandes der Pulpa sehr schwierig ist und (3) Kalziumhydroxid häufig zu internen Resorptionen führt.
Eine direkte Überkappung ist höchstens bei kleinflächiger traumatogener Pulpafreilegung erfolgversprechend. Pulpektomie ist erschwert, da die Wurzeln gekrümmt sind, häufig akzessorische Kanäle auftreten, die Wurzeln der physiologischen Resorption unterliegen und die Gefahr besteht, bei Überinstrumentierung den darunterliegenden Zahnkeim zu verletzen. Die Pulpotomie bleibt die Therapie der ersten Wahl.

VITALE PULPA – Devitalisation
- ↗ Pulpotomie in einer Sitzung (mit LA)
- ↘ Pulpotomie in zwei Sitzungen (ohne LA)

AVITALE PULPA – Pulpotomie bei nicht vitaler Pulpa

Material: Das immer noch meistverwandte Medikament ist Formokresol, es enthält Formalin und Kresol (ein Phenolderivat). Vorsicht, ätzend, allergen, toxisch!

Erfolgsquote: Sie liegt bei 50% bei devitalen Zähnen und bei 90% bei vitalen Zähnen[11].

Pulpotomie – Vorgehen bei vitaler Pulpa

Bei Milchmolaren führt die relativ größere Ausdehnung der Pulpa dazu, daß die Pulpa früher in pathologische Veränderungen einbezogen wird. Verfahren, die auf Devitalisierung und Fixierung von Pulpagewebe ausgerichtet sind, führen daher zu beständigeren Ergebnissen, als Methoden, die eine Erhaltung der Pulpavitalität anstreben (z. B. indirekte Überkappung). Es gibt zwei verschiedene Behandlungsstrategien:

- Formokresol-Pulpotomie in einer Sitzung (erfordert LA),
- Formokresol-Pulpotomie in zwei Sitzungen (erfordert keine LA).

Bei der Auswahl der Methode sollte vor allem berücksichtigt werden, ob das Kind die Lokalanästhesie akzeptiert und weniger, wieviel Zeit zur Verfügung steht.

Formokresol-Pulpotomie in einer Sitzung

Bei dieser Methode kommt es zur Fixierung des größten Teils der Wurzelpulpa, der apikale Anteil bleibt allerdings unbeeinflußt.

- Lokalanästhesie.
- Komplette Kavitätenpräparation und Kariesentfernung.
- Das Dach der Pulpakammer entfernen.
- Die Kronenpulpa mit einem großen Exkavator oder einem Rundfräser amputieren.
- Reinigung und Blutstillung mit einem in steriler physiologischer Kochsalzlösung getränkten Wattepellet.
- Ein Wattepellet mit Formokresol auf die freigelegten Pulpastümpfe legen und nach 5 min entfernen.
- Applikation eines antiseptischen Wundverbandes (Formokresol + Eugenol mit Zinkoxid-Pulver).
- Unterfüllung aus Phosphatzement.
- Füllung.

Probleme: *Unzureichende Lokalanästhesie:* Entweder Lokalanästhesie wiederholen oder zur zweizeitigen Pulpotomietechnik wechseln.
Nekrotische Pulpa: Vorgehen siehe S. 100
Profuse Blutung aus der Pulpa: Fortgesetzt Druck auf die Pulpa ausüben, bis die Blutung steht, alternativ Wechsel zur zweizeitigen Technik.

Sonstige Medikamente: Glutaraldehyd wird ebenfalls empfohlen.

Zweizeitige Formokresol-Pulpotomie (Devitalisierung)

Erste Sitzung

- Soweit möglich, komplette Kavitätenpräparation und Kariesentfernung.
- Devitalisierendes Medikament mit kleinem Wattepellet auf die freigelegte Pulpa aufbringen und Kavität provisorisch verschließen (ZOE oder GIZ).
- Terminvereinbarung für 1–2 Wochen später, die Eltern darüber aufklären, daß leichte Schmerzen auftreten können; bei sonstigen Symptomen oder Verlust der provisorischen Füllung sofortige Wiedervorstellung.

Zweite Sitzung

- Provisorische Füllung mit Wattepellet entfernen.
- Dach der Pulpakammer abtragen.
- Weiteres Vorgehen wie bei der einzeitigen Technik oben beschrieben.

Probleme: Pulpablutung und/oder Schmerzempfindlichkeit bei der zweiten Sitzung: Die Maßnahmen der ersten Sitzung müssen wiederholt werden. Um die Erfolgsaussichten zu verbessern, empfiehlt sich eine Erweiterung der Pulpafreilegung.

Sonstige Medikamente: Antibiotika-Kortikoidkombination. Eine systemische Wirkung der Bestandteile muß nicht befürchtet, kann allerdings auch nicht vollständig ausgeschlossen werden.

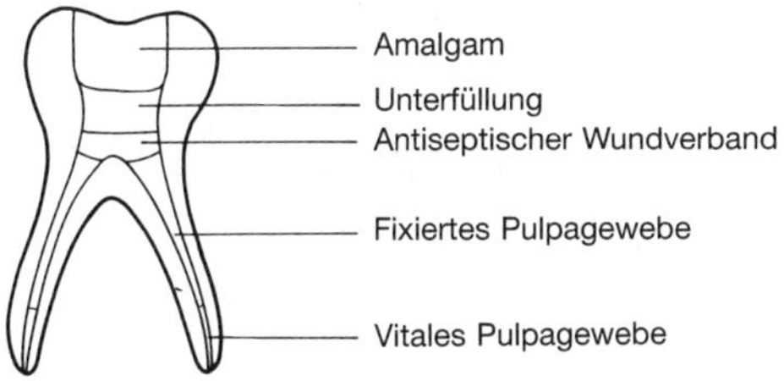

Querschnitt eines Zahnes nach Vitalamputation, die in einer Sitzung vorgenommen wurde

Pulpotomie – Vorgehen bei nicht vitaler Pulpa

Bei dieser Methode wird die infizierte Kronenpulpa entfernt und die Wurzelpulpa „desinfiziert", so daß eine spätere physiologische Wurzelresorption nicht behindert wird.

Erste Sitzung
- Da Teile der Pulpa noch vital sein können, ist gelegentlich eine LA angezeigt.
- Komplette Kavitätenpräparation und Kariesentfernung.
- Dach der Pulpakammer abtragen und Pulpareste exkavieren.
- Wattepellet mit etwas Formokresol in die Pulpakammer einbringen.
- Provisorischer Verschluß (ZOE oder GIZ).
- Terminvereinbarung 1–2 Wochen später.

Zweite Sitzung
- Fragen, ob Symptome bestehen, falls nein, weiterbehandeln.
- Antiseptische Zementmischung aus Formokresol + Eugenol (50:50) und Zinkoxid bereiten und von oben her in die Wurzelkanäle pressen.
- Füllung/konfektionierte Krone.

Probleme: Bei Restvitalität devitalisierende Einlage für 1–2 Wochen, dann weiteres Vorgehen wie bei nichtvitaler Pulpa.

Abszeßentstehung im Verlauf der Therapie: Es ist zu prüfen, ob die Therapie wiederholt (ggf. Inzision) oder eine Extraktion vorgenommen werden soll.

Alternative Medikamente: ChKM wurde ebenfalls empfohlen.

Technik für abszedierte Zähne: Ein akuter Abszeß verlangt nach eine Drainage zur Symptombesserung. Dies kann einerseits durch Trepanation und Offenlassen für eine Woche und anschließende Behandlung wie oben ausgeführt erreicht werden (dies ist eher anzuwenden auf obere Zähne) oder eine Abszeßinzision in Oberflächenanästhesie. Bei einer vorhandenen Abflußmöglichkeit durch eine Fistel kann man direkt mit den Behandlungsschritten der ersten Sitzung (siehe oben) beginnen. Falls durch eine okklusale Kavität Abfluß möglich war, kann der Verschluß zu einer Exazerbation führen, davon sollten die Patienteneltern unterrichtet werden.

Endodontie für Milchfrontzähne

Die übliche Therapie ist die Extraktion, da die Milchschneidezähne ausfallen, bevor der Patient in der Lage ist, eine komplizierte Behandlung mitzumachen. Der Milcheckzahn wird allerdings erst später ersetzt, und da ein früher unilateraler Verlust dieses Zahnes zu einer Mittellinienverschiebung führen kann, kann eine endodontische Behandlung dieses Zahnes in einigen Fällen angezeigt sein. Die Kanalmorphologie ist vereinbar mit einer Pulpektomie, der Kanal sollte mit Feilen gesäubert werden (Vorsicht vor Überinstrumentierung). Es sollte ein resorbierbares Füllungsmaterial, z. B. ZnOE oder Kalziumhydroxid zum Einsatz kommen.

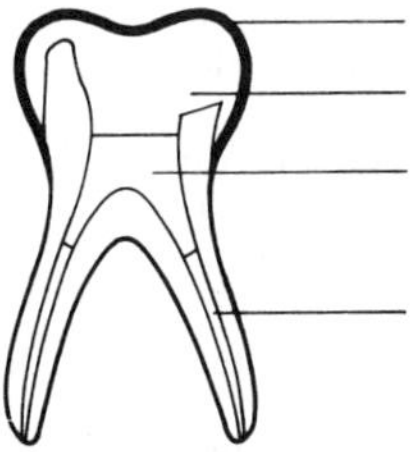

Querschnitt eines Zahnes nach Pulpotomie bei nicht-vitaler Pulpa

Zahntrauma

▶ Überweisen Sie den Patienten bei Vorliegen einer Kopfverletzung (S. 458) sofort ins Krankenhaus.

Merke

- Mit 15 Jahren haben 33% der Kinder mindestens einmal eine Zahnverletzung gehabt[1].
- Die Prognose bessert sich bei rascher, qualifizierter Behandlung, lassen Sie den Patienten daher nicht warten.
- Herausgeschlagene bleibende Zähne sollten sofort reimplantiert werden.
- Kind und Eltern können aufgeregt sein, begegnen Sie ihnen entsprechend, und schieben Sie weniger dringliche Behandlungen auf.
- Dokumentieren Sie alles sorgfältig für zukünftige Konsultationen und für forensische Zwecke.
- Eine vorhandene Kronenfraktur hat i. d. R. die meiste Energie des Aufpralls aufgenommen, so daß Wurzelfrakturen dann weniger wahrscheinlich sind.

Anamnese

Relevante Details reichen momentan aus, vervollständigen Sie die Anamnese bei der nächsten Sitzung.

- Lag eine Bewußtlosigkeit oder Amnesie vor? Bestehen neurologische Symptome? (S. 458)
- Wie lange ist das Ereignis her?
- Wo ist es passiert? Benötigt der Patient eine Tetanus-Auffrischung, schicken Sie ihn zu einem Allgemeinarzt oder in ein Krankenhaus.
- Wie ist es passiert? Seien Sie wachsam bezüglich anderer Verletzungen.
- Verbleib von Zahnfragmenten? Sie können aspiriert worden oder in die Lippe eingedrungen sein.
- Allgemeine oder zahnärztliche Anamnese können Einfluß auf die Behandlungsplanung nehmen.

Befunderhebung: Entfernen Sie zuerst vorsichtig alles Blut.

- Suchen Sie nach Wunden und nach Hinweisen auf Frakturen.
- Intraorale Untersuchung auf Weichteilverletzungen, dentoalveoläre Frakturen und Zahnschäden. Prüfen Sie die Mobilität traumatisierter Zähne.
- Überprüfen Sie die Okklusion, v. a. wenn ein Zahn disloziert ist.
- Sensibilitätstest unmittelbar posttraumatisch ist von geringem Wert, da es bis zu 3 Monate dauern kann, bis die Pulpa sich erholt und sensibel reagiert.
- Röntgen Sie die betroffenen Zähne, um Wurzelfrakturen auszuschließen. Falls nötig auch Aufnahmen von Weichteilen.

Behandlungsziele

- Milchzähne – bewahren Sie die Integrität des nachfolgenden bleibenden Zahnes.
- Bleibende Zähne – (1) bewahren Sie ein intaktes Gebiß, (2) erhalten Sie die Pulpavitalität.

Behandlungsprinzipien

Notfallbehandlung

- Schmerzbeseitigung.
- Pulpaschutz.
- Okklusale Reduktion und Schienung mobiler Zähne.
- Nahtversorgung von Weichteilverletzungen (3/0 resorbierbare Naht (Dexon, Vicryl). Extraorale Verletzungen überweisen Sie ins Krankenhaus).
- Antibiotika? Tetanus? Analgetikum? Chlorhexidin-Mundspülung?

Therapie im Intervall

- Wurzelbehandlung.
- Stellen Sie die Notwendigkeit einer kieferorthopädischen Behandlung und die Langzeitprognose des verletzten Zahnes fest.
- Langzeitprovisorien.
- Kontrolltermine nach 1 und 3 Monaten, dann halbjährlich für 2 Jahre.

Dauertherapie

Gewöhnlich Aufschieben bis > 16 Jahre (um eine Rückbildung von Pulpa und Gingiva zu erlauben und die Wahrscheinlichkeit weiterer Traumata zu reduzieren), z. B. Keramikkrone, Siftaufbau und Metallkeramikkrone.

Klassifikation von Zahnverletzungen

Es existieren mehrere, die alle nicht umfassend sind, und alle teilen ein mit Hilfe von römischen Zahlen, was zu Verwirrung führt. Es ist besser, alles kurz und präzise in Worten zu beschreiben.

Prävention

- Die Prävalenz steigt bei zunehmender sagittaler Stufe (es stellt sich die Frage nach frühzeitiger Kfo-Behandlung).
- Mundschutz für Sport (Tiefziehschiene).

▶ Bei Trauma immer auf Hinweise für Kindesmißhandlung suchen. Gewöhnlich bei kleineren Kindern. Die Verletzungen sind durch die Beschreibungen des Unfallhergangs nicht zu erklären, die Vorstellung in der Praxis erscheint verzögert. Hämatome verschiedenen Alters, Ohrquetschungen und Frenulazerrungen sind pathognomisch. Falls Verdacht besteht, ziehen Sie einen Kinderarzt zu Rate.

Zahntrauma im Milchgebiß

Acht Prozent der 5jährigen haben ein Zahntrauma durchgemacht. Da der Alveolarknochen flexibler ist, je jünger das Kind ist, überwiegen Formen des parodontalen Traumas (Zahnverlust, Luxation). Kronen- und Wurzelfrakturen sind selten. Falls Röntgenaufnahmen erforderlich werden, sollte die Mutter den Film halten. Alternativ kann man auf einen Zahnfilm aufbeißen lassen, und den Zentralstrahl in einem Winkel von 45° zum Film ausrichten.

Vorgehen

Jede Behandlungsmaßnahme muß in Hinblick auf mögliche Auswirkungen auf den nachfolgenden bleibenden Zahn überdacht werden. Eine Schienungsbehandlung von Milchzähnen ist außerordentlich schwierig. Im Zweifelsfall Extraktion! (Definitionen, siehe S. 110.)

Konkussion: Therapie: Beruhigung und weiche Kost.

Subluxation: Bei stark gelockertem Zahn Extraktion. Anderenfalls weiche Kost (für etwa eine Woche). Falls der Zahn avital wird, weiterbeobachten.

Luxation: Die Extraktion ist erforderlich, falls nicht
- der Zahn nach palatinal verlagert ist (vom bleibenden Zahnkeim entfernt),
- keine Aspirationsgefahr besteht
- sowie keine Okklusionsstörung resultiert.

Bei labialer Verlagerung besteht erhöhtes Risiko einer Beteiligung des darunterliegenden Zahnkeims.

Intrusion: Die häufigste Verletzung (>60%[2]). Weist das Röntgenbild darauf hin, daß der Zahn in den Follikel des bleibenden Zahnes eingedrungen ist, muß extrahiert werden. Falls nicht, kann die spontane Reeruption abgewartet werden (die sich auch meist einstellt). Unglücklicherweise kommt es häufig zur Pulpanekrose, die dann sekundär eine endodontische Behandlung oder Extraktion erforderlich macht. Sofern keine Reeruption erolgt, ist ebenfalls eine Extraktion angezeigt. In jedem Fall sollten Eltern über eine mögliche Schädigung des Zahnkeimes hingewiesen werden.

Extrusion: Falls weiter als 1–2 mm, Extraktion, da eine Schienung schwierig ist und wahrscheinlich die Pulpa nekrotisch wird.

Avulsion: Keine Replantation.

Kronenfraktur: Selten. Kleinste Läsionen glätten und nachkontrollieren. Größere Frakturen mit Kompositfüllungen versorgen. Bei Pulpabeteiligung endodontische Therapie oder Extraktion.

Wurzelfraktur: Bei nichtdislozierter Fraktur und geringer Lockerung, kann weiche Kost und Nachkontrolle empfohlen werden. Ist das koronale Fragment entweder disloziert oder gelockert, sollte es extrahiert werden. Das apikale Fragment kann normalerweise belassen werden, da es gewöhnlich resorbiert wird.

Folgen eines Zahntraumas – *Milchzähne*

Verfärbung: Grau – falls kurz nach dem Trauma, kann die Pulpa vital sein, die Verfärbung ist dann reversibel. Spätere Verfärbung weist auf Pulpanekrose hin. Gelbfärbung ist ein Zeichen von Kalzifizierung der Pulpa, hier ist keine Therapie erforderlich.

Ankylose: Therapie: Extraktion, um eine gestörte Eruption der nachfolgenden Zähne zu verhindern.

Pulpanekrose: Therapie: Wurzelbehandlung oder Extraktion.

Bleibende Zähne

In etwa 40% der Fälle beeinträchtigt ein Zahntrauma im Milchgebiß darunterliegende bleibende Zähne[12]. Die Auswirkungen hängen von dem Entwicklungsstadium des bleibenden Zahnes, der Art der Verletzung und dem Schweregrad, sowie von der Behandlung und eventueller Pulpanekrose ab. Es kann zu Hypomineralisierung, Hypoplasie (die Wahrschcinlichkeit hierzu nimmt zu, wenn das Kind jünger als 4 Jahre und die Verletzung schwer ist), Dilazeration, schwere Deformierung oder Entwicklungsverzögerung kommen.

Verletzungen der bleibenden Zähne – Kronenfrakturen

Prävalenz: 26–76% der Verletzungen.

Nur Schmelz

Kleine Schmelzfrakturen werden geglättet, und der kontralaterale Zahn wird, falls notwendig, rekonturiert, um ihn in der Form anzupassen.

Schmelz und Dentin

Es besteht die Notwendigkeit, pulpanahes Dentin zu schützen, vorzugsweise mit einem aushärtenden Kalziumhydroxidzement und einem mit der Adhäsivtechnik verarbeiteten Komposit. Wenn es die Zeit erlaubt, kann mit einem Kronenformer die Zahnkontur wiederhergestellt werden. Der Zahn muß unter Beobachtung gehalten werden. Später kann man die Versorgung mit Veneers oder Jacket-Kronen erwägen. Ist die Fraktur nahe der Pulpa, wird sie wie bei einer Zahnfraktur mit Pulpabeteiligung behandelt.

Schneidekantenaufbau mit der Adhäsivtechnik

- Kofferdam anlegen, wenn möglich.
- Pulpanahes Dentin mit aushärtendem Kalziumhydroxidzement bedecken.
- Auswählen einer Matrize.
- Ausschneiden der Matrize. Sie sollte die Frakturlinie um ca. 1–2 mm überragen.
- Ätzen, spülen und trocknen.
- Adhäsiv/Bonding auftragen und aushärten.
- Komposit mit einem kleinen Überschuß in die vorgefertigte Matrize füllen und positionieren. Ggf. portionsweise einbringen.
- Aushärten und Matrize entfernen.
- Ausarbeiten mit Soflex-Scheiben, Shofu-Polierer sind bei der Bearbeitung der Palatinalfläche hilfreich.
- Überprüfung der Okklusion.

Schmelz, Dentin und Pulpa

Die Therapie hängt von der Größe der Fraktur, dem Stand des Wurzelwachstums (das Wurzelwachstum der oberen 1er ist röntgenologisch mit 10–11 Jahren abgeschlossen, histologisch mit 14–15 Jahren), der Zeit, die seit der Verletzung verstrichen ist, und weiteren Verletzungen (z. B. Wurzelfraktur) ab. Ist der Apex noch weit offen, ist die Blutversorgung der Pulpa erhöht und damit die Wahrscheinlichkeit des Pulpatodes geringer. Dies ist vorteilhaft, weil die Behandlung darauf ausgerichtet sein sollte, die Vitalität im apikalen Drittel zu erhalten, um einen Abschluß des Wurzelwachstums zu erreichen. Falls die Pulpa avital ist, siehe S. 116. Anderenfalls gibt es diese Behandlungsalternativen:

		GRÖSSE DER VERLETZUNG	
		>1 mm	<1 mm
WURZEL-ENT-WICKLUNG	Apex offen	direkte Überkappung	Pulpotomie
	Apex geschlossen	direkte Überkappung, falls sofort entdeckt, sonst Pulpektomie	Pulpektomie

Die **direkte Überkappung** wird mit Kalziumhydroxid durchgeführt. Darüber wird ein Kunststoffaufbau appliziert. Die Vitalität muß beobachtet werden.

Pulpotomie: Es werden Kofferdam und Lokalanästhesie benötigt.
- Öffnen des Pulpakavums und Amputation der Pulpa bis zur zervikalen Konstriktion mit einem sterilen Diamanten oder (scharfen) Exkavator.
- Applikation von Kalziumhydroxid und Restauration des Zahnes mit Zement und Komposit.
- Kontrolle und Überprüfung der Vitalität nach 6–8 Wochen. Es ist nicht notwendig, das Vorhandensein von Hartgewebsbrükken zu überprüfen.
- Wird der Zahn avital, siehe S. 116.

Alle pulpotomierten Zähne sollten unter Langzeitbeobachtung gehalten werden, da Pulpanekrosen und Obliterationen des Wurzelkanals häufige Folgen sind. Selbst wenn der Zahn seine Vitalität behält, kann eine Vitalexstirpation notwendig werden, sobald die Apexifikation abgeschlossen ist, wenn ein Stiftaufbau und eine Krone angefertigt werden muß. Erfolgsraten von 79% werden berichtet[13].

Wurzelfrakturen

Prävalenz: < 10% der Verletzungen der bleibenden Zähne.

Die Prognose dieser Art Verletzungen hängt davon ab, ob die Frakturlinie mit dem gingivalen Sulkus kommuniziert. Die Behandlung hängt von der Position der Fraktur ab.

Apikales Drittel: Normalerweise ist keine Behandlung notwendig. Dennoch sollte der Zahn unter Beobachtung gehalten werden, da die koronalen ⅔ der Pulpa obliterieren können. Die Wurzelbehandlung braucht nur bis zur Frakturlinie durchgeführt zu werden, da das apikale Drittel gewöhnlich seine Vitalität behält. Die Prognose ist gut.

Mittleres Drittel: In der Mehrheit der Fälle ist der Zahn gelockert, daher sollte er für 8–12 Wochen geschient werden, um eine Reparatur der Frakturlinie mit Hartgewebe zu erreichen. Ist der koronale Anteil nicht disloziert, ist der Verlust der Vitalität unwahrscheinlich. Ist er disloziert, erfolgen Reposition, Schienung und Wurzelkanalbehandlung bis zur Frakturlinie. Verzögerungen in der Behandlung verschlechtern die Prognose.

Koronales Drittel: Per Definition kommunizieren Frakturen dieser Gruppe mit dem gingivalen Sulkus, was das Eindringen von Bakterien in die Pulpa erlaubt. Die Notfallbehandlung besteht in der Entscheidung zwischen Extraktion beider Teile des Zahnes oder, vorzugsweise, der Entfernung des koronalen Fragmentes, Wurzelkanalbehandlung des verbleibenden Anteils und Eingliederung einer Versorgung, die verhindert, daß die Gingiva über den Wurzelrest wuchert. Dies kann durch eine provisorische Stiftkrone geschehen. Es wurde auch die Wiederbefestigung des koronalen Fragmentes mit Dentinklebern beschrieben. Die definitive Versorgung erfolgt mit Stiftaufbau und Krone. Wenn allerdings die Frakturlinie unterhalb des *Limbus alveolaris* verläuft und Bedarf zur Verbesserung der Situation für die Herstellung einer Krone besteht, gibt es zwei Alternativen:

Osteotomie / Gingivektomie	*Orthodontische Extrusion*
Führt schnell zum Ergebnis	Zervikalumfang des Zahnes geringer gegenüber dem des kontralateralen Zahnes
Stift und Wurzelkappe sind notwendig	Besseres Verhältnis Krone / Wurzel
Neigung zur Parodontaltaschenbildung	Kann zur Verbreiterung der attached Gingiva führen
Führt zur Verringerung der Breite der Gingiva	

Schräg: Vorausgesetzt, die Fraktur verläuft weniger als 4 mm unter dem Limbus alveolaris, kann wie bei der Fraktur im koronalen Drittel verfahren werden, anderenfalls Extraktion.

Längs: Extraktion.

Luxation, Subluxation, Intrusion und Extrusion

Prävalenz: 15–40% der Verletzungen.

Definitionen

Konkussion: Verletzung der Parodontalgewebe des Zahnes ohne Dislokation.

Luxation: Dislokation des Zahnes (lateral, labial, palatinal).

Subluxation: Meint eigentlich teilweise Dislokation, wird aber gemeinhin zur Beschreibung des gelockerten aber nicht dislozierten Zahnes verwendet.

Intrusion: Dislokation des Zahnes in seine Alveole. Häufig mit Alveolarfortsatzfraktur.

Extrusion: Teilweise Dislokation des Zahnes aus der Alveole heraus.

Behandlung

Konkussion: Beruhigung und Verordnung weicher Kost.

Luxation: Der Zahn soll so bald wie möglich reponiert werden. Er wird unter Lokalanästhsie mit dem Finger in seine Position zurückgedrückt und dann für 2–3 Wochen geschient. Wenn seit der Verletzung mehr als 24 Stunden verstrichen sind, hat die manuelle Reposition nur mit geringer Wahrscheinlichkeit Erfolg. In diesen Fällen kann der Zahn orthodontisch reponiert werden. Stört der dislozierte Zahn die Okklusion, sollte so bald als möglich im OK eine herausnehmbare Apparatur mit bukkaler Überkappung eingegliedert werden. Der Verlust der Vitalität ist eine häufige Folge der Luxation, die zu entzündlicher Resorption führt (S. 115), daher muß der Zahn unter Beobachtung gehalten werden.

Subluxation: Falls geringeren Ausmaßes, ist keine andere Therapie notwendig außer Anraten einer weichen Kost. Falls der Zahn gelockert ist, sollte er für 1–2 Wochen geschient und seine Vitalität unter Beobachtung gehalten werden.

Intrusion: Zähne mit nicht abgeschlossenem Wurzelwachstum erreichen die Okklusionsebene wahrscheinlich von selbst wieder, so daß keine sofortige Therapie notwendig ist. Zähne mit abgeschlossenem Wurzelwachstum allerdings bedürfen der orthodontischen Extrusion, die so bald als möglich begonnen werden sollte, um den Zugang für eine Wurzelkanalbehandlung zu erleichtern. Pulpatod mit oder ohne Wurzelresorption kann sehr bald nach der Verletzung eintreten, daher ist die frühzeitige Vitalexstirpation und Applikation von Kalziumhydroxid ratsam. Bei jugendlichen Zähnen ist wegen der günstigen Blutversorgung der Vitalitätsverlust weniger wahrscheinlich, jedoch nicht ausgeschlossen.

Extrusion: Der betroffene Zahn sollte unter Lokalanästhsie mit den Fingern reponiert und für 1–2 Wochen geschient werden. Vitalitätsverlust ist wiederum eine häufige Folge, so daß der Zahn sorgfältig auf Zeichen für Resorptionen oder Pulpatod beobachtet werden sollte.

Falls die oben genannten Verletzungen im Zusammenhang mit einer Alveolarfortsatzfraktur auftreten, sollte die Dauer der Schienung auf 3–4 Wochen verlängert werden, um die knöcherne Ausheilung zu unterstützen. Ist allerdings die Alveole zertrümmert, muß die Schienungsdauer auf 6–8 Wochen ausgedehnt werden.

Schienung

Indikationen

- Zur Stabilisierung eines gelockerten Zahnes, um die Reparatur der parodontalen Fasern zu erlauben. Um eine bindegewebige Ausheilung anstelle der knöchernen (Ankylose) zu erreichen, ist eine kurze Schienungsdauer erforderlich (<3 Wochen).
- Zur Stabilisierung einer Wurzelfraktur und Herbeiführung einer Ausheilung mit Hartgewebe. Eine Schienung von 8–12 Wochen ist indiziert.

Technik

Direkt am Patienten angefertigt. Eine fast unendlich große Anzahl von Techniken ist beschrieben worden, die folgenden sind aber die gebräuchlichsten.

- Schienung aus Komposit, Acryl- oder Epiminkunstharzen mit der SÄT mit oder ohne Draht bzw. orthodontischen Attachments.
- Interdentale Drahtligaturen. Nur von historischer Bedeutung.
- Bleifolie mit oder ohne Zement. Nützlich im australischen Outback, in den meisten Praxen werden sich aber bessere Alternativen finden.

Indirekt: Es wird ein Abdruck des traumatisierten Mundes benötigt, die Schiene kann erst mit Verspätung (wenige Stunden/Tage) eingepaßt werden. Allerdings ist diese Art Schiene herausnehmbar, was die Beurteilung der Zahnbeweglichkeit zuläßt, was in Fällen der Reimplantation wertvoll ist. Die gebräuchlichsten Typen sind:

- Herausnehmbare Apparatur im OK mit Klammern an den 6ern und okklusaler Überdeckung.
- Tiefziehscheine aus thermoplastischem Polyvinylacetatpolyether (Drufomat).

Faktoren, die die Wahl der Schiene beeinflussen

- Art der Fraktur und damit die erforderliche Schienungsdauer. Ist z. B. bei einer Wurzelfraktur eine Schienung von 8–12 Wochen notwendig, so ist ein Komposit mit Drahtverstärkung ratsam. Für reimplantierte Zähne ist eine kurze Schienungsdauer erforderlich, daher kann die Tiefziehschiene indiziert sein.
- Zahnstatus des Patienten. Sind im OK z. B. die Zähne 16, 55, 54, 53, 11, 21, 63, 64, 65, und 26 vorhanden und die Zähne 11 und 21 traumatisiert, so ist eine voll bedeckende Schiene aus einem Acrylat indiziert.
- Vorhandene Möglichkeiten und Zeit.

Vorgehen bei Avulsion

Exartikulation = Avulsion

Prognostisch relevante Faktoren[14]: Der Erfolg hängt ab von einer Wiederherstellung eines intakten Desmodonts.

- *Zeit zwischen Trauma und Replantation.* Da desmodontale Zellen kaum mehr als 60 min extraoral überleben, ist die sofortige Replantation (von wem auch immer) die Therapie der Wahl.
- *Lagerungsmedium.* Die Prognose nimmt ab von Speichel > Milch > Wasser > Luft.
- *Schienungsdauer.* Zu lange Schienung fördert eine Ankylosierung.
- *Pulpavitalität.* Eine Penetration von Abbauprodukten infolge einer Pulpanekrose in den PA-Spalt führt zu einer entzündlichen Resorption. Auch wenn eine Revaskularisierung möglich ist bei Zähnen, die einen offenen Apex haben und die innerhalb von 30 min replantiert wurden, bei Zähnen, die nicht beide Bedingungen erfüllen, muß man von einer Pulpanekrose ausgehen.

Sofortige Behandlung (sofern der herausgeschlagene Zahn nicht bereits replantiert wurde)

- Jede Berührung der Wurzeloberfläche vermeiden. Falls der Zahn verschmutzt ist, hält man ihn an der Krone und schwenkt vorsichtig in steriler physiologischer Kochsalzlösung.
- Den Zahn in die Alveole führen. Geht dies nicht leicht, soll der Patient für 15–20 min auf einen Tupfer aufbeißen.
- Die bukkale und linguale Knochenlamelle zur Wurzel hin komprimieren.
- Abformung für eine Tiefziehschiene (den Zahn dabei mit einem über die Inzisalkante konturierten Draht von der Helferin sichern lassen). Falls eine Tiefziehschiene nicht leicht zu erhalten ist, kann eine Schienung auch mit einem gebogenen Draht (0,7 mm) in Säureätztechnik erfolgen. Die Verwendung von Material für temporäre Kronen ist weniger traumatisierend als Komposit, da es leichter entfernt werden kann.
- Verschreiben Sie ein Antibiotikum und veranlassen Sie eine Aktualisierung des Tetanusimpfschutzes.

Weiteres Vorgehen (1 Woche später)

- Kontrolle der Schienung. Diese kann beendet werden, sofern der Zahn fest ist, bei mobilem Zahn wird sie weiter fortgeführt (Falls nach 2 Wochen noch Mobilität besteht, überprüfen Sie, ob nichts übersehen wurde, z. B. Wurzelfraktur, Pulpanekrose; in diesen beiden Fällen ist die Prognose ungünstig).
- Bei Zahn mit geschlossenem Foramen apicale sowie mit offenem Foramen und einer extraalveolären Zeit > 30 min Entfernen des Pulpagewebes und temporäre Wurzelfüllung mit Kalziumhydroxid, um entzündliche Resorptionen zu verhindern.
- Zähne mit offenem Apex müssen engmaschig kontrolliert werden, damit beim ersten Zeichen einer Pulpanekrose eine Wurzelbehandlung erfolgen kann. Wartet man röntgenologische Zeichen einer entzündlichen Resorption ab, ist es zu spät.
- Regelmäßiger Recall.

Komplikationen

Oberflächenresorption: Tritt auf als Folge eines weniger schweren desmodontalen Traumas. Normalerweise ist sie selbstlimitierend, und betroffene Areale werden durch Zement ersetzt. Therapie ist nicht erforderlich.

Ersatzresorption (Ankylose): Verursacht durch Schädigung der desmodontalen Zellen bei extraalveolären Phasen oder durch zu lange Schienung. Es scheint, daß das Fehlen des vitalen Ligaments den Abbau der Wurzel durch den Knochen erlaubt. Bei Kindern in Wachstumsalter kommt es zu einer Infraokklusion des betroffenen Zahnes. Einmal in Gang gesetzt, verläuft die Ersatzresorption progredient und führt zu späterem Zahnverlust.

Entzündliche Resorption: Das Entstehen einer entzündlichen Resorption hängt ab vom Vorliegen eines parodontalen Traumas und gleichzeitig Freiwerden von Zerfallsprodukten der nekrotischen Pulpa, die durch die Dentinkanälchen in den PA-Spalt gelangen. Sie tritt früh in Erscheinung (etwa 1–2 Wochen nach dem Trauma). Bei bereits röntgenologisch sichtbaren Veränderungen ist die Prognose ungünstig, der Prozeß schreitet fort und kann nicht günstig therapeutisch beeinflußt werden. Zur Vorbeugung entfernt man das nekrotische Pulpagewebe sobald möglich, und füllt den Kanal mit Kalziumhydroxid. Bei Zähnen mit geschlossenem Foramen apicale kommt es bei Totalluxation immer zur Pulpanekrose. Sollte jedoch das Foramen noch offen und der Zahn weniger als 30 min außerhalb der Alveole gewesen sein, besteht eine Chance der Revaskularisierung. Hier ist eine sorgfältige Überwachung erforderlich, um erste Anzeichen für eine Pulpanekrose zu erfassen.

Verspätete Vorstellung: Stellt sich der Patient bis zu 24 h nach dem Trauma mit nicht replantiertem Zahn vor, ist eine Replantation immer noch sinnvoll. Die Eltern sollten aber darüber aufgeklärt werden, daß die Prognose zeitlich begrenzt ist. Man verliert nichts bei einem Mißerfolg, aber selbst wenn der Zahn nur wenige Jahre noch im Mund verbleibt, stellt er einen idealen Platzhalter dar. Ist der Zahn bereits länger als 24 h extraalveolär gewesen, verzichten Sie auf eine Replantation und sorgen für einen geeigneten anderen Platzhalter.

Traumabedingte Pulpaveränderungen

Pulpaschäden können als Folge der Ruptur der apikalen Gefäße, der Exposition der Pulpa bei Kronen- oder Wurzelfrakturen, oder durch Hämorrhagie und Entzündung der Kronenpulpa und dadurch folgende Strangulation auftreten.

Pulpatod: Es ist zu beachten, daß eine fehlende Antwort auf eine Vitalitätsprüfung zwar Schäden an der Nervenversorgung des Zahnes anzeigt, aber nicht notwendigerweise auch der Blutversorgung. Daher sollte nach einem Trauma die Vitalität anhand der Symptome wie Zahnfarbe, Beweglichkeit, Schwellung und radiologischer Zeichen beurteilt werden. Sogar, wenn ein Zahn reimplantiert wurde, ist es das beste abzuwarten und die Entwicklung zu beobachten, falls Zweifel an der Vitalität bestehen. Ist der Pulpatod eingetreten, hängt die weitere Therapie davon ab, ob das Wurzelwachstum abgeschlossen ist oder nicht (S. 106).

Wurzelkanalbehandlung von Zähnen mit nicht abgeschlossenem Wurzelwachstum: Da es schwierig ist, bei einem Zahn mit weit offenem Apex einen dichten apikalen Verschluß zu erreichen, sollte die Behandlung die Fortsetzung der Apexifikation zum Ziel haben. Unter Kofferdam wird die nekrotische Pulpa exstirpiert. Die Arbeitslänge ist 1–2 mm kürzer als die Zahnlänge (sofern nicht noch eher vitales Pulpagewebe angetroffen wird) und durch die Verwendung dünner Instrumente werden Unterschnitte vermieden. Der Kanal sollte dann mit einem nicht-aushärtenden radioopaken Kalziumhydroxid, z. B. Reogan (oder alternativ der Katalysator von Dycal) bis zum Apex gefüllt und verschlossen werden. Das Kalziumhydroxid sollte alle 3 Monate erneuert werden, bis eine hartgewebige apikale Barriere beim vorsichtigen Sondieren mit einer Papierspitze erkennbar wird. Dann kann der Zahn gefüllt werden. Gewöhnlich ist wegen des weiten Lumens des Kanals eine große Guttaperchaspitze notwendig (man kann auch eine normale Spitze umgekehrt verwenden). Sie wird in der Flamme angewärmt und in die Kavität gedrückt. Dann sollten zahlreiche Guttaperchaspitzen mit der lateralen Kondensation eingebracht werden um einen dichten Verschluß zu erreichen. Die durchschnittliche Zeit bis zur Bildung eine hartgewebigen Barriere beträgt ca. 9 Monate[15]. Die klinische Erfahrung zeigt, daß Wurzelkanalbehandlungen von Schneidezähnen bei Kindern häufig durch eine unbeherrschbare Infektion des Kanals erschwert wird. Dies kann auf die erhöhte Durchlässigkeit der Dentintubuli zurückzuführen sein. Antibiotische Pasten können ausprobiert werden, aber eine billigere Möglichkeit ist es, Metronidazoltabletten mit Salz zu zerstoßen und für eine Woche im Kanal zu applizieren.

Resorption (häufig beobachtet nach Avulsion, Luxation, Intrusion oder Extrusion).

Interne Resorption ist mit einer chronischen Pulpitis verbunden, die zu einer Resorption des Dentins an der Pulpaoberfläche führt. Sie ist progressiv, daher muß die Pulpa sorgfältig exstirpiert werden. Die Resorption kann mit Hilfe einer Füllung aus Kalziumhydroxid gestoppt werden und, sobald unter Kontrolle, kann eine Guttaperchafüllung appliziert werden. Ist es zu einer Perforation gekommen, ist die Prognose denkbar ungünstig. Es ist dann eine Lappenoperation, die Entfernung des Granulationsgewebes und die Applikation einer Amalgamfüllung indiziert.

Externe Resorptionen: Es gibt drei Typen: Oberflächenresorption, Ersatzresorption und entzündliche Resorption. Siehe S. 115.

Obliteration: Tritt bei 6–35% der mit Luxation einhergehenden Verletzungen ein. Die prophylaktische endodontische Behandlung ist nicht notwendig, da die Pulpanekrose nur in ca. 13–16% der Fälle eintritt. Es wurde von einem großen Anteil erfolgreicher Wurzelkanalbehandlungen (80%) berichtet, obwohl der Wurzelkanal sehr verengt oder radiologisch nicht nachweisbar war.

Therapieplanung bei fehlenden Schneidezähnen

Nichtanlage von OK 1ern sind selten, üblicherweise gehen sie verloren durch Trauma oder infolge einer Dilazeration.

OK 2er sind bei annähernd 2% der Bevölkerung nicht angelegt, auch hier ist ein Verlust durch Trauma möglich.

Beide Ursachen können sowohl beidseitig als auch unilateral (u. U. dann sogar gleichzeitig an verschiedenen Seiten) vorliegen.

Fehlende obere Schneidezähne werden von der Normalbevölkerung zu einem früheren Zeitpunkt wahrgenommen als andere Störungen (wie etwa eine zu große sagittale Stufe). Es ist daher anzustreben, die Oberkieferfrontzähne möglichst zu erhalten. Auch wenn Cary Grant trotz Fehlens eines oberen 1ers recht erfolgreich wurde, ist eine Symmetrie normalerweise vorteilhafter. Bei dem Vorgehen sind einerseits das Bereitstellen oder Erhalten von Platz zur nachfolgenden proth. Versorgung sowie andererseits ein kieferothopädischer Lückenschluß gegeneinander abzuwägen. Nordquist fand den kieferorthopädischen Lückenschluß ästhetisch und parodontal besser als eine prothetische Versorgung. Durch die Einführung neuer Materialien und Techniken könnten diese Befunde jedoch überholt worden sein. Für jeden Patienten sind eine Reihe von Faktoren zu berücksichtigen:

Kieferrelation: Bei Vorliegen einer Klasse-III-Kieferrelation, kann ein Lückenschluß in der Oberkieferfront die Relation der Zahnbögen angleichen, bei Klasse-I/II-Relationen würde dagegen die sagittale Stufe ungünstig beeinflußt werden. Ähnlich wirkt sich auch die vertikale Relation auf die Therapie aus.

Engstand / Lücken: Bei Patienten ohne Platzmangel kann der Lückenschluß nach Zahnverlust schwierig sein. Vor dem Öffnen einer Lücke muß feststehen, daß genügend Platz geschaffen werden kann für eine ästhetisch günstige anschließende Versorgung (der Platzbedarf für einen oberen 2er ist mindestens 5 mm), daher ist ein Kesling-Setup nützlich.

Farbe und Form von Nachbarzähnen: Auch wenn man durch oberflächliches Bearbeiten und Komposit vieles machen kann, wenn ein oberer Eckzahn viel dunkler ist und typisch als Eckzahn geformt, kann es bei einem kieferorthopädischen Lückenschluß schwierig werden, ihn in einen überzeugenden 2er zu verwandeln. Ein 2er kann seinerseits die Stelle des 1ers einnehmen, sofern er in der Wurzellänge und dem gingivalen Umfang nicht deutlich unter dem benachbarten 1er liegt.

Neigung der Nachbarzähne: Diese beeinflußt das Platzangebot. Die ästhetische Wirkung nach Abschluß der Behandlung wird wesentlich von der Protrusion geprägt.

Okklusion im Seitenzahnbereich: Liegt eine ideale Verzahnung im Seitenzahngebiet vor, kann es kontraindiziert sein, die Seitenzähne eines Kiefers zum Lückenschluß zu bewegen.

Einseitigkeit: Ein symmetrisches Ergebnis ist gefälliger, dies spricht für Offenhalten (oder Öffnen) von Lücken. Bei Nichtanlage eines seitlichen Schneidezahnes in Verbindung mit einem Zapfenzahn an Stelle des anderen seitlichen Schneidezahnes ist aus Symmetriegründen eine Extraktion des Zapfenzahnes zu erwägen.

Gingivaniveau: Hier kann es zu Veränderungen nach PA-Chirurgie kommen.

Wünsche des Patienten und Kooperation: Erst nach Aufklärung über die oben genannten Punkte kann der Patient eine Wahl treffen. Bei Ablehnung festsitzender Apparaturen etwa muß der Behandlungsplan entsprechend geändert werden.

Kesling-Setup: Es sind duplizierte Modelle beider Kiefer erforderlich (mindestens 2 vom OK). Mit einer Modellsäge werden alle Zähne, die bei einer kieferorthopädischen Therapie bewegt werden müssen, ausgesägt und mit Wachs repositioniert. Man kann so viele Möglichkeiten ausprobieren, bis man die beste gefunden hat.

Lückenschluß: Dieser kann erleichtert werden durch eine frühe Extraktion der Milchzähne auf der betroffenen Seite, daher ist es sinnvoll, die Indikation zum Lückenschluß so früh wie möglich zu stellen. Nahezu unverzichtbar ist die Verwendung festsitzender Apparaturen, denn auch wenn es bei ansonsten engen Platzverhältnissen zu spontanem Lückenschluß kommen kann, ist eine leichte Überkompensation einer evtl. vorbestehenden verstärkten Protrusion ratsam. Es ist besser, alle Maßnahmen, die die Zahnform beeinflussen (z. B. Konturieren eines Eckzahnes, um ihn einem seitlichen Schneidezahn ähnlicher zu machen durch Abtragen von Schmelz inzisal und palatinal sowie durch Anfügen von Komposit), vor der kieferorthopädischen Therapie abzuschließen. Dies erleichtert die abschließende Positionierung und Einstellung der Okklusion. Die Retention sollte mit einem festsitzenden Retainer erfolgen.

Übrigens beträgt die Differenz der mesio-distalen Ausdehnung eines 3ers zum 2er durchschnittlich 1,2 mm, dies kann leicht durch mesiales und distales Abtragen am 3er korrigiert werden. Bei Platzmangel im UK kann durch eine Extraktion eines unteren Prämolaren eine Klasse-I-Relation eingestellt werden.

Offenhalten/Öffnen von Lücken: Wird eine Extraktion eines Schneidezahnes absehbar, und ist ein Offenhalten der Lücke erwünscht, sollte eine sofortige Versorgung mit einer herausnehmbaren Apparatur oder einer Adhäsivbrücke angestrebt werden. Bei Nichtanlage von 2ern ist dies nicht möglich; der Platz muß erst durch orthodontische Maßnahmen geschaffen werden. Ob hierzu herausnehmbare oder festsitzende Apparaturen nötig sind, hängt wesentlich von der Inklination der Zähne ab. Nach der Einstellung der Zähne folgt eine Retentionsphase für 3–6 Monate. Ist eine Adhäsivbrücke geplant, sollte sichergestellt sein, daß okklusal genügend Raum für deren Flügel bleibt.

Adhäsivbrücken (S. 288)

Transplantation: Die Transplantation unterer Prämolaren in die Alveole eines extrahierten Schneidezahns wird häufig diskutiert, jedoch selten durchgeführt.

Implantate: Deren Verbreitung nimmt zu (S. 406).

Beteiligung der Mundhöhle bei häufigen Kinderkrankheiten

▶ Überweisen Sie jeden Patienten mit einem Ulkus, das nicht innerhalb von 3 Wochen abheilt oder das mit einer unklaren Weichteilveränderung einhergeht.

Siehe Kapitel über ZMK-Krankheiten.

Häufigste Erkrankung ist die Gingivitis (S. 204).

Viral

Herpes-Gingivostomatitis (Erstinfektion): Tritt bei Kindern bis 6 Monaten auf.

Symptome: Fieber, zervikale Lymphknotenschwellungen, Bläschen (Ulzera) an Gingiva und Mundschleimhaut. Therapie: Weiche Kost mit reichlich Flüssigkeit. Heilt nach ungefähr 10 Tagen spontan ab.

Herpes labialis (Sekundärinfektion): Bläschen bilden sich um die Lippen herum und verkrusten. Heilt von selbst ab, 5% Acyclovir-Creme beschleunigt jedoch die Heilung.

Hand-Mund-Fuß-Krankheit: Ausschlag an Händen und Füßen und Ulzera an Mundschleimhaut und Gingiva. Geringe Allgemeinsymptome. Heilt spontan.

Herpangina: Fieberhafte Erkrankung mit Halsschmerzen aufgrund von Ulzera an weichem Gaumen und Rachen. Dauert ca. 3–5 Tage. Weiche Kost.

Warzen: Inspizieren Sie die Hände. Große Selbstheilungstendenz.

Weitere Viruserkrankungen: Windpocken (Bläschen-Ulcera), Mumps (entzündeter Parotisausführgang), Mononukleose (Beläge, Ulzera), Masern.

Bakteriell

Impetigo: Sehr infektiöser Ausschlag, durch Staphylokokken oder Streptokokken ausgelöst. Beginnt perioral und kann mit Herpes labialis verwechselt werden.

Streptokokkenangina: Kann von einer Streptokokken-Gingivitis begleitet sein.

Akute nekrotisierende ulzerierende Gingivitis: Selten unter 16 J. (S. 210).

Pilzinfektionen

Kandida: Opportunistischer Erreger, der pathogen werden kann, wenn Milieufaktoren in der Mundhöhle seine Vermehrung begünstigen. Zwei Manifestationsformen bei Kindern: **Akute pseudomembranöse Kandidiasis** (Soor): Bei Neugeborenen, unterernährten Kleinkindern, nach längerer Anwendung von Antibiotika oder Steroiden. Charateristische weiße, abwischbare Beläge. Therapie: Miconazol (25 mg/ml) und Beseitigung der zugrundeliegenden Störung. **Chronisch-atrophische Kandidiasis:** Meist bei herausnehmbarer Apparatur und mangelhafter Mundhygiene und hohem Zuckerkonsum. Therapie: Mundhygieneinstruktionen für die herausnehmbare Apparatur und die Zähne. Chlorhexidin-Mundspülungen oder Miconazol-Gel.

Verschiedenes

Aphthöse Ulzerationen S. 416

Häufige Ursachen für Ulzerationen beim Kind (nach Häufigkeit geordnet): aphthös, traumatisch, Gingivostomatitis herpetica, Herpangina, Hand-Mund-Fuß-Krankheit, Mononukleose. Im Zweifelsfall überweisen.

Häufige Ursachen von Weichteilschwellungen beim Kind
Abszeß, Mukozele, Eruptionszyste, Epulis, Papillom,

▶ Mundhöhlenkarzinome kommen auch bei Kindern vor, im Zweifelsfall immer eine Biopsie veranlassen!

Zuckerfreie Medikamente

Der kariogene Effekt von Langzeittherapien mit Zucker-gesüßten Medikamenten ist inzwischen wohlbekannt. Mittlerweile gibt es in einigen Ländern Empfehlungen, daß Medikamente für die Langzeitanwendung bei Kindern zuckerfrei sein sollten. Bei gebräuchlichen Medikamenten ist jedoch wenig Bewegung auf diesem Gebiet festzustellen. Unglücklicherweise scheinen Ausspülen oder Zähneputzen nach Einnahme von zuckerhaltigen Arzneimittelsäften die Kariesentstehung nicht signifikant einzuschränken.

Beachten Sie bei Verordnungen die Deklaration der Hilfsstoffe in der Roten Liste (Arzneimittelverzeichnis des BPI, Editio Cantor, Aulendorf).

4 Kieferorthopädie

Relevante Seiten in anderen Kapiteln: Chirurgische Behandlungsprinzipien der Lippen-, Kiefer-Gaumenspalten, S. 472; Anomalien im Zahndurchbruch, S. 64; Überzählige Zähne, S. 68; Kieferorthopädische Chirurgie, S. 474.

Hauptquellen:
Housten, W. J. B., Tulley, W. J.: A Textbook of Orthodontics. Wright 1986.
Mills, J. R. E.: Principles and Practice of Orthodontics. Churchill Livingston 1987.

Weitere im Text zitierte Literatur:
1 Mills, J. R. E.: Principles and Practice of Orthodontics. Churchill Livingstone 1987.
2 Kurol, J.: Am J Orthod 87, 46 (1985).
3 Kjellgren, B.: Acta Odontol Scand 8, 17 (1948).
4 Becker, A.: Angle Orthodontist 51, 24 (1981).
5 Ericson S.: Eur J Orthod 10, 283 (1988).
6 Moss, J. P.: J Oral Surg 12, 268 (1975).
7 Wassell, R. W.: J Dent 17, 101 (1989).
8 Mc Cartney, T. I.: BJO 8, 37 (1981).
9 Woodside G.: Am J Dentofac Orthop 92, 181 (1987).
10 Hunt, N. P.: Br J Orthod 11, 126 (1984).
11 Bergland, O.: Cleft Palate J 23, 175 (1986)

Es heißt, die Kieferorthopäden vergessen, den Patienten den Mund weit öffnen zu lassen, so daß sie zahnärztliche Probleme übersehen, während die Allgemeinzahnärzte vergessen, den Patienten zusammenbeißen zu lassen, um damit Okklusions-Störungen zu erkennen. Das Ziel dieses Kapitels ist es, Versäumnissen dieser Art vorzubeugen.

Zur Vereinfachung wird ein problemorientierter Lösungsansatz gewählt.

Was ist Kieferorthopädie?

Kieferorthopädie ist definiert worden als der Teil der Zahnheilkunde, der sich mit dem Wachstum des Gesichts, mit der Entwicklung der Dentition und mit der Vorbeugung und Korrektur von Okklusionsanomalien und Bißlage beschäftigt.

Vorkommen von Okklusionsanomalien: Im Alter von 12 Jahren: Engstand 69%, Frontzahnstufe über 5 mm 22%, mindestens ein nach innen stehender Schneidezahn 6%.

Wann soll man Kieferorthopädie betreiben? Untersuchungen haben gezeigt, daß die individuelle Motivation zur Mundhygiene einen größeren Effekt auf das Vorhandensein von Plaque hat als die jeweilige Zahnstellung. Die wesentliche Indikation für eine kieferorthopädische Behandlung sind Funktionsstörung und Ästhetik, wobei die letztere vielen Menschen wichtiger erscheint.

Funktionelle Behandlungsgründe sind Kreuzbiß (da Okklusionsstörungen häufig zu Kiefergelenkbeschwerden prädisponieren), traumatisierender Tiefbiß, vergrößerte sagittale Frontzahnstufe (erhöhtes Risiko einer Traumatisierung) und ein Frontengstand im Unterkiefer nach labial (da dies den parodontalen Halt nach labial verringert). Während es allgemein akzeptiert ist, daß schwere Okklusionsstörungen starke psychologische Probleme auslösen können, wird die Gewichtung der Behandlungsnotwendigkeit bei kleineren Okklusionsstörungen häufig durch soziale und kulturelle Faktoren beeinflußt. Es ist wichtig, daß dem Patienten klargemacht wird, daß eine kieferorthopädische Behandlung nicht ohne Risiken ist. Auch bei guter Mundhygiene kann es zu einem geringgradigen Verlust von parodontalem Attachment und geringgradigen Wurzelresorptionen kommen, die bei prädisponierten Patienten auch ein höheres Ausmaß annehmen können. Bei schlechter Mundhygiene kann es zu einem größeren Verlust an parodontalem Attachment und zu Entmineralisationen kommen. Deshalb sollte der potentielle Nutzen für den Patienten in einer ausgewogenen Balance zu diesen potentiellen Risiken stehen.

Wer soll kieferorthopädisch behandeln? Alle Zahnärzte sollten sich mit Wachstums- und Entwicklungsproblemen beschäftigen. Wenn Anomalien nicht frühzeitig entdeckt und die notwendigen Behandlungsschritte zur rechten Zeit eingeleitet werden, wird es schwierig, dem Patienten die bestmögliche Behandlung zukommen zu lassen. Es ist preiswerter, wenn der Hauszahnarzt oder der Kieferorthopäde die kieferorthopädische Behandlung durchführt und die Kliniken sich mit den komplexeren Problemen, die auch andere Fachdisziplinen betreffen, befassen.

Wann soll eine kieferorthopädische Behandlung durchgeführt werden? Dies ist von der jeweiligen Anomalie abhängig. Im frühen Wechselgebiß sollten nur frontale und seitliche Kreuzbisse behandelt werden. Eine funktionskieferorthopädische Behandlung wird oftmals im Wechselgebiß begonnen, um das Wachstum in der Pubertät ausnutzen zu können. Die Mehrzahl der Behandlungen in der Kieferorthopädie wird jedoch nicht vor dem Durchbruch der bleibenden Zähne begonnen. Obwohl auch im Erwachsenenalter eine kieferorthopädische Behandlung möglich ist, sollte man die Behandlung in der Jugend vorziehen, weil die kieferorthopädischen Kräfte besser genutzt werden können, die Apparaturen besser toleriert werden und vor allem, weil das Wachstum zur Verbesserung vertikaler und sagittaler Veränderungen herangezogen werden kann. Dies bedeutet für die Erwachsenenbehandlung, daß Zahnbewegungen langsamer vonstatten gehen und das fehlende Wachstum das Spektrum von Okklusionsstörungen begrenzt, die allein mit kieferorthopädischen Mitteln behandelt werden könnten.

▶ Im Zweifelsfall ist es besser, den Patienten eher früher als später zu überweisen, insbesondere dann, wenn starke skelettale Diskrepanzen vorliegen.

Definitionen

Ideal-Okklusion: Anatomisch perfekte Anordnung der Zähne. Selten.

Normal-Okklusion: Akzeptable Abweichung von der Ideal-Okklusion.

Kompetenter Lippenschluß: Lippen liegen in Ruhestellung aufeinander.

Inkompetenter Lippenschluß: Die Lippen liegen im Ruhezustand nicht aneinander.

Frankfurter Horizontale: Verbindungslinie zwischen Porion (oberster Punkt des Meatus acusticus externus) mit dem Orbitale (tiefster Punkt der knöchernen Orbita).

Untere Gesichtshöhe: Klinisch ist das der Abstand vom untersten Punkt der Nase zum Kinn, und bei normal proportionierten Gesichtern ist dieser Abstand gleich der mittleren Gesichtshöhe (von der Augenbrauenlinie bis zum untersten Punkt der Nase, Subnasale). Kephalometrisch ist dies der Abstand von der Spina nasalis anterior zum Menton als prozentualer Anteil der Gesamtgesichtshöhe (von Nasion bis Menton).

Klasse I: Die Schneidekanten der unteren Frontzähne liegen direkt unterhalb des Cingulum der oberen Frontzähne.

Klasse II: Die Schneidekanten der unteren Frontzähne liegen hinter dem Cingulum der oberen Frontzähne.

Klasse II/1: Die unteren mittleren Schneidezähne stehen aufrecht oder prokliniert und die sagittale Stufe ist vergrößert.

Klasse II/2: Die oberen mittleren Schneidezähne stehen steil und die sagittale Frontzahnstufe ist meist verkleinert, kann aber auch vergrößert sein.

Klasse III: Die Schneidekanten der unteren Frontzähne liegen vor dem Cingulum der oberen Frontzähne, und die sagittale Frontzahnstufe ist gering – oder umgekehrt.

Bimaxilläre Protrusion: Sowohl die unteren als auch die oberen Frontzähne stehen protrudiert.

Overjet (sagittale Frontzahnstufe): Abstand zwischen oberen und unteren Frontzähnen in der Horizontalebene.

Overbite (vertikale Frontzahnstufe): Überlappung der Frontzähne in der Vertikalen.

Kompletter Overbite: Die unteren Frontzähne berühren die oberen Frontzähne oder die Gaumenschleimhaut.

Inkompletter Überbiß: Die unteren Schneidezähne haben keinen Kontakt zu den oberen Schneidezähnen oder zur Gaumenschleimhaut.

Frontoffener Biß: Wenn der Patient von vorn betrachtet wird und die Zähne in Okklusion stehen, besteht ein Abstand zwischen den Schneidekanten der oberen und unteren Frontzähne.

Kreuzbiß: Abweichung von der normalen bukko-lingualen Beziehung. Er kann frontal, seitlich und/oder beidseitig sein.

Bukkaler Kreuzbiß: Die bukkalen Höckerspitzen der unteren Molaren okkludieren vestibulär der bukkalen Höckerspitzen der oberen Molaren.

Lingualer Kreuzbiß: Die bukkalen Höckerspitzen der unteren Molaren okkludieren lingual der lingualen Höckerspitzen der oberen Molaren.

Dento-alveoläre Kompensation: Die Position der Zähne kompensiert ein eigentlich zugrunde liegendes sklettales Muster, so daß die Okklusionsabweichung zwischen den beiden Zahnbögen verringert erscheint.

Leeway space: Größenunterschied zwischen dem Durchmesser der bleibenden Zähne 3, 4, 5 und dem der Milchzähne III, IV, V; ist im Unterkiefer größer als im Oberkiefer.

Unterkiefer-Deviation: Die Mundschließungsbewegung beginnt von einer nach dorsal verlagerten Unterkieferposition.

Unterkieferverlagerung: Bei der Mundschließbewegung aus der Ruhe-Schwebelage bewegt sich der Unterkiefer seitlich oder nach vorn, um einen Vorkontakt zu vermeiden.

Balancierende Extraktion: Extraktion desselben Zahnes oder des benachbarten Zahnes auf der Gegenseite des gleichen Zahnbogens, um die Symmetrie zu erhalten.

Ausgleichsextraktion: Extraktion desselben Zahnes im Gegenkiefer.

Kieferorthopädische Befunderhebung

Ausrüstung: Spiegel, Sonde und Schieblehre

Übersichtsuntersuchung

Der Zweck ist, schon früh Anomalien zu entdecken und gegebenenfalls eine Behandlung einzuleiten, den Patienten darauf vorzubereiten, daß er eine spätere Behandlung bekommen wird und sich um Zähne mit einer schlechten Prognose zu kümmern.

Bei jedem Behandlungstermin: Nachdem die lateralen Schneidezähne vollständig durchgebrochen sind (im Zweifelsfall überweisen).

1 Denken Sie an die Zahndurchbruchsreihenfolge (S. 65). Jede Abweichung von der normalen Zahndurchbruchsreihenfolge sollte vermerkt, für ein paar Monate beobachtet und ggf. näher untersucht werden.

2 Wenn ein Zahn mehr als 6 Monate später als der entsprechende kontralaterale Zahn durchbricht, sollten die Alarmglocken klingeln.

3 Bitten Sie das Kind, zusammenzubeißen und achten Sie auf Kreuzbisse, umgekehrten Überbiß oder eine vergrößerte sagittale Stufe.

Im Alter von acht Jahren: Röntgenuntersuchungen durchführen, um die Position und das Vorhandensein nicht durchgebrochener Zähne zu überprüfen. Beurteilen der Langzeitprognose der ersten beiden Molaren (S. 144).

Im Alter von neun Jahren und bis zum Durchbruch, Palpation der Eckzähne im bukkalen Sulkus. Eine starke Einziehung oder Asymmetrie erfordert weitere Untersuchungen.

Eingehende kieferorthopädische Untersuchung

Sollte immer in einer logischen Reihenfolge durchgeführt werden, damit nichts übersehen wird.

- Wer wünscht die Behandlung, Patient oder Eltern, und zu welchem Zweck?
- Welchen Behandlungsaufwand ist der Patient bereit zu akzeptieren?
- Haben die Kameraden des Kindes schon Zahnspangen, und wenn nicht, ist das Kind als Vorreiter geeignet?
- Hat es vorher Extraktionen oder kieferorthopädische Behandlungen gegeben?

Extraorale Untersuchungen (Bezugsebene: Frankfurter Horizontale)

- Beurteilung des skelettalen Musters:
  1 in anteriorer-posteriorer Richtung (skelettale Kl. I, skelettale Kl. II, skelettale Kl. III);
  2 vertikale Relation (Winkel zwischen Frankfurter Horizontale und Mandibular-Planum ca. 28°, unteres Gesichtsdrittel im allgemeinen 50% der gesamten Gesichtshöhe);
  3 transversale Beurteilung (liegt eine Asymmetrie vor?).
- Weichgewebe: Der Lippenschluß ist nur dann kompetent, wenn

sich die Lippen in Ruhelage treffen. Prüfen Sie die Position der Unterlippe in Relation zu den Frontzähnen und prüfen Sie, wie der Patient den Lippenschluß erreicht (Kontakt Lippe zu Lippe, Lippe zu Zunge, oder liegt die Unterlippe hinter den OK-Schneidezähnen). Beurteilen Sie auch die Länge der Unterlippe, wieviel von den Schneidezähnen zu sehen ist und die Lippenspannung.

- Beurteilen Sie die Ruheposition des Unterkiefers und Abweichungen während der Schließungsbewegungen (Zwangsbiß).
- Habits (schlechte Angewohnheiten)? Lutschen die Patienten am Daumen, am Finger, kauen sie an den Fingernägeln oder bruxieren sie (Zähneknirschen)?

Intraorale Untersuchung

- Notieren Sie den Mundhygienestatus, den Zustand der Gingiva und den Zahnbestand. Nicht erhaltungswürdige Zähne?
- LLS: Inklination zur Unterkieferbasis, Engstand/Lücken, verlagerte Zähne, Neigung der unteren Eckzähne.
- ULS: Inklination zur Oberkieferbasis, Engstände/Lücken, Rotationen, verlagerte Zähne, Vorhandensein und Neigung der oberen Eckzähne.
- Messung der sagittalen Frontzahnstufe in Millimetern, der vertikalen Frontzahnstufe (vergrößert oder verkleinert, komplett oder inkomplett). Überprüfung der Mittellinien der Kiefer zueinander und zur Gesichtsmitte.
- Seitensegmente: Engstand oder Lücken, verlagerte Zähne.
- Beurteilung der Molaren- und Eckzahnrelation. (Liegen Kreuzbisse vor?)

Röntgenuntersuchung: Normalerweise ist ein OPG (oder zwei seitliche Schrägaufnahmen) erforderlich und eine intraorale Aufnahme der Inzisivi. Ein Fernröntgenseitenbild ist dann indiziert, wenn bei dem Patienten skelettale Diskrepanzen oder Bewegungen der Frontzähne in anterior-posteriorer Richtung vermutet werden.

- Achten Sie auf nicht durchgebrochene, fehlende Zähne, auf Wurzelresorptionen und andere pathologische Befunde.
- Fernröntgenseitenbildanalyse siehe S. 132.

Zusammenfassung: Sie sollte eine Beschreibung der Position der Frontzähne enthalten und die wichtigsten Teile der Malokklusion, also die skelettale Situation, Engstände, Kreuzbisse. Daraus ergibt sich eine Problemliste, aus der die Behandlungsziele abgeleitet werden können (S. 136).

Studienmodelle sind nicht notwendig für eine kieferorthopädische Diagnose, aber sie sind nützlich. Die Modelle erlauben es, über die Behandlungsmöglichkeiten nachzudenken, um nicht nur eine spontane Entscheidung zu treffen. Wenn keine Behandlung geplant ist, überlassen Sie die Modelle dem Patienten, der sie normalerweise gut aufbewahren wird. Wird eine Therapie durchgeführt, ist es wichtig, Modelle sowohl vor als auch nach der kieferorthopädischen Behandlung anzufertigen, so daß der Verlauf beobachtet werden kann. Auch aus forensischen Gründen ist die Aufbewahrung der Modelle ratsam.

Kephalometrie

Die kephalometrische Analyse ist die Interpretation des Fernröntgenseitenbildes. Sie ist nicht notwendig für die kieferorthopädische Diagnose, und wenn keine Veränderungen in anterior-posteriorer Richtung bei den Inzisivi geplant sind, ist dic Strahlenbelastung nicht zu rechtfertigen.

Ist jedoch eine Bewegung in anterior-posteriorer Richtung nötig, hilft das Fernröntgenseitenbild bei der klinischen Bewertung des skelettalen Musters. Es hilft bei der Bestimmung des Schwierigkeitsgrades der Behandlung und bei der Entscheidung, ob eine herausnehmbare oder eine festsitzende Apparatur angewendet werden soll. Eine Serie lateraler seitlicher Röntgenbilder ermöglicht die Beurteilung des Wachstums und/oder der Behandlung.

Durchzeichnung

Zur Durchzeichnung sollte man eine entsprechend geeignete Folie auf einem Leuchtkasten befestigen und mit einem gut angespitzten Bleistift die Konturen durchzeichnen. Häufig sind die wichtigen Strukturen in einem abgedunkelten Raum besser zu erkennen. Wenn ein bestimmter Punkt auf dem Röntgenbild schwierig zu erkennen ist, ist es oft hilfreich, mit einer Maske den Rest des Röntgenbildes abzudecken. Aufgrund des Strahlenganges ist der Rand der Mandibula häufig als Doppelkontur zu erkennen. Zur Durchzeichnung sollte der Mittelwert dieser beiden Konturen verwendet werden.

Möglichkeiten und Grenzen

- Der ANB-Winkel variiert in Abhängigkeit von der Lage des Nasion und des Untergesichts. Wenn der SNA-Winkel sehr groß oder sehr klein ist, kann dies durch die Position des Nasions bedingt sein und eine zusätzliche Analyse ist notwendig.
- Bei der Bewertung der kephalometrischen Werte eines Patienten sollte man die klinische Untersuchung mit heranziehen, da Abweichungen von der Norm häufig in anderen Teilen des Gesichts oder der Schädelbasis kompensiert werden können.
- Meßpunkte, die beidseits vorhanden sind, sollten, wenn sie nicht im Röntgenbild direkt übereinanderliegen, als Mittelwert durchgezeichnet werden.
- Bei genauer Durchzeichnung sollte der Fehler nicht größer als $\pm 0{,}5°$ oder $\pm 0{,}5$ mm betragen. Werte bei Abweichungen bis zu 1–2° sollten nur mit Vorsicht bewertet werden.

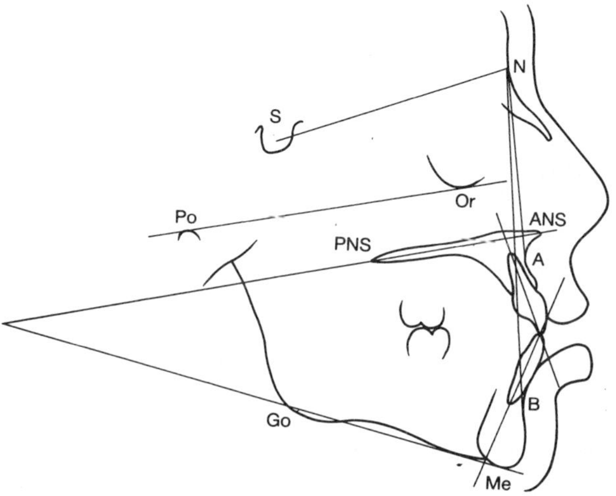

Die häufigsten kephalometrischen Meßpunkte:

S = Sella: Mittelpunkt der Sella turcica.

N = Nasion: Vorderster Punkt der Sutura frontonasalis.

Or = Orbitale: Unterster vorderster Punkt des knöchernen Randes der Orbita.

Po = Porion: Höchster Punkt des knöchernen Meatus acusticus externus.

SPA = Spina nasalis anterior.

SPP = Spina nasalis posterior.

Go = Gonion: Tangentenschnitt im Kieferwinkel.

Me = Menton: Unterster Punkt der Symphyse des Unterkiefers.

A = A-Punkt: Tiefster Punkt der Konkavität des Oberkieferalveolarfortsatzes.

B = B-Punkt: Tiefster Punkt der Konkavität des Unterkieferalveolarfortsatzes.

Frankfurter Horizontale = Verbindungslinie zwischen Porion und Orbitale.

Oberkieferebene = Verbindungslinie zwischen Spina nasalis anterior und Spina nasalis posterior.

Unterkieferebene = Verbindungslinie zwischen Gonion und Menton.

Weiteres zur Kephalometrie

Analyse und Interpretation

Die Analyse der Durchzeichnung des Fernröntgenseitenbildes wird durchgeführt, indem man verschiedene Winkel und Proportionen mit den Normwerten einer definierten Population vergleicht. Die Normwerte für den kaukasischen Typ sind[1] (mit Standardabweichungen in Klammern).

SNA-Winkel	= 81° (± 3)
SNB-Winkel	= 79° (± 3)
ANB-Winkel	= 3° (± 2)
Oberkiefereinser zur Oberkieferebene	= 109° (± 6)
Unterkiefereinser zur Mandibularebene	= 93° (± 6) oder 120 minus MMPA
MMPA	= 27° (± 4)
Gesichtshöhenverhältnis	= 55% (± 6)
Inter-Inzisalwinkel	= 133° (± 10)

Wenn der SNA-Winkel oder der SNB-Winkel mehr als zwei Standardabweichungen von der Norm abweicht (und der Patient trotzdem ein menschliches Antlitz besitzt), sollten Sie Ihre Durchzeichnung überprüfen! Man sollte jedoch nicht davon ausgehen, daß der ANB-Winkel immer eine zuverlässige Angabe über das sklettale Muster darstellt. Wenn sein Wert nicht mit dem klinischen Eindruck übereinstimmt, ist es häufig lohnend, eine andere Analyse durchzuführen wie beispielsweise die Ballard-Umrechnung.

Bevor man sich für einen Behandlungsplan entscheidet, ist es oft nützlich, sich zu überlegen, welche Faktoren zu der jeweiligen Malokklusion beigetragen haben. So ist bei einem Patienten mit einer dentalen/dentoalveolären Klasse II/1 im Frontzahnbereich bei einer skelettalen Klasse I die Prognose der Behandlung besser, wenn der vergrößerte Overjet hier auf eine Proklination der oberen Inzisivi zurückzuführen ist, als wenn der Overjet durch einen Steilstand der unteren Inzisivi bedingt ist.

Als Faustregel für die Entscheidung, ob eine kippende Bewegung ausreichend ist, einen vergrößerten Overjet zu korrigieren oder ob eine körperliche Zahnbewegung notwendig ist, kann gelten, daß für jede 2,5°-Kippung (der oberen Inzisivi) der Overjet sich nach hinten um einen Millimeter reduziert. Wenn der sich aus dieser Rechnung ergebende Winkel der Oberkiefer-Inzisivi unter 95° liegt, ist eine körperliche Zahnbewegung notwendig (da eine weitergehende Steilstellung der oberen Inzisivi ein ästhetisch unbefriedigendes Ergebnis bewirkt).

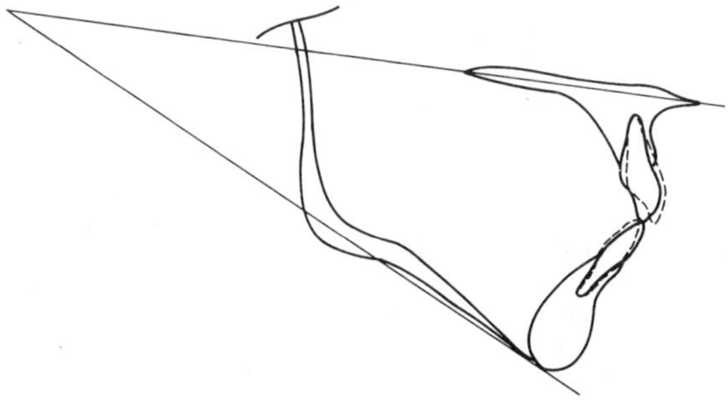

Die Ballard-Umrechnung wird angewandt, um die skelettale Klasse zu bestimmen. Die oberen Inzisivi werden dazu um einen Drehpunkt, der ein Drittel der Zahnlänge vom Apex entfernt ist, in ihren Sollwinkel eingestellt und danach der Overjet gemessen. Beispiel:

Der obere Inzisivus wird auf 109° korrigiert, der untere Inzisivus auf 120°.

MMPA = 120−26,5 = 93,5°. Der dann daraus resultierende Overjet beträgt 2,5 mm, das bedeutet, daß bei diesem Patienten eine Klasse I vorliegt.

Behandlungsplanung

Stellen Sie als erstes eine Liste Ihrer Behandlungsziele auf.

1 Beseitigung von Engständen im Ober- und Unterkiefer.

2 Transversale Erweiterung des Oberkiefers, um einen seitlichen Kreuzbiß zu korrigieren.

3 Verminderung des Overbite.

4 Verminderung des Overjet.

Mit diesen vier Zielen wird normalerweise das Behandlungsideal des jeweiligen Patienten beschrieben. Es kann notwendig sein, dieses Ziel je nach der Kooperation des Patienten zu modifizieren. Es ist dann notwendig, in die Akte des Patienten einzutragen, wie der ideale Behandlungsplan aussieht und warum man es vorzieht, einen Kompromiß einzugehen. Mit Ausnahme von Problemen im Milchgebiß kann die Mehrheit der Malokklusionen nach der folgeden Zielsetzung behandelt werden.

Planung der LLS: LLS liegt so, daß sich die Lippen und die Zunge in einem Gleichgewicht befinden. Man sollte davon ausgehen, daß diese Position wenig veränderbar ist. Damit hat man sich einen Anfangspunkt für die Behandlungsplanung zurechtgelegt. Wenn ein Engstand wahrscheinlich ist, sollte man sich zur Extraktion entschließen. Ist es wahrscheinlich, daß der Engstand zunimmt, (junger Patient, 8er angelegt), dann ist eine Extraktion wahrscheinlich indiziert (s. S. 142). In Klasse-II/2-Fällen kann es ratsam sein, einen kleinen Engstand zu akzeptieren (s. S. 162). Wenn die LLS-Zone gut ausgerichtet ist, gehen Sie zum nächsten Behandlungsschritt über. Stellen Sie sich die unteren Eckzähne in korrigierter Position vor. Korrigieren Sie (im Geiste) die Positionen der unteren Eckzähne. Die Neigung der unteren Eckzähne und der Bewegungsbedarf ergeben dann, ob eine Apparatur eingesetzt werden muß oder ob Driftodontix CS allein ausreichend ist.

Gedankliche Repositionierung der oberen Dreier in eine Klasse-I-Verzahnung zu den unteren Dreiern (in korrigierter Position). Dies gibt einen Hinweis auf den Platzbedarf und auf das Ausmaß und die Art der Zahnbewegung. Im Oberkiefer kann Platz für die Retraktion der 3er dadurch gewonnen werden, daß (erstens) Extraktionen durchgeführt werden, (zweitens) der Oberkiefer expandiert wird (dies ist nur bei Kreuzbissen indiziert), (drittens) daß obere Seitenzähne distalisiert werden (s. S. 146), oder (viertens) eine Kombination dieser genannten Möglichkeiten. Wenn sich in beiden Kiefern die Notwendigkeit für Extraktionen ergibt, müssen sehr gute Gründe vorliegen, diese Extraktionen zu unterlassen, da eine Extraktionstherapie meist die beste Langzeitstabilität gewährleistet.

Planung ULS: Welche Zahnbewegung ist notwendig? URA oder FA?

Betrachtung der Molarenrelation: Überlegen Sie, welche Molarenrelationen zum Behandlungsende angestrebt werden (alleinige Extraktion im Oberkiefer: Klasse II, alleinige Extraktion im Unterkiefer: Klasse-III-Molarenrelation; ansonsten Klasse-I-Relation) und überlegen Sie, wie diese Relationen erreicht werden sollen (spontan oder durch apparative Maßnahmen).

Prognose: Wird das geplante Behandlungsergebnis stabil sein? Hüten Sie sich vor einem zu kleinen Overjet bei Patienten mit einem inkompetenten Lippenschluß oder vor protrudierten oberen Frontzähnen bei einer Klasse III bei geringem Overbite.

Behandlungspraxis: Nachdem man bis jetzt das Behandlungsziel festgelegt hat, sollte man als nächstes überlegen, welche apparativen Maßnahmen erforderlich sind. Sollte der Patient eine festsitzende Behandlung ablehnen, ist zu überlegen, ob funktionskieferorthopädische Apparaturen ein akzeptables Behandlungsergebnis ermöglichen oder die Situation nur verschlechtern. Häufig ist es möglich, dem Patienten verschiedene Behandlungspläne anzubieten, je nachdem, wie komplex der Fall und wie anspruchsvoll der Patient ist.

▶ Vorsicht: Sollte bei Ihren Patienten einer der folgenden Befunde vorliegen, sollten Sie ihn unbedingt einem Spezialisten zuführen.

- Vorliegen einer skelettalen Klasse II oder einer skelettalen Klasse III oder einer vertikalen Abweichung;
- wenn der Overjet vergrößert ist und die Inzisivi aufrecht stehen;
- bei umgekehrten Überbiß;
- Klasse II/2;
- bei Klasse-II/1-Relation im Frontzahnbereich, bei der die Molaren in einer vollen Klasse II stehen und der Unterkiefer einen Engstand aufweist.

Die Behandlungsplanung ist der wichtigste und schwierigste Teil der kieferorthopädischen Behandlung. Im Zweifel sollte man den Patienten überweisen.

Behandlung im Wechselgebiß – 1

Siehe auch verzögerter Zahndurchbruch, S. 64.

Die Art und Weise, wie die Behandlung im Wechselgebiß vorgenommen wird, beeinflußt sehr stark die Leichtigkeit oder Schwierigkeit der nachfolgenden Behandlung.

Normale Zahnentwicklung: Im Normalfall stehen die Milchschneidezähne gerade und lückig. Liegen keine Lücken vor, sollte man die Eltern darauf hinweisen, daß die bleibenden Schneidezähne wahrscheinlich im Engstand durchbrechen. Der Overbite reduziert sich während der Milchdentition meist so weit, daß zum Schluß die Inzisivi in Kante-Kante-Stellung stehen.

Alle bleibenden Schneidezähne entwickeln sich lingual ihrer Milchzähne, brechen in einem größeren Bogen durch und sind mehr protrudiert. Es ist normal, daß die oberen mittleren Schneidezähne mit einem in der Mitte liegenden Diastema durchbrechen, das durch den Durchbruch der seitlichen Schneidezähne reduziert wird. In der weiteren Entwicklung drücken die durchbrechenden Eckzähne auf die Wurzeln der oberen 2er. Dies bewirkt, daß diese nach distal gekippt werden und lückig stehen. Man sollte dem Patienten und den Eltern erklären, daß der weitere Durchbruch der 3er eine Aufrichtung der Zweier bewirkt und damit auch die Lücken verschwinden. Während im Milchgebiß eine gerade Postlaktal-Ebene vorliegt, kommt es beim Zahndurchbruch durch das Wachstum des Unterkiefers und/oder den Leeway space zu einer Klasse-I-Relation im Molarenbereich.

Entwicklung der Zahnbögen: Beim durchschnittlichen Kind ist die Größe des Zahnbogens mehr oder weniger mit dem Durchbruch der Milchdentition vorgegeben. Einzige Ausnahme bildet die Vergrößerung der interkaninen Distanz um 2–3 mm um das neunte Lebensjahr herum, wodurch es zu einer Veränderung der Zahnbogenform kommt.

Retinierte Milchzähne: Wenn sie den Durchbruch der bleibenden Zähne behindern, sollte man sie extrahieren.

Abtauchen der Milchmolaren: Prävalenz von 8–14%. Sofern der nachfolgende Zahn angelegt ist, wird der Zahnausfall zur gleichen Zeit wie der des kontralateralen Zahnes erfolgen[2].

Eine Extraktion ist nur dann angezeigt, wenn kein nachfolgender Zahn vorliegt oder der abtauchende Zahn unter die Gingiva gedrückt wird.

Impaktierter oberer erster bleibender Molar: Prävalenz 2–6%. Anzeichen für Engstand. Spontane Disimpaktion nach dem achten Lebensjahr ist selten. Es kann versucht werden, durch Einbinden einer Drahtligatur am Kontaktpunkt zum Milchmolaren eine Lokkerung des Zahnes zu bewirken. Ansonsten soll man lediglich abwarten, den Milchmolaren extrahieren und einen eventuellen Platzmangel in der permanenten Dentition behandeln.

Habits: Die Auswirkungen von Habits hängen von Dauer und Intensität ab. Am besten sollte man das Fingerlutschen nicht weiter beachten. Falls sich die Eltern darüber Sorgen machen, sollte man ihnen in Anwesenheit des Kindes versichern, daß sie sich keine Sorgen zu machen brauchen, da nur kleine Jungen und Mädchen fingerlutschen. Apparaturen, die dieses Habit unterbinden sollen, funktionieren nicht. Die Kinder werden von selbst aufhören, wenn die Entwicklung weit genug fortgeschritten ist. Fingerlutschen sollte jedoch nicht davon abhalten, mit der Behandlung anderer Malokklusionen zu beginnen.

Behandlung im Wechselgebiß – 2

Auswirkungen vorzeitigen Milchzahnverlustes

Unglücklicherweise suchen viele Kinder erst dann zum ersten Mal einen Zahnarzt auf, wenn sie bereits an Zahnschmerzen leiden. In dem Bestreben, die Schmerzen zu beseitigen, wird häufig zu einfach die Entscheidung zugunsten einer Extraktion gefällt, ohne dabei über die weiteren Konsequenzen nachzudenken. Häufig führt der frühzeitige Verlust von Milchzähnen zu einem späteren Platzmangel und Engstand. Das Ausmaß dessen hängt vom Alter des Patienten und dem jeweiligen Extraktionsort ab. Bei vorliegendem Platzmangel werden die benachbarten Zähne nach der Extraktion den Raum des entfernten Zahnes auffüllen. Der einseitige Verlust eines Milcheckzahnes und z. T. auch der Verlust eines ersten Milchmolaren wird zu einer Verschiebung der Mittellinie führen. Dies geschieht auch häufig, wenn der Milcheckzahn vorzeitig durch den Durchbruch der 2er ausfällt. Da zur Korrektur einer Mittellinienabweichung häufig festsitzende Apparaturen notwendig sind, ist eine Vorbeugung besser als eine Heilung. Der Verlust eines Milcheckzahnes sollte immer ausgeglichen werden. Der Verlust eines V-ers wird zu einer Mesialwanderung des durchbrechenden 6ers führen.

Serien-Extraktion (gesteuerte Extraktion): Ursprünglich 1948 von Kjellgren[3] vorgeschlagen aufgrund des damals herrschenden Mangels an Zahnärzten.

Das Ziel bestand darin, Engstände aus dem Front- in den Seitenzahnbereich zu verlagern, wo sie dann durch Extraktion der 4er behandelt werden.
Das klassische Vorgehen beinhaltet:

1 Extraktion der III-er während des Durchbruchs der 2er, um den Frontzahnbogen auszuformen.
2 Extraktion der IV-er, um den Durchbruch der 4er zu beschleunigen.
3 Extraktion der 4er.

In ausgewählten Fällen funktioniert die Methode gut, stößt aber schnell an ihre Grenzen. Durch die Extraktion der III-er und IV-er kommt es zu einer Mesialwanderung im Seitenzahnbereich und bei sehr starkem Patzmangel kann dies dazu führen, daß der Platzgewinn durch die Extraktion der Prämolaren nicht ausreicht. Die eigentliche Indikation zur gesteuerten Extraktion liegt bei mäßigem Platzmangel vor; es ist jedoch schwierig, das Ausmaß des zu erwartenden Platzmangels vorher abzuschätzen.

Die unteren Inzisivi kippen nach dem Verlust der unteren 3er leicht nach lingual, wodurch es zu einem verstärkten Overbite kommt, deshalb kontraindiziert bei Klasse II/2.

Bei einer Klasse III jedoch kann die Extraktion der unteren 3er nur vorteilhaft sein.

Um Schäden zu vermeiden, sollten die folgenden Richtlinien beachtet werden:

1 Wählen Sie Patienten mit einer Klasse I und geringem bis mäßigem Platzmangel. Alle Zähne sollten (im Röntgenbild) angelegt sein und in einer guten Position liegen.

2 Messen Sie die interkanine Distanz und überprüfen Sie sie nach 4 Monaten: Wenn die interkanine Distanz konstant geblieben ist, können Sie fortfahren.
3 Extraktion der III-er, wenn die Wurzeln zu zwei Dritteln ausgebildet sind.
4 Extraktion der IV-er bei Durchbruch.
5 Überprüfung der Platzbilanz, wenn die Distanz zwischen 2er und 6er kleiner als 16 mm ist.

Es ist jedoch besser, die gesteuerte Extraktion zu vermeiden und Engstände im bleibenden Gebiß zu behandeln. Eine frühe Extraktion der III-er ist dennoch indiziert bei:

- durch Engstand bedingtem palatinalem Durchbruch der oberen 2er. Die Extraktion der oberen III-er während des Durchbruchs der oberen 2er erlaubt diesen, sich nach labial zu bewegen und verhindert einen Kreuzbiß.
- Extraktion der unteren III-er. Unterkieferfrontengstand nach labial hilft, den Verlust an parodontaler Verankerung zu reduzieren.

Extraktionen

In der Kieferorthopädie werden Zähne aus zwei Gründen extrahiert. Entweder, um einen Engstand zu beheben oder um eine skelettale Diskrepanz zu kompensieren.

- Bevor man die Extraktion eines bleibenden Zahnes plant, sollte eine gründliche kieferorthopädische und radiologische Untersuchung durchgeführt werden.
- In einer Klasse-I- oder Klasse-II-Situation sollte man im Oberkiefer mindestens soweit vorne extrahieren, wie man auch im Unterkiefer extrahiert. Das Umgekehrte gilt für Klasse III.

Untere Schneidezähne: Nach der Extraktion eines unteren Schneidezahns tendiert die LLS dazu, nach lingual zu kippen, danach tut dies die ULS. Jedoch wenn nötig, sollte man die Extraktion bis zum Abschluß des Wachstums hinauszögern und die FA benutzen.

Obere Schneidezähne: Sind niemals Zähne der Wahl für eine Extraktion, aber wenn sie traumatisiert oder zerstört sind, kann es unter Umständen keine Alternative geben (s. S. 118).

Untere Eckzähne: Sollten nur dann extrahiert werden, wenn sie stark disloziert sind, da der Kontaktpunkt zwischen 2 und 4 unbefriedigend ist.

Obere Eckzähne siehe S. 152.

Erste Prämolaren: Sind die beliebtesten Zähne bei der Extraktion. Dies liegt an ihrer Position im Zahnbogen und auch daran, daß eine gute Kontaktposition zwischen dem Eckzahn und dem zweiten Prämolaren wahrscheinlich ist. Für die bestmögliche spontane Verbesserung sollten die 4er zu dem Zeitpunkt gezogen werden, an dem die 3er durchbrechen. Wenn jedoch ohnehin eine Apparatur geplant ist, sollte man warten, bis die 3er durchgebrochen sind.

Zweite Prämolaren: Werden bevorzugt bei Fällen mit geringem Engstand extrahiert, da ihre Extraktion die Verankerungsbalance verändert und der Lückenschluß vor allem von distal erfolgt. FA ist nötig besonders im Unterkiefer. Wenn die 5er hypoplastisch oder nicht angelegt sind, kann es keine andere Wahl geben. Der frühzeitige Verlust eines V-ers führt häufig zu einer Mesialwanderung der ersten Molaren und zu einem Platzmangel der 5er. Im Oberkiefer führt dies häufig dazu, daß die 5er nach palatinal verlagert sind und, sofern die 4er in einer zufriedenstellenden Position stehen, kann die Extraktion der 5er bei ihrem Durchbruch die Notwendigkeit für eine apparative Behandlung verringern. Im Unterkiefer sind die 5er meistens nach lingual geneigt. Die Extraktion der unteren 4er ist einfacher und es wird Platz geschaffen, damit die 5er spontan gerade durchbrechen können, in der Hoffnung, eine Unterkiefer-FA zu vermeiden.

Erste bleibende Molaren siehe S. 144.

Zweite bleibende Molaren: Ihre Extraktion ist indiziert (1.) um einen geringfügigen Engstand im unteren Prämolarenbereich zu beseitigen, (2.) um einen weiteren LLS-Engstand zu beseitigen, (3.) um eine schwierige Extraktion impaktierter Weißheitszähne zu vermeiden, (4.) um eine Distalisation des oberen Zahnsegmentes zu ermöglichen. Die Wahrscheinlichkeit, daß die unteren durchbrechenden 8er erfolgreich die unteren 7er ersetzen, ist größer, wenn es zu einem hinteren Engstand gekommen ist, die 8er schon bis zur Bifurkation ausgeformt sind und in einem Winkel zwischen 15° und 30° zur Längsachse der unteren 6er stehen. Dennoch kann es notwendig sein, eine Apparatur zur Einstellung der unteren 8er einzusetzen.

Dritte bleibende Molaren: Eine frühe Extraktion dieser Zähne wird manchmal befürwortet, um einen LLS-Engstand zu verhindern, aber da dieser Engstand auch bei Abwesenheit der unteren 8er auftreten kann, dürften die Weisheitszähne nur einen begrenzten Anteil für die Ätiologie des unteren Frontengstandes haben.

In bestimmten Fällen kann weiterer Platz durch folgende Maßnahmen gewonnen werden:

1 Expansion (nur im Oberkiefer bei einem Kreuzbiß, ansonsten ist die Expansion nicht stabil);
2 Distalisation des oberen Seitenzahnsegmentes (s. S. 146);
3 Reduktion der Breite der Zähne von approximal (LLS nur bei Erwachsenen mit weniger als 2 mm Engstand).

Extraktion der ersten bleibenden Molaren

Die ersten bleibenden Molaren sind niemals die Zähne der Wahl für eine Extraktion, da, selbst wenn sie zu einem optimalen Zeitpunkt entfernt werden, eine gute spontane Ausformung der übrigen Zähne wenig wahrscheinlich ist. Wenn bei einem Kind jedoch eine zweiflächige oder mehrflächige Restauration eines ersten Molaren vonnöten ist, sollte die Langzeitprognose Berücksichtigung finden. Eine zeitgerechte Extraktion in Verbindung mit kieferorthopädischer Behandlung mag in so einem Fall für das Kind die bessere Lösung sein als chirurgische Versuche, einen hoffnungslosen Molaren zu restaurieren. Wichtige Punkte dabei sind die folgenden:

- Überprüfen Sie, ob die übrigen Zähne angelegt sind und in einer guten Position stehen. Wenn nicht, sollte die Extraktion eines unteren 6ers in dem betroffenen Quadranten vermieden werden.
- Im Unterkiefer ist eine gute spontane Ausrichtung der Zähne wahrscheinlicher nach einer 6er-Extraktion, wenn die 7er bereits die Bifurkation ausgebildet haben und zweitens der Winkel zwischen dem 7er und 6er unter 30° ist, drittens die 7er Krypten die Wurzeln der unteren 6er überlappen.
- Im Oberkiefer besteht eine stärkere Mesialwanderungstendenz, deshalb ist die Zeitwahl beim Verlust eines oberen 6ers weniger kritisch.
- Ermessen Sie die Prognose der übrigen ersten Molaren. Sollten diese Zähne alle schon Restaurationen aufweisen, dann ist wahrscheinlich die Extraktion aller vier ersten Molaren indiziert. Wenn nur ein oberer 6er eine ungünstige Langzeitprognose hat, sollte im Unterkiefer der entsprechende Zahn nicht extrahiert werden. Wenn ein Unterkiefer-6er eine schlechte Prognose hat, ist es ratsam, den gegenüberliegenden oberen 6er zu extrahieren, da es ansonsten zu einer Extrusion dieses Zahnes kommt; außerdem sollte die Mesialwanderung des unteren 7ers verhindert werden. Bei einer Klasse-I-Verzahnung und einem unteren Engstand sowie bei einer Klasse-II-Verzahnung müssen die oberen 6er erhalten werden, bis die oberen 7er durchgebrochen sind. Sie sollten durch eine Apparatur zurückgehalten werden und der gewonnene Platz sollte ausgenutzt werden. Bei Klasse-III-Fällen und oberen 6ern mit schlechter Prognose sollte man versuchen, diese solange zu erhalten, bis eine korrekte Frontzahnrelation eingestellt ist. In den Fällen, in denen die unteren 6er eine schlechte Prognose haben, sollte man den optimalen Zeitpunkt zur Extraktion wählen, um den Lückenschluß zu unterstützen. Wenn keine Engstände vorliegen, sollte die Extraktion der 6er vermieden werden, da dann der Lückenschluß sich oftmals schwierig gestaltet. Die Extraktion der ersten Molaren verbessert Engstände im bukkalen Segment, hat aber nur geringe Effekte auf die labialen Segmente, wenn es dort zu Engständen kommt. Die Impaktation der Weisheitszähne ist weniger wahrscheinlich, aber trotzdem nicht unmöglich.
- Sind beim Kind die ersten Molaren in einem schlechten Zustand, sollte man daran denken, daß die Prämolaren in einem ähnlichen Zustand sein können, sollte das Kind nicht plötzlich eine geringere Kariesrate aufweisen.

Distalisation der oberen Seitenzahnsegmente

Dies wird häufig als eine Alternativmethode zur Extraktion angesehen, aber in der Praxis kommt es oft zu einer Verlagerung der Engstände nach hinten, wobei sich die Notwendigkeit für die Entfernung des 7ers oder 8ers ergibt. Sie ist nur im Oberkiefer anwendbar und zwar bei folgenden Situationen:

- Bei einer Klasse I mit einem geringen Engstand im Oberkiefer oder bei einer Klasse II/1 mit einem gut ausgeformten Unterkieferzahnbogen, wobei die Molaren in weniger als einer Prämolarenbreite in Klasse II stehen.
- Wenn die Extraktion der oberen ersten Prämolaren nicht genügend Platz ergibt, um den Oberkiefer auszuformen.

Die Distalisation kann entweder durch eine En-masse-Apparatur erreicht werden oder bei EOT direkt durch Bänder auf den oberen 6ern. Während der Distalisation der oberen 6er ist eine geringe Expansion ebenfalls notwendig. Die Erfolge sind bei einem im Wachstum befindlichen Kind größer. Man kann ungefähr eine halbe PB-Distalisation innerhalb von drei bis vier Monaten erwarten.

Lücken

Ein genereller Platzüberschuß ist entweder durch eine Hypodontie oder durch eine Diskrepanz zwischen Zahngröße und Kiefergröße bedingt. Denken Sie daran, daß Hypodontie mit kleinen Zahngrößen korreliert ist (s. S. 68). Die Behandlung dieses Problems ist schwierig und ein rein kieferorthopädischer Ansatz hat eine hohe Rückfallquote und braucht eine sehr lange Retentionszeit. In weniger schwierigen Fällen versuchen Sie Ihren Patienten darin zu unterstützen, die Situation zu akzeptieren. Bei schweren Fällen ist es notwendig, kombinierte kieferorthopädische und restaurative Behandlungsmaßnahmen durchzuführen. Dazu kann die Anwendung von Kompositmaterialien notwendig sein, um die Zahnbreite zu vergrößern und ggf. eine kieferorthopädische Behandlung, um Platz für eine prothetische Versorgung zu schaffen.

Medianes Diastema

Die Prävalenz ist im sechsten Lebensjahr 98%, im elften Lebensjahr 49%. Zwischen dem 12. und 18. Lebensjahr 7%.

Ätiologie: Kleine Zähne in großem Kiefer, fehlende oder tütenförmige 2er können die Ursache sein. Mittellinien S, Proklination der ULS oder physiologisches Diastema verursacht durch den Durchbruchsdruck auf die oberen Schneidezahnwurzeln während des Durchbruchs der Eckzähne, oder verursacht durch ein Frenulum.

Beim Neugeborenen ist das Lippenbändchen mit der Papilla incisiva verbunden. Durch den Durchbruch der oberen 1er zieht sich das Bändchen zurück, aber dies ist dann unwahrscheinlicher, wenn der Oberkiefer Platzüberschuß aufweist. Ein Frenulum trägt in den folgenden Fällen zu einem Diastema mediale bei:

- Der Zug am Frenulum bewirkt ein Abblassen der Papilla incisiva,
- im Röntgenbild ist eine V-förmige Einziehung im Knocheninterdentalraum zwischen den 1ern am Ansatz des Bändchens zu erkennen,
- wenn die übrigen Zähne im Engstand stehen.

Management: Unbedingt Röntgenbild anfertigen, um das Vorhandensein eines Mesiodens auszuschließen.

1. Vor Durchbruch der OK-3er: Ist das Diastema kleiner als 3 mm, so sollte man bis zum vollständigen Durchbruch der 3er nur kontrollieren, da es sich meist von selbst schließt. Über 3 mm kann die Lücke aktiv geschlossen werden, um Platz für die durchbrechenden 3er zu schaffen, man muß jedoch aufpassen, daß es nicht zu Resorptionen der Wurzeln der 2er durch die Kronen der 3er kommt. Wenn die Schneidezähne nur nach distal gekippt sind, kann man eine herausnehmbare Apparatur verwenden, sonst festsitzend retinieren.
2. Nach Durchbruch der OK-3er: Aufgrund der hohen Rezidivrate ist bei einem kieferorthopädischen Lückenschluß eine längere Retentionszeit nötig. Wenn das Frenulum klar erkennbar ein wesentlicher ätiologischer Faktor ist, sollte es während des Lükkenschlusses entfernt werden. Trotzdem retinieren. Die sicherste Methode besteht darin, die Breite der OK-1er und -2er zu

messen; wenn sie schmaler als der Durchschnitt (1er = 8,5 mm; 2er = 6,5 mm) sind, sollte man die Lücken durch Komposit-Aufbauten schließen. Ist die Zahnbreite normal und ist keine sonstige kieferorthopädische Behandlung nötig, raten Sie dem Patienten, sich mit dem Diastema abzufinden.

Bukkal verlagerte Oberkiefereckzähne

▶ Die Breite der oberen 3er ist größer als die Breite der oberen 4er, und diese ist wiederum größer als die Breite der III-er.

Die oberen 3er sind normalerweise die Zähne, die als letzte durchbrechen. Liegt im Oberkiefer ein Engstand vor, dann können die 3er nach bukkal in ihre normale Position gepreßt werden, in diesen Fällen besteht Platzbedarf für die normale Einordnung der Zähne. Normalerweise sind die oberen 4er die Zähne der Wahl für eine Extraktion. Wenn dies erforderlich ist, dann sollte der Extraktionszeitpunkt kurz vor dem Durchbruch der oberen 3er gewählt werden. Liegt genügend Platz vor, dann ist es ausreichend, den Patienten zu kontrollieren – ansonsten muß eine kieferorthopädische Apparatur eingesetzt werden. Lassen Sie sich nicht dazu verleiten, einen durchbrechenden Zahn zu distalisieren, da er durch eine Feder intrudiert wird.

Die effektivste Feder von bukkal ist im Diagramm auf der gegenüberliegenden Seite dargestellt. Sie sollte aus 0,5 mm starkem Draht bestehen, um leichter zu sein.

Die Feder wird dadurch aktiviert (um eine halbe Zahnbreite), indem der Loop in die Richtung gedreht wird, in die die Bewegung gewünscht wird.

In seltenen Fällen kann ein Eckzahn sich zu weit vorn oberhalb der Wurzeln der 2er entwickeln. In diesem Falle wird eine langwierige kieferorthopädische Behandlung notwendig sein, und oftmals wird ein schlechter Gingivalrand erzielt, bedingt durch einen Mangel an attached Gingiva.

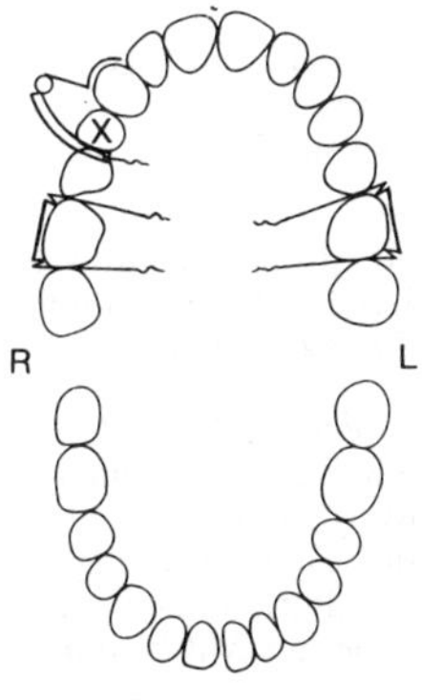

Obere herausnehmbare Apparaturen zur Retraktion und Palatinalbewegung eines oberen 3ers mit einem von bukkal ansetzenden Retraktor aus 0,5 mm starkem Draht, Adams-Klammern bei den oberen 6ern aus 0,7 mm dickem Standardstahldraht.

Palatinal verlagerte Oberkiefereckzähne

▶ Frühzeitige Erkennung ist notwendig. Die Breite der oberen 3er ist größer als der oberen 4er und diese wiederum größer als die Breite der oberen Milch-3er.

Prävalenz bis zu 2%. In 17–25% der Fälle beidseitiges Auftreten; bei Mädchen häufiger als bei Jungen.

Ätiologie: Der Oberkiefereckzahn entwickelt sich palatinal des Milcheckzahnes und bewegt sich dann labial während des Durchbruches entlang der distalen Seite der Wurzel des oberen 2ers. Die Ätiologie ist nicht vollständig geklärt, aber die bisherigen Erkenntnisse lassen darauf schließen, daß ein Mangel an Führung während des Durchbruches der Grund für das gemeinsame Vorkommen mit nicht angelegten oder verkürzten 2er-Wurzeln darstellt.[4]

Prävention: Eine frühzeitige Erkennung kann eine Maßnahme erlauben. Bei der Untersuchung eines jeden Kindes über 9 Jahre sollten die 3er palpiert werden.

Liegt eine Einziehung vor oder eine Asymmetrie zwischen den beiden Seiten, sind weitere Untersuchungen notwendig. Die Extraktion eines Milchzahnes kann in einer Verbesserung der Lage des oberen 3ers resultieren, aber dadurch wird verhindert, daß die Möglichkeit eines Erhaltes des Milch-Eckzahnes gegeben ist für den Fall, daß eine Verbesserung der Position des oberen bleibenden 3ers nicht möglich sein sollte[5].

Behandeln Sie nur solche Fälle, wo eine Reposition des Milchzahnes schon vorliegt und wo der bleibende 3er nicht so sehr disloziert ist. Alle schwereren Fälle sollten Sie an einen Spezialisten überweisen.

Untersuchung: Klinische Untersuchung durch Palpation, durch Beurteilung der Inklination der oberen 2er und durch Röntgenaufnahme. Ein OPG und zwei intraorale Aufnahmen geben gute Hinweise (Parallaxenverschiebung). Berücksichtigen Sie auch die Position und die Prognose der benachbarten Zähne (auch der Milch-Eckzähne); berücksichtigen Sie Malokklusion und den verfügbaren Platz.

Management: Sollte der Eckzahn nur sehr leicht nach palatinal verlagert sein oder zwischen 2er und 4er impaktiert sein, dann sollte alleinige Platzbeschaffung zum Durchbruch führen. In der Mehrzahl der Fälle einer Palatinalverlagerung von Eckzähnen jedoch kommt es zu keinem spontanen Durchbruch, so daß hoffnungsvolles Beobachten und Abwarten nur zu einem älteren Patienten führt, der weniger kooperativ ist, um eine langwierige weitere Behandlung durchzuführen, die dann notwendig sein wird, um den Zahn einzuordnen. Folgende Alternativen sind denkbar:

1 Interzeptive Extraktion des Milchzahnes während des Wechselgebisses (s. o.).

2 Halten des Milcheckzahnes und röntgenologische Überwachung des nicht durchgebrochenen Eckzahnes.

3 Kein RX, wenn 2er und 4er Kontakt zueinander haben und die Erscheinung zufriedenstellend ist, oder wenn der Patient andere

Behandlungsmöglichkeiten ablehnt. Auch hier sollte der nicht durchgebrochene Zahn weiterhin beobachtet werden.

4 Freilegung und kieferorthopädische Einordnung nur, wenn gute Erfolgsaussichten bestehen, wenn
   a) die Krone des Eckzahnes nicht weiter zur Mittellinie gewandert ist als bis zum halben Weg zum 1er der gleichen Seite (dies ist die Grenze für die kieferorthopädische Einordnung);
   b) wenn genügend Platz für den 3er vorhanden ist oder geschaffen werden kann;
   c) wenn der Patient einverstanden ist, eine chirurgische Maßnahme durchführen zu lassen und eine länger dauernde kieferorthopädische Behandlung (normalerweise über 2 Jahren) in Kauf zu nehmen.

   Der Ablauf ist folgender: Platzbeschaffung – Freilegung und Durchbruch des Zahnes für 3 Monate und dann kieferorthopädische Einordnung in den Zahnbogen. Festsitzende Apparaturen sind normalerweise für ein gutes Ergebnis notwendig.

5 Transplantation ist keine Sofortlösung, da Platzbeschaffung notwendig ist, um den 3er einordnen zu können und dies apparative Maßnahmen und/oder Extraktionen erfordert. Schlechte Langzeitresultate sind berichtet worden, so daß nur ca. ein Drittel der Zähne nach 10 Jahren noch in Funktion ist[6]. Neuerdings hat man die Wichtigkeit einer kurzen Schienungszeit (1–2 Wochen) und einer Wurzelfüllung innerhalb der ersten drei Wochen nach Transplantation bei geschlossenem Foramen apicale erkannt.

Resorption: Nicht durchgebrochene und impaktierte Eckzähne können die Ursache für Resorptionen der Wurzeln der oberen Inzisivi darstellen. Dazu ist es notwendig, daß der Eckzahn direkt auf die Wurzelspitze des Zahnes durchbricht. Wird dies im Röntgenbild festgestellt, sollte man schnell den Rat eines Spezialisten einholen. Die Extraktion des Eckzahnes kann notwendig werden, um die Resorption zu begrenzen. Sollte die Resorption jedoch schon weit fortgeschritten sein, ist die Entfernung des betroffenen Schneidezahnes vorzuziehen, um dann den Eckzahn durchbrechen zu lassen. Transpositionen betreffen immer einen Eckzahn. Im Oberkiefer ist normalerweise der 3er mit dem 4er vertauscht, im Unterkiefer mit dem 2er.

Vergrößerter Overjet

Wann ist der Overjet vergrößert? Dies ist Ansichtssache, aber vorausgesetzt, daß die Zahnbögen gut ausgeformt sind, ist ein Overjet bis 6 mm akzeptabel. Sollte eine Behandlung aus anderen Gründen notwendig sein, sind bis zu 4 mm akzeptabel.

Ätiologie

Skelettales Muster: Ein vergrößerter Overjet kann zusammen mit einer Klasse I, II oder sogar bei einer Klasse III auftreten. Bei Klasse-II-Fällen liegt die Ursache oft in einem normal ausgeformten Oberkiefer, der als ganzes in Relation zur Schädelbasis zu weit hinten eingebaut ist. Seien Sie vorsichtig bei Patienten mit stark abweichenden vertikalen Proportionen, da sie sehr schwierig zu behandeln sind.

Weichgewebe: Die Auswirkungen des Weichgewebes sind normalerweise durch das sklettale Muster bestimmt, da mit zunehmender Diskrepanz die Wahrscheinlichkeit für einen kompetenten Lippenschluß abnimmt. Bei inkompetentem Lippenschluß ist die Art und Weise, wie ein Lippenschluß dennoch erreicht wird, ausschlaggebend für die Position der Schneidezähne. Das bedeutet: Wenn z. B. die Unterlippe hinter den oberen Schneidezähnen liegt, kann dies die Ursache für einen vergrößerten Overjet sein. Können die Inzisivi jedoch so retrahiert werden, daß zum Behandlungsabschluß die Lippen korrekt liegen, dann ist die Prognose für ein stabiles Ergebnis gut. Dies ist weniger wahrscheinlich, wenn die untere Gesichtshöhe vergrößert ist und die Unterlippe hinter den oberen Schneidezähnen liegt, da sie dann deren Stellung nach der Overjet-Reduzierung nicht halten kann. Die Weichgewebe können auch dazu beitragen, das sklettale Muster zu mildern, in dem die unteren Inzisivi protrudiert und/oder die oberen retrudiert werden.

Dentale Faktoren: Engstände tragen zu einem vergrößerten Overjet bei. Wenn sie beseitigt werden, wird die Stabilität verbessert. Fingerlutschen kann eine Ursache für die Protrusion der oberen Frontzähne und den Steilstand der unteren Frontzähne sein; dies wird sich aber von selbst zurückbilden, sobald diese Angewohnheit aufgegeben wird, sofern nicht das Weichgewebe dies verhindert.

In der Mehrzahl der Fälle wird das skelettale Muster den Schwierigkeitsgrad der Behandlung bestimmen, aber das Weichgewebe hat einen Einfluß auf die Stabilität des Endresultates.

Stabilität bei der Beseitigung des Overjet

Sofern die Frontzähne bei ihrer Retraktion in einer Position liegen, die von der Unterlippe unterstützt wird, ist die Stabilität kein großes Problem. Trotzdem ist eine Retention normalerweise notwendig, damit sich desmodontale Fasern und das Weichgewebe adaptieren können. Jedoch wird eine verlängerte Retentionszeit ein primär instabiles Ergebnis nicht endgültig stabilisieren können. Ein häufiger Fehler besteht darin, die Behandlung zu beenden, bevor der Overjet reduziert ist – oder vollständig reduziert ist – und ein kompetenter Lippenschluß erreicht worden ist. Sofern der

Patient wieder dazu übergeht, die Unterlippe hinter die Oberkieferzähne zu legen, ist es wahrscheinlich, daß die sagittale Stufe wieder zunimmt.

Behandlung eines vergrößerten Overjets

(Siehe auch Kapitel Funktionskieferorthopädische Apparaturen, S. 184)

Prinzipien

1 Platzbeschaffung für die Reduktion der sagittalen Stufe und zum Auflösen von Engständen.
2 Verminderung des Overbite vor Verminderung des Overjet (S. 160).
3 Overjet-Reduktion durch Kippen mit herausnehmbaren Apparaturen oder durch körperliche Zahnbewegung, festsitzende Apparaturen.

Skelettales Muster Klasse I oder leichte Klasse II

Die Stabilität der Verringerung der sagittalen Stufe wird mit dem Alter größer, da die Lippenfunktion ausreift, und die Lippen vom Patienten zusammengehalten werden. Eine Frühbehandlung braucht meist eine verlängerte Retention. Sofern nicht eine funktionskieferorthopädische Apparatur indiziert ist, ist es ratsam, mit der Reduktion der sagittalen Stufe zu warten, bis die bleibenden Zähne vollständig durchgebrochen sind. Sofern die vergrößerte sagittale Stufe auf eine Protrusion der Oberkieferfront und nicht auf eine Retrusion der Unterkieferfront zurückzuführen ist, kann die Mehrzahl der Patienten dieser Gruppe mit einer herausnehmbaren Apparatur behandelt werden.

Bei einem Patienten mit Klasse II/1 mit einem mäßigen Engstand ist folgender Behandlungsablauf möglich:

1 Einsetzen einer herausnehmbaren Apparatur mit palatinalen Fingerfedern zur Retraktion der OK-3er. Adamsklammern an den oberen 6ern und einem langen Labialbogen von 6 bis 6 sowie einem frontalen Aufbiß zur Reduzierung des Tiefbisses.
2 Sobald sich der Patient an die Apparatur gut adaptiert hat, Extraktion der oberen 4er.
3 Retraktion der oberen 3er mit einer Klasse-I-Relation zu den unteren 3ern.
4 Einsetzen einer neuen Apparatur zur Reduktion der sagittalen Stufe (oder Einfügen von Federn an den Labialbogen).
5 Retention normalerweise 3–6 Monate ganztags, dann weitere 3–6 Monate nachts.

Gleich nach der Entfernung der unteren 4er wird es zu einer spontanen Verbesserung der Ausformung der Unterkieferfront kommen, sofern der Patient noch im Wachstum ist und die unteren 3er nach mesial geneigt sind (sofern nicht eine festsitzende Apparatur indiziert ist). Sollte im Unterkiefer kein Engstand vorliegen, so kann man entweder eine Distalisation der oberen Seitenzahnsegmente (S. 146) oder eine funktionelle Behandlung (s. S. 184) oder die alleinige Extraktion im Oberkiefer in Betracht ziehen.

Mäßige oder starke Klasse II

Folgende Behandlungsansätze sind möglich:

1 Beeinflussung des Wachstums. Entweder durch Hemmung des Oberkieferwachstums mit dem Headgear oder bei Förderung des Unterkieferwachstums mit einer kieferorthopädischen Apparatur.

2 Orthodontische Maßnahmen. Extraktion im Oberkiefer und körperliche Zahnbewegung im Unterkiefer. Dies erfordert festsitzende Apparaturen für ein gutes Behandlungsergebnis.

3 Chirurgische Korrektur.

Da während des Teenageralters das Wachstum des Unterkiefers dominiert, kann bei der Klasse II ein größerer Teil der Behandlung allein orthodontisch erfolgen als dies bei der Klasse III möglich ist. Forschungsergebnisse wiesen darauf hin, daß die Möglichkeiten, das Wachstum zu beeinflussen, begrenzt sind. Jedoch ist es in der Praxis so, daß auch kleine Maßnahmen helfen, die Mehrzahl der Fälle der Kinder im Wachstumsalter in dieser Kategorie durch eine Kombination der Ansätze 1 und 2 bei der Beeinflussung des Wachstums durch orthodontische Maßnahmen zu behandeln. Dies sieht dann so aus, daß meist eine Initialphase mit funktionskieferorthopädischen Apparaturen durchgeführt wird und bei den bleibenden Zähnen dann mit festsitzenden Geräten und/oder Extraktionen gearbeitet wird.

Erwachsene, deren skelettales Muster nicht zu stark von der Norm abweicht, können durch alleinige orthodontische Maßnahmen behandelt werden. Liegt jedoch ein schweres skelettales Problem zugrunde – oder eine sehr starke sagittale Stufe – dann bleibt häufig als einzige Möglichkeit die Operation.

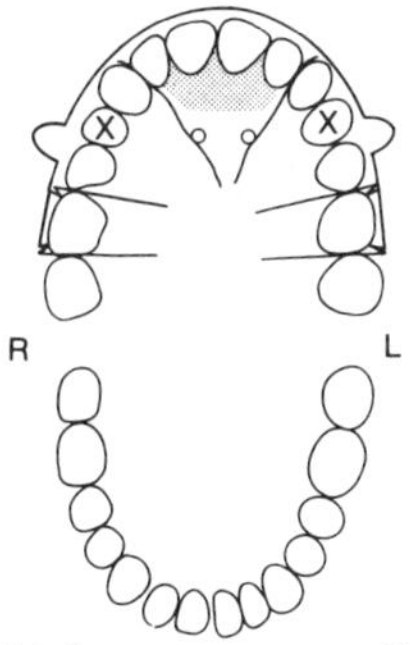

Herausnehmbare Oberkieferapparatur zur Retraktion der oberen Eckzähne.
Palatinale Fingerfedern für die oberen Eckzähne aus 0,5 mm starkem Standardstahl.
Adamsklammern an den oberen 6ern aus 0,7 mm Standardstahl.
Langer Labialbogen von Oberkiefer-6er zu Oberkiefer-6er 0,7 mm Standardstahl.
Glatter vorderer Aufbiß bis zur halben Höhe der oberen 1er.

Tiefbiß (vergrößerter Overbite)

Im Normalfall bedecken die oberen Frontzähne ein Drittel oder die Hälfte der unteren Frontzähne. Es ist praktisch, den Overbite danach zu beurteilen, ob er vergrößert, verkleinert oder normal ist, anstatt mit einem mm-Maß dies auszumessen. Ein vergrößerter Overbite tritt gemeinsam mit einer Klasse-II/2-Frontzahnrelation auf, an der typischerweise die oberen 1er steil stehen und die oberen 2er protrudiert sind, worin sich auch ihre Beziehung zur Unterlippe ausdrückt. Der Overbite kann jedoch auch bei Klasse-III- und Klasse-II/1-Malokklusion vergrößert sein. Eine alleinige Vergrößerung des Overbites per se ist keine Indikation zur Behandlung, sofern es nicht zu einem traumatischen Tiefbiß kommt. Dies ist relativ selten, jedoch ist die Reduktion des Overbite oftmals zur Korrektur anderer Anomalien notwendig.

Bei Klasse-III-Fällen ist eine Vergrößerung des Overbite häufig vorteilhaft, da er dazu beiträgt, eine korrekte Position der Inzisivi stabil zu halten.

Ätiologie: Ein vergrößerter Overbite tritt dadurch auf, daß die Schneidezähne während des Durchbruches die Möglichkeit haben, aneinander vorbei durchzubrechen, bedingt durch eine Kombination der folgenden Faktoren:
- Verkleinerte Gesichtshöhe,
- hohe obere Lippenlinie,
- steilstehende Inzisivi,
- vergrößerter Interinzisalwinkel.

Der normale Interinzisalwinkel beträgt 135°. Der höchste akzeptable Wert liegt bei 145°. Oberhalb dieses Wertes wird der Tendenz der unteren Schneidezähne durchzubrechen nicht mehr ausreichend entgegengewirkt.

Ansätze zur Reduktion des Overbite:

1 *Extrusion der Molaren.* Eine passive Extrusion der unteren Molaren tritt ein, wenn eine herausnehmbare Apparatur mit einem Aufbiß in der Front getragen wird. Eine aktive Extrusion der Molaren kann in beiden Kiefern durch festsitzende Apparaturen erfolgen. Sofern der Patient nicht ein vertikales Wachstumsmuster hat, um diese vergrößerte vertikale Dimension unterzubringen, werden die Molaren jedoch wieder reintrudieren, da die Okklusionskräfte nach Herausnahme der Apparatur eine Intrusion bewirken. Dieser Behandlungsansatz hat deshalb bei Erwachsenen nur eine geringe Wirkung.

2 *Intrusion von Frontzähnen.* Diese ist schwierig, denn sie erfordert den Einsatz festsitzender Apparaturen und in den meisten Fällen kommt es hauptsächlich zur Extrusion der Seitenzahnsegmente. Man kann einen Highpull-Headgear anwenden, der über J-Haken an den Oberkieferbogen befestigt ist, um die oberen Schneidezähne zu halten, während der Rest des Gesichtes vertikal nach unten wächst.

3 *Protrusion der unteren Inzisivi.* Diese ist nur dann stabil, wenn die LLS hinter der ULS liegt. Herausnehmbare Apparaturen bewirken oft eine spontane Protrusion der unteren Inzisivi. Eine aktive Protrusion sollte nur von einem erfahrenen Kieferorthopäden durchgeführt werden, der in der Lage ist, die Fälle, in denen dies indiziert ist, festzustellen.

4 *Chirurgie.* Dieser Behandlungsansatz sollte nur als letzte Möglichkeit in Betracht gezogen werden. Aber ein Mangel an vertikalem Wachstum bei Erwachsenen läßt dies oft als einzige Alternative bei schweren Fällen erscheinen.

Stabilität der Tiefbißbehandlung: Sie ist abhängig von der Beseitigung der ätiologischen Faktoren, aber eine geringe untere Gesichtshöhe und eine hohe Unterlippenlinie können nur dann verändert werden, wenn das Wachstum günstig ist. Eine Verringerung des Interinzisalwinkels ist notwendig, um einen weiteren Durchbruch der Frontzähne zu beenden, aber dazu müssen mit festsitzenden Apparaturen die Apizes der Inzisivi nach lingual gelegt werden.

Behandlung des Tiefbisses

Klasse II/2: Bei einer geringen Klasse II/2 kann es ratsam sein, den vergrößerten Overbite zu akzeptieren und sich in der Behandlung darauf zu beschränken, Engstände zu beseitigen und die Zähne gut auszurichten sowie den Zahnbogen gut auszuformen. Es empfiehlt sich häufig, einen geringen Unterkieferengstand hinzunehmen, da es nach Extraktion oft zu einer lingualen Kippung der unteren Schneidezähne kommt, und dies führt wiederum zu einer Vertiefung des Bisses. In diesen Fällen kann das Behandlungsziel darin bestehen, lediglich die Oberkieferfront – den Oberkiefer – auszuformen. Wenn die oberen 2er nach mesial und labial rotiert sind, ist eine festsitzende Apparatur zur T-Rotation notwendig, ebenfalls muß die Retentionszeit verlängert werden. Sofern eine festsitzende Apparatur nicht aus anderen Gründen notwendig ist, ist es einfacher, eine geringe Rotation der oberen 2er zu akzeptieren. Fälle, bei denen genügend Engstand vorliegt, um eine Prämolarenextraktion zu rechtfertigen (im Unterkiefer), und Fälle mit einem mäßigen oder schweren Tiefbiß werden am besten mit festsitzenden Apparaturen behandelt, indem der Lückenschluß durch Mesialisation der Seitenzähne erfolgt.

Ist die Reduktion des Overbite notwendig, dann muß auch der Interinzisalwinkel reduziert werden, um ein stabiles Ergebnis zu gewährleisten. Normalerweise sind festsitzende Apparaturen dafür notwendig, aber bei wachsenden Patienten mit einer skelettalen Klasse II und ohne oder bei nur geringen Engständen besteht ein alternativer Behandlungsansatz in der Protrusion der unteren Frontzähne mit einer herausnehmbaren Apparatur und nachfolgender Anwendung einer funktionskieferorthopädischen Apparatur.

Klasse II/1: Die Reduzierung des Overbites ist notwendig, bevor der Overjet reduziert werden kann. Wird mit herausnehmbaren Apparaturen behandelt, sollte die Verringerung des Überbisses mit Hilfe eines kleinen Aufbisses erfolgen, während die Eckzähne retrahiert werden. Ein frontaler Aufbiß sollte bei jedem Behandlungsbesuch überprüft werden; wenn die Unterkiefermolaren Kontakt mit dem Gegenkiefer erreicht haben, kann etwas selbsthärtender Kunststoff erneut aufgetragen werden. Sollte sich die Beseitigung des vergrößerten Overbite allzusehr verzögern, muß überprüft werden, ob der Patient die Apparatur auch während der Mahlzeit trägt.

Bei einigen Patienten (besonders bei solchen mit einer verringerten unteren Gesichtshöhe) wird die Intrusion der Schneidezähne mit Hilfe einer festsitzenden Apparatur notwendig sein. Man macht jedoch keinen Fehler, wenn man zunächst einen frontalen Aufbiß anwendet.

Klasse III (S. 164): Eine Reduzierung des Overbite bei der Klasse III sollte vermieden werden, da dieser zur Stabilität einer korrekten Verzahnung der Frontzähne beiträgt.

Retention: Sofern die Relation der Frontzähne zueinander verändert worden ist, sollte im Idealfall die Retention bis zum Abschluß des Wachstums durchgeführt werden. Dies ist bei den meisten Patienten jedoch nicht zu praktizieren.

Frontoffener Biß

Zu einem frontoffenen Biß kann es bei Klasse I, II und III kommen.

Ätiologie: Entweder skelettal, stärkeres vertikales als horizontales Wachstum (vergrößerte untere Gesichtshöhe und/oder vergrößerte MMPA) oder umweltbedingt, schlechte Angewohnheiten, Zungenpressen, iatrogen oder eine Kombination. Wenn der Abstand zwischen Ober- und Unterkiefer so weit vergrößert ist, daß selbst bei vollem Durchbruch der Schneidezähne diese keinen Kontakt zueinander haben, resultiert ein frontoffener Biß. Dieser ist oft mit einem inkompetenten Lippenschluß verbunden. Der frontoffene Biß kann auch dadurch verstärkt werden, daß zur Abdichtung des Mundes Zunge und Lippen in Kontakt treten. Es kommt häufig zum Zungenpressen und dies führt dazu, daß der frontoffene Biß bestehenbleibt, oft auch, nachdem das Zungenpressen abgewöhnt wurde. Auch eine lokale Wachstumshemmung des Oberkiefers beispielsweise bei Lippen-, Kiefer-, Gaumenspalten kann zu einem frontoffenen Biß führen.

Die Behandlung ist meistens schwierig mit Ausnahme der Fälle, die im wesentlichen auf ein Habit zurückzuführen sind. Daher sollte man die Patienten zu Spezialisten überweisen.

Skelettal offener Biß: In leichten Fällen genügt es, die Zahnbögen auszuformen und das Ergebnis zu akzeptieren – oder man kann versuchen, die vertikale Entwicklung des Oberkiefers und der oberen Molaren mit Hilfe eines Headgears oder einer funktionskieferorthopädischen Apparatur mit Aufbissen zu hemmen. Die Extrusion der Schneidezähne ist instabil. Bei stärkeren skelettal bedingten offenen Bissen bleibt als einzige Therapiemaßnahme die Operation, aber selbst diese ist rezidivgefährdet.

Offener Biß durch Habits: Am besten wartet man, bis die Habits von selbst unterlassen werden, jedoch nicht, wenn andere behandlungsbedürftige Anomalien vorliegen.

Nachdem mit dem Habit aufgehört wurde, sollte sich normalerweise der Biß innerhalb von drei Jahren schließen, sofern nicht Weichgewebe eingelagert wird oder der offene Biß skelettalen Ursprunges ist.

Therapie bei Zungenpressen: Keine.

Hinweise für Patienten mit einer verstärkten vertikalen Dimension und einem verringerten Overbite oder einem offenen Biß:

- Molaren sollten nicht extrudiert werden, es sollte also kein Zervikal-Pull-Headgear an den oberen 6ern befestigt werden.
- Herausnehmbare Apparaturen sollten keinen frontalen Aufbiß haben.
- Es sollte vermieden werden, den Oberkiefer zu expandieren, da dadurch die palatinalen Höcker der Seitenzähne extrudiert werden und der Biß sich weiter öffnet. Eine Extraktion von Molaren führt nicht zum Schließen des Bisses. Ein Lückenschluß tritt bei Patienten mit einer vergrößerten unteren Gesichtshälfte und einer vergrößerten MMPA schneller ein.

Umgekehrter Überbiß

Wir beschäftigen uns in diesem Kapitel nur mit Fällen, bei denen mehr als zwei Zähne im umgekehrten Überbiß stehen – also Klasse-III-Fälle. Die Behandlung von einem oder zwei Zähnen im Kreuzbiß wird auf Seite 168 beschrieben.

Ätiologie

Skelettal bedingter umgekehrter Überbiß: Normalerweise liegt dem umgekehrten Überbiß ein Klasse-III-Wachstumsmuster zugrunde, dabei ist entweder der Unterkiefer zu groß und/oder der Oberkiefer zu weit distal eingebaut. Bei der Klasse III können verschiedene vertikale Muster vorliegen; Kreuzbisse sind entweder durch einen großen Unterkiefer oder durch die anteriore Position des Unterkiefers im Vergleich zum Oberkiefer bedingt.

Weichgewebe: Die Bemühungen der Patienten, einen Mundschluß zu ereichen, führen oft zu einer dentoalveolären Kompensation, also zu einer Retrusion der unteren Frontzähne und einer Protrusion der oberen Frontzähne. Dadurch ist die Diskrepanz im Frontzahnbereich oftmals weniger stark ausgeprägt als das zugrunde liegende skelettale Muster.

Engstände: Diese sind meist im Oberkiefer stärker ausgeprägt als im Unterkiefer.

Befund (S. 130): Beachten Sie folgendes:

- Die Ansicht des Patienten über die Erscheinung seines Gesichtes (seien Sie taktvoll!).
- Ausmaß der skelettalen Abweichung.
- Ausmaß der dento-alveolären Kompensation. Sollten die oberen Inzisivi schon stark gekippt sein, ist eine weitere Kippung unerwünscht.
- Ausmaß des Overbites. Zu bedenken ist, daß eine Kippung der Oberkieferfront den Overbite verringert und eine Aufrichtung der Unterkieferfront ihn vergrößert.
- Überprüfen Sie, ob ein Schneidekantenkontakt möglich ist. Wenn nicht, ist keine einfache Behandlung möglich.

Behandlungsplanung siehe S. 136.

▶ Klasse-II-Anomalien verschlechtern sich während des Wachstums.

▶ In schwierigen Fällen sollte ein Spezialist zu Rate gezogen werden, bevor man die Behandlung beginnt oder Zähne extrahiert, denn wenn eine operative Behandlung notwendig wird, bedeutet die dazu nötige Dekompensation die entgegengesetzte Behandlung der rein kieferorthopädischen Kompensation.

Die Hauptfaktoren zur Bestimmung des Behandlungsansatzes sind die skelettale Abweichung und der Overbite.

Skelettales Muster	Normaler oder vergrößerter Overbite	Verkleinerter Overbite
gering bis normal	Kippung der Oberkieferfront	akzeptieren
mäßig	Festsitzende Apparatur zur Kippung der OK-Front und Aufrichtung der UK-Front	Festsitzende Apparatur zur Aufrichtung der UK-Front ± Kippung der OK-Front mit Intrusion der Molaren
schwer	Chirurgie	ausformen und akzeptieren (wenn möglich) oder Chirurgie, aber eventuell Rezidiv

Liegt ein Kind zwischen diesen Gruppen, soll man von einem schweren Befund ausgehen, da einem das Wachstum vermutlich später recht geben wird.

Engstände beseitigen: Eine alleinige Extraktion im Oberkiefer erhöht das Risiko einer Verschlechterung der Frontzahnrelation. Es ist daher anzuraten, die Extraktion im Unterkiefer mindestens so weit vorn wie im Oberkiefer durchzuführen. Mäßige Engstände lassen sich am besten durch die Extraktion von Prämolaren behandeln. Bei der Extraktion der oberen 5er werden die 4er zur Unterstützung der oberen Frontzähne an Ort und Stelle belassen, jedoch ist es häufig im Oberkiefer zur Auflösung von Frontengständen notwendig, die oberen 4er zu extrahieren. Wenn eine herausnehmbare Apparatur lediglich zur Protrusion der oberen Frontzähne eingesetzt wird, führt die Extraktion unterer Prämolaren oft zu Lücken, die, sofern Overjet und Overbite leidlich korrekt sind, die Möglichkeit geben, eine weitere dentoalveoläre Kompensation zur Retrusion der unteren Frontzähne durchzuführen, wenn sich das Wachstum des Unterkiefers fortsetzt.

Wird eine festsitzende Apparatur zur Protrusion der oberen Front und zur Retrusion der unteren Front eingesetzt, ergibt sich ein Platzbedarf im Unterkiefer. Eine Distalisation der oberen Seitenzahnsegmente bei Klasse III behindert das Wachstum des Oberkiefers und ist unerwünscht.

Praktische Vorgehensweise

Akzeptieren: Das kann die klügste Entscheidung bei Patienten mit einer vergrößerten unteren Gesichtshöhe und einem verringerten Overbite sein. Die Therapie strebt lediglich die Ausformung der Zahnbögen an.

Protrusion der oberen Frontzähne allein: Dies ist nur bei leichten Fällen möglich, bei denen die oberen Frontzähne nicht schon protrudiert stehen und wo ein ausreichender Overbite vorhanden ist, um eine korrekte Inzisivenrelation zu erhalten. Wird am besten im Wechselgebiß durchgeführt, sofern die oberen 3er nicht labial der Wurzeln der oberen 2er liegen. Ist eine Extraktion der oberen Milcheckzähne zur Platzbeschaffung notwendig, dann ist es ratsam, gleichzeitig die unteren Milcheckzähne zu entfernen, um eine gute Eckzahnrelation einstellen zu können. Da im Wechselgebiß die Retention oftmals problematisch ist, sollte man eine herausnehmbare Apparatur mit Schrauben anwenden. Wenn der Overbite groß genug ist, ist eine Retention nicht notwendig, aber so lange die Frontzähne nicht vollständig durchgebrochen sind, sollte die Apparatur als Retainer getragen werden, bis der Overbite ausreichend ist. Oftmals ist genügend Overbite bei den oberen 1ern – aber nicht bei den oberen 2ern – vorhanden. Ist dies der Fall, so ist ein geklebter Retainer sinnvoll, jedoch nur, wenn es zu keinem weiteren Zahndurchbruch mehr kommt.

Retrusion der unteren Frontzähne und/oder Protrusion der oberen Frontzähne: Festsitzende Apparatur nötig! Sofern die Frontzähne innerhalb der neutralen Zone bewegt werden, ist ausreichende Stabilität meist gewährleistet. Der Einsatz von Klasse III-Gummizügen vom hinteren Teil des Oberkiefers zur unteren 3er-Region unterstützt die Retrusion der unteren Frontzähne. Dies führt jedoch neben der gewünschten Extrusion der Inzisivi auch zu einer Extrusion der oberen Molaren, die wiederum den Overbite reduziert. Um diesen Effekt zu minimieren, können die Gummizüge von der Mitte des Oberkieferbogens in die Gegend der unteren 3er führen.

Kieferorthopädie und kieferorthopädische Chirurgie siehe S. 188.

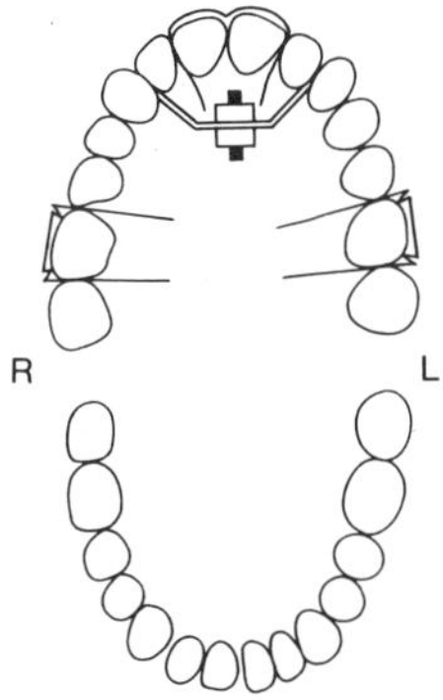

Schraubenapparatur zur Protrusion der oberen Frontzähne.
Adamsklammern für die oberen 6er aus 0,7 mm Standardstahldraht.
Southendklammern für die oberen 1er aus 0,7 mm dickem Draht Bukkalklappe.

Kreuzbiß

Kreuzbisse können frontal oder seitlich, ein- oder beidseitig, mit oder ohne Verlagerung auftreten.

Ätiologie: Kreuzbisse können skelettalen und/oder dentalen Ursprungs sein. Bei seitlichen Kreuzbissen ist die skelettale Komponente meist der wichtigste Faktor. Anterior-posteriore Diskrepanzen spielen offensichtlich eine große Rolle beim frontalen Kreuzbiß, können aber auch zu seitlichen Kreuzbissen bei Klasse II (lingualer Kreuzbiß) und Klasse III (bukkaler Kreuzbiß) führen.

Verlagerung: Das Auftreten kann durch einen vorzeitigen Zahnkontakt oder durch einen Zwangsbiß begünstigt werden und der Unterkiefer wird entweder nach vorn oder seitlich weggeschoben, um eine bessere Verzahnung zu ermöglichen. Diese neue Öffnungsbewegung wird gelernt, und der Patient schließt nach einiger Zeit direkt in die Position der maximalen Verzahnung. Um dies besser erkennen zu können, bitten Sie den Patienten, den Mundschluß durchzuführen, während er die Zunge nach hinten rollt, um mit der Zungenspitze den hinteren Teil des Gaumens zu berühren. Dabei sollten Sie den Unterkiefer zurückhalten und dann den Unterkiefer schließen lassen. Achten Sie zusätzlich auf andere Hinweise wie Mittellinienverschiebung (in der Richtung der Verlagerung), besonders bei seitlichem einseitigen Kreuzbiß. Verlagerungen sind einige der wenigen funktionellen Indikationen für eine kieferorthopädische Behandlung; es wurde gezeigt, daß Frühkontakte für Kiefergelenkbeschwerden prädisponieren[7].

Frontaler Kreuzbiß

Klasse-III-Malokklusionen sind auf S. 164 beschrieben. Die Behandlung sollte früh begonnen werden, insbesondere bei Frühkontakten, sofern ein genügender Overbite existiert, um das Resultat stabilzuhalten. Wenn nicht, ist es vermutlich am besten, abzuwarten, bis die bleibenden Zähne durchgebrochen sind, um dann mit einer festsitzenden Apparatur zu behandeln. Die Korrektur von ein oder zwei Zähnen aus dem umgekehrten Überbiß kann normalerweise mit herausnehmbaren Apparaturen durchgeführt werden; jedoch ist es notwendig, genügend Platz zur Unterbringung der Zähne im Zahnbogen zu haben (oder ihn durch Extraktion zu gewinnen). Wenn bei der herausnehmbaren Apparatur eine Kraft zur Protrusion der unteren Front angewendet wird, führt dies häufig zu einem Abheben der Apparatur im frontalen Bereich, so daß eine gute anteriore Verankerung im allgemeinen notwendig ist. Im Wechselgebiß ist dies durch die Formgebung der Milchzähne oftmals schwierig. Eine Schraubenapparatur hat den Vorteil, daß die zu bewegenden Zähne zusätzlich durch Federchen gehalten werden können. Ein seitlicher Aufbiß sollte zusätzlich angefertigt werden, um den überzustellenden Zahn aus dem Kontakt mit dem anderen Kiefer zu befreien. Obere seitliche Schneidezähne, die körperlich verlagert sind, oder palatinal stehen, bedingt durch Platzmangel, sind durch einfache Kippbewegung nicht zu behandeln. Überweisen Sie den Patienten an einen Spezialisten.

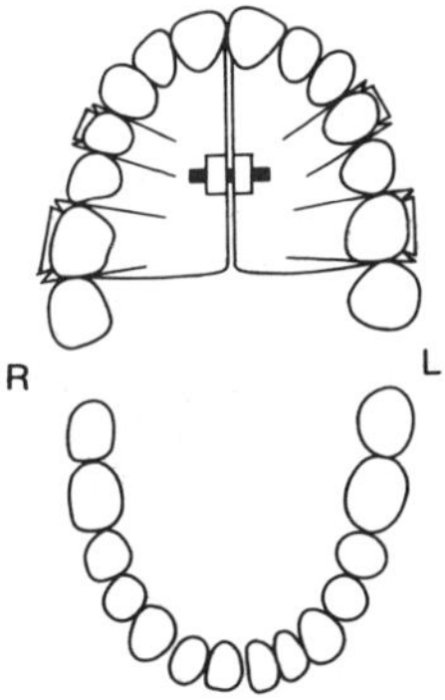

Herausnehmbare Oberkieferplatte zur Expansion des Oberkiefers mit einer transversalen Schraube, Adamsklammern an den 6ern aus 0,7 mm Standardstahldraht, an den 4ern aus 0,6 mm Standardstahldraht sowie seitliche Aufbisse.

Kreuzbiß *(Forts.)*

Seitlicher Kreuzbiß

Einseitig: Generell kann man sagen, daß der skelettale Einfluß mit der Anzahl der in den Kreuzbiß einbezogenen Zähne zunimmt. Sind nur ein oder zwei Zähne im Kreuzbiß, so kann es nötig sein, die Zähne des Gegenkiefers in die Gegenrichtung zu bewegen. Das kann durch Criss-cross-Gummizüge erreicht werden. Die oberen 5er liegen oft palatinal, können aber relativ einfach durch eine T-Feder korrigiert werden. Ein einseitiger Kreuzbiß distal des Eckzahnes hängt normalerweise mit der Zahnverlagerung zusammen, da eine skelettale Asymmetrie selten ist. Haben die Zahnbögen nicht die gleiche Breite, dann kommt es bei einer Zahnverlagerung zu einer besseren Verzahnung. In diesen Fällen soll die Therapie auf eine Expansion des Oberkiefers hinwirken, so daß dieser gut um den Unterkiefer herumpaßt. Sofern die oberen Zähne nicht schon nach bukkal gekippt sind, kann dies durch das Einsetzen einer herausnehmbaren Apparatur mit einer transversalen Dehnschraube erreicht werden.

Beidseits bukkaler Kreuzbiß: Diesem liegt meist eine stärkere transversale skelettale Diskrepanz zugrunde. Er ist selten – mitunter kombiniert mit Zahnverlagerungen. Die Korrektur des beidseitigen Kreuzbisses sollte vorsichtig durchgeführt werden, weil es zu einem teilweisen Rezidiv kommen kann, in dem die Zähne in Höcker-Höcker-Verzahnung okkludieren und es dann zu einem einseitigen Kreuzbiß kommen kann.

Beidseits lingualer Kreuzbiß oder Scherenbiß beruht entweder auf einem zu kleinen Unterkiefer oder einem zu großen Oberkiefer. In leichteren Fällen sind nur die oberen 4er beteiligt, sofern sie nicht aus Platzgründen extrahiert worden sind. Sollten beide Bukkalsegmente vollständig im Scherenbiß sein, so muß die Therapie sowohl die Expansion des Unterkiefers wie auch eine Kontraktion des Oberkiefers einschließen; sie muß deshalb von Spezialisten durchgeführt werden.

Forcierte Gaumennahterweiterung

Sie wird durchgeführt mit einer Schraubenapparatur, die mit Bändern an den oberen 4ern und 6ern befestigt ist und eine Schraube in der Mittellinie zur transversalen Erweiterung besitzt. Das Ziel besteht darin, den Oberkiefer durch Öffnung der Gaumennaht zu erweitern. Sie wird besonders erfolgreich bei jüngeren Patienten durchgeführt. Es sind dazu starke Kräfte erforderlich; die Schraube wird täglich um 0,2 mm gedreht – dies für ca. 2 Wochen. Eine Überkorrektur ist notwendig, da es zu einem ca. 50%igen Rezidiv durch den Einfluß der Weichgewebe kommt. Soll nicht durch einen Unerfahrenen durchgeführt werden.

Quad-Helix-Apparatur

Eine sehr wirkungsvolle festsitzende Apparatur zur langsamen Expansion. Einsetzbar im Wechselgebiß oder im bleibenden Gebiß. Ist an den oberen 6ern mit Bändern befestigt und hat eine W-Form.

Verankerung

Als Verankerung bezeichnet man die Widerstandsquelle gegen die aktiven Kräfte einer kieferorthopädischen Apparatur. Praktisch gesehen ist es die Balance zwischen den angewandten Kräften und dem verfügbaren Platz. Z. B. wird in einem Fall, bei dem die oberen 3er retrahiert werden, nach der Extraktion der 4er eine gleiche, aber gegengerichtete Kraft auf die oberen 5er und 6er einwirken. Das Ausmaß der Vorwärtsbewegung auf diese Verankerungszähne hängt von der Wurzeloberfläche und der angewandten Kraft ab. Verankerungsverlust kann dadurch begrenzt werden, daß man die Anzahl der Zähne, die jeweils bewegt werden, klein hält; außerdem, indem man die richtige Kraftgröße zur Bewegung anwendet und indem man den Widerstand der Verankerungszähne z. B. dadurch erhöht, daß man nur eine körperliche Zahnbewegung erlaubt. In einigen Fällen ist auch eine Bewegung von Verankerungszähnen erwünscht, z. B. bei Klasse III, wenn Platz für einen nicht durchgebrochenen oberen 5er geschaffen wird. Es ist jedoch notwendig, sich den Verankerungsbedarf einer bestimmten Zahnfehlstellung vor Behandlungsbeginn zu überlegen und ihn evtl. gleich von Beginn an zu verstärken.

Intramaxilläre Verankerung (Zähne im gleichen Zahnbogen): Die maximale Anzahl Zähne soll in eine Verankerungseinheit eingeschlossen sein, anzuwenden sowohl bei herausnehmbaren wie auch bei festsitzenden Apparaturen.

Intermaxilläre Verankerung (Zähne des Gegenkiefers) wird durch Anwendung von Gummizügen von einem Zahnbogen zum anderen erreicht. Dies wird hauptsächlich bei festsitzenden Apparaturen angewandt, da herausnehmbare Apparaturen sonst leicht abgehebelt werden. Die Richtung der Gummizüge wird nach dem Typ der Malokklusion zugeordnet, bei dem sie angewandt werden (z. B. Klasse II von unten hinten nach oben vorn; Klasse III von oben hinten nach oben vorn).

Weichgewebsverankerung: Eine Plattenapparatur bedeckt auch den Gaumen und hat damit ein höheres Verankerungspotential als eine festsitzende Apparatur.

Extraorale Verankerung: Von einem Kopf- oder Nackenzug wird mittels Gummi oder Feder die Verankerung auf die Apparatur übertragen. Dazu wird entweder ein Gesichtsbogen verwendet, der in Röhrchen eingesteckt wird, die an den Elementen einer herausnehmbaren Apparatur oder an den Bändern einer festsitzenden Apparatur befestigt sind. Oder, zweitens, J-Haken werden verwendet, die auf den kurzen Labialbogen einer herausnehmbaren Apparatur geschweißt sind oder auf den Bogen einer festsitzenden Apparatur. Die Zugrichtung kann entsprechend der Malokklusion bei festsitzenden Apparaturen eingestellt werden. Bei herausnehmbaren Apparaturen trägt eine Kraft oberhalb der Okklusionsebene zur Verankerung bei. Zur extraoralen Verankerung reichen 250 p bei 10stündiger Tragezeit aus. Wird die extraorale Kraft zur Zahnbewegung eingesetzt und nicht zum Halten, dann sollte eine Kraft von etwa 500 p bei 14–16 Stunden Tragezeit eingesetzt werden. Es sollten Headgear mit eingebautem Sicherheitssystem verwendet werden.

Verankerungsverlust

kann entweder auftreten, weil erstens die herausnehmbare Apparatur ungenügend getragen worden ist und die Zähne, die zur Verankerung dienen sollten, sich in die Extraktionslücke bewegt haben oder, zweitens, weil die aktive Kraft die verfügbare Verankerung überstiegen hat (häufig durch Überaktivierung oder durch Bewegung zu vieler Zähne zur gleichen Zeit bedingt).

Herausnehmbare Apparaturen – Konstruktion

Herausnehmbare Apparaturen können als aktive Bewegungselemente für eine Vielzahl von Zahnbewegungen eingesetzt werden – oder auch als passive Platzhalter.

Vorteile herausnehmbarer Apparaturen: Leichter zu reinigen als festsitzende; sie sind leichter einzustellen und zu kontrollieren, deshalb erfordern sie eine geringere Behandlungszeit. Sie haben durch den Kontakt zu den Schleimhäuten eine größere Verankerung. Sie können bei der Tiefbißbehandlung eingesetzt werden.

Nachteile herausnehmbarer Apparaturen: Man ist auf die Patientenmitarbeit angewiesen. Es sind nur kippende Bewegungen möglich, es beeinträchtigt die Sprache und ein guter Techniker ist notwendig.

Herausnehmbare Apparaturen im Unterkiefer sind schwierig zu tragen, deshalb sind dort festsitzende Apparaturen vorzuziehen.

Konstruktion

Vier Komponenten müssen bei jeder Apparatur berücksichtigt werden:

Aktive Komponenten: Sie üben die Kräfte aus, die für die gewünschten Bewegungen notwendig sind (S. 176).

Verankerung: Wirkt als Gegenkraft zur aktiven Komponente (S. 172).

Die Retention der herausnehmbaren Apparatur ist notwendig, um die Apparatur im Mund zu verankern. Die beste Retention im distalen Bereich wird durch Adams-Klammern erreicht, die aus Standardstahldraht – entweder aus 0,7 mm für 6er, 7er und 8er oder 0,6 mm für 3er, 4er, 5er und Milchzähne – hergestellt werden. Diese Klammern sind sehr von der Herstellungsweise des Technikers abhängig, und keine spätere Korrektur kann eine schlecht hergestellte Adams-Klammer wieder funktionstüchtig machen. Sie sollte ca. 1 mm Unterschnitt haben – und dies bedeutet bei einem kindlichen Molaren, daß sie gerade unten am Gingivalrand anliegt, bei Erwachsenen etwas unterhalb des größten Umfangs der klinischen Krone. Die Anwendungsmöglichkeiten der Adams-Klammern können erweitert werden, indem Röhrchen aufgeschweißt werden, um extraorale Apparaturen und Labialbögen einzusetzen oder indem bukkale Fingerfedern angebracht werden. Im vorderen Bereich kann eine Verankerung durch den Labialbogen oder durch Adams-Klammern oder durch Southend-Klammern erreicht werden. Letztere werden aus 0,7 mm dickem Stahl hergestellt und liegen entlang der gingivalen Kontur der oberen 1er. Sie werden aktiviert, indem der Draht zwischen den 1ern in Richtung der Zähne gebogen wird.

Die Basisplatte hält nicht nur die Elemente zusammen, sondern kann selbst auch aktiv sein. Hitzegehärtetes Acryl ist haltbarer als selbsthärtender Kunststoff.

- Ein flacher frontaler Aufbiß sollte nur dann verwendet werden, wenn ein Tiefbiß behandelt werden soll. Dem Techniker sollte die erforderliche Konstruktion des Aufbisses genau, sowohl in der Höhe als auch in der Ausdehnung, beschrieben werden. Für einen besseren Tragekomfort und damit eine bessere Mitarbeit von seiten des Patienten sollte man die Bißsperrung nicht stärker als 1 bis 2 mm durchführen. Durch Auftragen von selbsthärtendem Kunststoff kann während der Behandlung die Tiefbißkorrektur weiter fortgesetzt werden.

- Seitliche Aufbisse befreien die Zähne aus der Okklusion, so daß diese besser bewegt werden können und unterstützen den Durchbruch der Inzisivi. Wird eine herausnehmbare Apparatur zur Expansion des Oberkiefers eingesetzt, sollten seitliche Aufbisse angefertigt werden, um eine reziproke Expansion des Unterkiefers zu verhindern.

▶ Je einfacher es für den Patienten ist, die Apparatur einzusetzen und zu tragen, umso eher wird die Behandlung erfolgreich sein. Halten Sie deshalb die Konstruktion einfach.

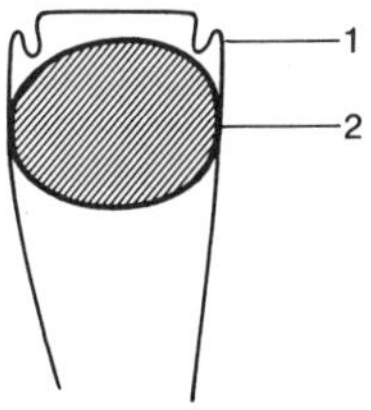

Anpassung der Adamsklammer
1 Pfeilkopf horizontal zum Zahn hin biegen.
2 Pfeilkopf zum Zahn und vertikal zum Gingivalrand biegen.

Herausnehmbare Apparaturen – aktive Elemente

Federn

Verhältnis zwischen der Distanz (d), um die eine kieferorthopädische Feder bei der Aktivierung deflektiert wird, und der Länge der Feder (l), dem Durchmesser oder Radius (r) des Drahtes, aus dem sie besteht und der Kraft, die ausgeübt wird:

$$F \propto \frac{d\,r^4}{l^3}.$$

Häufig wird der Fehler gemacht, eine Feder aus 0,7 mm dickem Draht genauso zu aktivieren wie 0,5-mm-Draht. Um eine Kraft von etwa 0,25–0,5 N auszuüben, muß ein 0,5-mm-Draht um etwa 3 mm, ein 0,7-mm-Draht um nur etwa 1 mm aktiviert werden. Es existieren unendlich viele verschiedene Federarten. Die nützlichsten sind im folgenden beschrieben:

Palatinale Fingerfedern sind die am häufigsten verwendeten Elemente, um Zähne nach mesial oder distal entlang des Zahnbogens zu bewegen. Sie werden aus 0,5 mm dickem Draht hergestellt und sind einfach zu handhaben. Wenn sie im Kunststoff ausgeblockt und mit einem Schutzdraht versehen werden, sind sie in der Vertikalebene stabiler als Bukkalfedern und sollten diesen vorgezogen werden. Ist eine Bewegung nach palatinal geplant, so ist eine von bukkal ansetzende Feder nötig (siehe S. 150).

Für bukkale Bewegungen der Inzisivi kann eine **Z-Feder** (für einen Schneidezahn aus 0,5-mm-, für 2 Zähne aus 0,6-mm-Draht) und für Prämolaren eine **T-Feder** aus 0,5 mm sowie für Molaren aus 0,6 mm dickem Draht verwendet werden. Diese werden nur um 1–2 mm aktiviert, indem sie von der Basisplatte in die gewünschte Richtung gezogen werden.

Federn werden auch zur Reduktion des Overjet eingesetzt. Der **Robert-Retraktor** besteht aus einer Feder aus 0,5-mm-Draht, umhüllt von einem Röhrchen von 0,5 mm Durchmesser, zur Reduzierung des Overjet; nach Abschluß der aktiven Phase wird ein Retainer eingesetzt. **Strap-Federn** (0,5 mm) können am Labialbogen einer Apparatur zur Retraktion von Eckzähnen eingesetzt werden. Sie werden durch Aktivierung des Labialbogens ebenfalls aktiviert und können entfernt werden, sobald der Overjet reduziert ist, so daß die Apparatur dann als Retainer eingesetzt werden kann. Angeblich sollen sie das Labialsegment abflachen, aber bei der praktischen Anwendung scheint dies keine Probleme aufzuwerfen.

Elastics

Sie können auch zur Verringerung des Overjet eingesetzt werden. Sie werden an einer entsprechend hergestellten Apparatur eingehängt oder durch Abwandlung eines Labialbogens, indem er abgeschnitten wird und die Enden auf Höhe der OK-Eckzähne umgebogen werden. Obwohl beliebt bei den Patienten, haben sie die Tendenz, auf gekippten Zähnen hochzurutschen und die Gingiva zu retrahieren. Elastics sind auch nützlich, um verlagerte Zähne einzuordnen, z. B. OK-3er. Das Gummiband wird dann von einem auf den Zahn geklebten Knöpfchen oder Haken auf den Labialbogen oder an eine Adamsklammer gespannt.

Schrauben

Man unterscheidet hauptsächlich zwei Arten: (1) durch Federn gespannte Schrauben, die aktiviert werden, indem sie in toto nach anterior bewegt werden, (2) die Schraubenart, die mit Hilfe eines Schlüssels geöffnet oder geschlossen wird; eine viertel Umdrehung bewegt die Hälften der Schraube um 0,2 mm auseinander. Letztere Schraubenart ist nützlich, wenn die zu bewegenden Zähne gleichzeitig der Retention dienen (z. B. gekippte Frontzähne im Milchgebiß) oder zur transversalen Dehnung des Oberkiefers. Die Patienten sollten die Schraube zunächst 1mal pro Woche, später 2mal pro Woche um eine Umdrehung aktivieren. Bei unregelmäßigem Tragen passen Schraubenapparaturen zunehmend schlechter und müssen dann zurückgeschraubt werden bis die Apparatur wieder paßt. Schrauben können um 18 Umdrehungen aktiviert werden, wenn dies nicht ausreicht, muß eine weitere Platte hergestellt werden.

Herausnehmbare Apparaturen – Eingliederung und Behandlungsablauf

Instrumente: Bei jeder Sitzung: Universalzange (Nr. 64), Drahtschneider, Federzange (Nr. 65), Lineal, gerades Handstück und Kunststofffräse. Modelle und Kartei des Patienten. Hohlkehlzangen zur Anpassung von Federn.

Eingliederung einer herausnehmbaren Apparatur: Behandlungsablauf erklären. Man kann auch einen von den Eltern zu unterschreibenden Formbrief verwenden.

▶ Man sollte die Apparatur einsetzen und den Sitz überprüfen, bevor etwaige Extraktionen durchgeführt werden.

- Überprüfung, ob es die richtige Apparatur für den richtigen Patienten ist.
- Auf scharfe Kanten und Rauhigkeiten überprüfen.
- Zeigen Sie dem Patienten die Apparatur und ihre Funktionsweise.
- Eingliederung der Platte, so daß sie eine gute Retention hat.
- Vorderen und seitlichen Aufbiß einschleifen.
- Apparatur leicht aktivieren (nicht bei Extraktionen).
- Einsetzen und Herausnehmen dem Patienten demonstrieren.
- Die Anweisungen mit Patient und Eltern besprechen. Es hilft, zu erklären, daß die Platte wie ein neues Paar Schuhe „eingetragen" werden muß.
- Nächsten Kontrolltermin vereinbaren (in etwa 3–4 Wochen).
- Bei aus selbsthärtendem Kunststoff gefertigten Apparaturen das Modell zu Reparaturzwecken aufheben.

Behandlungsverlauf: Instrumente wie oben.

- Behandlungsplan als Gedächtnisstütze benutzen.
- Mundhygiene prüfen, schlechte Mundhygiene kann zu Soor unter der Apparatur und zu Knochenabbau bei aktiven Zahnbewegungen führen.
- Verankerungsverlust durch Messen des Overjet und der seitlichen Verzahnung überprüfen.
- Zahnbewegungen seit dem letzten Termin ausmessen und dokumentieren.
- Retentionselemente aktivieren. Einige Kinder spielen mit ihrer Platte und lockern die Retention.
- Selbsthärtenden Kunststoff auf frontale oder seitliche Aufbisse auftragen, wenn nötig (siehe Abb. S. 179).
- Apparatur erneut aktivieren.
- Alle durchgeführten Maßnahmen notieren, sowie die beim nächsten Termin geplanten eintragen.

Gründe für langsame Zahnbewegungen: Beim Kind erwartet man 1 mm pro Monat, bei Erwachsenen weniger.

- Patienten, die ihre Apparatur nicht oft tragen, erkennt man an folgendem: Die Apparatur sieht aus wie neu, keine Veränderungen im Mund, Lispeln, häufig frakturierte Platten. Die Frage, wie oft die Apparatur getragen wird, führt eher zu einer ehrlichen Antwort als die Frage, ob die Apparatur immer getragen wird. Versuchen Sie, herauszufinden, weshalb der Patient die Platte

nicht trägt. Erneute Motivation oder Veränderungen an der Apparatur können helfen.
- Feder inaktiv oder verbogen. Überprüfen, wie der Patient die Platte herausnimmt und reinigt, bevor die Feder zurechtgebogen wird.
- Feder falsch eingesetzt. Den Zweck dem Patienten erklären.
- Zahnbewegungen durch Drähte oder Kunststoff behindert. Entfernen oder korrigieren.
- Zahnbewegung kann durch die Okklusion behindert werden. Apparatur modifizieren, wenn Erhöhung des frontalen oder seitlichen Aufbisses nicht reicht.

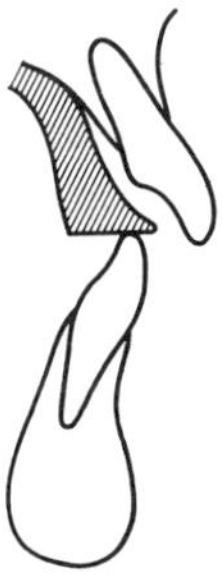

Zur Reduzierung des Overjet muß der frontale Aufbiß so beschliffen werden, daß die oberen Inzisivi (und die palatinale Gingiva) retrahiert werden können, und der Overbite dennoch reduziert werden kann.

Anweisungen an den Patienten

Informationsblätter für die Patienten sind sehr hilfreich. Es ist wichtig, die gesagten und geschriebenen Informationen an den Patienten in der Karte zu vermerken, auch aus forensischer Sicht. Hier einige wichtige Anweisungen:

1 Apparatur ständig tragen, auch nachts und während des Essens.
2 Nach dem Essen soll die Apparatur zum Zähneputzen herausgenommen und danach unmittelbar wieder eingesetzt werden.
3 Anfangs ist die Apparatur unbequem, das bessert sich jedoch mit der Gewöhnung.
4 Keine harten oder klebrigen Speisen essen.
5 Sofort telephonisch melden, wenn die Apparatur nicht getragen werden kann.

Festsitzende Apparaturen

▶ Sie sollten nur bei kooperativen Patienten mit guter Mundhygiene eingesetzt werden, um Mißerfolge zu vermeiden.

Wie der Name sagt, sitzen diese Apparaturen fest auf den Zähnen. Es gibt Einzelbrackets, die zusammen mit einer Platte eingesetzt werden, bis zur vollständigen Bebänderung aller Zähne. Herausnehmbare Apparaturen können nur kippende Zahnbewegungen durchführen, festsitzende hingegen können kippen, rotieren, intrudieren, extrudieren und körperlich bewegen. Es überrascht deshalb nicht, daß auch eher Probleme auftreten.

Prinzipien

- Behandlungsplanung (siehe S. 136); jedoch mehr Aufmerksamkeit auf die Verankerung, besonders bei apikalen Bewegungen.
- Da körperliche Zahnbewegungen möglich sind, können begrenzt skelettale Abweichungen kompensiert werden.
- Festsitzende Geräte können mit anderen Apparaturen und/oder Headgear kombiniert werden.
- Zur anfänglichen Ausformung werden flexible Drähte eingesetzt, später geht man zu immer steiferen Drähten über, um unerwünschte Bewegungen zu vermeiden.
- Die Grundform der Bögen sollte zur Stabilität der Form des Unterkiefers vor Behandlungsbeginn entsprechen.
- Mesio-distale Bewegungen können entweder durch (1) Gleiten entlang des Drahtbogens mit Hilfe elastischer Elemente oder (2) durch Bewegung der Zähne mittels eines Drahtes erzielt werden.
- Intermaxilläre Züge können zur Unterstützung und für anterior-posteriore Bewegungen eingesetzt werden.

Elemente festsitzender Apparate

Bänder: Meist auf Molaren, so daß der Drahtbogen auch gefaßt ist, wenn ein Band locker ist. Bei anderen Zähnen dann indiziert, wenn Kleben mißlingt oder wenn zur Derotation linguale Attachments notwendig sind. Bei engen Kontaktpunkten muß 1–7 Tage vor dem Setzen des Bandes durch Gummielemente separiert werden. Der Einsatz von Glasionomerzementen verringert Entkalkungen.

Brackets werden mittels Säure-Ätz-Technik am Schmelz adhäsiv befestigt. Es gibt 3 Typen: (1) Metall (schlechte Ästhetik), (2) Kunststoff (verfärben sich), (3) Keramik (können Schmelzschäden verursachen).

Drahtbogen: Stahl ist das am weitesten verbreitete Material, aber Nickel-Titan-, Molybdän- und Chrom-Kobalt-Legierungen sind auch verbreitet. Durch die größere Flexibilität dieser neuen Drähte können eher rechteckige Drähte eingesetzt werden.

Hilfselemente: Mit Gummiringen oder Drahtligaturen werden die Bögen in die Brackets gebunden. Durch Federn und Gummizüge können Zähne bewegt werden.

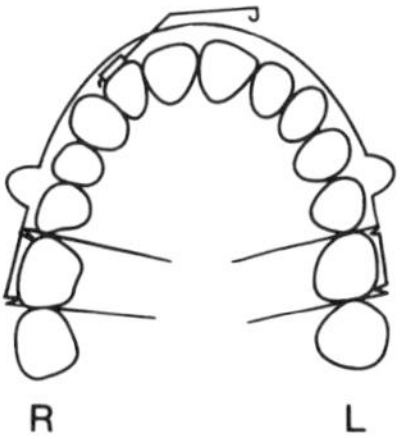

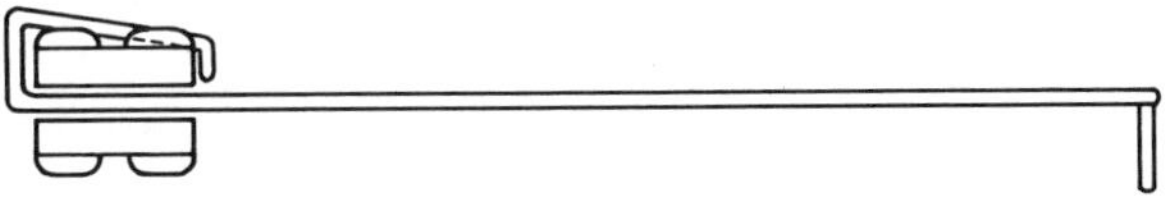

Abbildung einer Peitschenfeder und einer Platte zur Derotation des oberen 2ers.
Die Peitschenfeder besteht aus 0,016 inch Stahldraht und hat einen Haken, um am Labialbogen der Platte eingehängt zu werden.

Festsitzende Apparaturen *(Forts.)*

Arten festsitzender Apparaturen

Es existiert eine unendliche Vielfalt, aber die meisten basieren auf einer der unten genannten Formen.

Begg: Verwendet runde Bogen, die lose in Vertikalschlitzen liegen, so daß die Zähne kippen können. Hilfselemente sind nötig, um apikale Bewegungen und Rotationen zu erzielen.

Edgewise: Verwendet rechteckige Brackets, mit denen eine Rotationskontrolle in mesio-distaler Richtung möglich ist. Runde Bögen werden anfangs eingesetzt, aber zur apikalen Bewegung sind Rechteckbögen erforderlich.

Vorprogrammierte Systeme: Ihre Brackets erlauben den Einsatz vorgeformter Bögen. Da jeder Zahn ein eigenes Bracket hat, sind sie kostspielig, sparen aber Behandlungszeit. Die Andrews-Straight-Wire-Apparatur ist ein Markenbegriff wie Hoover bei Staubsaugern.

Linguale Apparaturen: Beliebt bei Patienten, aber nicht bei Kieferorthopäden, da sie schwierig zu handhaben sind.

Peitschenfederapparaturen[8]: Nützlich zur Derotation von 1–2 Zähnen. Ein Edgewise-Bracket wird an den betreffenden Zahn geklebt und eine Peitschenfeder, wie auf S. 181 gezeigt, eingehängt und ins Bracket ligiert. Sie wird mittels eines Häkchens in den Labialbogen einer Platte eingehängt. Es empfiehlt sich später ein geklebter Retainer.

Funktionskieferorthopädische Apparaturen – Wirkungs- und Funktionsweise

Definition: Funktionskieferorthopädische (FKO) Geräte nutzen, eliminieren oder steuern die Kräfte der Muskulatur, des Zahndurchbruchs und des Wachstums, um Fehlbisse zu korrigieren.

Philosophie: Der Begriff „Funktionskieferorthopädie" beruht auf der Überzeugung, daß das Abhalten schädlicher Kräfte die Muskelfunktion und das Wachstum normalisiert. Heute weiß man um den Einfluß der Genetik und von Umweltfaktoren, aber die FKO-Geräte werden erfolgreich zur Therapie von Klasse-II-Fällen eingesetzt, wobei sie skelettal und dentoalveolär wirken. FKO-Geräte kommen auch bei frontoffenem Biß oder der Progenie zum Einsatz. Meist sind andere Apparaturen aber effektiver.

Funktionsweise: Bei den meisten Kindern wächst das Gesicht in Relation zur Schädelbasis nach vorne, und das Unterkieferwachstum dominiert. FKO-Geräte unterstützen dies durch Kraftanwendung und -vermeidung, je nach Art des Gerätes. Die Kraftanwendung findet durch intermaxilläre Kräfte statt, so daß der Oberkiefer und seine Zähne zurückgehalten und der Unterkiefer mit seinen Zähnen nach anterior bewegt wird. Ein ähnlicher Effekt kann durch Klasse-II-Elastics (S. 172) erreicht werden. Es erscheint ineffektiv, FKO-Geräte für Einzelzahnbewegungen einzusetzen.

Anwendung

1 Die Haupttherapie für Malokklusion. Ideal für Klasse II/1 bei mandibulärer Retrusion, durchschnittlicher oder verringerter Höhe des Untergesichts, aufrechtem oder rekliniertem unteren Labialsegment und gut ausgeformten Zahnbögen. Ein hilfreicher Test ist es, das Profil des Patienten zu beurteilen, wenn dieser den Unterkiefer nach anterior in eine Klasse-I-Inzisivenverzahnung bringt. Führt dies zu keiner Verbesserung, sollte eine andere Apparatur erwogen werden.

2 Um eine anterior-posteriore Korrektur bei schwerer Klasse-II-Malokklusion vor festsitzenden Geräten mit und ohne Extraktionen zu erreichen.

Effekte funktionskieferorthopädischer Geräte

Skelettal

- Unterdrückung oder Umleitung des vorwärtsgerichteten Oberkieferwachstums.
- Optimierung des Unterkieferwachstums. Einige Befürworter der FKO-Geräte haben ein verstärktes Unterkieferwachstum konstatiert. Andere hingegen halten die beobachteten Veränderungen für gering und langfristig nicht konsistent. Die Diskussion dauert an! Deshalb scheint es besser zu sein anzunehmen, daß FKO-Apparaturen gute Bedingungen für die optimale Entwicklung des individuellen Unterkieferwachstumspotentials schaffen.
- Anteriore Bewegung der Fossa glenoidalis[9].
- Vergrößerung der unteren Gesichtshöhe.

Dental
- Lingualkippung der oberen Schneidezähne.
- Labialkippung der unteren Schneidezähne (trifft nicht immer zu).
- Hemmung des Vorwärtswachstums der OK-Molaren.
- Mesialer und vertikaler Durchbruch der UK-Molaren.

Schlüssel zum Erfolg bei der Anwendung von FKO-Apparaturen

- Kooperativer und aufmerksamer Patient. Bedenken Sie, daß die Kooperationsbereitschaft begrenzt ist.
- Günstiges Wachstum, deshalb Behandlung während des Wachstums durchführen (Mädchen zwischen 11 und 13; Jungen zwischen 13 und 15).
- Vertrauen erweckender Behandler, so daß das Kind an die Funktion und den Erfolg der Behandlung glaubt und zur Mitarbeit motiviert ist.

Verschiedene Arten funktionskieferorthopädischer Apparaturen und praktische Tips

Wahl der Apparatur

Mit Ausnahme der Apparaturen, die für Fälle mit einer vergrößerten unteren Gesichtshälfte bestimmt sind, sind die Auswirkungen der verschiedenen Apparaturen ähnlich. Es empfiehlt sich mit einer Apparatur vertraut zu werden. Zur Herstellung jedes Gerätes sind weit ausgedehnte Abformungen bis ins Vestibulum von Oberkiefer und Unterkiefer notwendig sowie ein Konstruktionsbiß aus Wachs. Einige der beliebtesten oder am weitesten verbreiteten Geräte sind:

Harvold: Ursprünglich mit einem Konstruktionsbiß von 11 mm Bißsperrung hergestellt (obwohl schon so wenig wie 5 mm erfolgreich eingesetzt werden können) und mit einer UK-Lage, die so weit wie möglich nach anterior eingenommen wird. Eine zweite Apparatur kann zur vollständigen Korrektur in sagittaler Richtung notwendig werden. 14–16 h Tragezeit täglich. Es ist sinnvoll, Klammern an den oberen 6ern zur Retentionsverbesserung initial anzubringen, aber es ist manchmal notwendig, den Oberkiefer vorher etwas zu expandieren – insgesamt eine voluminöse Apparatur.

Bionator: Grazileres Gerät mit einem Konstruktionsbiß in Kante-Kante-Stellung und ohne Überdeckung der unteren Inzisivi. Wird ganztags getragen mit Ausnahme bei Mahlzeiten.

Fränkel: Besonders geeignet für Patienten mit abnormalen Weichgewebsstrukturen, z. B. einer eingelagerten Unterlippe. Es gibt verschiedene Untertypen, von denen der Fränkel II die am weitesten verbreitete Variante ist. Bukkale Pelotten ermöglichen die Expansion der Zahnbögen, aber die Langzeitstabilität ist ungeklärt. Der Konstruktionsbiß wird bei 6 mm Vorwärtsbewegung des Unterkiefers und einer Distanz von 3–4 mm in der Prämolarenregion eingenommen. Ganztägiges Tragen. Schwierig zu reparieren oder einzustellen.

Aktivator: Notwendig bei den meisten Patienten ist eine vorangegangene Phase zur Expansion des Oberkiefers, da die Apparatur Klammern zur Retention beinhaltet. Konstruktionsbiß wie beim Fränkel. Ganztägiges Tragen. Muß aus heißpolymerisiertem Kunststoff hergestellt werden, da die Unterkieferanteile leicht brechen.

FKO-Apparaturen bei Klasse II/1 mit großer Gesichtshöhe

Man braucht eine Apparatur mit seitlichen Aufbissen auf den Molaren, um deren Extrusion zu verhindern, außerdem zur Unterstützung der Autorotation des Unterkiefers und damit zur Verringerung der unteren Gesichtshöhe. Einige Geräte beinhalten einen High-pull-Headgear, um das vertikale Wachstum des Oberkiefers zu hemmen.

Praktische Tips

- Halten Sie den Patienten dazu an, die Apparatur in der ersten Woche nur am Abend, dann am Wochenende auch über Nacht zu tragen. Dann weiter bis zu 14 h/d oder ganztags (mit Ausnahme der Mahlzeiten), abhängig vom jeweiligen Design. Kontrolle alle 2 Monate.
- Sollte eine vorherige Expansion notwendig werden, geben Sie den Patienten eine Expansionsplatte, falls sie nicht in der Lage sein sollten, die FKO-Apparatur zu tragen.
- Fallen die Geräte während der Nacht aus dem Mund, so kann dies oftmals dadurch verbessert werden, daß tagsüber die Apparatur länger getragen wird. Sollte dieses Problem trotz vielen Tragens bestehen bleiben, kann man Klammern hinzufügen oder das Gerät verändern.
- Man erwartet mindestens 1mm Overjet-Reduktion pro Monat.
- Man sollte solange behandeln, bis man fast eine Kante-Kante-Beziehung im Frontzahnbereich hergestellt hat. Retention am besten allein durch nächtliches Tragen, bis das Wachstum sich stark verlangsamt hat und das bleibende Gebiß vollständig durchgebrochen ist.

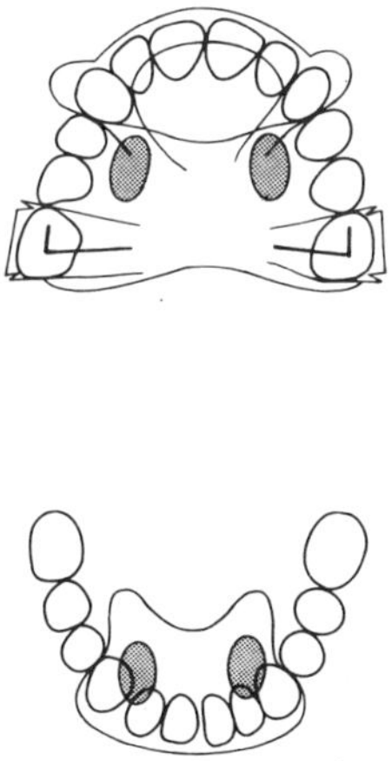

Aktivator

Labial- und Palatinaldrähte aus 0,9 mm Standardstahldraht,
Klammern für die oberen 6er aus 0,8 mm Standardstahldraht,
okklusale Stops für die 6er auch aus 0,8 mm Standardstahldraht,
Überhang für die unteren Inzisivi,
heißpolymerisierter Kunststoff (die schraffierten Zonen zeigen Kunststoffpfähle an, mit denen die beiden Hälften verbunden sind).

Kieferorthopädie und kieferorthopädische Chirurgie

Kieferorthopädische Chirurgie beschäftigt sich mit der Korrektur skelettaler Fehlbildungen, die außerhalb der Möglichkeiten der alleinigen kieferorthopädischen Behandlung stehen oder aufgrund eines Mangels an Wachstum. Normalerweise durchzuführen nach Abschluß des Wachstums.

Diagnose und Behandlungsplanung

Diese wird am besten von Kieferorthopäden und Chirurgen gemeinsam durchgeführt. Die folgenden Informationen werden benötigt:

Die subjektive Einstellung des Patienten zu seinem Problem, z. B. die Erscheinung der Kiefer und der Zähne, der Sprache und der Kaufunktion. Sind die Erwartungen der Eltern bzw. der Patienten realistisch?

Klinische Untersuchung: Auswertung der Balance und der Proportionen des gesamten Gesichtes und des Profils[10].

Modelle: Anzufertigen sowohl für Kieferorthopäden als auch für Chirurgen. Für die maxilläre Operation in einem halbjustierbaren Artikulator.

Röntgenbilder: OPG und FRS sowie Röntgen p. a. des Schädels zur Beurteilung von Asymmetrien. Es ist sinnvoll, die kephalometrischen Werte der Patienten mit den Idealwerten zu vergleichen. Es gibt eine Reihe von Computerprogrammen zur Unterstützung in Diagnose und Planung. Die besten Programme enthalten eine Möglichkeit, sich das Resultat einer bestimmten chirurgischen Maßnahme darstellen zu können, ersetzen jedoch nicht den klinischen Blick auf die Planung.

Fotografien: Sie sind notwendig zur Befundung zu Behandlungsbeginn und werden zum Maßstab 1:1 vergrößert.

Es ist wichtig, die gewünschte Veränderung im Gesicht mit der Okklusion des Patienten zu korrelieren. Eine prächirurgische kieferorthopädische Behandlung kann notwendig sein, um die Zähne so auszuformen, daß eine vollständige Korrektur chirurgisch möglich wird.

Beteiligen Sie den Patienten an der Behandlungsplanung, so daß er versteht, was passiert. Außerdem ist es sinnvoll, daß der Patient einen Patienten kennenlernt, der bereits operiert wurde.

Behandlungsablauf

Prächirurgische kieferorthopädische Behandlung: Sie ist nicht immer notwendig, aber eine festsitzende Apparatur bietet die Möglichkeit zur Schienung nach der Operation. Das Ziel der kieferorthopädischen Behandlung ist die Ausrichtung und Koordination der Zahnbögen, so daß die Zähne zueinander passen, wenn die Kiefer in korrekte Relation zueinander gesetzt worden sind. Dies bedeutet meist eine Dekompensation, also die Aufhebung aller dentoalveolären Kompensationseffekte, die bisher zur Minderung der skelettalen Diskrepanz aufgetreten sind, so daß die Zähne dann in ihrer korrekten Achsenposition stehen und eine vollständige chirurgische Korrektur erreicht werden kann. Wenn mehrere Operationssegmente benötigt werden, braucht man Platz, um interdental die Schnitte durchführen zu können. Es ist nicht effizient, Bewegungen kieferorthopädisch durchzuführen, die chirurgisch besser und schneller erreicht werden können, z. B. die Expansion des Oberkiefers, wenn eine Le-Fort-I-Osteotomie geplant ist oder nach der chirurgischen Behandlung (z. B. das Nivellieren des Unterkieferzahnbogens bei Klasse-II/2-Fällen).

Chirurgie siehe S. 474.

Postchirurgische kieferorthopädische Behandlung: Leichte Rundbögen und intermaxilläre Züge werden zur Feineinstellung der Okklusion eingesetzt. Danach Retention normalerweise mit herausnehmbaren Geräten.

Rezidiv: Dies kann chirurgisch oder kieferorthopädisch bedingt sein – oder beides. Rezidive sind wahrscheinlicher bei der Behandlung von Fehlbildungen, bei denen es zu einem Weichgewebszug nach der Operation kommt.

Lippen-Kiefer-Gaumenspalten (LKG)

Vorkommen (**Prävalenz**) abhängig von der ethnischen Zugehörigkeit und der Geographie; 1:750 beim kaukasischen Typus – aber zunehmende Prävalenz. Jungen häufiger als Mädchen. Bei einseitigem Vorkommen: links häufiger als rechts. Familienanamnese in 40% der Fälle positiv. Isolierte Gaumenspalte bei einer von 2000 Geburten, mehr bei Mädchen als bei Jungen. Familienanamnese in 20% der Fälle positiv.

Ätiologie: Polygenetische Vererbung. Umwelteffekte können Einfluß haben.

Klassifikation: Viele Klassifikationen existieren, aber der beste Ansatz ist der folgende:

Primärer und/oder sekundärer Gaumen komplett oder inkomplett, ein- oder beidseitig. Submuköse Spalten werden oft übersehen, weil die darüberliegende Mukosa intakt ist, bis die schlechte Sprache auffällt.

Probleme

Embryologische Anomalien: Gewebedefizit, Verlagerung einzelner Segmente, abnormale Muskelansätze.

Fehlbildung nach der Operation: Nicht operierte Spalten zeigen normales Wachstum. Bei operierten Spalten ist das Oberkieferwachstum in sagittaler, transversaler und vertikaler Richtung vermindert; ebenso ist das Unterkieferwachstum vermindert. Hören und Sprechen sind beeinträchtigt. Andere angeborene Fehlbildungen treten in bis zu 20% der Fälle bei Lippen-Kiefer-Gaumenspalten (LKG) auf und sind häufiger bei isolierten Spalten des Gaumens als der Lippe anzutreffen.

Dentale Anomalien: Häufig bei LKG: Hypodontie und S-Zähne (besonders im Bereich der Spalte). Ebenso eine erhöhte Inzidenz von Hypoplasien und verspätetem Zahndurchbruch.

Behandlung (der unilateralen kompletten Spalte)

Man braucht einen Koordinator für die Gesamttherapie – normalerweise der Kieferchirurg oder der Kieferorthopäde – sowie ein vollständiges Team (mindestens ein Sprachtherapeut, ein plastischer Chirurg, ein HNO-Chirurg, ein MKG-Chirurg und ein Sozialarbeiter). Durchführung der Therapie in größeren Zentren ergibt meist bessere Resultate.

Geburt: Die Eltern brauchen Unterstützung und Hilfe bei der Ernährung (Rostibottle) und Gummisauger mit zusätzlichen Löchern. Eine prächirurgische kieferorthopädische Therapie ist heutzutage nicht mehr angezeigt, da ihre Vorteile nicht bewiesen werden konnten. Fertigen Sie eine Akte mit Fotos und Modell an.

Lippenschluß: Die Mehrheit der Behandlungszentren führt den Lippenschluß etwa im 3. Monat durch, der neonatale sofortige Lippenschluß wird jedoch immer beliebter. Die Millard-Op mit oder ohne Modifikationen wird am häufigsten eingesetzt. Einige

Chirurgen führen gleichzeitig einen Vomer-Lappen durch. Bilaterale Lippenspalten werden entweder ein- oder zweizeitig geschlossen.

Gaumenschluß: Normalerweise zwischen dem 18. und 19. Monat; Langenbeck-Op und Modifikationen sind am weitesten verbreitet. Eine später beginnende Behandlung minimiert die Wachstumshemmung, hat aber aufgrund der schlechten Sprachresultate negative psychologische Auswirkungen auf den Patienten.

Milchzahndentition: Bevor der Patient eingeschult wird, kann eine Lippenrevision durchgeführt werden; Sprach- und Hörtests sollten zu diesem Zeitpunkt auch erfolgen.

Sekundäre Osteoplastik: Sie beinhaltet die Transplantation von Knochen aus der Spina iliaca in die Spalte. Vorteile:

1 Bringt Knochen für den Durchbruch des 3ers (daher am besten vor dem Durchbruch des 3ers, kann aber auch später erfolgen).
2 Ermöglicht Zahnbewegungen in den Bereich der Spalte, ein ununterbrochener Zahnbogen wird möglich.
3 Mehr knöcherne Auflage.
4 Unterstützt den Verschluß oronasaler Fisteln.

Die kieferorthopädische Erweiterung eines kollabierten Zahnbogens und die Ausformung der Schneidezähne kann vor der sekundären Osteoplastik nötig sein, um das Resultat zu verbessern[11]. Abdeckung mit Verschiebelappen; sollten 1er extrahiert werden, muß dies vorher geschehen sein.

Bleibende Dentition: Nach Durchbruch der bleibenden Zähne sind festsitzende Apparaturen zur Ausformung und zum Lückenschluß notwendig. Bei Nichtanlage des OK-2ers sollte man durch Mesialisierung der 3er einen Lückenschluß ohne Prothetik anstreben.

Abgeschlossenes Wachstum: Zu diesem Zeitpunkt wird häufig die letzte Nasenkorrektur durchgeführt. Diese sollte nach Abschluß der kieferchirurgischen Behandlung der knöchernen Unterlage durchgeführt werden.

5 Parodontologie

Hauptquelle:
Lindhe, J.: Textbook of Clinical Periodontoloy. Munksgaard 1989.

Weitere im Text zitierte Literatur:
1 Gibbons, R. J., van Houte, J.: On the formation of dental plaque. J Periodontol 44, 347 (1973).
2 Ash, M. M. et al.: Correlation between plaque and gingivitis. J Periodontol 34, 424 (1964).
3 Löe, H., Theilade, E., Jensen, S. B.: Experimental gingivitis in man. J Periodontol 36, 177 (1965).
4 Greene, J. C., Vermillion, J. R.: The Oral Hygiene Index: A method for classifying oral hygiene status. J Am Dent Assoc 61, 172 (1960).
5 Ainamo, J., Barmes, D., Beagrie, G., Cuttress, T., Martin, J., Sardo-Infirri, J.: Development of the World Health Organisation (WHO) Community Periodontal Index of Treatment Needs (CPITN). Int Dent J 32, 281 (1982).
6 Listgarten, M. A.: Periodontal Probing: What does it mean? J Clin Periodontol 7, 165 (1980).
7 Slots, J., Rams, T. E.: Antibiotics in periodontal therapy: advantages and disadvantages. J Clin Periodontol 17, 479 (1990).

8 Loesche, W. J., Syed, S. A., Morrison, E. C., Kerry, G. A., Higgins, T., Stoll, J.: Metronidazole in periodontitis. I. Clinical and bacteriological results after 15 to 30 weeks. J Clin Periodontol 55, 325 (1984).
9 Ramfjord, S. P., Nissle, R. R.: The modified Widman flap. J Periodontol 45, 601 (1974).
10 Wenström, J. L.: Lack of association between width of attached gingiva and development of gingival recessions. A 5-year longitudinal study. J Clin Periodontol 14, 181 (1987).
11 Dorfman, H. S., Kennedy, J. E., Bird, W. C.: Longitudinal evaluation of free autogenous gingival grafts. J Clin Periodontol 7, 316 (1980).
12 Kalkwarf, K. I.: Periodontol Abstracts 2, 53 (1974).
13 Nyman, S., Karring, T., Lindhe, J., Plantén, S.: Healing following implantation of periodontitis-affected roots into gingival connective tissue. J Clin Periodontol 7, 394 (1980).
14 Nyman, S., Gottlow, J.,Karring, T., Lindhe, J.: The regenerative potential of the periodontal ligament. An experimental study in the monkey. J Clin Periodontol 9, 157 (1982).
15 Waerhaug, J.: The infrabony pocket and its relationship to trauma from occlusion and subgingival plaque. J Periodontol 50, 355 (1979).
16 Pontoriero, R., Lindhe, J., Nyman, S., Karring, T., Rosenberg, E., Sanavi, F.: Guided tissue regeneration in the treatment of furcation defects in mandibular molars. A clinical study of degree III involvments. J Clin Periodontol 16, 170 (1989).

Mikrobiologie der Mundhöhle

Wenige Stunden nach der Geburt wird die Mundhöhle von vorwiegend aeroben und fakultativ anaeroben Bakterien besiedelt. Der Durchbruch der Zähne ermöglicht die Entwicklung eines komplexen ökologischen Systems von Mikroorganismen (mehr als 300 Spezies wurden bisher identifiziert). Die Gesundheit der oralen Strukturen basiert auf einem Gleichgewichtszustand der Bestandteile der oralen Mikroflora.

Wichtige Mikroorganismen

Streptococcus mutans: Aerob. Bildet Dextran. Bei hohem Saccharoseanteil der Nahrung steigt die Koloniedichte in der supragingivalen Plaque auf über 50%. Verstoffwechselt die meisten Zucker zu organischen Säuren. Wichtiger Keim in der Kariesätiologie.

Streptococcus sanguis: 50% der Streptokokken in der Plaque. Beteiligung an etwa der Hälfte der Fälle von subakuter bakterieller Endokarditis.

Streptococcus salivarius: Macht die Hälfte der im Speichel nachweisbaren Streptokokken aus. Unregelmäßige Dextransynthese.

Streptococcus milleri: Wird häufig aus oralen Abszessen isoliert, ist aber auch oft an der Abszeßbildung in anderen Körperregionen beteiligt.

Porphyromonas gingivalis und Prevotella intermedia: Obligat anaerob. Gehören zur Gruppe der schwarz pigmentierten gramnegativen Anaerobier und werden mit den akuten, destruierenden Schüben der marginalen Parodontitis in Verbindung gebracht.

Fusobacterium: Obligat anaerob. Wurde ursprünglich als Hauptpathogen in der Ätiologie der ANUG angesehen. Gehört zu den mutmaßlich parodontalpathogenen Keimen; besonders hervorzuheben ist *Fusobacterium nucleatum*.

Treponema vincenti: Der größte Vertreter der Spirochäten. Wurde früher als wichtiges Pathogen bei ANUG betrachtet. Diese Erkrankung wird heute als anaerobe fusospirochätere Mischinfektion angesehen.

Actinobacillus actinomycetemcomitans: Wichtiger mutmaßlich parodontalpathogener Keim. Wird bei mehr als 90% der Fälle mit LJP gefunden.

Actinomyces israelii: Filament, Hauptverursacher der Aktinomykose, einer seltenen hartnäckigen Infektion vornehmlich der Mundhöhle, der Kiefer und des weiblichen Urogenitaltraktes.

Candida albicans: Hefepilz mit Bedeutung als opportunistischer Krankheitserreger in der Mundhöhle, der vermutlich bei den meisten Menschen als Kommensale nachzuweisen ist.

Spirochäten: Zumeist obligate Anaerobier, die eng mit Parodontalerkrankungen in Zusammenhang gebracht werden. Gehören zur oralen Mikroflora nahezu aller Erwachsener. Die Gattungen *Borrelia, Treponema* und *Leptospira* (aerob) gehören zu dieser Familie.

Plaque

Plaque besteht aus einer Masse von Bakterien in einer Mukopolysaccharidmatrix, die den Zähnen fest anhaftet. Sie kann nicht durch Spülen, aber durch mechanische Reinigung beseitigt werden. Plaque ist die Ursache der meisten Erkrankungen der Zähne und der sie umgebenden Gewebe.

Anheftung: Plaque kann sich auf allen unregelmäßigen Oberflächen der Mundhöhle ansammeln, zur Besiedlung der glatten Zahnoberfläche ist allerdings die Anwesenheit der Pellikel notwendig. Hierbei handelt es sich um eine dünne Schicht aus dem Speichel stammender Glykoproteine, die sich innerhalb von Minuten nach einer Politur auf der Zahnoberfläche bildet. Die Pellikel trägt zur Regulation der Ionenströme zwischen Zahn und Speichel bei; sie enthält Immunglobuline, Komplement und Lysozym.

Entstehung: Eine Stunde nach Zahnreinigung können bis zu 10^6 vitale Bakterien auf 1 mm^2 Zahnoberfläche gefunden werden[1], dabei handelt es sich um selektiv angeheftete Streptokokken. *Streptococcus mutans* produziert „Klebstoffe“ in Form von extrazellulären Polysacchariden (Glukane und Fruktane) insbesondere aus Saccharose, was seine frühe Besiedlung der Zahnoberfläche begünstigt. Während der ersten zwei Tage der Plaqueakkumulation herrschen Kokken vor. Anschließend kommen Stäbchen und Filamente hinzu. Damit einher geht ein Anstieg der Leukozytenzahl in der marginalen Gingiva. Wird die Zahnoberfläche nicht gereinigt, treten nach 6–10 Tagen Vibrionen und Spirochäten auf, und es entsteht das klinische Bild einer Gingivitis. Es wird allgemein angenommen, daß eine Veränderung der Plaque in Richtung auf eine mehr anaerobe Zusammensetzung zum Fortschreiten von Gingivitis und Parodontitis führt.

Plaque und Karies (siehe S. 34): Neben anderen oralen Streptokokken produziert *Streptococcus mutans* Säuren und Komponenten der intermikrobiellen Matrix. Hier besteht ein klarer Zusammenhang zur Kariesentstehung, auch wenn verschiedene weitere Faktoren wie Speichel, andere Mikroorganismen und die Beschaffenheit der Zahnoberfläche determinierend wirken.

Plaque und Parodontalerkrankungen: Es besteht ein direkter Zusammenhang zwischen der Plaquemenge am Gingivarand und der Schwere einer Gingivitis[2]. Eine experimentelle Gingivitis kann durch Unterbindung der oralen Hygiene verursacht und durch deren Wiederaufnahme beseitigt werden[3]. Es ist allgemein akzeptiert, daß die Akkumulation von Plaque eine Gingivitis verursacht, wobei das Ausmaß von der individuellen Prädisposition abhängt. Obwohl es eine Reihe von Faktoren gibt, die zur Umwandlung einer chronischen Gingivitis in eine marginale Parodontitis führen, wird das Vorhandensein insbesondere von „alter“ Plaque mit einem hohen Anteil anaerober Keime allgemein als entscheidend angesehen, und die Therapie parodontaler Erkrankungen basiert im wesentlichen auf der gründlichen Entfernung bakterieller Beläge.

Zahnstein

Zahnstein ist eine mineralisierte Ablagerung auf den Zähnen (und anderen harten Strukturen in der Mundhöhle). Er entsteht durch Mineralisation bakterieller Zahnbeläge und kann wie folgt untergliedert werden.

Supragingivaler Zahnstein wird bevorzugt gegenüber den Öffnungen der Ausführungsgänge der großen Speicheldrüsen gefunden, d. h. im Bereich der 1. und 2. Oberkiefermolaren medial der Öffnung des Ductus parotideus und an den lingualen Flächen der Unterkieferschneidezähne gegenüber den Carunculae sublinguales. Er hat gewöhnlich eine gelbliche Farbe, kann aber durch Verfärbung zahlreiche Farben annehmen.

Subgingivaler Zahnstein findet sich unterhalb des Margo gingivae und haftet den Wurzeloberflächen fest an. Er hat eine bräunliche bis schwarze Farbe, ist außerordentlich hartnäckig und wird bevorzugt auf approximalen und lingualen Flächen gefunden. Harte subgingivale Beläge können durch Inspektion, taktil durch den Gebrauch einer Sonde oder mittels Röntgenaufnahmen diagnostiziert werden. Durch Rezession der Gingiva können sie supragingival zu liegen kommen.

Die **Zusammensetzung** von Zahnstein wird zu 80% durch anorganische Salze zumeist kristalliner Struktur bestimmt. Die Hauptkomponenten sind Kalzium und Phosphor. Die mikroskopische Struktur zeigt im wesentlichen zufällig orientierte kristalline Formationen.

Der **Bildung** von Zahnstein geht immer die Akkumulation bakterieller Plaque voraus, die als organische Matrix für die allmähliche Mineralisation dient. Zu Beginn wird die intermikrobielle Matrix der Plaque mineralisiert, schließlich auch die Mikroorganismen selbst. Die Bildung subgingivalen Zahnsteins erfordert viele Monate, während lockerer supragingivaler Zahnstein innerhalb von 2 Wochen entsteht.

Pathologische Wirkung: Zahnstein (insbesondere subgingival) steht unzweifelhaft in Zusammenhang mit entzündlichen Parodontalerkrankungen. Das mag daran liegen, daß er immer von einer Schicht bakterieller Plaque überzogen ist. Die primäre schädliche Wirkung des Zahnsteins besteht in seiner Retentionsfunktion für Plaque und bakterielle Toxine. Bei Vorhandensein von Zahnstein ist die Durchführung einer angemessenen Mundhygiene unmöglich.

Ätiologie parodontaler Erkrankungen

Plaque ist der ätiologische Hauptfaktor nahezu aller Formen entzündlicher Parodontalerkrankungen. Die Schädigung parodontaler Strukturen ist mit größter Wahrscheinlichkeit die unmittelbare Folge einer Infektion des gingivalen Sulkus mit Plaquebakterien. Der Prozeß des Fortschreitens von der Gingivitis zur marginalen Parodontitis ist allerdings weitaus komplexer als dies annehmen läßt, zumal dabei die Abwehrlage des Patienten, die ökologischen Faktoren der Mundhöhle, die Virulenz der Mikroorganismen und das Reifestadium der Plaque eine Rolle spielen. Es ist sicherlich am einfachsten, die Parodontalerkrankungen als multifaktorielle Mischinfektionen anzusehen, die durch entzündliche Abwehrreaktionen des Patienten beeinflußt werden. Verschiedene Elemente dieses Prozesses sollen im folgenden erläutert werden.

Mikrobiologie

Die Veränderungen in der Zusammensetzung der mikrobiellen Plaque wurden bereits dargestellt (siehe S. 196). Die entzündliche Reaktion der Gingiva auf neugebildete junge Plaque erzeugt eine flache gingivale Tasche, die ideale Bedingungen für eine weitere bakterielle Kolonisation schafft, indem sie die Faktoren bereitstellt, die für die Vermehrung zahlreicher anspruchsvoller Keime notwendig sind. Desweiteren herrscht in der gingivalen Tasche eine niedrige O_2-Konzentration, was das Wachstum obligat anaerober Mikroorganismen begünstigt, von denen einige eng mit der Aktivität parodontaler Läsionen in Zusammenhang gebracht werden. Hohe CO_2-Konzentrationen begünstigen die Kolonisierung mit kapnophilen Spezies, von denen manche mit Parodontitis bei Kindern und Jugendlichen in Zusammenhang zu stehen scheinen.

Kurz gefaßt liegen bei klinisch gesunder Gingiva hohe Proportionen grampositiver, fakultativ anaerober oder aerober Stäbchen und Kokken vor. Bei Gingivitis zeigt sich eine erhöhte Zahl fakultativ und obligat anaerober Keime und eine zunehmende Zahl gramnegativer Stäbchen. Bei etablierter Parodontitis herrschen anaerobe gramnegative Stäbchen vor. Einige Spezies, die an der Entstehung von Parodontalerkrankungen beteiligt sind, sollen hier besondere Erwähnung finden. Einzelne **Bakteroidesspezies**, vor allem **Porphyromonas gingivalis** und **Prevotella intermedia**, verfügen über Virulenzfaktoren, die ihre Pathogenität steigern, dazu gehört insbesondere ihre Aktivität gegenüber neutrophilen Granulozyten. Von **Actinobacillus actinomycetemcomitans**, einem Keim, der hohe CO_2-Konzentrationen bevorzugt, wird angenommen, daß er an der Entstehung der LJP beteiligt ist. Er verfügt ebenfalls über Virulenzfaktoren, die gegen neutrophile Granulozyten wirken. Allerdings war es bis heute nicht möglich, für einen spezifischen Keim oder eine Gruppe von Mikroorganismen sicherzustellen, daß sie alleinverantwortlich für die Auslösung der marginalen Parodontitis sind, obschon die umrissenen Konzepte die Ergebnisse aktueller Forschung widerspiegeln.

Immunpathologie

Die entzündliche Reaktion auf das Vorhandensein bakterieller Plaque läßt sich sowohl klinisch, als auch histologisch nachweisen und ist mit Sicherheit zumindest für einen Teil der parodontalen Destruktion verantwortlich. Sowohl immunologisch als auch nicht immunologisch gesteuerte Reaktionen tragen zur Schädigung des marginalen Parodonts bei. Bakterielle Antigene aus der Plaque lösen zelluläre, wie auch humorale Reaktionen aus, die zwar als Abwehrmechanismen des Organismus dienen, aber dennoch lokalisiert Gewebezerstörungen verursachen. Dies geschieht normalerweise durch Aktivierung des Komplementsystems. Die nicht immunologisch vermittelte Schädigung ist auf einen oder alle der wichtigen endogenen Entzündungsmediatoren zurückzuführen: vasoaktive Amine (Histamin), Plasmaproteasen (Komplementfaktoren), Prostaglandine und Leukotriene, lysosomale saure Hydrolasen, Proteasen, freie Radikale und Zytokine.

Epidemiologie der Parodontalerkrankungen

Epidemiologie heißt die Erforschung des Vorkommens und der Folgen einer Erkrankung in einer bestimmten Population. Um aussagekräftige Daten zu erhalten, ist es wesentlich, die Prävalenz und den Schweregrad jeder zu betrachtenden Erkrankung auf reproduzierbare Weise quantifizieren zu können. Die Suche nach geeigneten **Indizes** in der Parodontologie hat ein überreiches Schrifttum mit häufig verwirrenden und überflüssigen Erhebungssystemen hinterlassen.

Der ursprüngliche Zweck parodontaler Indizes war die Untersuchung der Verbreitung parodontaler Erkrankungen; bald aber wurde der Nutzen dieser Bewertungssysteme für die Überwachung und Führung einzelner Patienten deutlich. Die im folgenden vorgestellten Indexsysteme eignen sich für beide Aufgaben und sind einfach anzuwenden:

Debris-Index des Oral-Hygiene-Index (OHI): Er kann für den Gebrauch in der Praxis durch die Verwendung von Plaquerevelatoren modifiziert werden[4].

0 Keine Beläge oder Verfärbungen.
1 Weiche Beläge, die nicht mehr als ein Drittel der Zahnoberfläche bedecken.
2 Weiche Beläge, die mehr als ein Drittel, aber nicht mehr als zwei Drittel der Zahnoberfläche bedecken.
3 Weiche Beläge, die mehr als zwei Drittel der Zahnoberfläche bedecken.

Community Periodontal Index of Treatment Needs (CPITN)[5]
Dieser Index wird verwendet, um die Patienten aufzuspüren, die eine gründliche parodontologische Untersuchung erfordern. Unter Berücksichtigung der „Site"-Spezifität parodontaler Erkrankungen wird jeder Zahn untersucht. Dabei sollte ein WHO-Parodontometer (kugelförmiges Ende mit einer Farbkodierung von 3,5–5,5 mm) Verwendung finden. Die Zahnbögen werden in Sextanten aufgeteilt, also zwei Seitenzahn- und ein Frontzahnsegment je Kiefer. Es werden 6 Stellen pro Zahn sondiert, und der höchste Wert je Sextant wird aufgezeichnet, dies erfolgt normalerweise in ein einfaches Schema mit 6 Feldern.

1 = Bluten auf Sondieren, keine parodontalen Taschen, kein Zahnstein, keine überhängenden Restaurationen. Therapie: Mundhygieneunterweisung (MHD).

2 = Maximale Sondiertiefe < 3 mm, subgingivaler Zahnstein und/oder Plaqueretentionsstellen, z. B. Überhänge. Therapie: MHD, Scaling und Korrektur der iatrogenen marginalen Irritationen.

3 = Maximale Sondiertiefe 4–5 mm. Therapie: MHD und subgingivales Scaling.

4 = Ein oder mehrere Zähne in einem Sextanten zeigen Sondiertiefen > 6 mm. Therapie: Subgingivale Kürettage und Wurzelglättung mit oder ohne Lappenbildung.

Patienten mit fortgeschrittenen Parodontopathien erfordern ein Befundschema, das die Sondiertiefen vollständig sowie darüber hinaus Rezessionen und Furkationsbeteiligung erfaßt und eine

Röntgenuntersuchung einschließt. Der CPITN ist nicht geeignet, Fortschritte der Therapie zu verfolgen.

Weitere insbesondere für die Patientenmotivation nützliche Indizes sind:

Der **Blutungsindex**, bei dem Grad 1 oder 0 davon abhängt, ob es nach vorsichtigem Durchfahren des Sulkus mit einer Parodontalsonde blutet oder nicht. Ein Prozentwert wird bestimmt, indem die Summe der Gradwerte durch die Zahl der betrachteten Stellen dividiert und das Ergebnis mit 100 multipliziert wird.

Der **Plaqueindex** basiert auf Vorhandensein oder Fehlen von Plaque auf den mesialen, distalen, oralen und vestibulären Zahnflächen. Zur Darstellung wird ein Plaquerevelator benutzt.

$$\text{Prozentwert} = \frac{\text{Zahl der Flächen mit Plaque}}{\text{Zahl der Zähne} \times 4} \times 100$$

Neuere Forschungsergebnisse, die auf relativ zuverlässigen Parodontalindizes basieren, legen nahe, daß Parodontopathien zu den häufigsten Erkrankungen auf unserem Planeten gehören. Zahlen aus Europa belegen, daß bis zu 50% der Bezahnten im Alter von 50–65 Jahren unter fortgeschrittener Parodontitis leiden (Taschen >6 mm); allerdings sind bei der Hälfte von ihnen nur wenige Stellen erkrankt.

Der ursächliche Zusammenhang zwischen bakterieller Plaque auf der Zahnoberfläche und parodontalen Schäden ist gesichert, das Ausmaß der Zerstörung jedoch variiert nicht nur individuell, sondern auch zwischen verschiedenen Stellen einer Dentition und zu verschiedenen Zeiten bei der gleichen Person.

Chronische Gingivitis

Die chronische Gingivitis ist eine Entzündung der gingivalen Gewebe. Sie geht **nicht** mit Alveolarknochenabbau oder der Apikalproliferation des Saumepithels einher. Zahnfleischtaschen > 2 mm können bei chronischer Gingivitis auftreten infolge einer Zunahme des gingivalen Volumens durch Ödem oder Hyperplasie (Pseudotaschen). Es werden drei Typen von Gingivitis beschrieben, deren Auftreten sich allerdings nicht gegenseitig ausschließt.

Chronische (ödematöse) Gingivitis: Sie ist in gewissem Ausmaß in nahezu jeder Mundhöhle anzutreffen. Die klassische Trias von Rötung, Schwellung und Bluten auf Sondieren erlaubt die Diagnose und wird normalerweise von Klagen der Patienten über Zahnfleischbluten beim Zähneputzen begleitet. Pseudotaschen können z. T. auch gemessen werden. Gingivitis resultiert aus einer geringgradigen Infektion durch die ungestörte Akkumulation von Plaque, die mit einer Veränderung der Flora von grampositiven aeroben zu gramnegativen anaeroben Mikroorganismen einhergeht (siehe S. 196). So kommt es zu entzündlichen Veränderungen in der marginalen Gingiva. Diese sind histopathologisch bereits vor Ausbruch der klinischen Gingivitis nachweisbar, der etwa nach 7 Tagen ungestörter Plaqueakkumulation beobachtet werden kann. Die entzündliche Reaktion umfaßt eine Erhöhung der Permeabilität der Venolen des gingivalen Gefäßplexus, eine Vermehrung der Entzündungszellen im gingivalen Bindegewebe (Plasmazellen, Lymphozyten, Makrophagen und neutrophile Granulozyten), eine Verminderung der Fibroblastenzahl und eine Herabsetzung der Kollagendichte. Diese entzündlichen Veränderungen lassen sich durch die Aufnahme einer effektiven Plaquekontrolle leicht rückgängig machen. Obwohl Gingivitis ein reversibler Prozeß ist, sollte daran gedacht werden, daß Zahnstein und andere Faktoren, die die Plaqueretention begünstigen (z. B. überhängende Füllungs- und Kronenränder) eine angemessene Mundhygiene erschweren. Diese Faktoren sollten deshalb durch Scaling und geeignete Füllungstherapie in Ergänzung zur MHD korrigiert werden. Gingivitis kann eine Vorstufe oder ein klinischer Marker für chronische marginale Parodontitis sein. Deshalb muß eine Parodontitis durch die Messung des sondierbaren Attachmentniveaus (Suche nach „echten" Taschen) und den Ausschluß alveolären Knochenabbaus durch Röntgenbilder ausgeschlossen werden.

Chronische hyperplastische Gingivitis (fibröse Gingivahyperplasie): Gingivale Hyperplasie wird durch einen Anstieg von Kollagen und Fibroblasten hervorgerufen, der als Reaktion auf die plaqueinduzierte Entzündung auftritt. In den meisten Fällen von Gingivitis lassen sich eine ödematöse und eine hyperplastische Reaktion beobachten; das Verhältnis beider Komponenten zueinander variiert erheblich. Wo eine fibröse Proliferation des Gewebes überwiegt, wird der Begriff „hyperplastische Gingivitis" verwendet. Auch hier bleibt die Läsion auf die Gingiva beschränkt, und es bilden sich Pseudotaschen. Diese Form der Gewebereaktion findet sich vor allem als unerwünschte Arzneimittelwirkung auf die Medikation mit Diphenylhydantoin, Cyclosporin A und Nifedipin. Eine chronische hyperplastische Gingivitis, die unter akribischer Plaquekontrolle nicht ausheilt, ist eine der wenigen Indikationen für eine konventionelle Gingivektomie.

Chronische atrophische Gingivitis (Gingivitis desquamativa): Hierbei liegt eine gingivale Entzündung unter gleichzeitiger Atrophie des gingivalen Gewebes vor. Es handelt sich hierbei normalerweise um die Manifestation eines benignen Schleimhautpemphigoids oder eines Lichen planus.

Chronische marginale Parodontitis

Die chronische marginale Parodontitis (CP) kann als Fortschreiten der Kombination von Infektion und Entzündung bei Gingivitis in die tieferliegenden Gewebe des Desmodonts betrachtet werden. Dieser Prozeß wird charakterisiert durch die Auflösung der parodontalen Fasern am Zahnhals, alveoläre Knochenresorption und Proliferation des Saumepithels über die Schmelz-Zement-Grenze hinaus nach apikal. Der Übergang einer chronischen Gingivitis in eine marginale Parodontitis ist keinesfalls zwangsläufig, es existieren Unterschiede in Geschwindigkeit und Schwere interindividuell, aber auch an verschiedenen Stellen einer Dentition und zu verschiedenen Zeiten. Man nimmt heute an, daß sich parodontale Zerstörung in akuten Schüben von Erkrankungsaktivität ereignet, auf die stumme Phasen folgen. Die aktive Phase ist durch rapiden Attachmentverlust gekennzeichnet. Dieser Zustand hält für Zeiträume von unterschiedlicher Länge an und wird vermutlich durch Veränderungen in Menge und/oder Zusammensetzung der subgingivalen Mikroflora ausgelöst, allerdings sind vermutlich weitere Faktoren beteiligt. Dazu gehören Wirtsfaktoren in Abhängigkeit von systemischen Erkrankungen und lokalen Faktoren wie okklusales Trauma, iatrogenen Einflüssen oder bisher unbestimmten Varianten der Entzündungsreaktion. Die stummen Phasen verlaufen ohne ein klinisch oder röntgenologisch nachweisbares Fortschreiten der Erkrankung und können sich über lange Zeiträume erstrecken. Eine vollständige Heilung tritt allerdings *nicht* ein, weil Plaque auf den Wurzeloberflächen verbleibt und deshalb die Entzündung des Bindegewebes persistiert.

Mikrobiologie: In der Mehrzahl der Fälle verbleiben die pathogenen Mikroorganismen in der Plaque und dringen nicht in die parodontalen Weichgewebe ein. Es wurde bereits erwähnt (siehe S. 200), daß bei Abstrichen aus Taschen bei CP vorwiegend hohe Proportionen gramnegativer anaerober Stäbchen und Spirochäten gefunden werden. Die Diskussion zwischen den Anhängern der spezifischen (spezifische periopathogene Mikroorganismen verursachen CP) und denen der unspezifischen (CP wird von der Masse der Plaque und weniger von ihrer Zusammensetzung verursacht) Plaquetheorie hält an. Dennoch lassen sich bestimmte gramnegative Anaerobier in besonders hoher Zahl aus aktiven Läsionen isolieren; dies sind insbesondere *Porphyromonas gingivalis, Bacteroides forsythus, Prevotella intermedia, Campylobacter rectus* und *Fusobakterium*-Spezies. Einige dieser Bakterien produzieren Enzyme wie Proteasen, die verheerende Auswirkungen auf das Desmodont haben können, und alle gramnegativen Mikroorganismen setzen Endotoxin (Bestandteil ihrer Zellwand) frei, wenn sie sich auflösen.

Diagnostik:
- Sondieren, um Bluten zu provozieren, die sondierbare Taschentiefe zu erheben und subgingivalen Zahnstein aufzudecken.
- Prüfung der Zähne auf erhöhte Beweglichkeit und Sensibilität.
- Röntgenuntersuchung (OPG oder Status).

Therapie siehe S. 216–238.

Taschenbildung

Zahnfleischtaschen können wie folgt unterteilt werden:

Pseudotaschen werden durch Zunahme des gingivalen Volumens verursacht, wobei das Saumepithel an der oder koronal der Schmelz-Zement-Grenze endet.

Parodontale Taschen sind durch eine Proliferation des Epithelansatzes nach apikal über die Schmelz-Zement-Grenze hinaus charakterisiert und können in supra- und infraalveoläre Taschen unterschieden werden. Infraalveoläre Defekte lassen sich nach der Zahl der Knochenwände untergliedern: Dreiwandige Knochentaschen haben die beste Prognose, da sie an drei Seiten von spongiösem Knochen und an einer Seite von Wurzelzement umgeben sind. Zweiwandige Defekte können sich einerseits als Knochenkrater zwischen zwei Zähnen mit zwei Knochenwänden und zwei Wurzeloberflächen oder mit zwei Knochenwänden und einer Wurzeloberfläche sowie einer offenen Seite, die lediglich von Weichgewebe bedeckt ist, darstellen. Einwandige Knochentaschen können approximal je von dem Interdentalseptum und einer Wurzeloberfläche begrenzt sein, während oral und vestibulär nur eine weichgewebige Bedeckung besteht oder von zwei Wurzeloberflächen und orovestibulär je von einer Knochenwand bzw. Weichgewebe markiert werden.

Parodontalsonden sind Schlüsselinstrumente, um die Ausdehnung parodontaler Taschen zu bestimmen. Es existieren zahlreiche Formen, deren Auswahl von individuellen Vorlieben beeinflußt werden kann, es ist aber für die Reduktion von Fehlerquellen ausschlaggebend, sich für eine Sondenform zu entscheiden und diese für die gesamte Praxis zu verwenden. Der Gebrauch der WHO-Sonde für orientierende Untersuchungen unter Verwendung des CPITN wurde auf S. 202 dargelegt. Patienten mit einer fortgeschrittenen CP sollten weitergehend untersucht werden, einschließlich der Erhebung der Sondiertiefen um jeden Zahn. Das andere Hauptsymptom entzündlicher Parodontopathien, die Blutungsneigung, wird ebenfalls durch den vorsichtigen Gebrauch eines Parodontometers ermittelt. Auch hier ist es wichtig, bei einem Sondentyp zu bleiben.

Sondierungsfehler: Die Eindringtiefe einer Parodontalsonde hängt von folgenden Faktoren ab:
- Sondenform,
- Sondierungsdruck,
- Entzündungsgrad[6].

Es ist heute bekannt, daß die Messung der Sondiertiefe mit einer Parodontalsonde nicht der Tiefe des histologischen Sulkus oder der Tasche entspricht. Bei vorhandener Entzündung dringt die Sondenspitze durch das entzündete Gewebe, bis sie die am weitesten koronal gelegenen dentogingivalen Fasern erreicht, etwa 0,5 mm apikal des Epithelansatzes; daraus resultiert eine Überschätzung des parodontalen Problems. Die Tiefe der Sondenpenetration in das Gewebe hängt direkt vom Entzündungsgrad ab, so daß es nach Beseitigung der Entzündung zur Unterschätzung des Attachmentverlustes kommen kann. Die Ausbildung eines straffen langen Saumepithels nach Therapie kann den Behandler ebenfalls in falscher Sicherheit wiegen, wenn die Messung der Sondiertiefen nicht mit angemessener Vorsicht interpretiert wird. Aus diesem Grund ist die Bezeichnung „meßbare Sondiertiefe" dem Begriff Taschentiefe vorzuziehen.

Röntgenbilder sind nützlich, um den Grad des Knochenabbaus und der Wurzelauflagerungen mit der Sondiertiefe zu vergleichen. Standardisierte Röntgenaufnahmen in regelmäßigen Abständen erlauben eine Verlaufskontrolle der Parodontitis.

- Bißflügel gestatten eine gute Übersicht des approximalen Knochens, geeignet für geringgradigen Knochenabbau und um Zahnstein darzustellen.
- Das OPG ist ein ausgezeichnetes Übersichtsröntgenbild, es läßt parodontale Zerstörungen aber nur andeutungsweise erkennen.
- Ein vollständiger Röntgenstatus (Langtubustechnik) ist die Röntgenuntersuchung der Wahl bei Patienten mit fortgeschrittener Parodontitis, weil er subgingivalen Zahnstein, Furkationsbeteiligungen, ausgedehnten Knochenverlust, intraalveoläre Taschen und endoparodontale Läsionen darstellt.

Die Ergebnisse der Röntgenaufnahmen, der klinischen Untersuchung und der Taschensondierung können alle in einem Parodontalbefund dokumentiert werden, um den Krankheitsverlauf überwachen zu können.

Akute Parodontalerkrankungen

Die **akute nekrotisierende ulzerierende Gingivitis** (ANUG) wird auch als Gingivitis vincentii, Gingivostomatitis vincentii oder ulzeromembranöse Gingivitis bezeichnet. Sie sollte nicht mit der Angina Plaut-Vincent verwechselt werden, bei der es sich um eine typisch auf die Tonsillen lokalisierte fusospirochätere Infektion handelt.

Die ANUG ist durch schmerzhafte, gelblich-weiße Ulzera der Interdentalpapillen gekennzeichnet, die zu spontanen Blutungen neigen. Die Patienten klagen häufig über einen metallischen Ge-

schmack und über das Gefühl, daß ihre Zähne auseinandergedrückt werden. Regionäre Lymphadenitis, Fieber und Übelkeit können in einigen Fällen auftreten. Die ANUG hängt mit schlechter Mundhygiene zusammen, psychischer Stress und Nikotinkonsum wirken aber als Kofaktoren. Bei ungeeigneter Behandlung geht die ANUG in eine weniger symptomatische Form über, die als chronische ulzerative Gingivitis bezeichnet werden kann und bei der die Gewebezerstörung langsamer fortschreitet. Die ANUG ist ein auf die Gingiva begrenztes Krankheitsbild; bei unterernährten Patienten wird manchmal die seltene und weitaus ernstere Form des Cancrum oris bzw. der Noma gefunden, die zu ausgedehnten Zerstörungen der Kiefer und des Gesichtes führen kann.

Mikrobiologie: Ursprünglich wurden *Treponema vincentii* und *Fusobacterium fusiforme* für die Hauptschuldigen in einer anaeroben Mischinfektion gehalten. Weitere Forschung hat dazu beigetragen, dieses Bild zu verwirren, indem schwarzpigmentierte *Bacteroides*, andere *Treponema*-Arten, *Selenomonas*-Spezies und *Borrelia intermedia* als an der Infektion beteiligt identifiziert wurden. Das entscheidende Charakteristikum der Mikrobiologie bei ANUG ist die gramnegative, anaerobe Mischinfektion, bei der es zur Invasion des Gewebes kommen kann, die aber normalerweise gut auf lokale Maßnahmen anspricht. In den letzten Jahren wurde das Interesse an der ANUG durch die Tendenz HIV-Infizierter, diese Erkrankung zu entwickeln, erneut geweckt. Aus praktischer Sicht sollte daran erinnert werden, daß das Auftreten einer ANUG bei ansonsten offensichtlich gesunden jungen Erwachsenen ein Anzeichen für eine HIV-Infektion sein kann. Die Konsequenzen für die Praxis daraus sind, daß Maßnahmen zum Schutz vor Infektionsübertragung bedacht werden müssen, die Mundhöhle nach anderen Infektionszeichen untersucht (siehe S. 448) und dem Patienten ein HIV-Test angeraten wird.

Therapie: In den meisten Fällen sind lokale Maßnahmen wie gründliche Reinigung der Wurzeloberflächen und adäquate Mundhygiene ausreichend; gibt es allerdings Anzeichen für eine Generalisierung des Geschehens (Lymphadenopathie) ist die Verordnung von Metronidazol 200 mg dreimal täglich für 3 Tage angezeigt. Es ist sinnvoll, den Patienten mit 0,2%igem Chlorhexidindiglukonat spülen zu lassen, um vor einer Zahnreinigung mit Ultraschallinstrumenten eine Keimreduktion (Aerosolnebel) zu erzielen. Spülungen mit Chlorhexidin können auch als zusätzliche Maßnahme zum Zähneputzen, das anfangs schmerzhaft ist, verordnet werden. Eine weiterführende Therapie wie eine Gingivoplastik persistierender Krater ist nur selten notwendig.

Parodontalabszesse sind lokalisierte Ansammlungen von Eiter in parodontalen Taschen. Sie entstehen meist als Folge des Eindringens virulenter Keime in eine bestehende Tasche oder bei Verringerung der Abflußkapazität. Letzteres ereignet sich klassisch während der Behandlung, wenn durch Reduktion der Entzündung in der marginalen Gingiva und deren straffe Anlagerung an den Zahn der Abfluß der tiefer liegenden Bereiche verlegt wird. Ein Parodontalabszeß kann auch durch Verkeilung eines Fremdkörpers wie einer Fischgräte in eine bestehende Tasche oder auch einen gesunden Parodontalspalt entstehen.

Diagnostik: Ein periapikaler Abszeß muß von einem Parodontalabszeß abgegrenzt werden.

periapikaler Abszeß	*Parodontalabszeß*
avitaler Zahn	normalerweise vitaler Zahn
erhöhte Beweglichkeit möglich	erhöhte Beweglichkeit
Verlust der Lamina dura	Verlust von Alveolarknochenhöhe

Die Insertion einer Guttaperchaspitze in die Abszeßhöhle und eine Röntgenaufnahme davon können hilfreich sein.

Therapie: *Notfallbehandlung:* Inzision und Drainage unter LA; Reinigung der Tasche; systemische Antibiose, z. B. Metronidazol 400 mg dreimal täglich und/oder Amoxicillin 500 mg dreimal täglich für 5 Tage. *Weiterbehandlung:* Konventionelle Therapie für parodontale Taschen (siehe S. 226), endoparodontale Läsion (siehe S. 236).

Akute herpetische Gingivostomatitis siehe S. 412.

Akute Streptokokkengingivitis: Selten. Fleischig rote, schmerzhafte Gingiva normalerweise durch Lancefield-A-Streptokokken. Therapie: Penicillin V 500 mg viermal täglich für 7 Tage und Mundhygiene-Demonstration (MHD).

Parodontitis bei Kindern

Es existieren 2 Hauptformen: Die juvenile Parodontitis und die präpubertäre Parodontitis.

Juvenile Parodontitis

Diese Form der Parodontitis ist seit 1942 bekannt, als sie noch als Parodontosis bezeichnet wurde. Es handelt sich hierbei um eine aggressive Parodontitis, die bei einem ansonsten gesunden Heranwachsenden auftritt und durch raschen Verlust von bindegewebigem Attachment sowie Alveolarknochen gekennzeichnet ist. Sie kann sowohl lokalisiert, nur mittlere Schneidezähne und erste Molaren befallend (1,6-Typ, LJP) auftreten oder generalisiert (GJP). Es ist nicht geklärt, ob es sich dabei um getrennte Erkrankungsformen oder Ausprägungen einer Erkrankung handelt. Auf jeden Fall ist die juvenile Parodontitis als wohl abgegrenzte Erkrankung anerkannt, die sich von der Erwachsenenparodontitis (AP) deutlich unterscheidet. Die Gingiva betroffener Zähne kann klinisch unauffällig erscheinen, obwohl schon bei vorsichtiger Sondierung tiefe parodontale Taschen festzustellen sind. Der Grad der parodontalen Destruktion steht in keinem Verhältnis zur Menge der weichen und harten Beläge.

Prävalenz: Sie ist wegen der unterschiedlichen diagnostischen Kriterien der veröffentlichten Studien schwierig festzustellen, liegt aber vermutlich unter 7%. W > M und oft familiär gehäuft. Es bestehen ethnische Unterschiede: Schwarze und Asiaten > Kaukasier. Beginn normalerweise zwischen dem 11. und 13. Lebenjahr.

Mikrobiologie: Es wurde eine Anzahl seltener und ungewöhnlicher Mikroorganismen wiederholt aus Taschen bei juveniler Parodontitis kultiviert, dazu gehören: *Actinobacillus actinomycetemcomitans, Capnocytophaga*-Spezies, *Eikenella corrodens* und *Prevotella intermedia*. Einige Untersuchungen sehen in *Actinobacillus actinomycetemcomitans* das Hauptpathogen, weil es sich bei 90% der LJP-Fälle in den Läsionen nachweisen läßt und ein signifikanter Anstieg des Serumantikörperspiegels gegen diesen Keim bei erkrankten Personen vorliegt. Darüber hinaus verfügt *Actinobacillus actinomycetemcomitans* über eine Reihe von Virulenzfaktoren die zu parodontaler Destruktion beitragen können, z. B. Leukotoxin, Chemotaxisinhibitionsfaktor, eine endotoxinhaltige Zellwand und einen Faktor, der das Wachstum von Fibroblasten hemmt. Diese Mechanismen passen gut zu der Erkenntnis, daß bei juveniler Parodontitis sowohl die lokale, als auch die systemische Reaktionslage gehemmt ist.

Therapie: Penible Mundhygiene, konventionelles Scaling und Wurzelglättung, oft in Verbindung mit Lappenoperationen. Tetrazyklingabe entweder lokal („slow release" Mechanismus) oder systemisch (z. B. Minocyclin 100 mg zweimal täglich für 4 Wochen) sind in Erwägung zu ziehen. Eine Kontrolle der subgingivalen Mikroflora auf *Actinobacillus actinomycetemcomitans* in 3monatigen Abständen ist ratsam, auch wenn die Möglichkeiten dafür in der Praxis nicht routinemäßig zur Verfügung stehen.

Präpubertäre Parodontitis

Hierbei handelt es sich um eine seltene Form der Parodontitis, die die Milchdentition befällt und eine familiäre Häufung zu haben scheint. Die präpubertale Parodontitis kommt in lokalisierter wie in generalisierter Form vor, die vermutlich eher zwei Ausprägungen einer Erkrankung als zwei separate Krankheitsbilder darstellen.

Prävalenz < 1% der Kinder in der Bevölkerung.

Mikrobiologie: Bekannte parodontalpathogene Keime wie *P. intermedia, A. actinomycetemcomitans* und andere schwarzpigmentierte Bacteroides.

Die **Pathologie** konnte bisher nur unvollständig aufgeklärt werden, und es gibt Verwechslungen zwischen dieser Erkrankung und den aggressiven Wurzelresorptionen, die bei Hypophosphatasie (Zementopathie) auftreten. Eine abnormale Reaktion der Leukozyten, wie sie bei den meisten schweren Parodontitiden auftritt, konnte manchmal nachgewiesen werden, aber es ist ungeklärt, ob hier ein endogener Defekt vorliegt oder eine Beeinflussung durch parodontalpathogene Mikroorganismen.

Therapie: Wie bei juveniler Parodontitis, nur daß Tetrazykline vermieden werden sollten, wegen der unerwünschten Effekte auf die Zahnbildung.

Chediak-Higashi siehe S. 708.

Papillon-Lefèvre siehe S. 711.

Vorbeugung parodontaler Erkrankungen

Den Ausführungen der Kapitel über Ätiologie und Epidemiologie parodontaler Erkrankungen zufolge ist es ganz klar, daß mikrobielle Plaque die Ursache ist und ihre Entfernung Zahnbetterkrankungen vorbeugt. Das ist leichter gesagt als getan, wenn man bedenkt, daß der Großteil der Weltbevölkerung an Gingivitis oder Parodontitis leidet. Der Schlüssel zur Prophylaxe ist die regelmäßige gründliche Plaqueentfernung, aus diesem Grund ist eine „Mundhygienedemonstration und -instruktion" (MHD) vermutlich der nützlichste Hinweis, den man seinen Patienten geben kann.

Die Mundhygiene-Demonstration (MHD) sollte eine Erläuterung der Gründe für eine gute orale Hygiene beinhalten. Mittels eines Handspiegels sollte die Erkrankung erkannt und gezeigt werden (geschwollene Gingiva, Bluten auf Sondieren), anschließend sollte die Ursache dafür (Plaque) demonstriert werden, entweder unmittelbar durch Abschaben der Beläge oder mit Revelatoren. Man sollte erklären, daß Plaquewachstum unmittelbar nach dem Zähneputzen beginnt, so daß eine regelmäßige Entfernung erforderlich ist und daß Plaque nicht durch Spülen beseitigt werden kann. Danach sollte gezeigt werden, wie Plaque entfernt werden kann, ohne zu offen Kritik an den bisherigen Bemühungen des Patienten zu üben, da dies kontraproduktiv wirken kann.

Für das **Zähneputzen** benötigt man in idealer Weise eine Kurzkopfzahnbürste mit planem Borstenfeld aus Nylonborsten (3–4 Büschel quer und 10–12 längs), die mindestens monatlich erneuert werden sollte. Zahnpasta erleichtert die Reinigung und ist eine nützliche Verabreichungsform für lokale Fluoride. „Antizahnstein-Zahncremes" reduzieren dessen Entstehung bis zu 50%. Chlorhexidin-Gel ist wirksam gegen Plaquemikroorganismen, hat aber einen adstringierenden Geschmack und verursacht Verfärbungen. Es werden zahlreiche Techniken je nach Art des Bürstenstrichs beschrieben: rollend, vibrierend, kreisend, vertikal oder horizontal. Die beste Methode ist die, mit der der Patient Erfolg hat (verifizierbar an der Abwesenheit von Plaque, wenn nach dem Zähneputzen angefärbt wird) und die weder Zähne noch Gingiva schädigt. Das horizontale Bürsten ist für die Entstehung von keilförmigen Defekten und Rezessionen berüchtigt. Für Kinder, ältere Menschen und Behinderte müssen Zahnbürste und Putztechnik häufig modifiziert werden.

Zahnzwischenraumhygiene: Das Bürsten der Zähne allein genügt nicht, um die Approximalflächen ausreichend zu reinigen; allerdings sollte die Interdentalhygiene erst vermittelt werden, wenn der Patient die Handhabung der Zahnbürste beherrscht. Zahnseide, kleine und größere Zahnzwischenraumbürsten (besonders geeignet für konkave Wurzeloberflächen) und Zahnhölzer können für die interdentale Hygiene eingesetzt werden. Der Gebrauch von Zahnseide ist sehr schwierig zu erlernen und muß daher vorgeführt werden.

Professionelle Zahnreinigung

Eine regelmäßige periodische Diagnostik in bezug auf Parodontalerkrankungen ist grundlegend wichtig, da diese weitgehend asymptomatisch verlaufen. Dazu ist eine komplette intraorale Untersuchung einschließlich der Erhebung von Sondiertiefen als Routineuntersuchung erforderlich (siehe S. 14). Bei Patienten mit entzündlichen Parodontalerkrankungen ist ein Recall in 3monatlichen Abständen anzuraten. Regelmäßiges Scaling und Polieren ist allerdings von geringem Wert, wenn es nicht von intensiver Motivation und Instruktion des Patienten begleitet wird (so lästig dies auch sein mag), da es die eigenen Bemühungen des Patienten sind, die der Plaquebildung und damit der Parodontalerkrankung vorbeugen. Die Beschäftigung einer Helferin mit Prophylaxezertifikat oder einer zahnmedizinischen Fachhelferin auf diesem Gebiet hat offensichtliche Vorteile. Die Beseitigung, Vermeidung und Behandlung iatrogener Probleme wie überhängender Füllungs- und Kronenränder, schlecht konstruierter Teilprothesen usw. sind obligatorisch.

Therapiegrundsätze

- Erstellung der Diagnose.
- Parodontitis ist eine Infektion, verursacht durch die Anwesenheit mikrobieller Plaque; aus diesem Grunde ist Plaquekontrolle der Schlüssel zum Erfolg. Weiterführende Behandlungen werden immer scheitern, wenn eine effektive Plaquekontrolle nicht gewährleistet ist.
- Die Ziele korrektiver Techniken wie Scaling, Wurzelglättung, Parodontalchirurgie, Füllungstherapie, endodontischer Therapie und Einschleifmaßnahmen usw. sind:
  1. Elimination pathologisch vertiefter Taschen oder die Schaffung eines langen Saumepithels, wo ursprünglich eine Tasche war;
  2. Beendigung weiteren Knochenabbaus und in manchen Fällen knöcherne Auffüllung;
  3. Schaffung oraler Verhältnisse, die für den Patienten relativ einfach plaquefrei zu halten sind.

Als allgemeines Ziel kann die Schaffung gesunder Verhältnisse in der Mundhöhle betrachtet werden, die der Patient fähig und willens ist aufrechtzuerhalten.

Der besseren Übersicht halber können die parodontologischen Therapiegrundsätze nach 3 Phasen aufgegliedert werden:

1. Die *Initial*(Hygiene)-Phase, deren Ziel die Kontrolle oder Beseitigung der marginalen Entzündung und die Beendigung des weiteren Voranschreitens der Parodontitis durch Entfernung von Plaque und anderer begünstigender Faktoren ist.
2. Die *Korrektur*-Phase dient der Wiederherstellung der Funktion und wo notwendig der Ästhetik.
3. Die *Erhaltungs*-Phase, die auf eine Remotivation der Patienten abzielt, um ein Parodontitisrezidiv durch Aufrechterhaltung einer angemessenen Mundhygiene zu verhindern. Die Bedeutung dieser Phase wird oft unterschätzt, was im Fortschreiten der Erkrankung resultiert.

Nichtchirurgische Therapie – 1

Die nichtchirurgische Parodontaltherapie beinhaltet Zahnreinigung, konservierende Therapie (Korrektur von pathologischen Befunden, die entweder neben der Parodontalerkrankung existieren ohne diese zu beeinflussen oder verstärkend auf sie einwirken, z. B. periapikale Läsionen, überhängende Füllungsränder) und den Einsatz von Antiseptika und Antibiotika.

Das **Scaling** umfaßt die Entfernung von Plaque und Zahnstein mit Handinstrumenten (z. B. Scalern, Küretten) oder automatisiert (z. B. mit Ultraschallgeräten). Ein Scaling kann supra- und subgingival je nach Lage der Beläge erfolgen. Eine LA ist normalerweise nicht erforderlich. Es ist üblich, die Menge der groben Beläge mit Ultraschallgeräten zu entfernen und die Nachreinigung insbesondere subgingival mit Handinstrumenten vorzunehmen. Welche Instrumente speziell benutzt werden, hängt von der individuellen Wahl des Behandlers ab; es ist aber wesentlich, mit kontrollierter Kraft und mit sicherer Abstützung zu arbeiten. Ultraschallinstrumente arbeiten schnell, können aber für den Patienten unangenehm sein und rauhe Wurzeloberflächen hinterlassen (wenn auch letzteres noch kontrovers diskutiert wird). Ultraschall-Scaler arbeiten mit einer Frequenz von 25–40 kHz. Ein anderes Instrument, das als „Air-Scaler" bezeichnet wird, schwingt mit 2,3–6,3 kHz und erweist sich als ebenso effektiv in der Zahnsteinentfernung und Schaffung glatter Wurzeloberflächen. Beide Instrumente erfordern eine reichliche Spraykühlung.

Nach dem Scaling werden die Zähne vorzugsweise mit einem Gummikelch und einer fluoridhaltigen Polierpaste (z. B. Zahnpasta) poliert. Die Patienten können dann das Gefühl einer sauberen Mundhöhle genießen, das sie selbst anschließend aufrechterhalten müssen.

Antiseptika und Antibiotika

Da die mechanische Plaquekontrolle eine lästige und zeitaufwendige Prozedur ist, wäre der Gebrauch chemischer Agenzien als Antiseptika und Antibiotika eine große Hilfe. Die Problematik ihrer Anwendung beinhaltet die unerwünschten Arzneimittelwirkungen, Resistenzbildung, Applikationsform und in erster Linie die Tatsache, daß bisher kein Mikroorganismus als alleinverantwortlich für Parodontitis identifiziert werden konnte. Allerdings konnte gezeigt werden, daß die Elimination gramnegativer anaerober Bakterien zu einer Verbesserung der parodontalen Verhältnisse führt.

Antiseptika: Ungeachtet der Angaben vieler Hersteller, ist Chlorhexidindiglukonat das einzige Antiseptikum, dessen Wirksamkeit nachgewiesen ist. Es wird normalerweise als 0,2%ige Mundspüllösung oder als Gel benutzt, auch wenn einige Studien den Schluß zulassen, die Konzentration könnte auf 0,12% reduziert werden. Die Standardverordnung sieht zweimal täglich Spülungen mit 10 ml für eine Minute vor. Das Gel kann anstelle von Zahnpasta benutzt werden. Eine Wechselwirkung zwischen herkömmlicher Zahncreme und Chlorhexidin vermindert seine antiseptische Wirksamkeit.

Antibiotika: Ein aktueller Übersichtsartikel über die Verwendung von Antibiotika in der Parodontologie empfiehlt ihren Gebrauch bei Patienten mit akuter parodontaler Zerstörung oder solchen mit einem hohen Risiko dafür[7]. Es wird vorgeschlagen, Antibiotika als ein Adjuvans zur konventionellen Parodontaltherapie zu verwenden, in Verbindung mit subgingivalen Abstrichen zum Nachweis der vorherrschenden Periopathogene und ihrer Resistenzen. Die meisten Fachleute empfehlen kurzfristige Anwendung mit hoher Dosierung. Die beiden wirksamsten Medikamente sind:

- *Tetrazyklin*. Es kann sowohl systemisch, als auch lokal direkt in die parodontale Tasche mittels eines „slow release device“ (z. B. Einbringung des Pharmakons in Zelluloseacetat- oder Methacrylat-Streifen) verabreicht werden. Es ist wirksam gegen Spirochäten, *A. actinomycetemcomitans* und viele andere Periopathogene. Am sinnvollsten in der Therapie der LJP einzusetzen.
- *Metronidazol*. Wirksam gegen Protozoen und obligat anaerobe Bakterien und in der Lage, sämtliche obligaten Anaerobier aus der parodontalen Tasche zu eliminieren. Weil es Aerobier und fakultativ anaerobe Keime unangetastet läßt, ist es äußerst unwahrscheinlich, daß Metronidazol das Überwuchern von opportunistischen Pathogenen erlaubt. Häufig werden die mutagenen und teratogenen Eigenschaften dieses Antibiotikums im Tierexperiment erwähnt, aber es gibt keine klinischen Beobachtungen, die dies unterstützen, obwohl es in der Medizin breite Anwendung findet. Tatsächlich ist Metronidazol ein sehr sicheres und wirksames Medikament. Bei Einsatz in Kombination mit mechanischer Taschenbehandlung konnten deutliche Verringerungen der sondierbaren Taschentiefe beobachtet werden[8].

Dennoch erscheint es unwahrscheinlich, daß die antiseptische oder antibiotische Therapie in der Behandlung parodontaler Erkrankungen mehr Bedeutung gewinnen. Allerdings besteht eine klare Indikation für ihren Gebrauch bei ausgewählten Fällen, z. B. LJP, refraktäre/schwere CP, rasch fortschreitende Parodontitis (RPP).

Geringgradig invasive Therapie – 1

Es hat eine weitgehende Abwendung von der chirurgischen Taschenelimination hin zur Schaffung eines gesunden Parodonts gegeben, das sowohl einer professionellen Zahnreinigung, wie auch der individuellen Mundhygiene zugänglich ist. Die Erkenntnis, daß die Parodontitis eine lokalisierte Infektion, verursacht durch die Anwesenheit von mikrobieller Plaque, ist und daß ihre Eingrenzung und Vorbeugung abhängig von der Entfernung der Plaque und der plaqueretentiven Faktoren ist, hat eine weitaus vernünftigere und konservativere Annäherung an die Parodontaltherapie ermöglicht. Die primären Ziele der Parodontalchirurgie sind nun:

- Entfernung der Beläge der Wurzeloberfläche.
- Schaffung subgingivaler Wurzeloberflächen, die sowohl einer professionellen, wie auch individuellen Reinigung zugänglich sind.
- Maximierung der Möglichkeiten für eine Ausheilung der geschädigten Parodontalgewebe.

Zu den minimal invasiven Techniken gehören das subgingivale Scaling und die subgingivale Wurzelglättung sowie der modifizierte Widman-Lappen (offene Lappenkürettage). Sie sind für die Patienten geeignet, bei denen trotz guter supragingivaler Plaquekontrolle parodontale Taschen persistieren, eine Rekonturierung der Gingivaländer aber nicht erforderlich ist.

Scaling und Wurzelglättung: Tiefes subgingivales Scaling und Wurzelglättung werden am besten unter LA durchgeführt. Beim subgingivalen Scaling werden Plaque und Zahnstein von der Wurzeloberfläche entfernt, es unterscheidet sich vom supragingivalen Scaling zum einen einfach dadurch, daß es subgingival durchgeführt wird und zum anderen durch seine Gründlichkeit und durch die Unannehmlichkeit, die es dem Patienten verursacht. Bei der Wurzelglättung werden nekrotisiertes und erweichtes Wurzelzement schabend von der Wurzeloberfläche entfernt. Für beide Techniken finden die gleichen Instrumente Verwendung (siehe S. 218), und praktisch ist es kaum möglich, zwischen Scaling und Wurzelglättung zu unterscheiden, da bei beiden Techniken Plaque, Zahnstein, Wurzelzement und kleine Mengen von Dentin entfernt werden. Dies sind die zentralen Maßnahmen *aller* parodontalchirurgischen Techniken; der einzige Unterschied zur Lappenchirurgie besteht darin, daß diese das Arbeiten unter direkter Sicht, Knochenremodellation und die Repositionierung der Gingiva in der gewünschten Lage erlaubt.

Meist ist es am sinnvollsten, einen Quadranten in einer Sitzung unter LA zu behandeln, zum einen weil es schmerzvoll, zum anderen weil es anstrengend für den Patienten ist, wenn es mit penibler Gründlichkeit gemacht wird, was die einzig sinnvolle Art ist. Die Wahl der Instrumente ist weniger wichtig als das Endresultat, da eine wirksame Reinigung der Wurzeloberfläche von entscheidender Bedeutung ist. Es ist *nicht* notwendig das Taschenepithel auszukürettieren. Nach erfolgreicher Glättung der Wurzeloberfläche wird sich das Taschenepithel hier eng anlegen und ein langes Saumepithel bilden.

Praktische Hinweise zur Parodontalchirurgie

Lokalanästhesie: Ob eine Infiltrations- oder Leitungsanästhesie und/oder eine linguale oder palatinale Injektion notwendig sind, hängt von dem zu behandelnden Bereich ab. Sowohl Anästhesietiefe, als auch Hämostase werden verbessert durch Injektion in den Gingivalrand und die Interdentalpapillen (intrapapilläre Anästhesie) bis eine ischämische Verblassung sichtbar ist.

Nahttechnik: Approximale Einzelknopfnähte finden Verwendung, wenn die oralen und vestibulären Wundlefzen auf demselben Niveau vereinigt werden sollen. Wenn Lappen auf unterschiedlichen Ebenen fixiert werden sollen, wird eine Aufhängenaht angewandt, bei der der Faden nur den bukkalen Lappen erfaßt und am Zahnhals aufgehängt wird.

Zahnfleischverbände: Diese dienen im wesentlichen der Reduktion der postoperativen Beschwerden nach Gingivektomie. Viele schätzen die Verwendung von Zahnfleischverbänden nach allen parodontalchirurgischen Eingriffen, um die Reposition des Lappens auf den Alveolarknochen zu unterstützen.

Einteilung:

- Eugenolhaltige Verbände, z. B. ZnO, haben den Vorteil, leicht analgetisch zu wirken, können aber Überempfindlichkeitsreaktionen auslösen.
- Eugenolfreie Verbände, z. B. Coe-Pack, sind weitaus populärer.

Geringgradig invasive Therapie – 2

Der modifizierte Widman-Lappen

Hierbei handelt es sich um eine Technik, die eine offene Wurzelbearbeitung bei minimalem Trauma ermöglicht. Es wird nicht versucht die Tasche zu exzidieren, obwohl ein oberflächlicher Gewebskragen entfernt wird. Das hat den Vorteil, eine dichte Adaptation des Weichgewebes an die Wurzeloberfläche bei minimalem Trauma für und Exposition von Alveolarknochen und Bindegewebe zu erlauben. Auf diese Weise entstehen weniger Probleme mit postoperativer Hypersensitivität oder Ästhetik.

Technik (nach Ramfjord und Nissle 1974)[9]: Parallel zur Längsachse des Zahnes wird eine girlandenförmige Inzision 1 mm paramarginal gelegt, es sei denn, die Taschen sind <2 mm. Dann würde ein intrakrevikulärer Schnitt durchgeführt. Diese Inzision wird approximal so weit wie möglich ausgedehnt, der zu mobilisierende Lappen vom Taschenepithel getrennt und dann mesial und distal erweitert, damit der Lappen wie ein Umschlag ohne Entlastungsschnitte geöffnet werden kann. Der Lappen sollte so zurückhaltend wie möglich gestaltet sein und durch den zweiten intrakrevikulären Schnitt, der den Kragen von Taschenepithel und Granulationsgewebe vom Zahn trennt, sollten nur wenige Millimeter des Alveolarknochens exponiert werden. Eine dritte Inzision im 90°-Winkel zur Zahnachse löst diesen Kragen, der dann mit Scalern oder Küretten entfernt wird. Anschließend wird die Wurzeloberfläche einem gründlichen Scaling und Rootplaning unterzogen. Auch wenn Knochentaschen auskürettiert werden können, wird *keine* Knochenchirurgie durchgeführt. Nun wird der Lappen reponiert, um den freigelegten Knochen zu bedecken, und durch Nähte fixiert. Postoperative Spülungen mit 10 ml 0,2%igem Chlorhexidin zweimal täglich sind ratsam und die meisten Parodontologen bevorzugen einen Zahnfleischverband, um die postoperative Befindlichkeit des Patienten zu verbessern.

Anmerkungen: Nach wie vor besteht Verwirrung bezüglich der Nomenklatur dieser Art von Lappenoperation. Der ursprüngliche Widman-Lappen, der 1918 von Leonard Widman beschrieben wurde, beinhaltete Entlastungsschnitte, Knochenchirurgie und versuchte die Taschen zu eliminieren. Der Neumann-Lappen bediente sich einer intrakrevikulären Inzision, ebenfalls um das Taschengewebe zu exzidieren, die „modifizierte Lappenoperation“ hingegen, die 1931 von Kirkland beschrieben wurde, erforderte nicht die Opferung entzündlich veränderten Gewebes oder die apikale Verschiebung des Gingivarandes. Letztere war der Vorläufer der „modifizierten Widman-Lappenoperation“.

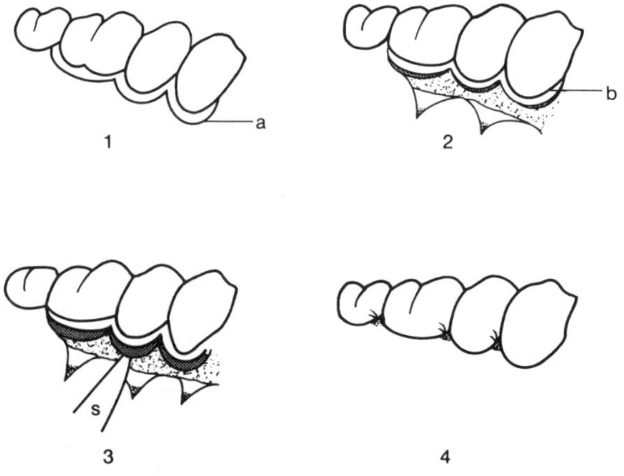

Modifizierter Widman-Lappen

1 Schnittführung
  a) Inzision
2 Mobilisierter Lappen
  b) Gingivaler zu exzidierender Kragen
3 Exzision des supraalveolären Taschengewebes
  s) Skalpellklinge
4 Reponierter Lappen nach Naht

Parodontalchirurgie

Gingivektomie

Die Häufigkeit der Indikationsstellung für eine Gingivektomie hat in den letzten 10 Jahren abgenommen, die verbliebene Indikation sind Fälle mit persistierenden tiefen supraalveolären Taschen (z. B. fibröse Gingivahyperplasie) und die chirurgische Kronenverlängerung vor prothetischer Versorgung. Die Gingivektomie ist **nicht** geeignet, um tiefe parodontale Taschen zu beherrschen, weil bei Exzision des Taschengewebes die gesamte Breite der keratinisierten Gingiva verlorengehen kann. Sie ist ungeeignet für die Behandlung tiefer infraalveolärer Taschen.

Technik: Der Verlauf des Taschenfundus wird durch den Gebrauch einer Markierungspinzette angegeben, z. B. die Crane-Kaplan-Pinzette. Diese markiert die Linie für die Inzision, die sowohl gerade, als auch girlandenförmig sein kann, und mit dem Skalpell in einem Winkel von 100°–110° zur Zahnachse ausgeführt wird. Diese flache Inzision erlaubt die Entfernung supragingivaler Taschen. Wenn der Schnitt gelegt ist, wird der verbleibende Gingivastreifen durch eine interkrevikuläre Inzision gelöst. Anschließend werden die Wurzeloberflächen kürettiert und die frische Schnittfläche unter einem Zahnfleischverband der offenen Heilung durch Granulationsgewebe überlassen. Es sollte Chlorhexidin zu zweimal täglichen Mundspülungen mit 10 ml verordnet werden. Der Verband bleibt etwa 1 Woche in situ.

Apikaler Verschiebelappen

Dieses Vorgehen wird zur Freilegung des Alveolarknochens gewählt und gibt die Möglichkeit infraalveoläre Defekte durch Knochenchirurgie zu korrigieren. Es erlaubt einen hervorragenden Zugang, um die Wurzeloberfläche zu bearbeiten. Der grundlegende Unterschied dieser Technik zum modifizierten Widman-Lappen besteht in der großzügigen Freilegung von Knochen und der apikalen Reposition des Lappens, die mit einer postoperativen Exposition der Wurzeloberflächen einhergeht. Dieses Vorgehen wird primär vestibulär gewählt. Auch wenn es durchaus möglich ist, es für linguale Läsionen anzuwenden, so ist es doch offensichtlich ungeeignet für palatinale Stellen, wo eine externe oder interne Gingivektomie Anwendung finden sollte.

Technik: Es wird eine steile kragenförmige Inzision in die angeheftete Gingiva gelegt, um das Taschengewebe zu exzidieren. An deren Enden werden vertikale Entlastungsschnitte gelegt. Es wird ein Spaltlappen bis zum Limbus alveolaris präpariert und dann zu einem vollschichtigen Lappen erweitert, wobei ein Kragen von Gewebe an den Zahnhälsen verbleibt. Dieses Konglomerat aus Taschenepithel und Granulationsgewebe wird mit Küretten entfernt. Wenn es angezeigt sein sollte, kann der Alveolarknochen remodelliert werden.

Zu den **Vorteilen** dieser Technik gehören die Freilegung des Alveolarknochens mit kontrolliertem Knochenverlust, die Freilegung von Furkationen, minimale postoperative Sondiertiefen, die Möglichkeit, den Lappen zu reponieren und die Wunde primär zu verschließen. Darüber hinaus wird die keratinisierte Gingiva erhalten, wenn dies auch heute weniger bedeutend ist (siehe S. 230).

Zu den **Nachteilen** zählen die Exposition der Wurzeloberflächen, was zu einer erhöhten Kariesanfälligkeit und Zahnhalsüberempfindlichkeit führt, und vermehrter Knochenabbau, der mit der ausgedehnten intraoperativen Knochenfreilegung einhergeht.

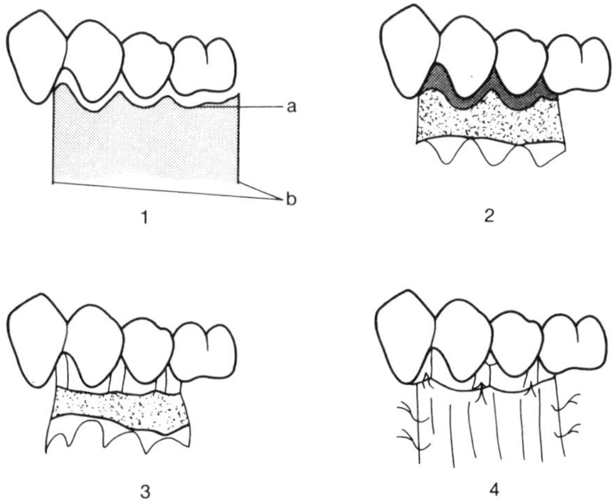

Apikaler Verschiebelappen
1 Schnittführung
a) Steile kragenförmige Inzision
b) Entlastungsschnitte
2 Mobilisation des Lappens. Das Taschengewebe, das exzidiert werden soll, ist schraffiert
3 Lappen mobilisiert, Taschengewebe exzidiert. In diesem Stadium kann die Knochenchirurgie durchgeführt werden
4 Lappen apikal verschoben und durch Naht fixiert

Parodontalchirurgie *(Forts.)*

Knochenchirurgie

Die Rekonturierung von Knochen ist nicht mehr sehr gebräuchlich, weil sie immer mit der Resorption des Alveolarknochens bis zu einem gewissen Grad einhergeht und damit zu einem Verlust des Zahnhalteapparates führt. **Osteoplastik** bedeutet das schonende Remodellieren des Knochenrandes (d. h. nicht des Halteapparates). **Ostektomie** beinhaltet die Exzision von Knochen mit dem Ziel, infraalveoläre Taschen zu eliminieren, unglücklicherweise führt dies zu einem Verlust von Stützgewebe. Das Ziel der Knochenchirurgie sollte die Herstellung einer anatomisch korrekteren Beziehung zwischen Knochen und Zahn unter Erhalt von soviel Knochen wie möglich sein.

Andere Lappentechniken

Dazu gehören Muko-Periost-Lappen, die im Vergleich zum modifizierten Widman-Lappen einen besseren Zugang zum Limbus alveolaris ermöglichen. Ebenso die chirurgische Kronenverlängerung, die von der einfachen Gingivektomie bis zum apikalen Verschiebelappen mit oder ohne Knochenresektion reichen kann. Darüber hinaus haben viele Parodontologen ihre eigenen Modifikationen der zuvor erwähnten Techniken.

Mukogingivale Chirurgie

Die mukogingivale Chirurgie beinhaltet die Techniken, die auf die Korrektur lokaler gingivaler Defekte abzielen. Die Indikation für diese Art der Therapie wurde über viele Jahre heftig diskutiert. Ursprünglich nahm man an, daß ein Saum angehefteter Gingiva von etwa 3 mm Breite notwendig sei, um das Parodont während des Kauvorgangs zu schützen und den Zug von Lippen- und Wangenbändchen auf den Gingivarand aufzufangen. Tatsächlich haben die Ergebnisse gut dokumentierter experimenteller Untersuchungen gezeigt, daß die Breite der attached Gingiva oder das Vorhandensein bzw. die Abwesenheit eines angehefteten Anteils für die Aufrechterhaltung gingivaler Gesundheit von *keiner* entscheidenden Bedeutung sind[10]. Als eine Folge dieser Ergebnisse wurden die Indikationen für mukogingivale Chirurgie gestrafft:

1 wenn die Veränderung der mukogingivalen Verhältnisse die Plaquekontrolle verbessert, z. B. bei hocheinstrahlenden Bändchen oder tiefen Rezessionen;
2 Bereiche, wo Rezessionen zu Zahnhalsüberempfindlichkeiten oder ästhetischen Problemen führen;
3 sehr dünne Lagen angehefteter Gingiva an einem Zahn, der orthodontisch bewegt werden soll: Diese Indikation ist nicht abschließend gesichert.

Die parodontale Rezession

Parodontale Rezessionen gehören zu den häufigsten Gründen für die Durchführung mukogingivaler Chirurgie. Die beiden häufigsten Gründe für parodontale Rezessionen sind plaqueinduzierte marginale Entzündung und Trauma durch Zähneputzen. Deshalb müssen grundlegende Maßnahmen zur Verbesserung der oralen Hygiene und die Korrektur einer falschen Putztechnik die ersten Therapiemaßnahmen sein. Obwohl anatomische Prädispositionen als Kofaktoren wirken können, sind diese, wie okklusales Trauma, hochansetzende Bändchen und Irritationen von Restaurationen, von sekundärer Bedeutung.

Mukogingivalchirurgische Verfahren

Diese können in zwei Hauptgruppen unterteilt werden:

Verfahren zur vestibulären Extension zielen grundsätzlich auf eine Verbreiterung der attached Gingiva und auf eine Vertiefung des bukkalen oder labialen Vestibulums ab. Da diese Verfahren immer bis zu einem gewissen Grad mit Knochenabbau einhergehen, sind sie nicht für die parodontale Therapie zu empfehlen.

Die **Transplantate** können unterteilt werden in

1 *Freie Transplantate*, die völlig aus der Spenderregion herausgelöst werden. Freie Schleimhauttransplantate (FST) werden normalerweise als Spaltlappen aus Epithel und Submukosa bestehend vom Gaumen entnommen und in ein Fenster verpflanzt, das an der mukogingivalen Grenze angelegt wurde. Obwohl mit dieser Technik freiliegende Wurzeloberflächen von etwa 2 mm gedeckt und sicherlich die Breite der keratinisierten Gingiva erweitert werden können, zeigen Cross-over-Studien über lange Zeiträume, daß bei penibler Mundhygiene kein Unterschied zwischen den Attachmentniveaus von Stellen besteht, die ein FST empfangen haben oder nicht bei gleicher Ausprägung der Rezession[11].

2 *Gestielte Transplantate* werden nicht von ihrer Blutversorgung getrennt. Gebräuchliche gestielte Transplantate sind der laterale Verschiebelappen, der koronale Verschiebelappen und der doppelte Papillenlappen. Diese Methoden können von gewissem Wert bei sehr schmalen singulären parodontalen Rezessionen sein.

Reattachment – New Attachment

Definitionen[12]

Reattachment ist definiert als eine Wiederanheftung des Bindegewebes an die Wurzeloberfläche nach Inzision oder Trauma. Neues Attachment wird definiert als die Wiederanheftung des Bindegewebes an eine Wurzeloberfläche, die pathologisch exponiert war (d. h. als Folge entzündlicher Parodontalerkrankungen). Letzteres ist das ideale Ziel der parodontalen Therapie.

Es gibt zwei Möglichkeiten, wie es zu einem New Attachment kommen kann. Diese können nach anatomischen Kriterien weiter in solche, die in einer infraalveolären Tasche, und solche, die sich zwischen dem Weichgewebe der vormals bestehenden parodontalen Tasche und der Wurzeloberfläche abspielen, unterteilt werden. Daß die eine bzw. andere Variante eintritt, ist für nahezu alle parodontalchirurgischen Techniken behauptet und wieder bestritten worden. Allerdings gibt es sehr wenige befriedigende Hinweise, die in dieser Debatte die Theorie unterstützen, daß sich ein New Attachment koronal des Limbus alveolaris ausbilden kann. Neuere Untersuchungen von Reentry-Eingriffen bei Tieren haben gezeigt, daß die Ausformung eines New Attachment durch die apikal gerichtete Wanderung des dentogingivalen Epithelansatzes unterbunden wird, der ein langes, aber offenbar entzündungsfreies Saumepithel ausbildet. Einige neuere Untersuchungen beschreiben nun Techniken, die die Apikalwanderung des Epithels unterbinden mit dem Ziel, ein neues Attachment zu erreichen. Allerdings zeigen Tierexperimente[13], daß aus Knochen oder gingivalem Bindegewebe hervorgegangenes Granulationsgewebe nicht in der Lage ist, ein neues bindegewebiges Attachment auszuformen, auch wenn das dentogingivale Epithel daran gehindert wurde, in den behandelten Bereich zu wandern. Wo sich das Bindegewebe der Wurzeloberfläche eng anlegte, kam es häufig zu Resorptionen und Ankylose, was den Schluß nahelegt, daß die Wanderung von Epithel in den therapierten Bereich ein Schutzmechanismus ist. Es wurden Studien durchgeführt, um zu klären, ob dieses Verhalten auch auf das desmodontale Bindegewebe (DB) zutrifft[14]. Interessanterweise zeigte sich, daß DB-Zellen ein neues Attachment ausbilden, ohne das Auftreten von Resorption oder Ankylose, wenn die Zellen des dentogingivalen Epithels an der Wanderung nach apikal gehindert werden. Diese Beobachtung wurde in klinischen Studien bestätigt, wobei eine Vielzahl von Materialien benutzt wurde, um als Barriere gegen das Einwachsen der Epithelzellen zu dienen, was als gesteuerte Geweberegeneration (guided tissue regeneration, GTR) bezeichnet wird. Dazu gehört die Plazierung einer porösen pTFE-Membran (Gore-Tex) unter den Lappen, die vom äußeren Rand des knöchernen Defektes bis zur Schmelz-Zement-Grenze reicht. Dies ermöglicht die vorwiegende Besiedlung mit DB-Zellen. Zur Entfernung der Membran ist eine zweite Operation erforderlich.

Knöcherne Auffüllung infraalveolärer Defekte: Es existiert eine Anzahl von Studien, die zeigen, daß komplette knöcherne Auffüllung in bis zu 70% der dreiwandigen Knochentaschen auftreten kann, diese Erfolgsrate wird allerdings nicht allgemein angenommen, insbesondere nicht bei kombinierten und zweiwandigen Defekten.

Okklusion und Schienung

Alle Aspekte des Themas Okklusion scheinen in der Zahnmedizin einen stark mystischen Charakter gewonnen zu haben, dies trifft auch auf das Verhältnis von Okklusion und parodontaler Therapie zu.

Es war üblich zu behaupten, daß vertikale Knochendefekte und erhöhte Zahnbeweglichkeit direkt auf okklusales Trauma zurückzuführen sind. Diese Überzeugung ist heute weniger weit verbreitet, da infraalveoläre Defekte sowohl an okklusal traumatisierten wie an nicht traumatisierten Zähnen zu finden sind[15]. Andererseits ist es offensichtlich, daß ein bereits parodontal erkrankter Zahn seine Position im Zahnbogen verändern kann und dann traumatisiert wird oder daß ein Zahn in traumatischer Okklusion eine parodontale Läsion entwickeln kann. Beide Faktoren können zur gegenseitigen Exazerbation führen.

Zahnbeweglichkeit: Erhöhte Zahnbeweglichkeit kann schlicht das Ergebnis des Verlustes von parodontaler Anheftung und knöchernem Halt sein. Dieses Symptom kann auch einfach der lokalisierte Effekt einer starken okklusalen Überbelastung sein, die eine Erweiterung des Parodontalspaltes verursacht hat. Häufig liegen hier iatrogene Ursachen zugrunde. In letzter Zeit wird die Diagnose okklusales Trauma nur gestellt, wenn eine progressiv *zunehmende* Zahnbeweglichkeit beobachtet wird. Um dies zu können, benötigt man allerdings eine objektive Methode, um die Zahnbeweglichkeit messen zu können. Die am weitesten verbreitete ist die Klassifikation nach Miller:

Grad I = leichte Beweglichkeit
Grad II = Beweglichkeit <1 mm in horizontaler Richtung
Grad III = Beweglichkeit >1 mm in jeder Richtung

Therapie: In erster Linie sollten bestehende Parodontalerkrankungen diagnostiziert und behandelt werden sowie iatrogene Ursachen korrigiert werden, z. B. unzureichende Kronen und Brücken, zu hohe Füllungen. Sollte eine erhöhte Zahnbeweglichkeit als Folge eines diagnostizierten okklusalen Traumas persistieren, stellen Einschleifmaßnahmen ein empfindliches Therapieinstrument dar. Wenn ein Zahn beweglich ist, weil es ihm an knöchernem Halt fehlt, ist dies nicht zwangsläufig eine Indikation zur Schienung (siehe unten).

Eine **Schienung** ist in folgenden Situationen angezeigt:

- Ein Zahn mit gesundem aber reduziertem Parodont, dessen Beweglichkeit zunimmt.
- Ein Zahn mit zunehmender Beweglichkeit, der den Kaukomfort des Patienten beeinträchtigt.

Es ist nicht einfach, eine Schienung zu gestalten, die dem Patienten weiterhin eine optimale Mundhygiene erlaubt, da alle Hinzufügungen zur natürlichen Zahnoberfläche die Plaqueretention erhöhen. Ein weites Spektrum verschiedener Techniken und Materialien ist dafür beschrieben worden, darunter orthodontische Drähte, die mit Komposit auf den Zähnen befestigt werden, Komposit allein, Brücken, Teilprothesen oder adhäsive Splints.

Endoparodontale Läsionen

▶ Es ist wesentlich, jeden umfangreich restaurierten Zahn mit parodontaler Problematik auf Sensibilität zu prüfen.

Bei der relativ hohen Häufigkeit sowohl parodontaler Läsionen, als auch periapikaler Prozesse, überrascht es nicht, daß beide auch zusammen auftreten können, was zu diagnostischer Verwirrung führen kann. Tatsächlich gibt es wenige Hinweise, die die populäre Annahme unterstützen, daß Parodontitis zur Pulpanekrose führen kann. Allerdings besteht kein Zweifel daran, daß endodontale Prozesse zur Exazerbation parodontaler Läsionen führen können.

Pulpale Probleme

Akute Pulpitis siehe S. 244.

Eine **avitale Pulpa** (siehe S. 244) kann asymptomatische periapikale Läsionen oder Abszesse hervorrufen.

Ein **lateraler Kanal** mit/ohne **avitale Pulpa** kann einen Parodontalabszeß vortäuschen, was auch nach Wurzelperforation bei endodontischer Therapie möglich ist.

Eine **vertikale Wurzelfraktur** mit/ohne **avitaler Pulpa** kann zu parodontaler Entzündung führen und einen Parodontalabszeß vortäuschen.

Eine **horizontale Wurzelfraktur** kann einen Parodontalabszeß vortäuschen.

Parodontale Pathologie und ihre Wirkung auf die Pulpa

Tiefe Taschenbildung könnte Seitenkanäle im apikalen Wurzeldrittel erreichen, was aber vermutlich keine direkten Auswirkungen auf die Pulpa hat.

Parodontale Rezessionen gehen häufig mit Dentinhypersensitivität einher.

Wurzelglättung und Furkationsbehandlung führen unmittelbar zur Freilegung von Dentin und können Hypersensibilität und akute pulpale Veränderungen zur Folge haben.

Differentialdiagnostik

	primär parodontal	*primär pulpal*
Anamnese	keine Zahnschmerzen	oft Zahnschmerzen
Perkussionsempfindlichkeit	insbesondere lateral	insbesondere vertikal
Sondiertiefen	immer erhöht	nicht unbedingt erhöht
Sondierung der Fistel	führt zur Tasche	führt zum Apex
Sensibilitätsprobe	normalerweise +	–
Röntgenbilder	vertikale Läsion	periapikale Osteolyse

Kombiniert endoparodontale Läsionen

Folgende Situationen können unterschieden werden:

- Synchron existierende aber voneinander getrennte Läsionen; hier sind endodontische und parodontologische Standardtherapie indiziert.
- Miteinander kommunizierende Läsionen, in diesem Fall führt sowohl die Sondierung der parodontalen Tasche als auch des Fistelganges zum Apex. Die Diagnose kann abgesichert werden, indem ein periapikaler Zahnfilm angefertigt wird, nachdem ein Guttaperchastift in die Tasche gesteckt wurde.

Therapie kommunizierender endoparodontaler Läsionen
Zu Beginn müssen akute Infektion und Entzündung durch Schaffung eines Abflusses (mit/ohne Antibiotika) bekämpft werden. Anschließend erfolgt eine orthograde Wurzelbehandlung (je größer die pulpale Komponente, desto besser die Prognose). Die anscheinend parodontale Läsion heilt häufig zu einem beträchtlichen Teil über einen Zeitraum von Monaten aus, deshalb sollte die Entscheidung für Parodontalchirurgie hinausgezögert werden. Eine Wurzelspitzenresektion im Zuge der Parodontalchirurgie ist durchaus machbar, hat aber eine schlechtere Langzeitprognose. Die schlechteste Prognose haben Zähne, bei denen die periapikale/parodontale Läsion allein auf die apikale Ausdehnung des parodontalen Defekts zurückzuführen ist. Solche Läsionen werden häufig erst diagnostiziert, wenn eine endodontische Therapie nicht zur Ausheilung der Läsion führt.

Furkationsbeteiligung

Die Ausdehnung parodontaler Läsionen in die Bi- und Trifurkationen mehrwurzeliger Zähne wird als Furkationsbeteiligung bezeichnet.

Die **Diagnose** wird durch Sondierung der Furkation und Röntgenbilder gestellt. Die Wahrscheinlichkeit pathologischer Pulpaverhältnisse ist bei Zähnen mit Furkationsbeteiligung erhöht und der Sensibilitätstest ist von wesentlicher Bedeutung. Röntgenbilder geben einen Anhalt für den Grad des Alveolarknochenabbaus mesial, distal und im Furkationsbereich.

Klassifikation

Grad I: Horizontaler Verlust von Stützgewebe über nicht mehr als ⅓ der Zahnbreite. Scaling und Wurzelglättung sowie ggf. eine Furkationsplastik sind indiziert.

Grad II: Horizontaler Verlust von Stützgewebe über mehr als ⅓ der Zahnbreite, der aber nicht durchgängig ist. Hier ist eine Furkationsplastik mit/ohne Tunnelierung, mit/ohne Wurzelamputation oder Hemisektion oder die Extraktion erforderlich.

Grad III: Durchgängig horizontaler Verlust des Stützgewebes im Furkationsbereich. Hier sind eine Tunnelierung, Wurzelamputation/Hemisektion oder die Extraktion indiziert.

Therapieformen

Scaling und Wurzelglättung (siehe S. 218) können nur erfolgreich sein, wenn die postoperative Wurzelmorphologie der individuellen Mundhygiene des Patienten zugänglich ist.

Bei der **Furkationsplastik** handelt es sich um eine Technik, bei der im Rahmen einer Lappenoperation nach Scaling und Wurzelglättung Zahnhartsubstanz abgetragen wird, um den Furkationseingang zu erweitern, so daß er der Hygiene zugänglich ist. Eine Konturierung des Knochens kann sinnvoll sein. Der mukoperiostale Lappen wird reponiert und so vernäht, daß postoperativ ein verbesserter Zugang möglich ist. Es besteht offenbar das Risiko, die Pulpa zu traumatisieren und postoperative Dentinhypersensitivität zu erzeugen.

Die **Tunnelierung** ähnelt der Furkationsplastik unter Bildung eines oralen und vestibulären Lappens, mit dem Unterschied, daß der gesamte Furkationsbereich freigelegt und die Lappen interradikulär vernäht werden, so daß eine weit eröffnete durchgängige Furkation entsteht. Es besteht ein hohes Risiko für postoperative Wurzelkaries, Dentinhypersensitivität und Eröffnung der Pulpa, weshalb diese Methode mit größter Vorsicht angewendet werden sollte. Sie ist von hohem Wert für Unterkiefermolaren bei Patienten mit perfekter Mundhygiene. In vielen Fällen, in denen man eine Furkationsplastik oder Tunnelierung in Erwägung zieht, sollte an ein radikaleres Verfahren wie Wurzelamputation oder Hemisektion gedacht werden.

Eine **Wurzelamputation/Hemisektion** beinhaltet die Entfernung einer (oder auch zweier) Wurzeln eines mehrwurzeligen Zahnes, wobei die Krone und eine oder zwei Wurzeln übrig bleiben. Es ist wichtig sich zu vergewissern, ob die zu erhaltende Wurzel endodontisch behandelt werden kann, ausreichenden knöchernen Halt aufweist, prothetisch zu versorgen ist und langfristig ein funktioneller Pfeiler sein kann. Die Abtrennung der Wurzel mit einer schnellaufenden Fräse wird gefolgt von Glättung und Rekonturierung sowie der Füllung verbliebener Reste des Pulpenkavums. Manchmal ist es nicht möglich ohne intraoperative aussagekräftige Röntgenbilder mit der Amputation fortzufahren, dies gilt vor allem für Oberkiefer-Molaren. Deshalb sollte der Patient diesbezüglich vor dem Eingriff aufgeklärt werden.

Bei der **Prämolarisation** wird ein zweiwurzeliger Zahn in zwei einwurzelige Einheiten geteilt. Auch hier sollte die Wurzelbehandlung präoperativ erfolgen, die beiden Kronenhälften werden postoperativ aufgebaut.

Die **Extraktion** beseitigt parodontale Erkrankungen zuverlässig, beinhaltet aber ihre eigene Problematik.

Gesteuerte Geweberegeneration[16] (siehe S. 232): Dieses Verfahren ist noch in der Entwicklung. Bei Furkationsbeteiligung II. Grades scheinen günstige Erfolgsausichten zu bestehen.

Es ist wichtig festzuhalten, daß die oben beschriebenen Techniken weniger relevant für die Langzeitprognose sind als das Maß an Plaquekontrolle, das der Patient erreichen kann. Zahnzwischenraumbürsten sind eine wertvolle Hilfe, um Furkationen zu reinigen. Sie sind in zahlreichen Größen und Formen verfügbar.

6 Restaurative Zahnmedizin und Endodontie

Relevante Seiten in anderen Kapiteln: Kariesdiagnostik, S. 28; Amalgam, S. 624; Komposite, S. 628; die Säure-Ätz-Technik, S. 630; Dentinkleber, S. 632; Glaspolyalkenoate und Zemente, S. 634; Zemente, S. 638; Abformmaterialien, S. 640; Metallegierungen, S. 644; Säure-Ätz-Technik bei Kantenaufbauten, S. 106.

Hauptquellen:
Dental Update.
British Dental Journal.
Pitt Ford, T. R.: The Restoration of Teeth. Blackwell 1985.
Allan, D. N.: Crown and Bridge Prosthodontics. Wright 1986.
Smith, B. G. N.: Planning and Making Crowns and Bridges. Dunitz 1986.
Stock, C. J. R.: Endodontics in Practice. British Dental Association 1985.
Gutmann, J. L.: Problem Solving in Endodontics. Year Book Medical Publishers 1988.

Weitere im Text zitierte Literatur:
1 Elderton, R. J.: Br Dent J 155, 91 (1983).
2 Davies, J. A.: Br Dent J 157, 322 (1984).
3 Karlsson, S.: J Oral Rehab 13, 423 (1986).
4 Smith, B. G. N.: Dental Update 16, 204 (1989).
5 Kayser, A. F.: Community dental health 2, 285 (1985).
6 Smith, B. G. N.: Br Dent J 156, 435 (1984).
7 Andlaw, R. J.: A Manual of Paedodontics. Churchill Livingstone 1987.
8 Howell, R. A.: Br Dent J 148,159 (1980).
9 Grossman, L. I.: J Endodont 8, 513 (1982).
10 Johnson, T. A.: J Am Dent Assoc 114, 655 (1987).
11 Andreasen, J. O.: Traumatic Injuries of the Teeth. Munksgaard 1981.

Der Versuch, das Karies-Problem mit Hilfe von Präparation und Füllung der Kavitäten zu lösen, wäre damit vergleichbar, das Problem der Poliomyelitis durch Herstellung von billiger und schneller produzierten, attraktiveren und qualitativ besseren Krükken beheben zu wollen.

Behandlungsplanung

Vor dem Behandlungsbeginn sollte für jeden Patienten eine umfangreiche Behandlungsplanung erstellt werden. Sie kann während des Behandlungsablaufes geändert werden, falls es beispielsweise infolge mangelnder Kooperation von Seiten des Patienten, einer notwendigen Parodontaltherapie oder durch Zähne mit zweifelhafter Prognose erforderlich wird. Bei sehr ängstlichen Patienten ist es ratsam, den Behandlungsplan so zu modifizieren, daß man zunächst mit den einfachen Behandlungsmaßnahmen beginnt, um somit das Vertrauen des Patienten zu gewinnen.

Reihenfolge der Behandlungsmaßnahmen

1 Schmerzbeseitigung,
2 Kontrolle und Vorbeugung von Krankheiten, z. B. Mundhygieneinstruktionen, Ernährungsberatung und Kontrolle bzw. Behandlung von parodontalen Erkrankungen,
3 Behandlung von großen offenen Läsionen,
4 akut notwendige restaurative Maßnahmen,
5 Endodontie,
6 Versorgung mit Kronen und Brücken,
7 Versorgung mit umfangreichen prothetischen Arbeiten.

Praktische Anmerkungen

- Aufklärung der Patienten über Art und Umfang der Behandlung (nicht nur finanziell!) und über die Bedeutung ihrer Mitarbeit für den Erfolg der Behandlung.
- Falls notwendig, sollte man mit dem Hausarzt Rücksprache über die Krankengeschichte des Patienten nehmen oder ihn zu einem Spezialisten überweisen. Die vorgesehenen zahnärztlichen Behandlungsmaßnahmen sollten solange aufgeschoben werden, bis die Befunde und Ergebnisse vorliegen.
- Extraktionswunden sollten genügend ausgeheilt sein, bevor man die restaurativen Maßnahmen in Angriff nimmt.
- Während man auf die Wirkung des Lokalanästhetikums wartet, kann man die Mundhygieneinstruktion wiederholen.
- Es ist wichtig, sich während der Behandlung immer die noch folgenden Maßnahmen in Erinnerung zu rufen: z. B. kann eine geplante partielle Prothese die Auswahl des Füllungsmaterials und die Konturierung der Restauration beeinflussen.
- Obwohl es normalerweise von Vorteil ist, in einer Sitzung so viele Arbeitsschritte wie möglich durchzuführen, kann sich diese Vorgehensweise bei einigen Patienten auch negativ auswirken. Ist man im Zweifel, wieviel an Behandlung einem Patienten in einer Sitzung zugemutet werden kann, sollte man ihn direkt fragen.
- Am Ende jeder Sitzung sollten die erfolgten Behandlungsmaßnahmen und die verwendeten Materialien sorgfältig in die Karteikarte eingetragen werden. Die bereits abgeschlossenen Maßnahmen können im Behandlungsplan durchgestrichen und somit an den Zustand des Patienten angepaßt werden. Um sich zu orientieren und um Zeit zu sparen, sollte man sich den nächsten Behandlungsschritt notieren.

Stabilisation oder Karieskontrolle: Bei Patienten mit multiplen kariösen Läsionen dauert es in der Regel mehrere Wochen, bis alle notwendigen Restaurationen abgeschlossen sind. In solchen Fällen empfiehlt es sich, das Fortschreiten der Karies zu verhindern, indem man auch die symptomlosen ausgedehnten Läsionen zunächst nur temporär versorgt. Die Kavitätenränder sollten im kariesfreien Bereich liegen und die Kavität sollte ausreichende Retention besitzen. Dies kann in den meisten Fällen ohne Lokalanästhesie mit Hilfe von Handinstrumenten (z. B. Exkavatoren) durchgeführt werden.

Pulpitische Beschwerden

▶ Die einzige Methode zur sicheren Diagnostik einer pathologisch veränderten Pulpa ist die Histologie.

Die Pulpa kann durch unterschiedliche Noxen geschädigt werden (z. B. bakterielle, physikalische, chemisch-toxische), deren Wirkungen sich auch addieren können. Die Fähigkeit der Pulpa, sich von einem Schaden zu erholen, hängt von der Blutversorgung und nicht von der nervalen Versorgung ab. Dies muß beim Sensibilitätstest bedacht werden (S. 18). Obwohl die unterschiedlichsten Klassifikationen der Pulpaerkrankungen existieren, ist für die Einleitung einer erfolgreichen Behandlung nur eine begrenzte Anzahl diagnostischer Kenntnisse notwendig.

Reversible Pulpitis

Symptome: erhöhte Temperatur- oder Süßempfindlichkeit mit sofortigem Einsetzen der Schmerzen. Kurz anhaltende Schmerzen weisen auf einen äußeren Reiz hin.

Hinweise: Überreaktion auf Applikation von „Kälte".

Therapie: Freiliegendes Dentin überkappen.

Irreversible Pulpitis

Symptome: Spontane, pulsierende Schmerzen, die mehrere Stunden dauern können, besonders nachts verstärkt. Im frühen Stadium wird der Schmerz durch heiße und kalte Reize verstärkt, im späteren Stadium verstärkt Wärme den Schmerz, während Kälte eher schmerzlindernd wirkt. Die Schmerzlokalisation kann anfänglich schwierig sein. Wenn sich die Entzündung in das periapikale Gewebe ausbreitet, wird der schmerzverursachende Zahn perkussionsempfindlich.

Hinweise: Schmerzprovokation durch Wärme, z. B. durch warme Guttapercha. Der betroffene Zahn zeigt entweder keine oder eine abgeschwächte Reaktion auf den Sensibilitätstest. Im späteren Stadium kann der Zahn perkussionsempfindlich werden.

Therapie: Exstirpation der Pulpa oder bei Zeitmangel eine partielle Pulpotomie, bis das Pulpagewebe vollständig entfernt werden kann. Wird keine Schmerzfreiheit erreicht, kann man den Zahn mit einer entsprechenden Einlage behandeln. Diese Maßnahme lindert die Symptome und ermöglicht in der folgenden Sitzung eine vollständige Pulpaexstirpation unter Lokalanästhesie.

Pulpanekrose

Symptome: Die Symptome sind sehr variabel, der befallene Zahn kann sogar symptomlos sein.

Hinweise: Normalerweise fällt der Sensibilitätstest negativ aus, es sei denn bei einem mehrwurzeligen Zahn ist ein Kanal noch vital. Der Zahn kann leicht klopfempfindlich sein und röntgenologisch apikal einen erweiterten Parodontalspalt aufweisen.

Therapie: Wurzelkanalbehandlung.

Akuter periapikaler Abszeß

Symptome: heftiger Schmerz, Schlaf oft nicht möglich, der Zahn ist besonders empfindlich auf Berührung.

Hinweise: Der betroffene Zahn ist meist extrudiert, gelockert und perkussionsempfindlich. Diese Symptome können auch mit einer lokalisierten oder diffusen Schwellung assoziiert sein. Der Sensibilitätstest kann in diesem Falle irreführend sein, da Pus den Reiz bis zu dem periapikalen Gewebe weiterleiten kann. Der röntgenologische Befund kann von weit geöffnetem apikalem Parodontalspalt bis hin zu einer offensichtlichen röntgenologischen Transluzenz variieren.

Therapie: Trepanation des Zahnes (Drainage) und ggf. okklusal abtragen.

Differentialdiagnosen:
- Sinusitis maxillaris,
- Weisheitszähne im Durchbruch,
- Myoarthropathie.

Von freiliegendem Dentin können auch Schmerzen ausgehen, die durch thermische, mechanische oder osmotische Reize verursacht werden; jedoch führen nicht alle freiliegenden Dentinflächen zu solchen Symptomen. Es sollte auch bedacht werden, daß durch die Bewegung der „Dentinflüssigkeit" die Schmerzrezeptoren der Pulpa gereizt werden. Die Häufigkeit derartiger Schmerzen beträgt ungefähr 1:7 bei Erwachsenen mit einem Häufigkeitsgipfel bei jungen Erwachsenen; die Prävalenz verhält sich dann mit zunehmendem Alter rückläufig. Die Diagnose sollte nach Ausschluß aller anderen möglichen Ursachen und nach evozierten Symptomen gestellt werden. Bei den therapeutischen Maßnahmen sollte man zunächst auch die ätiologischen Faktoren berücksichtigen (z. B. Mundhygieneinstruktionen einschließlich der Zahnputztechnik) und dann die Permeabilität der Dentintubuli senken (z. B. durch spezielle Zahnpasten). Auch die Applikation von Lacken/Adhäsiven sowie restaurative Maßnahmen können indiziert sein.

Isolierung und Trockenlegung

Die Trockenlegung von Zähnen ist u.a. notwendig, um bessere Sicht zu erreichen, eine Kontamination feuchtigkeitsempfindlicher Füllungsmaterialien zu verhindern, ein aseptisches Arbeitsfeld zu unterstützen und den Patienten vor zahnärztlichen Materialien und Instrumenten zu schützen.

Große und kleine Sauger/Speichelsauger: Es werden u.a. gebogene Metallsauger angeboten, mit denen man die Zunge nach unten hält, während man im Unterkiefer arbeitet. Für das Arbeiten im Oberkiefer sind üblicherweise Kunststoffsauger verfügbar.

Luftbläser: Der Nachteil des Luftbläsers besteht darin, daß er Feuchtigkeit bzw. Flüssigkeiten nicht eliminiert, sondern lediglich umverteilt; in ungünstigen Fällen landen diese in den Augen des Behandlers.

Aufsaugende Materialien:
- Watterollen: werden mit einer von der Alveole weggerichteten Drehbewegung eingebracht; sie müssen vor der Entfernung befeuchtet werden, um ein Abreißen der obersten Epithelschicht zu verhindern.
- Papier-Pads.
- Carboxymethylcellulose-Kissen: sind sehr effektiv, wenn sie richtig plaziert werden (d.h. mit dem undurchlässigen Kunststoffteil zu den Zähnen).

Kofferdam ermöglicht eine effektive Trockenlegung. Schwierigkeiten bei der Anwendung hängen von der individuellen Patientensituation und der Erfahrung des Behandlers ab. Kofferdam ist indiziert, wenn eine Trockenlegung unverzichtbar ist und mit anderen Methoden nicht erreicht werden kann. Wurzelkanalbehandlungen sowie das Bleichen von Zähnen ohne Kofferdam können als fahrlässig bezeichnet werden. Viele Autoren sehen in der Durchführung der Säure-Ätz-Technik sowie der Verarbeitung von Glasionomerzementen ebenfalls eine Indikation für die Verwendung von Kofferdam. Das Kofferdam-Gummi kann durch Klammern, Keile, Zahnseide oder Gummilaschen gehalten werden, die unter dem Kontaktpunkt plaziert werden. In der Praxis hat es sich bewährt, an weiter posterior gelegenen Zähnen Klammern zu legen, während man im anterioren Bereich mit den anderen Methoden besser zurechtkommt.

Arten des Kofferdams:

1 quadratische Gummifolie mit 17 cm Seitenlänge wird über einen Rahmen verspannt;

2 Masken-Kofferdam: die Gummifolie wird durch einen Papierrand verstärkt und mit einem elastischen Band hinter den Ohren verspannt;

3 sogenannter Mini-Dam: ist erst seit kurzem erhältlich, hat eine elliptische Form und ist an den Ecken verstärkt, er ist für Wurzelkanalbehandlungen allerdings nicht geeignet.

Klammern: Üblicherweise werden folgende Klammerarten benutzt:
10 = oberer rechter Molar, 11 = oberer linker Molar, 7 = unterer Molar, 2 = Prämolar, 00 = Schneidezähne.

Anlegen des Kofferdams: Es gibt verschiedene Methoden, verbreitet ist die folgende:

- Auf dem Kofferdam werden die Mitten der einzubeziehenden Zähne mit einem Kugelschreiber markiert,
- mit der Lochzange den Größen der Zähne entsprechende Löcher in die Gummifolie stanzen,
- Klammer einprobieren,
- Gleitmittel auf die Gummifolie aufbringen,
- mit der Klammerzange eine gesicherte Klammer am Zahn plazieren,
- Kofferdam positionieren (Zahnseide!) und fixieren,
- falls notwendig, Rahmen positionieren,
- Serviette auf das Kinn unter dem Kofferdam legen; mit einem Speichelsauger kann das Wohlbefinden des Patienten gesteigert werden.

Entfernung:

- Herausnehmen von Klammern, Keilen, Ligaturen,
- Kofferdam spannen, die Interdentalsepten vorsichtig mit einer Schere durchschneiden und entfernen.

Schutz der Luftwege: Wird verlangt, wenn man Kronen, Brücken, Inlays einpaßt, ebenso bei der Durchführung von Wurzelkanalbehandlungen. Hierfür eignen sich Kofferdam, Gazestreifen oder ‚butterfly sponge'. Falls die Anwendung des Kofferdam bei einer WKB nicht möglich ist, müssen die WK-Instrumente gesichert werden (z. B. mit Zahnseide).

Die Retraktion der Gingiva vermindert den Flüssigkeitsaustritt aus dem Sulkus und legt die subgingival gelegene Präparation vor der Abformung frei. Bestimmte Retraktionsfäden sind mit blutungsstillenden Substanzen, wie z. B. Adrenalin getränkt. Der Faden sollte vor der Abformung mit einem Instrument in den Sulkus eingelegt werden, wobei ein überstehendes Ende die Entfernung erleichtert. Geflochtene Fäden sind besser als gedrehte. Die Blutung aus dem Sulkus kann durch Applikation von aluminium- oder adrenalinhaltigen Lösungen reduziert werden.

Die Anwendung eines Elektrotoms kann indiziert sein, wenn die Präparationsgrenze bis in den subgingivalen Bereich reicht und die Behandlung (z. B. Abformung) behindert wird.

Prinzipielles zur Kavitätenpräparation

Warum restaurieren?

- Um die Funktion wiederherzustellen,
- um einer weiteren Ausbreitung der aktiven Läsion vorzubeugen, wenn primär präventive Maßnahmen allein keinen Erfolg mehr bringen,
- um die Vitalität der Pulpa zu erhalten,
- um die Ästhetik wiederherzustellen.

Im Einzelfall müssen diese Indikationen unter Umständen relativiert werden. So hat es z. B. wenig Sinn, einen nicht in Funktion stehenden Weisheitszahn zu restaurieren.

Kavitätenform: Durch den Rückgang der Kariesprävalenz haben sich die Prinzipien der Kavitätengestaltung geändert: Statt „extension for prevention" versucht man, das Entfernen von Zahnhartsubstanz auf ein Minimum zu reduzieren. Die Kavitätengestaltung sollte der Morphologie der Karies und den Erfordernissen der benötigten Füllungsmaterialien gerecht werden.

Generelle Prinzipien der Kavitätenpräparation:

- Zugang zur Karies schaffen;
- gesamte Karies im Bereich der Schmelz-Dentin-Grenze entfernen (um lateraler Ausbreitung vorzubeugen);
- Entfernung des kariösen und ggf. des nicht vom Dentin untermauerten Schmelzes;
- Kavitätenform so wählen, daß die restliche Zahnhartsubstanz und das restaurative Material den funktionellen Kräften standhalten kann (Widerstandsform);
- Kavitätenform soll den Erhalt der Restauration gewährleisten (Retentionsform);
- die Kavitätenränder sind dem vorgesehenen Füllungsmaterial entsprechend zu gestalten;
- Entfernung der restlichen Karies; außer bei indirekter Überkappung, um die Ausheilung zu gewährleisten;
- Spülen und Trocknen der Kavität.

Hilfreiche Hinweise:

- Man sollte einerseits darauf achten, daß die Kavität nicht überextendiert wird; andererseits ist es falsch, den Zugang zur Karies so eng zu gestalten, daß infolge mangelnder Übersicht keine vollständige Kariesentfernung gelingt.
- Das Überschreiten des gingivalen Randes sollte vermieden werden.
- Bei der Kariesentfernung ist es wichtig, die Härte des Dentins gut zu überprüfen, daher ist der Einsatz von langsam rotierenden Instrumenten oder Handexkavatoren sinnvoll.
- Die Kavitätenränder sollten, soweit es die Karies zuläßt, supragingival liegen.
- Schwache Zahnhöcker können bei adhäsiven Füllungsmaterialien manchmal belassen werden, ansonsten sollte man sie entfernen und eine parapulpäre Schraube setzen.
- Widerstands- und Retentionsform sind erforderlich, um auch bei tangential einwirkenden Kräften den Halt der Füllung zu gewährleisten.

- Die adhäsiven Materialien erlauben diesbezüglich einen größeren Spielraum, aber nach Möglichkeit sollten die Kavitätenformen für diese Materialien auch retentiv sein.
- Alle inneren scharfen Kanten sollten abgerundet werden, um innere Spannungen zu verringern.
- In einer Klasse-II-Kavität sollten die Ränder bis unter den Kontaktpunkt ausgedehnt werden; ansonsten erhöht sich das Risiko für das Fortschreiten der Karies.

Amalgam
- Amalgam ist spröde, daher wird ein Amalgamrand von mindestens 70° gefordert, um Spaltbildungen zu vermeiden. Außerdem sollte man eine Überkonturierung des Amalgams über die Kavitätenränder hinaus vermeiden.
- Die erforderliche Mindeststärke einer Amalgamfüllung beträgt okklusal 2 mm und an allen übrigen Stellen 1 mm.
- Um vor thermischen Schäden zu schützen, sind Unterfüllungen notwendig.

Komposit siehe S. 626.

Glasionomerzement siehe S. 636.
- Glasionomere sind für Füllungen, die dem Kaudruck ausgesetzt sind, aufgrund ihrer starken Abnutzung weniger geeignet (Ausnahme: Milchzähne).

Gold
- hält durch minimal divergierende Wände und durch den Zement, welcher die minimalen Spalten ausfüllt.

Die folgenden Seiten können die für eine gute Kavitätenpräparation notwendige praktische Erfahrung nicht ersetzen. Dem Leser sollen lediglich einige praktische Hinweise gegeben werden, die ihm das Präparieren erleichtern.

Nomenklatur

Klasse I:	Einflächige Restauration eines Grübchens oder einer Fissur
Klasse II:	Restauration approximaler Flächen
Klasse III:	Restauration approximaler Flächen von Schneide- oder Eckzähnen ohne den Ersatz der Schneidekante
Klasse IV:	wie Klasse III, jedoch mit Ersatz der Schneidekante
Klasse V:	Zahnhalsfüllung

Klasse I

Amalgam

Amalgam ist nach wie vor ein häufig verwendetes Füllungsmaterial für Klasse-I-Kavitäten, wahrscheinlich weil Präparations- und Verarbeitungsfehler eher verziehen werden als bei einigen neueren Materialien. Wenn die Schmelzränder in einem Winkel von ca. 90° beschliffen sind (oder, falls die Höcker steil geneigt sind >70°), wird die resultierende Kavität entsprechen retentiv sein.

Unterfüllung: Flache Kavität: evtl. Lack/Adhäsiv; mittlere Kavität: Zement; tiefe Kavität: zuerst Kalziumhydroxid und dann Zement.

Komposit

Die kontrovers geführte Diskussion zum Thema Komposite im Seitenzahnbereich wird auf den Seiten 254 und 628 behandelt. Eine Technik, die weitere Akzeptanz gefunden hat, ist die sogenannte

Präventive Kunststoffrestauration: Sie wurde durch Simonsen eingeführt (später von anderen Autoren unter dem Begriff „minimale Komposit-Restauration"): Die Präparation beschränkt sich auf die Entfernung der Karies; die daraus resultierende Kavität wird zuerst durch Komposit und dann durch Versiegelungsmaterial wiederhergestellt. Statt Komposit können alternativ Glasionomerzemente verwendet werden. Mit dieser Methode wird eine präventive Versiegelung der angrenzenden Fissuren erreicht. Dies ist besonders nützlich, um alle zweifelhaften Areale einer Fissur zu schützen; eine Technik, die oft als „Schmelzbiopsie" bezeichnet wird (der Begriff wurde offensichtlich von einem Akademiker ausgesucht). Zu diesem Zweck wird die Fissur mit einem kleinen „Bohrer untersucht"; findet sich keine Karies, wird der geschaffene Defekt verschlossen. Liegt eine Karies vor, dann muß eine präventive Kunststoff-Restauration durchgeführt werden. Meistens lassen sich derartige Kavitäten ohne LA präparieren: sollte sich die Präparation weiter ausdehnen als ursprünglich erwartet, kann trotzdem noch eine LA appliziert werden. Erstreckt sich die Kavität in Areale, die einer Kaubelastung ausgesetzt sind, sollte zur konventionellen Kavitätenpräparation übergegangen und mit Amalgam oder einem geeigneten Komposit gefüllt werden.

Technik für Kavitäten mittlerer Größe (1-2 mm)

- Abschätzen, ob LA erforderlich ist, wenn nicht, den Patienten auffordern, bei Schmerzen ein Zeichen zu geben;
- Zahn isolieren;
- mit geringer Umdrehungszahl Karies entfernen, nur soviel Schmelz abtragen, wie es für die Zugänglichkeit erforderlich ist;
- Dentin mit Unterfüllung abdecken;
- Kavitätenränder und okklusale Oberfläche anätzen, spülen und trocknen;
- eine dünne Schicht mit Bonding (oder Versiegelungsmaterial) auftragen;
- die Kavität mit Komposit füllen, aber nicht überfüllen;

- Versiegelungsmaterial über die ganze okklusale Oberfläche auftragen und aushärten lassen;
- Okklusion kontrollieren.

Nach Möglichkeit sollten chemisch verwandte oder ähnliche Versiegelungsmaterialien und Komposite verwendet werden, um eine gute Verbindung zu sichern.

Hinweise für Komposit-Restaurationen:

- Ätzgel mit einer Einwegspritze und mit großkalibriger Nadel applizieren, um das Auftragen zu erleichtern;
- um zu verhindern, daß das Komposit am Arbeitsende des Instrumentes kleben bleibt, kann dieses mit einer sehr kleinen Menge Bonding (nicht mit Alkohol) benetzt werden;
- zusätzliches Auftragen ist im allgemeinen einfach, da sich neues und altes Komposit verbinden;
- eugenolhaltige Zemente bei Kompositrestaurationen vermeiden.

- Eine Überkonturierung am zervikalen Rand sollte vermieden werden, und eine gute Kontaktfläche zu den benachbarten Zähnen sollte gesichert sein.

Amalgam: Im Laufe der Jahre hat sich die Zahl der Richtlinien zur Kavitätenpräparation verringert. In der Tat wird die Kavitätengröße durch die Größe der kariösen Läsion bestimmt, wobei die Extension minimal sein sollte. Die konventionelle Klasse-II-Kavität sollte einen approximalen Kasten und einen okklusalen „Schwalbenschwanz" haben (Widerstandsform gegen laterale Krafteinwirkungen). Retention gegen okklusale Kräfte wird durch eine 2-5°-Divergenz der Wände gegen den Kastenboden in beiden Teilen der Präparation abgeleitet. Die Ränder des approximalen Kastens sollten nur wenig unterhalb des Kontaktbereiches liegen; es sei denn, die Karies diktiert eine andere Position. Die Festigkeit des Amalgams im Bereich des Isthmus ist proportional zum Quadrat der Tiefe, normalerweise reicht eine Ausdehnung bis ins Dentin aus. Die Breite des Isthmus sollte nicht überschritten werden (idealerweise ¼ bis ⅕ der Breite der vestibulo-oralen Höcker); außerdem den Schwalbenschwanz nur minimal nach außen erweitern, um die Stabilität der Höcker nicht zu gefährden. Fehlende oder zu schwache Höcker sollten mit parapulpären Schrauben stabilisiert werden (S. 294). Um nicht untermauerten Schmelz von den Rändern zu entfernen, kann man einen Gingivalrandschräger verwenden. An Molaren mit mesialer und distaler Karies sollte man versuchen, zwei getrennte Kavitäten zu präparieren, oft ist jedoch eine durchgehende MOD-Präparation unvermeidbar.

Glasionomerzemente: Diese Materialien sind immer noch wenig geeignet für okklusionstragende konventionelle Klasse-II-Kavitäten. Vor kurzem wurde eine tunnelförmige Annäherung an die Approximalkaries unter Belassung der Schmelzrandleiste beschrieben. Der Zugang zur kariösen Läsion wird entweder durch die okklusale oder bukkale Oberfläche unter Intaktlassung der Randleiste geschaffen. Diese Methode ist nur für kleine Läsionen geeignet; es müssen mindestens noch 2 mm von der Randleiste stehenbleiben. Unter Umständen muß die Zugangskavität bukkolingual erweitert werden, um eine vollständige Kariesentfernung zu ermöglichen. Ein approximal verkeilter Mylar-Strip dient als Matrize. Dort, wo sich der okklusale Zugang in einem okklusionstragenden Bereich befindet, sollten die letzten 1,5 mm mit Komposit gefüllt werden.
Langzeiterfahrungen mit dieser Methode stehen noch aus.

Klasse II – Komposite und Inlays

Kompositfüllungen im Seitenzahnbereich haben sich über 3 Jahre als zufriedenstellend erwiesen. Die Technik ist allerdings aufwendiger, denn man braucht fast mehr Zeit. Hinzu kommt noch, daß es sehr schwierig ist, adäquate approximale und okklusale Kontaktareale herzustellen. Infolge der Polymerisationsschrumpfung können zwischen Zahnhartsubstanz und Füllungsmaterial Hohlräume entstehen, die bei starken Belastungen zur Torsion der Höcker und damit verbundenen Schmerzen führen können. Kompositfüllungen im Seitenzahnbereich sind daher in folgenden Situationen problematisch:

- große Restaurationen mit zentrischer Okklusion,
- unzureichende Trockenlegung,
- Restaurationen mit tiefer gingivaler Ausdehnung,
- Bruxismus und stark ausgeprägte okklusale Kontakte,
- Restaurationen mit ausgedehnten Aufbauten.

Falls ein Komposit benutzt werden soll, ist der Gebrauch eines lichthärtenden radioopaken Materials mit >75% Füller ratsam. Vorverkeilen hilft, ein approximales Kontaktareal herzustellen; der Wert lichtleitender Keile ist umstritten. Das Fehlen des Schmelzes am gingivalen Rand des approximalen Kastens kann durch den Gebrauch von Dentinadhäsiven oder durch eine „Sandwichtechnik" mit Glasionomer kompensiert werden (Anätzen der Glasionomer-Unterfüllung ist nicht notwendig). Komposite sollten schichtweise aufgetragen und ausgehärtet werden. Nach Möglichkeit sollten zentrische Stopps vorbeugenderweise auf der gesunden Zahnhartsubstanz lokalisiert sein.

Komposit- und Keramik-Inlays: Diese Inlay-Techniken scheinen einen Kompromiß anzubieten, wie man eine Klasse-II-Kavität mit ästhetisch befriedigenden Restaurationen versorgen kann. In Verbindung mit der Säure-Ätz-Technik wird die noch vorhandene Zahnhartsubstanz stabilisiert; durch die Aushärtung des Komposits außerhalb des Mundes kann die Polymerisationsschrumpfung teilweise kompensiert und die Festigkeit gesteigert werden. Da das Inlay adhäsiv mit dem Zahn verbunden ist, sind parallele Wände nicht unbedingt erforderlich, Unterschnitte sollen allerdings vermieden werden. Durch Keramikinlays kann eine verstärkte Abrasion des Antagonisten verursacht werden. Die Langzeitbeständigkeit beider Methoden (Komposit- und Keramikinlays) sowie die Verfahren zum Befestigen müssen noch bewertet werden.

Komposit-Inlays können hergestellt werden:

1. Direkt am Stuhl auf einem Silikonmodell, das man mit Hilfe einer Abformung der präparierten Kavitäten herstellen kann. Obwohl diese Methode eine Aushärtung des Inlays von allen Seiten erlaubt, kann eine weitere Erhöhung der Stabilität durch thermische Polymerisation (5 min bei 110 °C) erreicht werden.
2. Indirekt im Labor (wo sie unter Hitze und Druck aushärten). Diese Technik ähnelt sehr dem Herstellungsverfahren für Keramik-Inlays.

Technik – Präparation

- Kavität mit fast parallelen Wänden präparieren; Ecken und scharfe Kanten abrunden, eine leichte Schräge am Schmelzrand präparieren; sind Onlays geplant, müssen die Höcker um mindestens 1,5 mm gekürzt werden;
- an tiefen Stellen der Kavität Kalziumhydroxid applizieren;
- Dentinflächen ggf. mit Glasionomer-Unterfüllungszement abdecken (Mindesttiefe 0,5 mm);
- alle untersichgehenden Stellen ausblocken;
- Abformung der Präparation, des Gegenkiefers und Bißnahme;
- Farbbestimmung;
- Herstellen und Einsetzen des provisorischen Verschlusses (S. 293).

Technik – Einzementieren

- Kofferdam anlegen;
- provisorisches Inlay entfernen und Zahnreinigung;
- Inlayeinprobe und vorsichtige Kontrolle der Okklusion, aber nicht einschleifen;
- approximale Flächen polieren;
- Inlay entfernen, mit Alkohol säubern. Bei Keramik: Konditionieren mit Flußsäure und Silan-Haftvermittler auf die Paßfläche applizieren;
- Schmelz anätzen, spülen und trocknen;
- Kavitätenboden und Wände sowie Unterseite des Inlays mit Bonding bestreichen;
- Befestigungskomposit auf Präparation und Inlay aufbringen und vorsichtig einsetzen;
- aushärten, dann Überschüsse entfernen;
- Photopolymerisation vervollständigen; durch chemische Prozesse wird die Polymerisation auch unter dem Inlay zu Ende geführt;
- Ränder z. B. mit feinem Diamanten bearbeiten;
- Okklusion kontrollieren und ggf. korrigieren.

Klasse III

Glasionomerzemente und Komposite sind zur Zeit die am häufigsten verwendeten Füllungsmaterialien für Klasse-III-Restaurationen. Erstere werden vor allem dort verwendet, wo die Vorbeugung einer Sekundärkaries wichtiger ist als die Wiederherstellung der Ästhetik. Daher sollten Glasionomerzemente z. B. bei approximalen kariösen Läsionen an Unterkiefer-Frontzähnen eingesetzt werden, die als Indikator für einen hohen Kariesbefall zu werten sind.

Der Zugang sollte im palatinalen Bereich der Schneidezähne liegen. Da beide Materialien adhäsive Eigenschaften besitzen, wird die Kavität nur soweit ausgedehnt, daß man die gesamte periphere Karies entfernen kann. Nicht von Dentin untermauerter Schmelz kann im labialen Bereich erhalten werden. Die Ränder sollten allerdings z. B. mit Gingivalrandschrägern bearbeitet werden, um alle nicht von Dentin unterstützten Schmelzprismen zu entfernen. Zusätzliche Retention kann durch eine zervikale Rinne geschaffen werden. Die inzisalen Grübchen, die für Silikatrestaurationen gerechtfertigt sind, sollten besser vermieden werden, da sie zur Unterminierung des inzisalen Randes führen können. Die Kavitätenpräparation kann fast ausschließlich mit Hilfe von langsam rotierenden Instrumenten und Handinstrumenten durchgeführt werden. Für die abschließende Bearbeitung beider Materialien haben sich Matrix-Strips am besten bewährt, daher sollte man mit Hilfe eines zervikal verkeilten Mylar-Strips einen kleinen Überschuß modellieren. Ist das Material appliziert und ausgehärtet, können sofort die Überschüsse entfernt werden. Bei GI-Zementen sollte vorher noch Bonding oder ein Lack aufgebracht werden.

Klasse IV

Das Material der Wahl ist Komposit mit der sogenannten „Säure-Ätz-Technik“ (S. 106). Dennoch kann bei großen Klasse-IV-Kavitäten bei Erwachsenen die Versorgung mit einer Jacket- oder Metallkeramikkrone bessere Retention und Ästhetik liefern.

Klasse V

Klasse-V-Kavitäten sind bei den jüngeren Patienten weniger häufig zu sehen. Sie stellen für den älteren Patienten mit gingivalen Rezessionen ein größeres Problem dar. GIZ ist in diesen Situationen das bevorzugte Material; Amalgam wird nur noch selten eingesetzt.

Amalgam: Nachdem die Karies entfernt ist, sollten die Ränder so gestaltet werden, daß kein unterminierter Schmelz stehen bleibt. Aufgrund der Prismenanordnung resultieren aus dieser Forderung parallel zueinander liegende okklusale und gingivale Wände, wohingegen die mesialen und distalen Wände nach außen hin divergieren. Um größere Retention zu erreichen, sollten im Dentin gingival und okklusal Unterschnitte präpariert werden. Große Kavitäten, die sich um den Zahn herum extendieren, können in zwei Stufen gefüllt werden.

Glasionomerzemente: Die Kavitätenpräparation ähnelt der oben genannten Form; die Retentionsrillen können allerdings vermieden werden. Für Abrasionskavitäten kann es dennoch notwendig werden, gingival eine kleine Stufe (0,5 mm tief) zu präparieren, so daß der GIZ zu einer Kante-an-Kante-Verbindung fertiggestellt werden kann. Den besten Randschluß erreicht man durch vorgeformte Matrizen, welche auch zur Herstellung einer konvexen Oberfläche sehr hilfreich sind. Den Folientypen (z. B. Hawe Neos) ist der Vorzug zu geben, da sie geglättet werden können und somit die Passung verbessern. Um die Handhabung zu verbessern, kann man die Matrize mit Hilfe von klebrigem Wachs an einem Instrument anheften. Dann die Kavität mit Überschuß füllen und vorsichtig die Matrize anlegen. Ist der GIZ erst einmal gelegt, wird die Matrize entfernt und die Restauration vor Austrocknung und Feuchtigkeit geschützt (S. 636). Danach werden alle Überschüsse entfernt.

Wurzelkaries: Da die gingivale Rezession eine Voraussetzung für die Entstehung der Wurzelkaries darstellt, sind die meisten Patienten mit diesem Krankheitsbild 40 Jahre und älter. Das Wurzeldentin ist in diesem Fall direkt dem Kariesbefall ausgesetzt. Manchmal wird die Wurzelkaries als Folge verminderten Speichelflusses (reduziert die Pufferkapazität des Speichels und ändert die Ernährungsgewohnheiten) interpretiert, die wiederum durch Speicheldrüsenerkrankungen, Medikamente oder Radiotherapie verursacht werden kann. Auch eine orale Langzeitmedikation mit zuckerhaltigen Präparaten kann als Grund genannt werden. Die erforderliche Behandlung umfaßt die Kontrolle der ätiologischen Faktoren, Ernährungsberatung und Mundhygieneinstruktionen. Lokale fluoridhaltige Mundwässer können zur Remineralisation führen und das Entstehen neuer Läsionen verhindern. Aktive Läsionen erfordern eine Restauration mit Glasionomerzement (siehe auch Karies) (S. 94).

Behandlung von tiefen kariösen Läsionen

Einschätzung
- Kann der Zahn wiederhergestellt werden, oder ist eine Extraktion vorzuziehen?
- Ist der Zahn symptomlos? Wenn nicht, wie kann man den Schmerz charakterisieren und wie ist die Dauer des Schmerzes?
- Sensibilitäts- und Perkussionsprobe des Zahnes (vor LA)!
- Röntgenaufnahme zur Beurteilung der Kariesausdehnung und fraglicher apikaler Veränderungen.

Die **Behandlung** hängt von der Einschätzung des Pulpazustandes ab (S. 244). Bei irreversibler Pulpitis oder nekrotischer Pulpa: Wurzelkanalbehandlung (S. 298) oder Extraktion. Reversible Pulpitis oder gesunde Pulpa: Versuch, die Pulpa vital zu erhalten, indem das kariöse Dentin entfernt wird, ohne die Pulpa zu eröffnen. Bei Zweifeln davon ausgehen, daß eine reversible Pulpitis vorliegt. Eine Wurzelkanalbehandlung ist später immer noch möglich.

Indirekte Pulpaüberkappung: Idealerweise sollte die Kavitätenpräparation die vollständige Entfernung der Karies beinhalten. Wenn dabei die Gefahr der Pulpaeröffnung besteht und die Pulpa vital reagiert, kann eine indirekte Überkappung angezeigt sein. Diese beinhaltet das Belassen eines kleinen Bezirks mit verändertem Dentin am Boden der tiefen Kavität; Zielsetzung: Begrenzung der weiteren bakteriellen Ausbreitung und Gesunderhaltung der Pulpa.

Zur Beachtung
- Die Dentinerweichung geht der bakteriellen Invasion voraus.
- Eine Pulpitis entsteht nicht, bevor die Bakterien nicht mindestens 0,5–1 mm in die Pulpa eingedrungen sind: Falls ein vitaler Zahn asymptomatisch ist, enthält das der Pulpa am nächsten gelegene erweichte Dentin wahrscheinlich noch keine Bakterien.
- Die Prognose für die weitere Vitalerhaltung der gesunden Pulpa ist besser, wenn eine Eröffnung vermieden wird.
- Materialien mit antibakteriellen Eigenschaften helfen, die Aktivität der Bakterien zu senken.
- Den unter einer Restauration versiegelten Bakterien wird die Substratzufuhr abgeschnitten, daher wird das weitere Fortschreiten der Läsion verhindert.

Reihenfolge der Behandlung bei vitaler Pulpa
1. Lokalanästhesie.
2. Kofferdamapplikation, um das Risiko einer weiteren bakteriellen Kontamination zu verringern.
3. Kavität vorpräparieren, nicht von Dentin untermauerten Schmelz entfernen.
4. Weiches und verfärbtes Dentin von der Wand vollständig entfernen.
5. Vorsichtige Dentinentfernung am Boden der Kavität; nach Möglichkeit vollständig exkavieren; wenn die Gefahr einer Pulpaeröffnung zu groß ist, aufhören, bevor dies geschieht.
6. Applikation von Kalziumhydroxid am Boden der Kavität.
7. Eine Schicht Zement einbringen und den Zahn mit einem Füllungsmaterial versorgen.

8 Patienten vor zu erwartender initialer Empfindlichkeit warnen und auffordern, wieder zur Behandlung zu erscheinen, falls die Beschwerden länger anhalten sollten.
9 Nachbeobachtung für mindestens 1 Jahr.

Falls es notwendig ist, offensichtlich infiziertes Dentin zu belassen, appliziert man Kalziumhydroxid und deckt temporär ab. Den Zahn für ca. 3 Monate ruhen lassen, dann Karies vollständig entfernen.

Pulpaeröffnung

- Falls traumatisch eröffnet und eine Vitalerhaltung wahrscheinlich ist, mit Kalziumhydroxid überkappen und restaurieren.
- Falls durch Karies eröffnet und die weitere Vitalerhaltung der Pulpa zweifelhaft ist, wird eine Wurzelkanalbehandlung erforderlich sein. Bei Zeitmangel den Zahn mit einer Einlage und einer temporären Füllung behandeln und die Exstirpation der Pulpa auf die nächste Sitzung verschieben.

Pulpotomie ist die Entfernung der koronalen Pulpa, um das beschädigte oder kontaminierte Gewebe zu entfernen. Dies ist bei Zähnen mit noch nicht abgeschlossenem Wurzelwachstum angezeigt, da das Weiterbestehen der Vitalität im Bereich der Wurzel den Prozeß des vollständigen Wurzelwachstums ermöglicht. Erst wenn der Apex verschlossen ist, kann man eine Wurzelkanalbehandlung durchführen. Die Pulpa wird bis zur zervikalen Verengung amputiert, mit Kalziumhydroxid bedeckt und der Zahn mit einem PV versorgt.

Materialien, die zur Vitalerhaltung der Pulpa benutzt werden

ZOE „sterilisiert“ darunter liegendes Dentin, verringert die Prostaglandinsynthese, unterstützt die Remineralisation und ist hygroskopisch. Dies war früher, als nur wenig geeignete Materialien zu Verfügung standen, für eine indirekte Pulpaüberkappung nützlich. Da es das sogenannte „bridging“ (= überbrückende Reizdentinbildung) nicht fördert, ist es bei der direkten Pulpaüberkappung kontraindiziert.

Kalziumhydroxid hat einen pH-Wert von ca. 11–12, was eine antimikrobielle Wirkung hat und die Formation des „bridging“ fördert. Wenn Kalziumhydroxid mit der Pulpa in Berührung kommt, entsteht eine Zone der Pulpanekrose. Dieser Bereich wird später mit Kalziumionen aus der Pulpa mineralisiert. Material der Wahl für die direkte Pulpaüberkappung.

Kortison / Antibiotika-Präparat (z. B. Ledermix, ein Gemisch aus Triamcinolonacetonid (ein Steroid) und Demethylchlortetrazyklin in wässeriger Lösung). Es hat entzündungshemmende und bakteriostatische Eigenschaften, unterdrückt aber gleichzeitig die Abwehrkräfte der Pulpa. Dies führt zu einer rapiden Vermehrung all derjenigen Mikroorganismen, die gegen das Antibiotikum resistent sind. Es produziert selbst kein Bridging. Es ist ebenfalls nützlich zur Behandlung der irreversibel entzündeten Pulpa (falls die Lokalanästhesie versagt) und wenn deshalb die Exstirpation der Pulpa aufgeschoben werden muß.

Erfolg und Mißerfolg von Restaurationen

Erfolg von Restaurationen

Die Ergebnisse der Studie von Elderton über die Dauerhaftigkeit von Routinerestaurationen des General Dental Service in Schottland sorgten für einen Schock und waren gleichzeitig ein Anstoß zur Selbstkritik: Er fand heraus, daß sich 50% der Füllungen weniger als ein Jahr hielten[1]. Dies führte zu einer Debatte über die klinischen Techniken und die praktischen Fähigkeiten der Behandler beim Herstellen von Restaurationen. Bei Patienten, die öfter den Zahnarzt wechseln, werden Füllungen häufiger ausgetauscht als bei solchen, die über längere Zeit beim selben Zahnarzt in Behandlung sind[2]. Um die Langzeiterfolge zu steigern, müssen wir deshalb die Gründe für die Mißerfolge und die Diagnostik z. B. der Sekundärkaries genauer studieren.

Gründe für die Mißerfolge von Restaurationen

- Inkorrekte Diagnostik und Behandlungsplanung (z. B. Pathologie der Pulpa, Karies an einer anderen Fläche des Zahnes, Extraktion des Zahnes aus anderen Gründen);
- inkorrekte Präparation des Zahnes: z. B. Belassen von Karies an der Schmelz-Dentin-Grenze, inkorrekte Präparation der Ränder, inadäquate Retention, zu flache Präparation, ungeschütztes Belassen von geschwächtem Zahngewebe;
- inkorrekte Wahl des Restaurationsmaterials: z. B. fehlende Härte oder Abrasionsfestigkeit;
- Verarbeitungsfehler: z. B. ungenügende Trockenlegung, Über- oder Unterkonturierung.

Bevor man eine insuffiziente Füllung wiederholt, ist es notwendig, die Gründe des Mißerfolges zu erkennen und dann zu entscheiden, ob noch eine Reparatur möglich ist. Falls möglich, ist eine Reparatur vorzuziehen, da sie zahnhartsubstanzschonender ist (Kavitätengröße steigt bei jeder neuen Füllung des Zahnes um durchschnittlich 0,6 mm).

Sekundärkaries

Leider verleiht die Restauration dem Zahn keine Kariesimmunität. Entsteht eine Karies am Füllungsrand, nennt man sie Sekundärkaries. Da Sekundärkaries ein allseits akzeptiertes Phänomen ist, waren wir Zahnärzte in der Vergangenheit etwas zu voreilig bei der Diagnose und Behandlung dieses Zustandes. Abgeplatzte Amalgamränder können nicht per se als Indikation für eine sofortige Erneuerung der Füllung gewertet werden; aktives Eingreifen ist nur dann notwendig, wenn tatsächlich Karies nachweisbar ist. Da Sekundärkaries schwierig zu diagnostizieren ist, geht eine sorgfältige Beobachtung zunächst einer voreiligen Intervention voran.

Aufgrund ihrer potentiell kariostatischen Eigenschaften sind die GI-Zemente bei Patienten mit hoher Kariesanfälligkeit möglicherweise vorteilhaft.

Um der Sekundärkaries vorzubeugen, ist es wichtig, nicht nur die Patienten zur Reduktion kariesauslösenden Verhaltens zu motivieren, sondern auch unsere restaurative Technik zu untersuchen; z.B. überprüfen, ob am Rand adäquate Winkel für Amalgam präpariert sind.

Okklusion

Über Okklusion wurde vieles geschrieben, der Konsens ist allerdings nur gering. In einem Buch dieser Größe ist es (glücklicherweise) nicht möglich, auf alles einzugehen, was bisher zu diesem Thema geäußert wurde; daher werden wir versuchen, uns auf praktische Tips zu konzentrieren und überlassen die esoterischen Betrachtungen anderen Texten. Wir vertreten ferner die Auffassung, daß okklusale Korrekturen größeren Ausmaßes nur vom Erfahrenen versucht werden sollten.

Definitionen

Ideale Okklusion: Die anatomisch gesehen perfekte Okklusion ist selten.

Funktionelle Okklusion: Eine Okklusion, die frei von ausgeprägten Interferenzen ist; fließend gleitende Bewegungen der Mandibula ohne pathologischen Befund.

Balancierte Okklusion wird zur Steigerung der Stabilität von TO/TU verwendet; nicht angezeigt bei natürlichen Zähnen.

Gruppenfunktion: Kontakte der Zähne auf der Arbeitsseite während der Laterotrusion, aber kein Kontakt auf der Balanceseite.

Front-Eckzahnführung: Während der Laterotrusion ist auf der Arbeitsseite an allen Zähnen mit Ausnahme der Frontzähne und des Eckzahnes eine Disokklusion.

Habituelle Interkuspidation (zentrische Okklusion, maximale Interkuspidation): Position mit maximaler Verzahnung.

Retrale Kontaktposition (zentrische Relation) liegt vor, wenn die Kondylen seitengleich in der Fossa mandibularis retrudiert sind. Bei annähernd 20% der Patienten sind zentrische Okklusion und Relation identisch. Bei den restlichen muß der Unterkiefer leicht nach ventral gleiten, um von der zentrischen Relation zur zentrischen Okklusion zu gelangen.

Ruheschwebe: habituelle Ruhelage der Mandibula bei entspanntem Patienten und Kondylen in neutraler Position.

Interokklusalabstand: Abstand zwischen Ruheschwebe und maximaler Interkuspidation.

Störkontakte lenken den Unterkiefer von seinem natürlichen Weg in die maximale Interkuspidation ab.

Interferenzen sind Kontakte, die glatte (fließende) Bewegungen des Unterkiefers verhindern.

Okklusale vertikale Dimension: Relation zwischen OK und UK in maximaler Interkuspidation (Gesichtshöhe).

Spielen okklusale Faktoren bei temporomandibulären Dysfunktionen eine Rolle?

Das temporomandibuläre Schmerz-Dysfunktions-Syndrom wird als Erkrankung mit multifaktorieller Ätiologie angesehen (S. 266). Die bislang vorliegenden Erkenntnisse legen nahe, daß okklusale Interferenzen nicht zwangsläufig eine Dysfunktion verursachen, weil sie durch die neuromuskuläre Adaptationsfähigkeit der Patienten kompensiert werden können. Andererseits kann diese Adaptationsfähigkeit bei Streß oder emotionalen Problemen verringert sein, so daß bei anfälligen Patienten aus den okklusalen Interferenzen eine Muskelhyperaktivität resultieren kann. Daher ist es wichtig, sich zu vergewissern, daß keine iatrogenen Interferenzen bestehen.

Okklusale Interferenzen

Alle Restaurationen sollten an die bereits existierende Okklusion des Patienten angepaßt werden, es sei denn, eine systematische okklusale Rehabilitation ist angezeigt. Es ist sinnvoll, die Okklusion vor der Eingliederung einer Restauration zu überprüfen, da zum Beispiel ein extrudierter Höcker des Antagonisten eine Korrektur erfordern könnte. Die Überdimensionierung von okklusalen Flächen kann Frühkontakte hervorrufen, was das Einnehmen der maximalen Interkuspidation stört; überkonturierte Höcker können mit der Bewegung des Unterkiefers interferieren. Auf der anderen Seite kann ein unterkonturierter Höcker zur Extrusion des Antagonisten führen und somit ebenfalls Interferenzen verursachen. Restaurationen mit plastischen Füllungsmaterialien (z. B. Amalgam, GIZ) sollten hinsichtlich der Okklusion und Artikulation mit Hilfe von Okklusionsfolie überprüft und alle intensiv markierten Stellen korrigiert werden. Die Notwendigkeit der Reproduktion der UK-Bewegung des Patienten durch einen Artikulator bei extrakoronalen Restaurationen ist abhängig von der Anzahl der zu restaurierenden Zähne. Für ein oder zwei Überkronungen sollte ein einfacher Artikulator genügen. Bei der Rekonstruktion mehrerer Zähne ist ein halbadjustierbarer Artikulator ratsam und für die Durchsanierung des gesamten Gebisses ist u. U. die größere Genauigkeit des volladjustierbaren Artikulators erforderlich.

Artikulatoren sind Hilfsmittel, um die Studienmodelle in einer bestimmten Beziehung zu fixieren, und in einigen Fällen, um die UK-Bewegung mehr oder weniger wirklichkeitsgetreu zu simulieren. Adjustierbare Artikulatoren können voll oder halb adjustierbar sein und erfordern eine komplexe Registrierung der Okklusionsverhältnisse, um die Scharnierachse korrekt zum Oberkiefer in Beziehung zu setzen (z. B. eine Registrierung mit dem Gesichtsbogen).

Bißregistrierung für Kronen und Brücken

- Der Wachsbiß ist die billigste Möglichkeit. Das Wachs muß gut erweicht sein, weil der UK sonst bei der Schließbewegung von seinem Weg abweicht. Bevor man das Wachsregistrat entfernt, sollte man es im Mund gut erhärten lassen.
- Elastomere; deren natürliche Resilienz kann jedoch bewirken, daß die Modelle voneinander weggedrückt werden.
- ZOE auf einem Träger. Dies ist aufwendig, aber genau.
- Registrierung mit dem Gesichtsbogen für einen adjustablen Artikulator.

Gesichtsbogen-Registrierung

1 Eine thermoplastische Masse wird auf die Oberseite der Bißgabel aufgebracht und gegen die oberen Zähne gedrückt.
2 Zentrieren des Gesichtsbogens.
3 Einsetzen des Infraorbital-Markierers; so positionieren, daß er auf dem tiefsten Punkt des Infraorbitalrandes ruht.
4 Erstellung von Registraten.

Das OK-Modell wird über den Gesichtsbogen in den Artikulator montiert und das UK-Modell wird durch die Registrate zu dem obengenannten in Relation gesetzt. Der Artikulator kann dann durch weitere Registrate bzw. Gelenkaufzeichnungen adjustiert werden.

Funktionelle Erkrankung des kraniomandibulären Systems (TMPDS)

Es wurde viel über das TMPDS (auch TM-dysfunction usw.) geschrieben, einschließlich der ganzen Bandbreite an unterschiedlichen Theorien zur Ätiologie und Möglichkeiten der Behandlung.

Prävalenz: Es heißt, daß TMPDS ungefähr 40% der Bevölkerung befällt, Frauen häufiger als Männer.

Ätiologie: Multifaktoriell mit psychogenen, traumatischen und okklusalen Faktoren. Von den genannten Faktoren ist sicherlich Streß der wichtigste Punkt, der über parafunktionelle Aktivitäten (z. B. Bruxismus, Pressen) zu Schmerzen und Spasmen der Kaumuskulatur führt. Auch die zentrale Senkung der Schmerzschwelle scheint in diesem Kontext von Bedeutung zu sein. Oft tritt das TMPDS auch in Verbindung mit Rückenschmerzen, Kopfschmerzen und Migräne auf.

Die Myoarthropathie wird unterteilt in extrakapsuläre Dysfunktion (Muskelhyperaktivität) und intrakapsuläre Dysfunktion (interne Fehlregulation oder Pathologie des Gelenkes). Einige intrakapsuläre Läsionen können als Folge von Überbelastungen des Kiefergelenkes entstehen und von den intrakapsulären Geweben nicht mehr erfolgreich repariert werden.

Klinische Besonderheiten: Schmerz, Knacken, Kiefersperre, Krepitation, Trismus sind die häufigsten klinischen Symptome. Das Knacken ereignet sich charakteristischerweise bei einem Interokklusalabstand von 2–3 mm beim Öffnen und Schließen. Man geht davon aus, daß es z. B. dadurch entsteht, daß sich der Discus articulare zunächst vom Kopf des Kondylus entfernt und dann wieder in seine korrekte Position zurückspringt.

Behandlung: Erfolg sollen die unterschiedlichsten Behandlungskonzepte bringen, wobei sowohl der multifaktorielle als auch der selbstbegrenzende Charakter des Krankheitsbildes berücksichtigt werden. Wenn man davon ausgeht, daß die konservative Behandlung in ungefähr 80% der Fälle erfolgreich verläuft, sollten immer die weniger invasiven Methoden zuerst angewendet werden. Wenn diese nicht zum Erfolg führen, sollte der Rat eines Spezialisten eingeholt werden.

1 *Rückversichern und Erklären:* Empfehlungen/Erklärungen zur Ätiologie des Problems, einschließlich der Rolle des Stresses und der Wechselbeziehungen zum Pressen/Bruxismus können bei manchen Patienten die Symptome lindern. Für die betroffene Muskelgruppe ist Entspannung wichtig. Wenn eine Besserung der Beschwerden eintritt, müssen vor dem Spiegel symmetrische Mundöffnungs- und Schließbewegungen geübt werden.

2 *Schienentherapie:* oben/unten, hart/weich, volle/teilweise Abdeckung: alle wurden erfolgreich eingesetzt.

Die Wirkung einer Aufbißschiene setzt sich aus 3 Komponenten zusammen: Placeboeffekt, abnehmender Bruxismus und durch die Lücke zwischen Kondylus und Fossa ist die Bewegung des Diskus freier. Bei Notwendigkeit eines okklusalen Ausgleichs ist eine harte, aus Acryl bestehende, den gesamten Zahnbogen umfassende Schiene im Oberkiefer ratsam. Diese sollte initial ständig getragen werden (ungefähr für 3–4 Monate) und danach nur noch nachts. Falls der Schmerz nicht wiederkehrt, kann das Tragen der Schiene unterbrochen werden, um den Erfolg zu beurteilen. Sollten die Schmerzen dann wieder auftreten, könnte ein okklusaler Ausgleich indiziert sein.

3 *Okklusaler Ausgleich:* Bevor man diesen durchführt, sollte eine auf Frontzahnführung eingeschliffene Schiene im Oberkiefer getragen werden, die den gesamten Zahnbogen einfaßt, um Verschiebungen zu eliminieren. Der Ausgleich sollte schrittweise durchgeführt werden, indem man zuerst die neueren, dann die alten Interferenzen beseitigt und dabei mit den größten beginnt. Dies kann durch Einschleifen, neue Restaurationen und /oder kieferorthopädische Behandlung erreicht werden. In zweifelhaften Fällen ist es besser, den Patienten zu einem Spezialisten zu überweisen, als das Risiko einzugehen, den Zustand durch die eigene Behandlung noch zu verschlimmern.

4 *Medikamentöse Therapie:* Sowohl Muskelrelaxantien, z. B. Diazepam als auch Antidepressiva, z. B. Dothiepin (Prothieden), werden erfolgreich eingesetzt. Die Therapiedauer darf allerdings nur kurz sein, da das Risiko der Abhängigkeit besteht.

5 *Operation:* Diese Maßnahme ist nur in sehr hartnäckigen Fällen indiziert, in denen sich als Ursache definitiv eine intrakapsuläre Erkrankung nachweisen läßt.

Frontzahnüberkronungen für vitale Zähne – 1

Die Kronenpräparation sollte solange hinausgeschoben werden, bis der Patient eine gute Mundhygiene erreicht hat. Dieser Grundsatz soll nicht nur die Motivation der Patienten steigern; für eine an den Rändern akkurate Abformung und eine korrekte Eingliederung ist eine reizlose Gingiva unbedingt notwendig.

Vorbehandlung

- Sensibilitätstests, in zweifelhaften Fällen zuerst WK-Behandlung vornehmen.
- Röntgenaufnahme anfertigen, um die Pulpagröße zu beurteilen; falls die Pulpa zu groß ist, ist eine Kronenpräparation kontraindiziert.
- Situationsmodelle und spezielle Formträger herstellen. Eine Probepräparation und ein Probeaufwachsen mit Spezial-Wachs kann sehr hilfreich sein (besonders beim ungeübten Behandler). Dies hilft, eventuelle Komplikationen schon im Vorfeld abzuschätzen und kann außerdem zur Herstellung der provisorischen Kronen verwendet werden.
- Bißnahme (Bißfixierung), so daß der Biß in den nachfolgenden Sitzungen kontrolliert werden kann.

Keramik-Jacketüberkronung

Diese liefert das beste ästhetische Ergebnis und kann dort eingesetzt werden, wo die okklusalen Kräfte nicht zu groß sind. Die aktuellsten Entwicklungen auf diesem Gebiet sind die gegossenen Kronen oder die heißgepreßten Keramiken; ihre klinische Einsatzfähigkeit und Funktionstüchtigkeit muß allerdings noch abgeschätzt werden.

Prinzipien:
- Man benötigt eine ausreichende Reduktion der Zahnhartsubstanz, um der Keramik eine adäquate Dicke zu geben, die für die Stabilität notwendig ist.
- Stufenpräparation: 0,8–1 mm labial subgingival und palatinal supragingival.
- 5° konische Präparation der gegenüberliegenden Flächen aus Gründen der Retention.

Präparation

Approximal: Ein langes konisches zylinderförmiges Instrument (mit flachem Ende) benutzen, um eine 0,5 mm tiefe Schulter zu produzieren. Die Wände sollten 5° konisch sein und lingual konvergieren.

Labial: Zuerst mit demselben Instrument drei tiefe Rillen (0,8 mm gingival und 1 mm inzisal) anlegen und dann das dazwischen liegende Zahnhartgewebe entfernen. 0,5 mm subgingival extendieren.

Oral: Nach Möglichkeit unter direkter Sicht präparieren. Die interproximale Schulter zu einem Cingulum auslaufen lassen (supragingival). Die restliche orale Oberfläche sollte mit einem diamantierten Rad oder einem flammenförmigen Instrument präpariert werden, um 0,8 mm Abstand zum Antagonisten sicherzustellen.

Inzisal: Eine Reduktion um 2–3 mm, nach palatinal abgewinkelt, ist erforderlich. Dies erreicht man mit einem diamantierten Rad.

Feinpräparation: Um die Lage der Schulter genau zu definieren, ist ein Hartmetallfinierer sehr hilfreich. Der Finierer sollte zur Abrundung der scharfen Kanten eingesetzt werden. Baker-Curson-Instrumente sind zum Glätten der Präparation nicht geeignet.

Für Eckzähne siehe oben; lediglich auf der oralen Fläche sollte vom Cingulum bis zur inzisalen Kante in zwei Facetten präpariert werden. Eine etwas verbreiterte orale Schulter könnte notwendig werden, um die Höhe der Cingulum-Wand aus Retentionsgründen zu steigern.

Herstellung der provisorischen Überkronung (S. 292): Als nächstes eine provisorische Überkronung herstellen. Falls die Zeit zu knapp wird, kann zwar die Abformung verschoben werden, nicht aber die Herstellung der provisorischen Überkronung.

Abformungen (S. 642): Gegenkieferabformung kann mit Alginat (billiger) gemacht werden; Registrat nicht vergessen. Die Farbbestimmung bei natürlichem Licht gemeinsam mit Helferin und Patient durchführen. Provisorische Überkronung einsetzen und nächsten Termin vereinbaren.

Überkronungen einsetzen: Luftweg schützen, um Aspiration zu vermeiden. Provisorische Überkronung entfernen und Keramik-Jacket-Überkronung einprobieren. Okklusion kontrollieren und falls erforderlich, entweder mit feinem, abrasivem Schleifkörper polieren, oder zusätzlich aufbrennen. Vergewissern Sie sich, daß der Patient zufrieden ist, bevor Sie die Überkronung einzementieren.

Frontzahnüberkronungen für vitale Zähne – 2

Platinum-bonded/McLean-Sced/twin foil crown ist eine Modifikation der Keramik-Jacket-Überkronung. Eine Platin-Folie (mit Zinn überzogen) wird in der Überkronung belassen, um die Festigkeit zu steigern. Es ist nur eine Reduktion um 0,7 mm erforderlich. Dies ist sehr hilfreich, wenn aus Okklusionsgründen eine Keramik-Jacket-Überkronung kontraindiziert ist und die für eine Metallkeramik-Überkronung notwendige Reduktion die Pulpa gefährden könnte.

Metallkeramische Überkronungen (Keramikverblendete Überkronungen): Im Vergleich zu Keramik-Jacket-Überkronungen haben diese eine höhere Festigkeit. Sie verursachen allerdings höhere Kosten, erfordern eine stärkere labiale Reduktion und sind ästhetisch unbefriedigender. Die Präparation entspricht der Keramik-Jacket-Überkronung, außer daß die linguale Fläche nur um 0,5 mm reduziert werden muß; mit einem hohlgekehlten Rand. Labial ist eine Reduktion um 1,5 mm erforderlich (Schulterpräparation). Der Übergang von der Schulter zur Hohlkehle liegt im approximalen Bereich. Die Verbindung zwischen Keramik und Gold darf nicht im Bereich der Kontakte zum Antagonisten lokalisiert sein. Idealerweise sollten alle okklusalen Flächen, die mit dem Antagonisten in Kontakt stehen, in Metall gefertigt sein.

Häufige Probleme bei Frontzahnüberkronungen

- Lange klinische Überkronungen sind mit gingivaler Rezession assoziiert. In diesen Fällen rosafarbene Keramik im Bereich des labialen Gingivalrandes benutzen.
- Präparation mit hoher Wahrscheinlichkeit der Pulpaeröffnung: Bei jungen Patienten Veneers als vorläufige Lösung in Betracht ziehen. Bei alten Patienten wahlweise WKB.
- Fertige Überkronung sitzt nicht. Folgende Punkte kontrollieren: 1) Noch provisorischer Zement an der Präparation? 2) approximale Kontakte mit Zahnseide kontrollieren, falls zu stramm, einschleifen; 3) Abdruck verzogen? Präparation auf Unterschnitte kontrollieren, Abformung wiederholen; 4) evtl. überextendierte Ränder beseitigen.
- Kernmaterial schimmert durch Überkronung durch. Präparation weiter reduzieren, um genug Platz für Kern- und Verblendungsmaterial zu schaffen, Abformung wiederholen.
- Farbe stimmt nicht. Falls Techniker zur Hand, diesen bei erneuter Farbbestimmung zu Rate ziehen, wenn nicht, selbst Farbbestimmung wiederholen und Verblendung erneuern lassen.

Entfernung alter Überkronungen (Luftwege schützen)

Mit einem Kronenentfernungsinstrument kann die Überkronung ohne Zerstörung entfernt werden. Falls die Überkronung wieder eingesetzt werden soll:

Keramik-Jacket-Überkronung: Einen longitudinalen Graben in die labiale Fläche der Keramik schneiden, ein flaches Kunststoffinstrument einsetzen und drehen.

Metallkeramik-Überkronung: Keramik wie oben durchschneiden und dann versuchen, das Metall zu durchtrennen, indem man eine kreuzverzahnte Hartmetallfräse benutzt. Darunterliegendes Dentin nicht beschädigen. Zum Separieren flaches Kunststoffinstrument benutzen.

Stiftkronen und Kernaufbauten für Frontzähne

Bei wurzelgefüllten Zähnen wird normalerweise der Wurzelkanal für die Retention der Kronenrestauration herangezogen. Da dies eine weitere orthograde endodontische Therapie ausschließt, ist es wichtig, zuerst zu kontrollieren, ob die Wurzelfüllung und der apikale Zustand zufriedenstellend sind. Falls Zweifel bestehen, WKB wiederholen.

Vorläufige Präparation: Koronales ⅔ der Krone entfernen, die Ränder bis zum gewünschten Niveau präparieren. Das koronale Guttapercha mit einem erwärmten Instrument enfernen, dabei darauf achten, daß man den apikalen Anteil nicht beschädigt. Der Wurzelkanal wird dann mit einem Beutelrockbohrer (oder mit einem Reamer) dem Guttapercha folgend präpariert. Eine Parodontalsonde ist hilfreich, um die präparierte Kanallänge zu kontrollieren. Die Kanallänge sollte mindestens so lang sein wie die zu erwartende Kronenlänge. Das gesamte nicht untermauerte Dentin wird reduziert und die Wurzelfläche geglättet. Das restliche Vorgehen hängt vom geplanten Stift- und Kernaufbausystem ab.

Fabrikgefertigte Stifte und Kernaufbau-Systeme

Diese können nach der Form des Stiftes unterteilt werden: konisch, parallel, gewunden, glatt, gezackt. Der Stift wird auf die Größe des Reamers, der zur WK-Präparation verwendet wurde, abgestimmt und in den vorbereiteten Kanal einzementiert. Die Stifte haben entweder einen bereits vorgeformten Kernaufbau oder sie haben Retentionsvorrichtungen für Komposit, welches dann so beschliffen wird, daß eine Überkronung ausreichend Retention findet. Eine Vielzahl von verschiedenen Systemen ist erhältlich.

Vorteile:
- gute Retention und Stabilität,
- weniger Behandlungstermine,
- geringere Laborkosten.

Nachteile:
- geringerer Anwendungsbereich und nicht vielseitig einsetzbar,
- Einbringen kann zur Wurzelfraktur führen.

Technik: siehe Herstellerangaben.

Gegossener Stiftkernaufbau

Dies ist die beste Methode, wenn der Stift und der Stiftaufbau irgendwelche Besonderheiten erfordern, z. B. Ausgleich von Kippungen durch Kernaufbau, um die Kronenneigung zu korrigieren. Der Aufbau kann direkt im Mund aufgewachst, oder zuerst abgeformt und dann indirekt im Labor hergestellt werden.

Vorteile:
- größerer Anwendungsbereich und vielseitig einsetzbar,
- kann mit Retentionskasten versehen werden, um Rotationen vorzubeugen.

Nachteile:
- höhere Laborkosten,
- höhere Frakturwahrscheinlichkeit,
- direkte Technik erfordert mehr Behandlungstermine.

Technik: Nach der Kanalaufbereitung präpariert man palatinal einen Antirotations-Kasten. Bei der indirekten Methode können zur Stabilisierung der Kanalabformung

1 ein Kunststoffstift (passend zum Reamer, der bei der Kanalaufbereitung verwendet wurde, z. B. PD-System) oder
2 ein Stück Draht (z. B. Büroklammer), am koronalen Ende mit einem Haken versehen,

in den Kanal eingebracht werden.

Abformmaterial wird in den aufbereiteten Kanal eingebracht und der Draht oder der Stift (mit Adhäsiv beschickt) eingesetzt, bevor eine vollständige Abformung genommen wird. Stift und Krone werden in der nächsten Sitzung angepaßt; wenn es verlangt wird, kann der Stift auch erst angepaßt und dann eine Abformung für eine Keramikmantelkrone genommen werden. Bei der direkten Methode wird die Abformung des Kanals mit blauem Inlaywachs durchgeführt, welches von einem Stück Draht unterstützt wird. Koronal wird ein Aufbau modelliert. Das Wachsmodell wird gegossen, eingepaßt und eine Abformung für eine Keramikmantelkrone angefertigt.

Fabrikfertiger Stift und gegossener Kernaufbau

Dies stellt einen Kompromiß zwischen den beiden o. g. Methoden dar.

Vorteile:

- leichtere Abformtechnik,
- erhöhte Festigkeit des Stiftes.

Nachteil:
Stift und Aufbau bestehen aus unterschiedlichen Metallen.

Technik: Die Ausrüstung beinhaltet aufeinander abgestimmte Reamer und Metallstifte. Nachdem der Stift eingebracht worden ist, wird eine Abformung der gesamten Zahnreihe vorgenommen, in der der Stift steckenbleibt. Im Labor wird der Kernaufbau an den Stift angegossen; dann wird eine Keramikmantelkrone hergestellt.

Bei den meisten Überkronungen kann die Wahl nach der persönlichen Vorliebe getroffen werden. Dennoch ist keines der Systeme vielseitig genug, um alle Eventualitäten abzudecken. Daher ist man gut beraten, wenn man mehr als eine Methode beherrscht.

Stiftkronen und Kernaufbauten für Frontzähne – praktische Hinweise

Einige Probleme und Lösungsvorschläge

- *Zahn mit kurzen Wurzeln:* parallelwandige Stifte benutzen, weil durch erhöhte Retention die mangelnde Stiftlänge ausgeglichen werden kann.
- *Subgingivaler Hartsubstanzverlust:* entweder KFO-Extrusion oder gegossenen Stiftaufbau in der Form eines Diaphragmas in den Defekt hinein ausdehnen.
- *Mangelnder Platz für getrennten Kernaufbau und Keramik-Mantelkrone:* Kern und Überkronung in einem Stück mit labialer Keramikverblendung herstellen.
- *Ausgedehnter Zahnsubstanzverlust und obliterierter Kanal* (z. B. Dentinogenesis imperfecta, schwere Zahnabnutzung): parapulpäre Stifte benutzen (mit Dentinadhäsiv), um einen Kompositkern mit Stift zu verankern und schließlich eine keramikverblendete Überkronung einzusetzen.
- *Stiftperforation:* In den apikalen ⅔ braucht man einen chirurgischen Eingriff, um den Stiftüberschuß zu entfernen und die Perforation mit Glasionomerzement zu versiegeln. Koronales ⅓: Perforation mit in die Diaphragma-Präparation einbeziehen und neuen gegossenen Stiftaufbau herstellen.
- *Verlust des Stiftes. Überprüfen:* 1) Ausreichende Länge? Wenn nicht, Neuanfertigung mit größerer Länge. 2) Paßt nicht oder zu konisch. Korrigieren und Wiederholen. 3) Perforation? Röntgen in Paralleltechnik, überprüfen und s. o. 4) Wurzelfraktur? Extraktion.
- *Apikaler Prozeß:* Wenn Stift und Überkronung gut sind, dann WSR durchführen. Wenn nicht, entfernen und neue orthograde Wurzelfüllung einschließlich Stift und Überkronung.

Gründe für Mißerfolge bei Stiften und Kernaufbauten: Eine aktuelle Studie zeigte, daß die meisten Mißerfolge innerhalb des 1. Jahres auftreten. Überlebt eine Stiftkrone die ersten 3 Jahre, dann ist die Chance gut, daß sie mindestens 10 Jahre hält. Die häufigsten Ursachen für Mißerfolge waren Karies, Wurzelfrakturen und mechanisches Versagen des Stiftes.

Alte Stifte und Kernaufbauten entfernen: Stifte ohne Retention können mit einer Spencer-Wells-Zange gefaßt und gedreht werden. Stiftentferner sind im Handel erhältlich, für geschraubte Stifte aber kontraindiziert. Diese Geräte ziehen den Stift aus dem Kanal heraus, indem sie die Wurzelfläche als Widerlager benutzen (Masseran-Kit). Läßt sich ein Stift trotz hartnäckiger Versuche nicht entfernen, dann besser in situ belassen und Komposit-Aufbau mit parapulpären Schrauben/Stiften verankern.

Veneers

Indikationen: Geringe Verfärbungen (durch vorangehendes Bleichen kann der Erfolg gesteigert werden), Hypoplasien, frakturierte Zähne, Abrasionen und Schmelzaussprengungen, Lücken- und Diastemaschluß, Formveränderungen (eingeschränkt). Veneers sind besonders bei Jugendlichen und jungen Erwachsenen nützlich, wo die Präparation einer Keramik-Jacket-Überkronung die Gefahr der Pulpaeröffnung mit sich bringt.

Kontraindikationen: Extreme Verfärbungen, Fälle mit labialem Schmelzverlust oder frontalem Kopfbiß. Zahnengstände, Habits wie z. B. Bleistiftkauen oder Nägelbeißen sind relative Kontraindikationen.

Typen

Akryl-Schicht-Veneers (z. B. Mastique) sind klobig und verursachen daher vermehrt gingivale Reizungen. Außerdem frakturanfällig und haben eine schlechte Haftung am Zahn.

Komposit-Veneers: Können direkt (am meisten verbreitet) oder indirekt hergestellt werden. Probleme: Schrumpfung, Verfärbung, Abnutzung. Durchschnittliche Lebensdauer: 4 Jahre.

Keramik-Veneers: Bisher veröffentlichte Untersuchungsergebnisse lassen bessere Funktion und Ästhetik als bei Akryl- und Komposit-Veneers vermuten. Hinzu kommt, daß Keramik weniger plaqueretentiv ist. Indirekte Herstellung im Labor; die Paßfläche wird durch Ätzen oder Sandstrahler angerauht. Die so vorbereitete Oberfläche wird mit einem Silan-Haftvermittler behandelt, bevor sie mit Hilfe von Komposit mit dem angeätzten Schmelz verbunden wird.

Technik für Keramik-Veneers

Zahnpräparation: Veneers sind normalerweise 0,5–0,7 mm dick, daher muß der Zahn labial reduziert werden, es sei denn, eine Überkonturierung ist aus ästhetischen Gründen erwünscht. Um eine gleichmäßige Reduktion zu erzielen, sind Orientierungsrillen mit 0,5 mm Tiefe ratsam. Ein definierter und finierter Präparationsrand erleichtert die Arbeit des Technikers wesentlich und sollte als erstes angelegt werden. Falls der Zahn verfärbt ist, sollte der Rand subgingival (aber noch im Schmelz) enden, andernfalls ist ein supragingivaler Rand anzustreben. Die Präparationsgrenze wird bis in den Approximalraum ausgedehnt, endet aber kurz vor den Kontaktpunkten. Inzisal läuft das Veneer entweder in einer Abschrägung an der Inzisalkante aus oder wird unter Umfassung derselben bis nach palatinal ausgedehnt (siehe Abbildung).

Das gesamte freiliegende Dentin sollte mit GI-Zement bedeckt werden. Mit einem elastomeren Abformmaterial und einem „Lower-stock-Löffel“ wird die Abformung durchgeführt, mit Hilfe eines Keramik-Farbrings die Farbe bestimmt. Eine provisorische Abdeckung ist normalerweise nicht erforderlich (S. 293).

Anprobe: Vorsichtige Handhabung ist notwendig, um die Paßfläche des Veneers nicht zu kontaminieren. Der präparierte Zahn sollte gereinigt und trockengelegt werden. Das Veneer sollte im nassen Zustand anprobiert werden (um die Transluzenz zu steigern). Kleinere Korrekturen werden besser nach dem Zementieren durchgeführt, um das Risiko einer Fraktur möglichst gering zu halten. Die Wirkung unterschiedlicher Kompositschattierungen ± Opaker und Farben kann vor dem Anätzen ausprobiert werden, um die beste Farbmischung zu erhalten. Falls mehrere Veneers gleichzeitig eingepaßt werden müssen, sollten sie zunächst einzeln und dann zusammen kontrolliert werden, um die Reihenfolge des Einsetzens festzulegen.

Einsetzen: Die Paßfläche des Veneers wird mit Alkohol gereinigt, getrocknet, mit einer dünnen Schicht Silanhaftvermittler überzogen und anschließend mit Bonding beschickt. Der Zahn wird erneut isoliert; zur Separation von den Nachbarzähnen wird ein Zelluloseazetat-Streifen oder ein Kontur-Strip angelegt. Danach anätzen, abspülen, trocknen, Bonding und Kunststoff applizieren und aushärten. Das Komposit wird dünn auf die labiale Fläche des Zahnes aufgetragen und das Veneer vorsichtig positioniert. Komposit-Überschüsse sollten vor dem Aushärten entfernt werden. Ausgearbeitet wird zunächst mit einem flammenförmigen Diamantfinierer, danach mit Soflex-Scheiben und Finishing Strips polieren. Den Patienten die Handhabung von Zahnseide erklären.

Keramik-Slips sind veneerte Ecken oder Kanten, die man verwendet, um frakturierte Schneidezähne zu restaurieren oder Lücken zu schließen, indem man die Zähne nach mesial oder distal verbreitert. Ihre Langzeitstabilität muß noch untersucht werden.

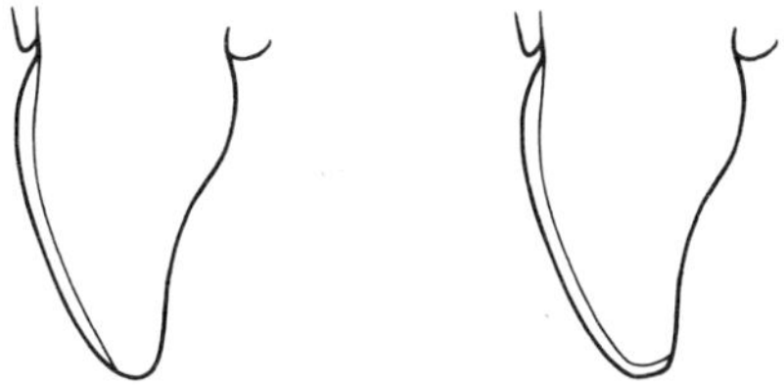

Präparation für Keramikveneers

Seitenzahnkronen

Seitenzahnkronen sind indiziert als Brückenanker und um den Verlust von Zahnhartsubstanz durch Karies, Abrasion oder Fraktur zu beheben. Um die Retention zu steigern, sollten Zähne mit starkem Verlust an Zahnhartsubstanz zunächst mit parapulpären Schrauben und plastischen Materialien restauriert werden (S. 294). Alle zweifelhaften Füllungen sollten vor einer Präparation erneuert werden.

Vollgußkronen

Prinzipien

- Konvergenz der gegenüberliegenden Flächen <10°.
- Höhe der axialen Wände so groß wie möglich, ohne jedoch bei der okklusalen Kürzung Kompromisse einzugehen.
- Klassischerweise wurden die Ränder ausgekehlt, um das Metall besser finieren zu können. Da dies bei den heute verwendeten Legierungen kaum noch möglich ist, ist auch eine 90°-Stufe mit 0,5 mm Tiefe akzeptabel und zudem leichter zu präparieren.
- Überall, wo es möglich ist, sollten die Präparationsränder supragingival in gesundem Zahnhartgewebe liegen.
- Aufbaufüllungen (z. B. aus Komposit) müssen vollständig von der Krone umfaßt werden.

Präparation

Okklusal: Mit einem kurzen diamantierten zylinderförmigen Instrument ungefähr 1 mm vom Zahn abtragen, die Höcker nacheinander reduzieren, mit dem am besten erreichbaren Höcker beginnen.

Approximal: Mit einem feinen, spitz zulaufenden Diamantschleifer innerhalb der Grenzen des Zahnes, untersichgehende Stellen eliminieren und dabei einen Winkel von 5° schaffen.

Bukko-lingual: Mit einem torpedoförmigen Diamantschleifer die untersichgehenden Stellen entfernen, in den zervikalen zwei Dritteln eine 5° konische Präparation erhalten; das restliche Drittel konvergiert normalerweise nach okklusal.

Finishing: Abrunden der axialen Kanten und der Höcker. Sich vergewissern, daß keine untersichgehenden Stellen mehr vorliegen. Präparation mit feinen Diamanten glätten.

Abformungen S. 642, provisorische Versorgung S. 292.

Keramikverblendkronen

Werden benutzt, wo die Ästhetik wichtig ist.

Präparation wie für Vollgußkronen, außer:

- Bukkale Reduktion beträgt 1,5 mm mit einer Stufenpräparation. Diese geht im approximalen Bereich in eine Abschrägung über. Einige Autoren empfehlen, die Stufe anzuschrägen, um einen Metallrand anzulegen, der wiederum finiert werden kann. Dies ist aufgrund der Härte der verwendeten Legierungen schwierig und außerdem ästhetisch ungünstig.
- Okklusale Reduktion sollte für Keramik und Metall 1,5–2 mm betragen. Okklusale Kontakte sollten im Metall lokalisiert sein.

Teilkronen

¾-Krone läßt die bukkale Fläche im Oberkiefer bzw. orale im Unterkiefer intakt.
Der Vorteil der Erhaltung von Zahnhartgewebe soll gegen die Nachteile der schwierigeren Präparation und des längeren Randes abgewogen werden. Die Retention wird durch Rillen gesteigert; diese liegen bei ¾ Kronen im approximalen Bereich und sind über eine okklusale Rille verbunden.

Überkronen von wurzelgefüllten Seitenzähnen

Einwurzelige Zähne können wie Frontzähne behandelt werden (S. 272). Das größte Problem bei den mehrwurzeligen Zähnen ist die Divergenz der Wurzelkanäle. Die zwei am weitesten verbreiteten Methoden zur Lösung dieses Problemes sind:

1 *Direkte Methode:* Konfektionierte Stifte werden in jeden Kanal einzementiert; danach werden um die Stifte herum Aufbauten aus plastischen Materialien hergestellt. Komposite haben den Vorteil, daß die Präparation in der gleichen Sitzung vervollständigt werden kann. Zur Erhöhung der Retention sollte ein Dentin-Bonding verwendet werden.

2 *Indirekte Methode:* In den am wenigsten divergierenden Kanal wird ein „sprue“ eingebracht; in den mehr divergierenden Kanal wird ein isolierter Wurzelstift eingesetzt. Danach wird aus Wachs (oder Duralay) ein Kernaufbau modelliert. Bevor der modellierte Aufbau zum Gießen ins Labor geschickt wird, wird der isolierte Stift entfernt. Der für den am wenigsten divergenten Kanal gegossene Stift wird mit dem Kernaufbau zusammen einzementiert, durch das Loch im Aufbau wird dann Wiptam oder ein geeigneter Stift in den divergenten Kanal nachgeschoben und zementiert.

Bei beiden Techniken kann später entweder eine Vollguß- oder eine Keramikverblendkrone als definitive Restauration angefertigt werden.

Probleme mit Stiftkronen und Kernaufbauten in mehrwurzeligen Zähnen

- Kurze oder stark gekrümmte Kanäle: kleine Schraube benutzen und Kernaufbau wie unter 1) herstellen.
- Subgingivaler Hartsubstanzverlust: vorgeformte Stifte mit Aufbaukern benutzen.

Brücken

Definitionen

Brücke: Vorrichtung, die eine oder mehrere Zähne wieder ersetzt und die im Mund fixiert wird.

Pontic: künstliche/r Ersatzzahn/zähne.

Brückenpfeiler: Zahn, auf dem der Brückenanker befestigt wird.

Brückenanker: Krone oder Inlay, das auf dem Pfeiler zementiert wird, um die Brücke festzuhalten.

Verbinder: verbindet Brückenanker und Pontic.

Sattel: zahnloser Kieferabschnitt, über dem der Pontic liegt.

Brückentypen

Festsitzend-festsitzend: Pfeilerzähne sind nahezu starr miteinander verbunden, daher muß die Präparation parallel sein, so daß die Brücke in einem Stück einzementiert werden kann. Diese Brückenart ist jeweils an beiden Enden der Spanne abgestützt.

Festsitzend-beweglich: hat eine starre Verbindung an einem Ende (Hauptanker) und eine bewegliche Verbindung am anderen Ende (Neben- oder kleinerer Anker), die eine gewisse Bewegung des Pfeilerzahnes zuläßt. Da die beiden Teile der Brücke getrennt einzementiert werden können, müssen die Pfeiler nicht parallel präpariert werden.

Cantilever (Freiendbrücke): Pontic ist nur an einem Ende fest mit dem Brückenanker verbunden.

Spring-Cantilever (Freiendbrücke mit Umgehungsbügel): hat einen freiendenden Bügel, an dessen Ende das Pontic fixiert ist; der Brückenanker liegt weiter distal und ist mit dem anderen Ende verbunden. Wurde früher zum Ersatz einzelner Frontzähne benutzt, seit Einführung der Klebebrücke allerdings verdrängt.

Klebebrücke: Anker durch Säure-Ätz-Technik (S. 288) am Pfeiler befestigt.

Kombinationsbrücke: setzt sich aus mehreren der o. g. Typen zusammen.

Bedingt abnehmbare Brücke: kann vom Zahnarzt entfernt werden, um eventuelle Reparaturen durchzuführen.

Brücken können auch nach der Anzahl der betroffenen Zähne (Pfeiler und Zwischenglieder) klassifiziert werden (z. B.: 4-gliedrige Brücke)

Verankerungstypen

Intrakoronal (Klasse-II-Inlay): nur als kleinerer Anker.

Teilkronen (¾-Kronen oder pinverankerte Kronen): können kleinere Divergenzen der Pfeiler ausgleichen, da Pins oder Schlitze in einem Winkel angelegt werden können, der leicht von der Zahnlängsachse abweicht.

Vollkronen (Vollkeramik, Verblendkeramik, Vollguß etc.): ergibt beste Retention.

Stiftkronen und Kronen mit Stiftkernaufbau: bei wurzelgefüllten Zähnen oder nach elektiver Wurzelbehandlung aufgrund divergierender Pfeiler.

Konizität und Parallelität

- Gegenüberliegende Wände sollten 5° konisch sein.
- Bei den meisten Brückentypen müssen die Pfeiler gemeinsame Einschubrichtung besitzen.
- Parallelität kontrollieren. Direkte Sicht; mit einem Auge; mit parallelen Linien versehenen Spiegel verwenden; Modell kontrollieren; evtl. provisorische Brücke zuerst anfertigen und diese kontrollieren.
- Behandlung gekippter Pfeiler siehe S. 283.

Arten von Zwischengliedern

- *Hygienische:* berühren den Sattel nicht; selbstreinigend; Indikation: nur Molarenbereich.
- *Kuppelförmige* (kugelförmige): berühren die Kieferkammspitze.
- *Kammüberlappende:* Wie der Name vermuten läßt, stehen diese Zwischenglieder in geringem Kontakt mit der bukkalen Seite des Kieferkammes. Ästhetisch besser als kuppelförmige, allerdings für den Patienten schwieriger zu reinigen.
- *Voller Sattel:* Extension nach bukkal und lingual; erfordert zur Reinigung eine hohe Geschicklichkeit von Seiten des Patienten.

Brücken – Behandlungsplanung und Gestaltung

Behandlungsplanung

Zuerst abwägen, ob die Vorteile des Ersatzes von fehlenden Zähnen (Verbesserung von Ästhetik, Phonetik, okklusaler Stabilität und Kauleistung) gegenüber den Nachteilen (steigende orale Stagnation, Verlust von Zahnhartsubstanz, Kosten) überwiegen.

Falls Anfertigung indiziert ist, klären ob festsitzende oder abnehmbare prothetische Versorgung notwendig ist. Eine Reihe von Faktoren beeinflussen diese Entscheidung:

Generell:	*Lokal:*
Patientenmotivation	Mundhygiene und parodontaler Zustand
Alter	Anzahl der fehlenden Zähne
allgemeiner Gesundheitszustand	Position der fehlenden Zähne
Beschäftigung	Okklusion der fehlenden Zähne
	Pfeilerzustand
	Spannweite

Diese Faktoren müssen günstig sein, wenn eine teure und komplexe Brückenarbeit angefertig werden soll. Abnehmbare Konstruktionen sind indiziert, wenn allgemeine oder lokale Faktoren weniger als günstig sind (S. 314).

Brückengestaltung

Pfeilerzähne müssen sorgfältig untersucht werden, da gesundes Parodontium und stabile Zahnhartsubstanz erforderlich sind, um die zusätzliche Last zu tolerieren. Okklusion auch untersuchen, um die Höhe der Belastung abzuschätzen, die die Brücke aushalten muß; ferner Richtung aller möglichen Abzugskräfte einschätzen. Wenn mehrere strategisch wichtige Zähne ersetzt werden sollen, dürfte es hilfreich sein, nach der Präparation zunächst eine laborgefertigte provisorische Brücke anzupassen. Diese wird für 1–2 Wochen im Mund belassen und die Okklusion bis zur vollen Akzeptanz durch den Patienten eingeschliffen. Das okklusale Relief kann dann für die definitive Versorgung übernommen werden.

Grundlegende Richtlinien:
- Möglichst einfache Konstruktionen.
- Nach Möglichkeit Eckzähne oder Molaren als Pfeilerzähne heranziehen.
- Oberen seitlichen Schneidezahn nicht als strategisch wichtigen Pfeiler heranziehen.

Praktische Schritte:
- Prognosen sämtlicher Zähne in der Nachbarschaft abschätzen, um das Risiko zu reduzieren, daß in nächster Zeit ein der Brücke benachbarter Zahn extrahiert werden muß.
- In Frage kommende Pfeilerzähne abschätzen (Kontrolle vorhandener Restaurationen, Vitalität, parodontaler Zustand, Beweglichkeit, Röntgenaufnahme des periapikalen Bereichs).
- Verankerungsart wählen: z. B. Voll- oder Teilkrone.
- Zwischenglieder und Verbinder auswählen.

- Mit diesen Informationen eine Liste von möglichen Brückenkonstruktionen zusammenstellen.
- Vor- und Nachteile der einzelnen Möglichkeiten gegeneinander abwägen; eventuell ein diagnostisches Set-up durchführen; dadurch die Zahl der in Frage kommenden Lösungen einengen. Wenn möglich, immer die schonendste Alternative als erstes ausprobieren.

Spezielle Probleme bei der Gestaltung

1 *Parodontal geschädigte Pfeiler:* Zuerst die parodontale Erkrankung behandeln. Dann klären, ob eine Brücke indiziert ist. Festsitzende Konstruktionen bevorzugen, da diese die Zähne schienen.

2 *Viele fehlende Zähne:* Eine abnehmbare Konstruktion, die aus einzelnen Teilen besteht, erlaubt die Entfernung der Brücke, um eventuelle Reparaturen oder Erweiterungen durchzuführen. Die Einarbeitung von „stress breakern" ist ebenfalls ratsam.

3 *Gekippte Pfeiler:* Dazu kommt es meist nach Verlust von Molaren. Es folgen verschiedene Lösungsmöglichkeiten:
- kieferorthopädische Pfeileraufrichtung,
- elektive Devitalisation,
- geteilte Brücke,
- Teleskope zum Ausgleich der unterschiedlichen Achsenrichtung,
- partielle Veneerpräparation, in die Pins oder Schlitze präpariert werden, um eine leicht divergierende Achsenrichtung auszugleichen (am wenigsten befriedigend).

Brücken – praktisches Vorgehen

1 Für die Behandlungsplanung benötigt man Situationsmodelle, die einartikuliert sind. Das Duplizieren der Modelle ist für ein diagnostisches Wax-up, eine Modellpräparation und die Herstellung eines individuellen Löffels sinnvoll.
2 Provisorische Brücke planen. Kleinere Brücken können am Behandlungsstuhl hergestellt werden (S. 293), bei größeren und komplexeren Konstruktionen ist eine Herstellung im Labor anzuraten. Falls der Patient schon eine partielle Prothese hat, wäre es besser, die Pfeilerzähne individuell mit provisorischen Kronen wiederherzustellen, insbesondere wenn kombinierte Arbeiten (festsitzend-abnehmbar) geplant sind.
3 Präparation durchführen. Siehe S. 280, Tips zum Erreichen paralleler Pfeiler.

4 Provisorische Restauration(en) herstellen.
5 Präparation abformen (S. 642). Falls ein großer zahnloser Kieferabschnitt vorhanden ist, spezielle Abformlöffel mit Stops verwenden. Gegenkieferabformung mit Alginat.
6 Die Zahnfarbe bei natürlichem Licht bestimmen; falls möglich, hierzu die Hilfe eines Technikers heranziehen.
7 Bißregistrierung (S. 263). Die Genauigkeit dieses Behandlungsschrittes ist abhängig vom Artikulatortyp, der benutzt werden soll; dieser sollte wiederum nach Größe und Komplexität der Brücke ausgewählt werden.
8 Einprobe der fertigen Brücke: Retention, Kontaktpunkte, Okklusion und Zahnfarbe kontrollieren. Nach dem Einschleifen die verbleibende Materialstärke mit dem Tasterzirkel kontrollieren. Falls Brücke nicht zufriedenstellend ist, analysieren warum.
9 Brücke einzementieren.
10 Patienten instruieren, wie man die Brücke pflegen muß (z. B. Interdentalraumbürste, Superfloss) und Kontrollsitzung vereinbaren.

Bei komplexen Brücken ist es besser, das Metallgerüst zuerst einzuprobieren, bevor die Keramik aufgebrannt wird. Paßt die Brücke nicht, kann sie in diesem Fall einfach getrennt und die zufriedenstellenden Anker mit in die neue Abformung einbezogen werden.

Viele Behandler halten ein probeweises Einzementieren für einen Zeitraum von 1–2 Wochen für sinnvoll, da es den Pfeilern erlaubt, sich an die Brückenkonstruktion zu gewöhnen. Nicht erhärtender, temporärer Befestigungszement ist hierfür geeignet. Dieser Schritt kann nicht angewendet werden bei Spring-Cantilever-, Vollkeramik- und festsitzend-beweglichen Brückentypen.

Brücken – Mißerfolge

Die am **weitesten verbreiteten Ursachen** für Mißerfolge bei Brükken sind:

- zu geringe Retention,
- mechanisches Versagen, z. B. Fraktur des Gerüstes,
- Probleme mit den Pfeilerzähnen: z. B. Sekundärkaries, parodontale Erkrankung, Verlust der Vitalität.

Beheben der Mißerfolge ist abhängig von Art und Ausmaß des Problems:

- im Auge behalten,
- ausgleichen und reparieren *in situ*,
- ersetzen.

Bevor man sich auf die Wiedereingliederung der Brücke einläßt, ist eine eingehende Analyse der Ursachen des Mißerfolgs nötig. Kleinere Mängel bei ansonsten zufriedenstellenden Brücken sollten repariert werden, falls dies überhaupt möglich ist. Frakturierte Keramiken können mit einem speziellen kommerziellen Reparaturset ausgebessert werden; es besteht auch die Möglichkeit, ein Hybridkomposit mit Silanhaftvermittler zu verwenden. Sekundärkaries oder Defizite an den Rändern können mit GI-Zement restauriert werden, falls es sich um kleine Defekte handelt.

Eine jüngere Untersuchung über Brücken, die von Allgemeinzahnärzten in Schweden eingesetzt wurden, ergab, daß 93,3% nach 10 Jahren Tragedauer immer noch funktionsfähig waren[3]. Die am häufigsten aufgetretene Ursache für einen Mißerfolg war der Verlust der Vitalität. Dies ist jedoch keine notwendige Indikation für die Entfernung der Brücke, da eine Wurzelkanalbehandlung oft durch die Verankerung des Pfeilers hindurch ausgeführt werden kann.

Entfernung von alten Brücken

- Falls man die Brücke ohne Zerstörung entfernen will, sollte man versuchen, am zervikalen Rand mit dem Meißel oder vorzugsweise mit einem Gleithammer zu klopfen. Kieferorthopädische Bänderentfernungszangen können auch benutzt werden, sie erfordern jedoch das Anbringen eines kleinen Loches auf der okklusalen Fläche. Wenn nur ein Anker locker ist, muß die Brücke beim Versuch, sie zu entfernen, in ihrer Position fixiert werden, um ein Verbiegen zu verhindern.
- Anker können durchtrennt werden (S. 270); dies führt allerdings zur Zerstörung der Brücke.

Klebebrücken

Auf die Pfeilerzähne wird ein Metallgerüst, welches den Ponticzahn trägt, aufgeklebt. Die Retention am Pfeiler wird durch die Verwendung von Komposit mit der Säure-Ätz-Technik hergestellt, die Retention an den Metall-Flügeln ist mechanisch oder chemisch.

Klassifikation nach:

1 Lokalisation: anterior oder posterior,

2 Retention:

- makromechanisch:
  a) perforiert (Rochette),
  b) netzförmig (Duralingual),
  c) einzeln (Crystalbond),
- mikromechanisch: geätzt (Maryland),
- chemisch:
  a) sandgestrahlt,
  b) zinnplatiert.

Indikationen:

- kurze Spannweite,
- kariesfreie Pfeilerzähne,
- günstige Okklusion,
- jüngerer Patient,
- fehlender unterer Schneidezahn.

Vorteile:

- billiger als herkömmliche Brücken,
- minimaler Verlust an Zahnhartsubstanz.

Nachteile:

- tendieren dazu, sich zu lösen,
- Metall kann evtl. durch Pfeilerzahn durchscheinen.

Behandlungsplanung: Es sollten Situationsmodelle hergestellt werden, um die Okklusion abzuschätzen, die Einschubrichtung und die notwendige Zahnpräparation festzulegen. Falls eine kieferorthopädische Behandlung zur Platzbeschaffung oder zum Aufrichten der gekippten Zähne erforderlich ist, sollte mindestens 3 Monate vor dem Einsetzen der Brücke das Behandlungsergebnis mit einem abnehmbaren Retainer stabilisiert werden.

Zahnpräparation

- Weg zum Eingliedern schaffen. Beinhaltet axiale Reduktion, um eine 6–8° konische Präparation zu ermöglichen.
- Okklusal Platz für die Brücke schaffen. Mindestens 0,3 mm sind für die Flügel erforderlich.
- Retention erhöhen, indem man z. B. eine in den Approximalraum reichende Gestaltung wählt, um lateralen Abzugskräften zu widerstehen.
- Abrutschen auf die Gingiva vermeiden, indem man eine Auflage präpariert oder okklusale Reste stehenläßt.

Zahnpräparation muß auf den Schmelz beschränkt bleiben.

Technik: Nach der Zahnpräparation, falls erforderlich, eine Elastomerabformung der Pfeilerzähne, eine Alginatabformung des Gegenkiefers und eine Bißregistrierung durchführen. Bei der Farbbestimmung empfiehlt es sich, ein metallisches Instrument hinter dem Pfeilerzahn anzulegen und die Farbe auf das durchscheinende Metall abzustimmen. Das Vorgehen beim Einprobieren und Einzementieren hängt vom Brückentyp ab.

- Makromechanisch: Brücke kann einprobiert und – falls zufriedenstellend – mit konventionellem oder Klebekomposit einzementiert werden.
- Mikromechanisch: Brücke sollte einprobiert werden bevor das Metall geätzt wird (Vermeidung von Kontaminationen). Dies erfordert entweder ein flexibles Labor oder einen Zusatztermin für den Patienten. Mit konventionellem oder Klebekomposit einsetzen.
- Brücke wird einprobiert und dann mit Befestigungskomposit einzementiert.

Probleme

- *Freiliegendes Dentin während der Präparation:* Brückenkonstruktion wählen, die sich auf geeignete Adhäsive stützt.
- *Metall schimmert durch den Pfeiler:* Entweder vor dem Zementieren die Flügel inzisal kürzen oder konventionelle Brücke anfertigen.
- *Lösen der Brücke:* Wenn sich nur ein Anker gelöst hat, kann der andere normalerweise durch gezieltes Klopfen mit einem Meißel oder durch Verwendung modifizierter Scaler-Ansätze (KJ-Kavitron-Einsätze) via Ultraschall gelöst werden. Die meisten Klebebrücken können vor dem Rezementieren mit Befestigungskomposit sandgestrahlt und zinnplatiert werden. Bei wiederholtem Lösen konventionelle Brücke in Betracht ziehen.
- *Karies unter abgelösten Flügeln:* Brücke entfernen und reparieren.

Attrition, Abrasion und Erosion

Da diese Phänomene selten einzeln auftreten, wird der Ausdruck „Zahnabnutzung" bevorzugt. Die Bezeichung „Verlust der Zahnoberfläche" ist oft eine Untertreibung.

▶ Eine gewisse Zahnabnutzung im Laufe des Lebens ist unvermeidlich; resultieren daraus allerdings eine unbefriedigende Ästhetik, Hypersensibilität oder mechanische Probleme, dann sind Diagnose und Therapie angezeigt.

Abrasion ist die physikalische Abnutzung eines Zahnes, verursacht durch externe Einflüsse. Klassischerweise werden Zahnbürsten für die charakteristischen Zahnhalsdefekte verantwortlich gemacht, neuerdings spekuliert man auch über andere Kausalfaktoren[4].

Attrition ist die physikalische Abnutzung, die durch die Bewegung eines Zahnes gegen einen anderen verursacht wird. Führt zu Veränderungen im Bereich der interproximalen und okklusalen Flächen. Steigt bei abrasiver Ernährung und Bruxismus. Es wird oft behauptet, daß bei Patienten mit reduzierter Abstützung im Seitenzahnbereich die Attrition größer ist, aber es existiert kein Beweis für diese Theorie[5]. Mit steigendem Alter nimmt der Bruxismus ab.

Erosion ist der Verlust von Zahnhartsubstanz durch nicht-bakteriell-chemischen Einfluß. Die Inzidenz der Erosion scheint zuzunehmen; dies könnte aber auch daraus resultieren, daß diesem Problem in den letzten Jahren eine größere Aufmerksamkeit zukommt. Da die Gegenwart von Säure nur eine Demineralisation verursacht, müssen beim Zustandekommen von Erosionen auch Abrasion und/oder Attrition beteiligt sein. Erosionen werden verstärkt bei einer geringen Pufferkapazität des Speichels (z. B. Dehydratation infolge von Alkoholismus). Bei glatten, plaquefreien Flächen mit einwandfreien Restaurationen sollte man nachprüfen, ob die Säure industrieller (selten), ernährungsbedingter oder gastrointestinaler Herkunft ist. Letzteres kann bei gastralem Reflux oder durch Erbrechen (z. B. Bulimia nervosa, S. 521, oder Schwangerschaft) der Fall sein. Solche Zustände rechtfertigen die Überweisung zu einem Facharzt.

Eine Diagnose erfolgt anhand des klinischen Bildes und der Krankengeschichte. Da die Zahnabnutzung durch einen Faktor bedingt sein kann, welcher sich im Moment der Befunderhebung nicht mehr aktiv auswirkt, könnte es sinnvoll sein, sich mit der Vergangenheit des Patienten näher zu beschäftigen. In einem Teil der Fälle wird die Ätiologie unbekannt bleiben und dadurch die Prävention weiterer Schäden kompliziert werden. Es ist wichtig, herauszufinden, ob die Zahnabnutzung fortschreitet. Eine Hypersensibilität der Zähne kann als Hinweis für einen progredienten Zustand interpretiert werden; will man sichergehen, muß man anhand von Studienmodellen eine Verlaufskontrolle vornehmen.

Indizes für die Zahnabnutzung sind nur dann von Bedeutung, wenn sie reproduzierbar sind bzw. regelmäßig angewendet werden. Näheres in der Publikation von Smith[6].

Handhabung

- Prävention erfordert das Verstehen der Ätiologie. Dennoch könnte auch die Aufklärung des Patienten über mögliche exazerbierende Faktoren dazu führen, daß sich der weitere Hartsubstanzverlust in Grenzen hält, auch wenn die exakte Ätiologie nicht bekannt ist.
- Verlaufskontrolle: Studienmodelle und Photographien anfertigen. Ein Eingreifen ist in Fällen mit unbefriedigender Ästhetik, Empfindlichkeit oder mechanischen Problemen angezeigt.
- GI-Zement oder Kompositrestauration könnte zur Verbesserung der Ästhetik und zur Verringerung der Empfindlichkeit beitragen; falls die Zahnabnutzung progressiv ist, sind Vollkronen vorzuziehen.
- Bei extremer Zahnabnutzung ist es zum Teil nicht möglich, ästhetisch ansprechende Kronen ohne eine Bißhebung einzugliedern. Die diesbezügliche Toleranz des Patienten sollte zuerst mit einer Akrylschiene getestet werden. Die meisten Patienten scheinen eine Bißhebung bis maximal 5 mm zu tolerieren.
- Eine Coverdenture-Prothese kann bei einigen Patienten indiziert sein, ist aber ästhetisch weniger befriedigend.
- Überweisung zu einem Allgemeinarzt (Gastrointestinale Probleme), Psychiater (Bulimia nervosa) oder Spezialisten für komplizierte restaurative Probleme.

Temporäre Restaurationen

Indikationen:

- Pulpaschutz und Schmerzlinderung,
- Wiederherstellung der Funktion,
- Stabilisierung der Situation bei multiplen aktiven kariösen Läsionen vor der definitiven Restauration,
- Ästhetik,
- Sicherung der Position des präparierten Zahnes und der benachbarten Zähne,
- Verhinderung der Elongation des Antagonisten,
- Verhinderung von Gingivahyperplasien.

Provisorische Füllungsmaterialien: Die Wahl des Materials hängt vom Hauptzweck der provisorischen Versorgung ab (z. B. therapeutische oder funktionell-strukturelle Indikation); die Füllung muß in jedem Fall wieder schnell entfernbar sein. Zur Linderung pulpitischer Schmerzen kann ein Präparat auf ZOE-Basis appliziert werden. Zur Karieskontrolle sind Materialien auf Kalziumhydroxid-Basis und modifizierter ZOE-Zement sinnvoll. Zur Stabilisierung des restlichen Zahnes können Metallringe oder kieferorthopädische Bänder benutzt werden. Für eine semipermanente Füllung GI-Zement benutzen.

3 Haupttypen von provisorischen Kronen:

Konfektioniert: **1**) Polycarbonat-Krone, deren Form angepaßt wird und die durch Unterfüttern mit selbsthärtendem Akrylat auf den Zahn aufgepaßt wird. **2**) Krone aus Nichtedelmetall (S. 90). **3**) Aluminiumkrone, weicher als Nichtedelmetall, leichter zu adaptieren, aber weniger dauerhaft.

Laborgefertigt: empfehlenswert, wenn mehrere Kronen gleichzeitig präpariert werden oder für Langzeitprovisorien. Bevorzugte Methode für provisorische Brücken.

Am zahnärztlichen Arbeitsplatz gefertigt: Indirekte Technik. Die Kronenformen werden anhand eines Alginatabdruckes reproduziert, der vor der Präparation genommen wurde. Nach Beendigung der Präparation müssen zunächst alle Unterschnitte z. B. mit Carding-Wachs ausgeblockt werden, um sicherzustellen, daß sich die provisorische Krone nach dem Aushärten des Kunststoffes wieder aus dem Mund entfernen läßt. Dann wird das Material mit einer Kanüle in den Alginatabdruck an die Stelle der präparierten Zähne eingebracht und der Abdruck im Mund reponiert. Wenn die initiale Härte erreicht ist, wird der Abdruck wieder entfernt, und das Provisorium muß vor dem Ausarbeiten und Polieren noch vollständig aushärten. Ein häufig verwendetes Material für diese Zwecke ist ein Bis-Akrylat, welches schnell aushärtet und mit Soflex-Scheiben ausgearbeitet und poliert werden kann. Ein Epimin-Kunststoff härtet langsamer aus und ist schwieriger zu bearbeiten. Es ist auch möglich, vor Beginn der Präparation ein zweites Modell des Kiefers herzustellen. Falls nötig, kann der betreffende Zahn auf diesem Modell z. B. mit Ivory-Wachs modelliert werden. Von dem gewässerten Modell kann dann jederzeit ein Alginatabdruck angefertigt werden. Die beschriebene Technik ist gleichermaßen bei Front-

und Seitenzähnen anwendbar. Werden mehrere benachbarte Zähne präpariert, dann ist eine Verblockung der provisorischen Kronen eventuell sinnvoll, um die Retention zu steigern.

Provisorische Stifte und Stiftkronen: Manche konfektionierten Systeme beinhalten auch temporäre Stifte, andernfalls können solche auch am Stuhl mit Hilfe eines geeigneten Drahtstückes gefertigt werden. Die Länge des Stiftes sollte so gewählt werden, daß dieser ca. 2–3 mm aus dem Kanal herausragt, ohne die Okklusion zu stören. Eine einteilige provisorische Stiftkrone kann dann mit einer der obengenannten Methoden (konfektionierte oder am zahnärztlichen Arbeitsplatz gefertigte Krone) hergestellt werden. Darauf achten, daß kein provisorisches Befestigungsmaterial in den Kanal gelangt.

Provisorische Brücken: Optimal ist ein laborgefertigtes Kunststoff-Provisorium, welches am Stuhl noch angepaßt wird. Es ist auch möglich, die provisorische Brücke aus Kunststoff vollständig am zahnärztlichen Arbeitsplatz anzufertigen (s. o.).

Veneers: Eine temporäre Bedeckung ist normalerweise nicht erforderlich; klagt der Patient allerdings über erhöhte Sensibilität, dann kann ein provisorisches Komposit-Veneer über zwei kleine Ätzpunkte angebracht werden.

Provisorische Inlays: Ein Kunststoff-Provisorium kann hergestellt werden. Neuerdings wird auch ein lichthärtendes temporäres Füllungsmaterial verwendet, welches keinen Zement benötigt, da es *in situ* geringfügig expandiert.

Provisorische Befestigungsmaterialien: Die Wahl hängt davon ab, für wie lange eine provisorische Bedeckung benötigt wird und wie gut die Retention des Provisoriums auf dem Zahn ist. In den meisten Fällen ist ein provisorisches Befestigungsmaterial auf ZOE-Basis das Mittel der Wahl; für länger zu tragende Provisorien ist modifiziertes ZOE angebracht. Die Verwendung eines ZOE-haltigen provisorischen Befestigungszementes bei einem frisch präparierten Komposit-Aufbau kann die Festigkeit der definitiven Krone herabsetzen.

Verankerungen mit parapulpären Schrauben/ Stiften

Ausgedehnte Substanzverluste der Zahnkrone erschweren es, ausreichende Retention für die geplante Restauration zu gewinnen. Bei Seitenzähnen (und gelegentlich auch bei Frontzähnen) kann dieses Problem durch parapulpäre Schrauben oder Stifte gelöst werden. Eine parapulpäre Schraubenretention kann auch bei Aufbaufüllungen für Vollkronen notwendig werden. Parapulpäre Schrauben reduzieren die Druck- und Zugbelastbarkeit des Aufbaumaterials und sollten daher nicht in zu großer Zahl eingesetzt werden. Faustregel: Eine Schraube pro fehlendem Höcker. Es gibt drei unterschiedliche Schraubenarten:

1 Selbstschneidende Schrauben werden mit dem Handstück in einen vorpräparierten Kanal eingedreht. Wenn die korrekte Tiefe erreicht ist (normalerweise 2 mm), brechen die Schrauben an einer Sollbruchstelle von selbst.
2 Die Schrauben mit Friktionspassung werden in einen geringfügig kleiner gebohrten Kanal „gezwungen“ und dort durch Friktion gehalten.
3 Zementierte Stifte werden in einen präparierten Kanal einzementiert.

Reihenfolge der Retention: 1. selbstschneidende, 2. Friktionspassung, 3. zementierte.

Cave: Perforationen in die Pulpa oder den Parodontalspalt vermeiden!

Technik (selbstschneidendes System):

- Kavitätenpräparation fertigstellen, Unterfüllung.
- Lokalisation des Pins wählen: 1 mm von der SD-Grenze entfernt und nicht im Bi- oder Trifurkationsbereich. Röntgenbild kann bei der Abschätzung der richtigen Lokalisation hilfreich sein.
- Gewählte Stelle mit kleinem Rosenbohrer markieren.
- Kanal parallel zur Wurzeloberfläche bohren. Den drehenden Bohrer entfernen, dann wieder in den Kanal einbringen, bis zur vollen Tiefe bohren und wieder entfernen.
- Schraubenbohrer in den Kanal eindrehen. Die Schraube bricht normalerweise, wenn der Boden des Kanals erreicht ist. Ist dies nicht der Fall, Handstück leicht hin und herbewegen, bis die Sollbruchstelle bricht.
- Okklusion überprüfen, falls nötig, Schraube nach innen biegen. Hierzu eignet sich ein alter Heidemann-Spatel mit eingefräster Rille.
- Matrize oder Kupferring anlegen und Aufbaumaterial einbringen.

Probleme und ihre Lösung

- Perforation in die Pulpa. Versuch: Kalziumhydroxid in den Stiftkanal einbringen und Vitalität der Pulpa überwachen. Oder: direkt Wurzelkanalbehandlung einleiten und dann Wurzelkanal zur Retention heranziehen.
- Perforation in den Parodontalspalt: Kavitätenränder erweitern, um den Defekt in die Restauration miteinzubeziehen, vorsichtig den Stift entfernen.

Stiftretention bei Frontzähnen: Seit der Einführung der Säure-Ätztechnik sind Stiftverankerungen im Frontzahnbereich nur noch selten notwendig. Gold-Veneer-Pinledge-Präparationen werden gelegentlich als Brückenanker benutzt. Sie erreichen die notwendige Retention über Stifte (die in das Metallgerüst integriert sind) und vermeiden eine approximale Ausdehnung der Präparation, wie sie für eine ¾ Krone notwendig wäre. Zur Verankerung von Kompositfüllungen verwendete Stifte können durchscheinen und die Ästhetik der Füllung beeinträchtigen.

Bleichen

Das Bleichen stellt eine konservative Therapieform zur Reduktion mäßiger Verfärbungen an vitalen oder wurzelgefüllten Zähnen dar. Häufig wird Carbamid-Peroxid oder Wasserstoffperoxid (in 30%iger Lösung) als Oxidans verwendet. Es ist als konzentrierte Wasserstoffperoxidlösung erhältlich. Aufgrund der ätzenden Eigenschaften sind Schutzbrille und vorsichtiges Handling erforderlich. Um den Ausgangsbefund zu dokumentieren, sind Photographien sinnvoll. Alternativ kann auch ein Farbring zur Bestimmung der Zahnfarbe verwendet werden.

Vitales Bleichen

Verschiedene Methoden wurden beschrieben. Verfahren, bei denen Ether und Wasserstoffperoxid benutzt werden, sollten vermieden werden, da dieses Gemisch explosive Eigenschaften besitzt. Wärme und/oder UV-Licht werden gewöhnlich verwendet, um das Wasserstoffperoxid zu aktivieren. Auch die zahnärztliche Polymerisationsleuchte kann zu diesem Zweck eingesetzt werden[7].

Technik (Beispiel)
- Vor dem Anlegen des Kofferdams Orabase auf die Gingiva im Bereich der zu behandelnden Zähne applizieren.
- Zähne mit Bimsmehl polieren.
- Schmelz anätzen, spülen und trocknen.
- Ein Stück Gaze zum Bedecken der labialen und palatinalen Zahnflächen zurechtschneiden und mit dem Bleichmittel tränken.
- Ggf. Licht und/oder Wärme für 30 min applizieren (Union Broach Light enthält beides).
- Gaze entfernen und Zähne mit reichlich Wasser spülen.
- Kofferdam entfernen und Zähne polieren.
- Patienten instruieren, 1 Woche auf Tee, Kaffee, Rotwein, Zigaretten, etc. zu verzichten und über mögliche Hypersensibilität aufklären.
- Kann bis zu 10mal wiederholt werden.

Nicht-vitales Bleichen

Obwohl bei verfärbten wurzelkanalbehandelten Zähnen als definitive Versorgung Stiftaufbau und Krone indiziert sind, kann in manchen Fällen (z. B. bei jüngeren Patienten) zunächst versucht werden, zu bleichen. Es besteht allerdings die Tendenz, daß der Zahn nach einer gewissen Zeit nachdunkelt; daher besser „überbleichen“ und den Patienten aufklären. Es konnte gezeigt werden, daß weder die Dauer der Verfärbung noch das Alter des Patienten einen Einfluß auf das Behandlungsergebnis haben[8].

Technik
- Orabase auf die Gingiva im Bereich der zu bleichenden Zähne aufbringen und Kofferdam anlegen.
- Zugangskavität eröffnen und Wurzelkanalfüllung bis ca. 1 mm unterhalb des Gingivalsaumes entfernen (Parodontalsonde!).

- Dünne Schicht aus Zinkphosphatzement über die Wurzelkanalfüllung applizieren.
- Gesamtes verfärbtes Dentin innerhalb des Pulpakavums entfernen.
- Die Kavität mit Ätzmittel auf einem Wattepellet reinigen, dann mit Alkohol wiederholen. Spülen und trocknen.
- Natriumperborat (Bocasan) und Wasserstoffperoxid zu einer Paste zusammenmischen und in Kavität einbringen.
- Kavität mit Wattepellet und GI-Zement (oder eugenolfreiem Zement) verschließen.
- Patient nach 1–2 Wochen wiedereinbestellen und, falls nötig, Bleichen wiederholen (bis zu 2mal).
- Kavität definitiv mit weißem Guttapercha und einer dünnen Schicht Komposit oder GI-Zement verschließen.

Wurzelkanalbehandlung

Die Wurzelkanalbehandlung umfaßt die Entfernung des Pulpagewebes sowie die Reinigung und den Verschluß des entstehenden Hohlraumes, um die bakterielle Proliferation innerhalb des Kanalsystems zu vermeiden. Periapikale Läsionen, die sich auf Röntgenaufnahmen nachweisen lassen, sind oft steril und werden durch die Toxine der im Kanal befindlichen Bakterien verursacht[9]. Zunächst sollte immer erst eine orthograde Wurzelkanalfüllung versucht werden.

Indikationen

- Irreversible Pulpaschädigung und/oder Nachweis einer periapikalen Erkrankung.
- Eine geplante Überkronung erfordert die Retention im Wurzelkanal.
- Die Krone des Zahnes muß umfangreich modifiziert werden (z. B. bei Brücken, Cover-denture-Prothesen).

Patienten, für die eine Bakteriämie ein Risiko darstellt, sollten vor der Wurzelkanalbehandlung, aber auch beim Vorliegen akuter periapikaler Prozesse antibiotisch abgedeckt werden (S. 560). Bei einer strikten Begrenzung der Instrumentierung auf den Wurzelkanal sollte es theoretisch nicht zur Bakteriämie kommen; diese Voraussetzung ist in der Praxis allerdings schwierig einzuhalten. Auch das Anlegen von Kofferdam könnte eine Bakteriämie hervorrufen.

Anatomie

Das Foramen apicale ist normalerweise 0,5–0,7 mm vom anatomischen und radiologischen Apex entfernt. Die apikale Konstriktion liegt in der Regel 0,5–0,7 mm vor dem Foramen. Diese Distanzen nehmen mit dem Alter infolge von Sekundärzementablagerungen zu. Eine Wurzelfüllung bis zur anatomischen apikalen Verengung schafft einen natürlichen Stop für die Instrumentierung, daher sollte die Arbeitslänge 1–2 mm vor dem röntgenologischen Apex enden.

Durchschnittliche Arbeitslängen:

Oben	*Unten*
1er: 21 mm	1er: 19 mm
2er: 20,5 mm	2er: 19,5 mm
3er: 25 mm	3er: 24 mm
4er: 19 mm	4er: 20 mm
6er: 19 mm	6er: 19,5 mm
7er: 18,5 mm	7er: 18,5 mm
8er: 15,5 mm	8er: 17 mm

Die meisten Kanäle sind in mesio-distaler Richtung abgeflacht, werden aber im apikalen Drittel zunehmend runder. Laterale Kanäle sind Verzweigungen des Hauptkanals und kommen in 17–30% aller Zähne vor.

Bedenke:
Obere 4er: 74% haben mehr als 1 Kanal mit mehr als 1 Foramen.
Obere 5er: 75% haben 1 Kanal mit 1 Foramen.
Obere 6er und 7er: Gehen Sie davon aus, daß diese Zähne 4 Kanäle haben (2 MB, 1 P, 1 DB), bis ein 2. MB Kanal nicht auffindbar ist.
Untere 1er und 2er: mehr als 40% haben 2 Kanäle, getrennte Foramina nur in 1%.
Untere 4er und 5er: können 2 Kanäle haben, die sich jedoch in einem Foramen vereinigen.
Untere 6er und 7er: haben normalerweise 3 Kanäle (MB, ML, D) in einem Drittel 4 Kanäle.

Überlegungen

- Überprüfen Sie, ob kein Zweifel daran besteht, welche Zähne eine Wurzelkanalbehandlung benötigen.
- Ist der Zahn nach der Wurzelkanalbehandlung noch restaurierbar?
- Gute Röntgenaufnahmen sind essentiell. Minimum: (1) Präoperative Einschätzung; (2) Überprüfung der Arbeitslänge (Meßaufnahme); (3) Überprüfung der WF (Kontrollaufnahme). Eine Masterpoint-Aufnahme vor der WF ist eine sinnvolle Vorsichtsmaßnahme.

Wurzelkanalbehandlung – Instrumente

Es ist sinnvoll, sich jeweils WKB-Sets mit den gebräuchlichsten Instrumenten zusammenzustellen: z. B. Spiegel, extralange Sonde, Pinzette, Exkavator, WK-Spreader, Kondensierer, Schieblehre aus Metall. Das gesamte Set kann sterilisiert werden. Reamer und Feilen werden aus reinem Stahl gefertigt und unterliegen daher beim Sterilisieren der Korrosion.

Reamer sind Miniaturbohrer. Sie werden mit einer Drehbewegung (¼ bis ½ Drehung) im Uhrzeigersinn eingesetzt und dann zurückgezogen. Nachteile: mit steigender Größe weniger flexibel (kann zur ungewollten apikalen Kanalerweiterung führen), ungünstig zum Aufbereiten ovaler Kanäle.

Feilen sind flexibler als Reamer und werden mit einer Schiebe-, Zieh- oder Drehbewegung eingesetzt. Unterschiedliche Formen sind lieferbar: Hedström, Unifile, K-Feile, etc.

Größere Feilen und Reamer lassen sich häufiger sterilisieren und benutzen als kleinere Größen. Alle Instrumente sollten regelmäßig überprüft und beim geringsten Anzeichen einer Beschädigung aussortiert werden.

Reziprokes Handstück (z. B. Giromatic): Arbeitet mit Feilen in einem kombinierten Feil/Bohr-Vorgang. Sie helfen, die „Schinderei" der Kanalaufbereitung zu reduzieren, bringen aber ein erhöhtes Risiko für Perforationen und Stufenbildungen mit sich.

Ultraschall-Handstücke: Benutzen Schwingungsenergie (20 bis 25 kHz) zur Aktivierung der Feilen. In Kombination mit NaOCl-Lösung werden akustische Schockwellen produziert, die helfen, Debris aus dem Kanal auszuspülen. Obwohl ihre Anwendung weit verbreitet ist, muß ihre Effektivität im Vergleich zu herkömmlichen Reinigungsmethoden noch bewiesen werden[10]. Schwingungen im hörbaren Bereich wurden ebenfalls zu diesem Zweck benutzt.

Lentulos werden benutzt, um pastenförmige Materialien in den Kanal einzubringen, es besteht allerdings erhöhte Frakturgefahr. Eine billigere Alternative ist es, einen Reamer 2 Größen unterhalb des zuletzt benutzten Aufbereitungsinstrumentes mit Material zu beschicken und die Paste per Hand durch Drehungen im Gegenuhrzeigersinn in den Kanal einzubringen.

Gates-Glidden-Bohrer: Sind knospenförmig mit stumpfem Ende und werden benutzt, um die koronalen ⅔ des Kanals mit geringer Drehzahl zu erweitern.

Nadeln: Entweder glatt zum Sondieren, oder mit Widerhaken versehen zur Pulpaexstirpation.

Stops markieren die Arbeitslänge der WKB-Instrumente.

Ferner wird auch ein Vorrat an sterilen Wattepellets und Papierspitzen benötigt.

Wurzelkanalbehandlung – Materialien

Spülungen werden benötigt, um Debris aus den Kanälen zu waschen und die Instrumente zu benetzen. Chelatbildner, die Smear layer entfernen, demineralisierend wirken und Dentin erweichen können, sind manchmal hilfreich bei der Behandlung sklerosierter oder blockierter Kanäle (z. B. EDTA, RC Prep).

Kanalmedikation: Der Vorrang der mechanischen Kanalreinigung vor der chemischen Kontrolle der Infektion wird in den Lehrbüchern immer wieder betont. Dennoch persistieren trotz sorgfältigster mechanischer Reinigung noch zahlreiche Mikroorganismen im aufbereiteten Wurzelkanal. Als intrakanalikulär einzusetzende antimikrobiell wirksame Substanzen werden angeboten:

1 *Antiseptika:* Effektiv, aber gleichzeitig toxisch für menschliche Zellen, daher nur kurzzeitige Anwendung (eher als Spülung denn als Einlage zwischen zwei Sitzungen) z. B. 1%iges Parachlorphenol oder Kresatin.
2 *Antibiotika:* Weniger toxisch für menschliche Zellen. Anwendbar als Einlagematerial zwischen zwei Sitzungen. Indikation umstritten. Systemische Antibiotikaanwendung bei akuten Infektionen.
3 *Nicht-aushärtendes Kalziumhydroxid:* Verbreitet, da weder toxisch noch Überempfindlichkeitsreaktionen auslösend (wie z. B. Antibiotika).

Füllmaterialien: Guttapercha kommt den Anforderungen an ein ideales WF-Material am nächsten. Resorbierbare Pasten sind aus offensichtlichen Gründen kontraindiziert.

Sealer: Eine große Anzahl von Sealern ist erhältlich. Die sicherste Wahl stellen wahrscheinlich die neuen Kalziumhydroxid-Präparate oder die Sealer auf Eugenol-Basis dar. In Frontzähnen sollten silberhaltige Sealer nicht verwendet werden, da sie Verfärbungen hervorrufen können. Paraformaldehydhaltige Pasten verursachen Gewebenekrosen. Ihre Anwendung ist insbesondere bei Unterkiefer-Molaren forensisch nicht unbedenklich.

Kalziumhydroxid wird gesondert behandelt, da es aufgrund seiner antimikrobiellen Eigenschaften und seiner Fähigkeit, die Hartsubstanzproduktion anzuregen, ein weites Spektrum von Anwendungsmöglichkeiten in der Endodontie besitzt. Die antimikrobielle Wirkung wird dem hohen pH und der Absorption von Kohlendioxid, das für den Stoffwechsel vieler im Wurzelkanal enthaltenen Keime essentiell ist, zugeschrieben. Folgende Indikationen sind bekannt:

- Anregung des apikalen Verschlusses bei unvollständigem Wurzelwachstum.
- Verschluß von Perforationen.
- Behandlung von Resorptionen.
- Als temporäres Füllmaterial, wenn eine definitive Füllung aufgeschoben werden muß.
- Zur Behandlung rezidivierender Infekte während einer Wurzelkanalbehandlung.

Im Rahmen der Wurzelkanalbehandlung ist eine Suspension von Kalziumhydroxid mit Carboxy-Methyl-Cellulose am sinnvollsten.

Wurzelkanalaufbereitung

Die Vorbereitung des Zahnes ist erforderlich, um die noch verbliebene natürliche Krone zu stabilisieren, das Anlegen des Kofferdams zu erleichtern, das Eindringen von Bakterien aus der Mundhöhle zu verhindern, die Verdünnung von in den Kanal eingebrachten Medikamenten zu verhindern, einen stabilen Referenzpunkt für die Messung der Arbeitslänge zu schaffen.

Trockenlegung ist erforderlich, um aseptische Kautelen zu schaffen, den Patienten vor toxischen Materialien und der Aspiration von kleinen WKB-Instrumenten zu schützen. Kofferdam ist die Methode der Wahl.

Der Zugang sollte so gestaltet werden, daß sich die Instrumentenbiegung bei der Behandlung des apikalen Wurzeldrittels reduziert. Er beinhaltet die vollständige Abtragung des Kammerdaches einschließlich der Pulpahörner. Anhand eines präoperativen Röntgenbildes kann die erforderliche Tiefe der Präparation abgeschätzt werden. Initialer Zugang kann mit schnell rotierenden Instrumenten geschaffen werden, bei der Entfernung des Kammerdaches und der weiteren Präparation mit langsam rotierenden Instrumenten arbeiten. Am Ende sollte die Zugangskavität eine glatte Trichterform besitzen. Langschaftige Schleifkörper sind nützlich.

Die Exstirpation der Pulpa gelingt am besten mit einer Exstirpationsnadel, gefolgt von feinen Feilen. Oft sind Pulpareste nekrotisch. Dann sind wiederholte Spülungen notwendig, um diese vollständig zu entfernen.

Festlegen der Arbeitslänge (ca. 1–2 mm vom röntgenologischen Apex entfernt): Präoperatives Röntgenbild und durchschnittliche Arbeitslänge als Orientierungspunkt benutzen. Kanal mit einem feinen Instrument bis zur geschätzten Länge behandeln. Stoppen, falls früher ein Widerstand auftritt. Position des Instrumentes röntgenologisch überprüfen. Liegt die Spitze mehr als 3 mm von der Soll-Länge entfernt, neu positionieren und Röntgenbild wiederholen. Bei Zähnen mit mehr als einem Kanal können eventuell distal- oder mesialexzentrische Aufnahmen notwendig werden. Elektronische Apexfinder sind nützlich, falls Zweifel bestehen.

Kanalpräparation: Ziel ist, organischen Debris und Bakterien zu entfernen und den Kanal für die Füllung vorzubereiten. Stets nur mit geringem Druck arbeiten, da die Anwendung starker Kräfte die Gefahr von Perforationen und Instrumentenfrakturen erhöht. Sind die Kanäle nicht gerade, ist es sinnvoll, die Instrumente vorzubiegen. Reichlich Spülungen dienen zum Auswaschen des Detritus.

1 Apikalen Stop festlegen und apikalen Kanalabschnitt aufbereiten. Dies gelingt mit Hilfe von Reamern oder mit bestimmten Feilen bis zur vollen Arbeitslänge. Grazile Wurzeln erfordern eine feinere Instrumentierung; sonst werden sie geschwächt. Die nebenstehende Tabelle kann als Orientierung dienen:

Zahn	*Apikale Größe*
obere 2er, 4er, 5er, 6er, untere 1er, 2er, 6er	25–40
obere 3er, untere 3er, 4er, 5er	30–50
obere 1er	35–60

2 Step-Back-Technik. Dient zur Aufbereitung der mittleren Kanalabschnitte und wird mit Feilen durchgeführt. Sukzessive werden größere Feilen benutzt, jeweils 1 mm kürzer als das vorangegangene Instrument, um eine konische Präparation zu erhalten. Um sich von der Durchgängigkeit des apikalen Kanaldrittels zu vergewissern, sollte das Masterinstrument mit der vollen Arbeitslänge zwischen den einzelnen Feilen immer wieder eingebracht werden. Diesen Vorgang nennt man Rekapitulation.

3 Präparation des koronalen Kanaldrittels mit Gates-Glidden-Bohrern.

4 Wände mit Masterinstrument glätten.

Eine hypothetische Instrumentenfolge könnte sein (Instrumentenlänge in Klammern): 15 Reamer (21), 20 Reamer (21), 15 Reamer (21), 25 Reamer (21), 30 Feile (20), 25 Reamer (21), 35 Feile (19), 25 Reamer (21), 40 Feile (18), 25 Reamer (21), Gates-Glidden, 25 Reamer (21).

Zwischen den einzelnen Sitzungen sollte die Kavität mit Wattepellets und einem temporären Füllungsmaterial verschlossen werden. Wenn ein Medikament benötigt wird, kann es über das Wattepellet appliziert werden oder der Kanal mit einem nichterhärtenden Kalziumhydroxidpräparat ausgefüllt werden. Der ideale Abstand zwischen 2 Sitzungen beträgt 1–2 Wochen.

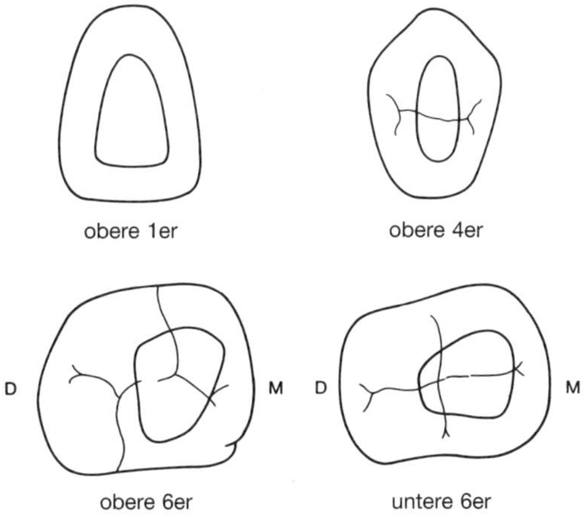

Präparation der Zugangskavität

Wurzelkanalfüllung

Bei Vitalexstirpationen kann der Kanal bereits in der 1. Sitzung definitiv gefüllt werden, da keine Infektion vorliegt. Dennoch ist es sinnvoll, eine gewisse Zeit abzuwarten. Infizierte Kanäle sollten nur gefüllt werden, wenn die Infcktion eliminiert, der Zahn symptomlos ist und der/die Kanäl(e) getrocknet werden können (zu prüfen mit Papierspitze, die in den Kanal eingebracht wird). Guttapercha ist das am weitesten verbreitete Material; es existiert eine Reihe von Techniken:

Laterale Kondensation: Umfaßt die Plazierung eines Masterpoints, um den apikalen Abschnitt des Kanals zu füllen. Der Verschluß des restlichen Kanals wird durch das Einbringen kleinerer akzessorischer Stifte erreicht. Es lassen sich folgende Schritte unterscheiden:

1 Auswahl eines GP-Points, der mit dem Masterinstrument korrespondiert. Dieser sollte die apikale Region bis zur Arbeitslänge satt ausfüllen, so daß bei Entfernen ein leichter Widerstand spürbar ist. Point auf der korrekten Arbeitslänge einkerben, um ihn sicher bis zur apikalen Verengung führen zu können.
2 Wände des Kanals mit Sealer beschichten (Reamer!).
3 Den mit Sealer beschickten Masterpoint einbringen.
4 GP-Point mit Spreader nach lateral pressen, um Platz für weitere Points zu schaffen. Akzessorische Points einbringen, bis Kanal voll ist.
5 Überstehendes GP mit heißem Instrument abschneiden und den Rest mit einem kalten Stopfinstrument vertikal in den Kanal pressen.

Vertikale Kondensation: Bei dieser Technik wird das GP mit einem erhitzten Instrument erwärmt und vertikal kondensiert. Um ein Überstopfen zu vermeiden, ist ein guter apikaler Stop notwendig. Gute Methode, um Perforationen oder Seitenkanäle zu verschließen.

Thermomechanische Kondensation (McSpadden 1979): Bei dieser Technik wird eine sich umgekehrt drehende Schraube benutzt, die das GP erweicht und vertikal und lateral vom Schaft wegdrängt. Diese Methode erfordert ebenfalls einen guten apikalen Stop, um Überfüllungen zu vermeiden.

Thermoplastisches injizierbares GP: Die kommerziellen Maschinen pressen erhitztes GP (70–160 °C) in den Kanal. Gut adaptierte Füllungen sollen resultieren.

Wenn die WF appliziert ist, muß der Zahn definitiv restauriert werden, vorausgesetzt, die Kontrollaufnahme zeigt ein befriedigendes Ergebnis. Röntgenologisch insuffiziente Wurzelfüllungen sollten regelmäßig kontrolliert bzw. erneuert werden (hängt von den klinischen Umständen ab).

Follow-up: Der Zahn sollte nach 6 Monaten und danach jährlich, bis zu einem Zeitraum von 4 Jahren, röntgenologisch kontrolliert werden. Ein Mißerfolg der endodontischen Therapie kann sich durch auftretende Schmerzen, Schwellung, Fistelbildung oder röntgenologisch als Vergrößerung der periapikalen Transluzenz äußern. Nach erfolgreicher Wurzelkanalbehandlung bilden sich die meisten periapikalen Transluzenzen innerhalb von 2 Jahren zurück.

Einige endodontische Komplikationen und ihre Therapie

Akuter periapikaler Abszeß: Um die Symptome zu beseitigen, ist eine Drainage des Abzesses notwendig. Diese sollte, wenn möglich, über den Zahn geschaffen werden. Eröffnung des Pulpakavums mit einem Diamanten, während der Zahn mit dem Finger abgestützt wird, um die Vibration zu reduzieren. Lokalanästhesie, teilweise kann auch Sedierung erforderlich sein. Der eröffnete Kanal wird mit Natriumhypochlorit gespült und falls möglich wieder verschlossen. Es kann erforderlich sein, den Patienten in 24 h wieder einzubestellen; dies spart jedoch langfristig mehr Zeit ein, als wenn der Zahn zur Drainage offengelassen wird. Traumatische Okklusion beseitigen.

Besteht ein fluktuierender Abszeß, sollte dieser inzidiert werden. Wenn Drainage durch den Zahn erreicht werden kann und keine Hinweise für eine Logeninfektion existieren, sind Antibiotika nicht erforderlich.

Schmerzen nach Instrumentierung sind normalerweise auf Instrumente, Spülungen oder Debris, der in das periapikale Gewebe gepreßt wurde, zurückzuführen. Gelegentlich kommt es zur Exazerbation vorher asymptomatischer Zähne nach initialer Instrumentierung. Vertrauensverlust vor dem Patienten kann vermieden werden, wenn man diesen auf die Möglichkeit solcher Symptome hinweist. Der Zahn sollte geöffnet, gespült und falls möglich wieder verschlossen werden. Dies kann nach 24–48 Stunden erneut notwendig werden.

Rezidivierende Symptome, therapieresistente Infektion: Wenn trotz gründlicher Reinigung und Füllung des Kanals mit Kalziumhydroxid kein Erfolg eintritt, kann eine Wurzelspitzenresektion notwendig werden (S. 380).

Sklerosierte Kanäle: Da die Inzidenz der Pulpanekrose nach Kanalobliteration nur 13–16% beträgt, ist eine elektive WKB in diesen Fällen nicht gerechtfertigt[11]. Nach einer Pulpanekrose kann das Auffinden des Kanaleingangs schwierig sein.

Ist der Kanaleingang gefunden, sollte der Kanal mit einem 8er- oder 10er-Instrument dargestellt und behandelt werden, wobei z. B. EDTA zur Benetzung des Instrumentes verwendet werden kann. Danach wird der Kanal aufbereitet und konventionell gefüllt. Für haarfeine und röntgenologisch unsichtbare Kanäle werden Erfolgsraten von 80% angegeben. Gelegentlich findet sich eine totale Blockade des Kanals. In diesen Fällen sollte die Wurzelfüllung bis zu diesem Niveau durchgeführt werden; eventuell ist eine Wurzelspitzenresektion angezeigt.

Dentikel im Pulpakavum können normalerweise beseitigt werden. Liegen sie im Kanal, dann mit Hilfe von EDTA und einer kleinen Feile lösen.

Frakturierte Instrumente: Manchmal ist es möglich, den frakturierten Teil mit einer feinen Pinzette zu fassen; falls nicht, feine Feile neben das frakturierte Instrument einbringen und versuchen, dieses zu lockern. Funktioniert dies nicht, kann ein Masseran-Kit (S. 274) angewendet werden. Steckt das frakturierte Teil im apikalen Drittel, kann es sinnvoller sein, den Kanal darüber abzufüllen und den Zahn unter regelmäßiger Kontrolle zu behalten; eventuell Wurzelspitzenresektion.

Zahn mit noch nicht abgeschlossenem Wurzelwachstum siehe S. 116.

Entfernung alter Wurzelfüllungen: Bei Einzelstift-Technik oder einer Pastenfüllung bereitet die Entfernung keine Schwierigkeiten. Eine gutkondensierte GP-Füllung muß eventuell vor der Entfernung erweicht werden, indem man eine erhitzte Sonde einbringt, um Platz für einen feinen Reamer zu schaffen. Die Verwendung von Lösungsmitteln kann beim Erweichen und Entfernen alter Füllungen hilfreich sein. Steht genug Zeit zur Verfügung, kann 1–2 Wochen vor der geplanten Entfernung ein mit Eukalyptusöl getränktes Wattepellet eingebracht und der Zahn verschlossen werden. Apikale Silberstifte und Amalgam erfordern eine Wurzelspitzenresektion, um apikal eine befriedigende Abdichtung zu erreichen.

Perforationen können iatrogen oder durch Resorption bedingt sein (S. 116). In letzterem Fall kann das Ausfüllen mit Kalziumhydroxid helfen, die Resorption zu stoppen und die Ausbildung einer mineralisierten Barriere zu fördern. Die Behandlung traumatischer Perforationen hängt von deren Größe und Lokalisation ab:

Boden des Pulpakavums: Kleine Perforationen können mit Guttapercha oder Amalgam gefüllt werden; bei großen ist eine Hemisektion oder eine Extraktion notwendig.

Laterale Perforation: In der Nähe des Gingivalrandes kann die Perforation in die definitive Restauration (z. B. Kernaufbau und Krone) miteinbezogen werden. Im mittleren Drittel: restlichen Kanal säubern und mit GP abfüllen. Mit lateraler Kondensation versuchen, auch die Perforation mit zu schließen. Größere Perforationen erfordern eine chirurgische Therapie; in mehrwurzeligen Zähnen sind Hemisektion oder die Extraktion des Zahnes meist unvermeidbar.

Apikales Drittel: Meist lohnt es sich, mit einer vertikalen Kondensation sowohl die Perforation als auch den verbleibenden Kanal zu verschließen. Führt dies nicht zum Erfolg, ist eine WSR indiziert.

Stufenbildung: Passiert dies, kleine Feile benutzen, am Apex biegen und mit der Arbeitslänge versuchen, die Stufe wegzufeilen, EDTA als Netzmittel benutzen.

Gebogene Kanäle: Um Zugang zu schaffen, zunächst mittleres und koronales Drittel präparieren. Instrumente bis zur Größe 25 sollten vorgebogen werden. Mit einer feilenden Bewegung läßt sich ein ‚Zipping‘ vermeiden.

Endoparodontale Läsionen siehe S. 236.

Ergonomische Arbeitsweise

Die Einführung der wassergekühlten Schnell-Läufer half, den Zahnarzt von der stehenden zur sitzenden Arbeitsweise zu zwingen. Gleichzeitig übernahm die Helferin intraoral eine aktivere Rolle. Die Entwicklung der 4händigen Zahnheilkunde wird J. Ellis Paul zugeschrieben.

Vorteile

1 Größere Effektivität.
2 Steigerung des Wohlbefindens des Patienten.
3 Verbesserung der Sicht des Behandlers.
4 Vermeidung von Rückenschmerzen.
5 Verbesserung der beruflichen Zufriedenheit der Helferin.

Lagerung des Patienten: Mit Ausnahme von alten und schwachen Patienten oder Schwangeren ist die Rückenlage vorzuziehen. Patienten vorher darüber informieren, was gleich mit ihm geschieht.

Sitzhaltung des Zahnarztes: Ziel ist eine entspannte, bequeme Position mit direkter Sicht auf den zu behandelnden Zahn. Höhe des Zahnarztstuhles so einstellen, daß dessen Oberschenkel parallel zum Fußboden sind. Den Behandlungsstuhl so einstellen, daß der Zahnarzt mit geradem Rücken korrekten Sichtabstand zum Patientenmund hat. Die normale Behandlungsposition liegt zwischen 10 und 12 Uhr relativ zum Patienten, dessen Kopf sich in der 12 Uhr und dessen Füsse sich in der 6 Uhr Position befinden.

Sitzhaltung der Helferin: Muß bequem sitzen, mit geradem Rükken, ca. 10 cm höher als der Zahnarzt, um gute Sicht zu haben. Die normale Arbeitsposition der Helferin liegt zwischen 2 und 3 Uhr, in guter Reichweite zum benötigten Material und den Instrumenten.

Aufgaben der Assistenz

- Patienten empfangen, lagern und sich um diesen kümmern.
- Dem Patienten ggf. Schutzbrille aufsetzen.
- Zahnarztleuchte einstellen.
- Patientenlippen zurückziehen und dessen Weichgewebe schützen.
- Dem Zahnarzt Instrumente reichen.
- Sauger halten (normalerweise rechte Hand).
- Luftbläser halten (normalerweise linke Hand, solange der Sauger noch gehalten wird, während der Kavitätenfüllung dann rechts).

Instrumentenübergabe: Die Übergabezone liegt in Höhe oder geringfügig unter dem Mund des Patienten, nicht über seinen Augen. Es gibt verschiedene Techniken zur Instrumentenübergabe, jede mit Vor- und Nachteilen. Alle erfordern praktische Übung. Jedes Praxisteam muß sich für ein System der sicheren Intstrumentenübergabe entscheiden, dieses individuell anpassen, üben und perfektionieren.

7 Prothetik und Alterszahnheilkunde

Dieses Kapitel wurde für die deutsche Ausgabe neu bearbeitet von B. Wöstmann, Münster.

Relevante Seiten in anderen Kapiteln: Brücken – Behandlungsplanung und Gestaltung, S. 282; Okklusion, S. 262; Prothesenmaterialien, S. 652; Gußmetalle, S. 644; Abformmaterialien, S. 640.

Hauptquellen:

Dyer, M. R. Y.: Notes on Prosthetic Dentistry. Wright 1989.
Anderson, J. N.: Immediate and Replacement Dentures. Blackwell 1981.
Davenport, J. C.: Colour Atlas of Removable Partial Dentures. Wolfe 1988.

Weitere im Text zitierte Literatur:

1 Yemm, R.: Br Dent J 159, 304 (1985).
2 Duthie, N.: Br Dent J 144, 248 (1978).
3 Duthie, N.: J Dent Rehab 12, 161 (1985).
4 Drummond, J. R.: Br Dent J 155, 297 (1983).

7 Prothetik und Alterszahnheilkunde

Gründe für die Anfertigung von Zahnersatz

- Verbesserung des Kauvermögens.
- Wiederherstellung der beeinträchtigten Physiognomie.
- Verbesserung der gestörten Lautbildung.
- Erhalt der oralen Gesundheit durch Verhinderung von unerwünschten Zahnwanderungen.
- Platzerhalt.
- Vorbereiten des Patienten auf totalen Zahnersatz.

Nachteile von Zahnersatz

- Zerstörung des Teguments und der Restbezahnung durch fehlerhafte Prothesenkonstruktion zum einen oder schlechte Pflege durch den Patienten zum anderen.

Möglichkeiten zur Versorgung des Lückengebisses

1 *Verzicht auf die Anfertigung von Zahnersatz*
Falls die Vorteile einer prothetischen Versorgung ihre Nachteile nicht aufwiegen, ist Zahnersatz kontraindiziert. Ein anteriores Restgebiß mit 10 Antagonistenpaaren gilt als kaufunktionell ausreichend.

2 *Brücken* (S. 280)
Brücken sind vor allem bei kleinen zahnbegrenzten Lücken indiziert. Darüber hinaus sollte der Patient zu einer suffizienten Mundhygiene willens und in der Lage sein. Dies gilt insbesondere im parodontal vorgeschädigten Gebiß.

3 *Herausnehmbarer Zahnersatz*
Herausnehmbarer Zahnersatz ist indiziert bei Patienten mit zufriedenstellender Mundhygiene, soweit deren Restzahnbestand eine adäquate Prognose hat, oder als Interimsversorgung zur Gewöhnung des Patienten an eine Totalprothese (Aufbauprothese).

4 *Immediat-Totalprothesen*
Sie sind indiziert bei Patienten, deren Restbezahnung nicht erhaltungswürdig ist.

Beim älteren, teilbezahnten Patienten ist es wichtig, sich darüber klar zu werden, ob die Chance besteht, dem Patienten zumindest einige prothetisch nutzbare Zähne zeit seines Lebens zu erhalten. Wenn dieses unmöglich erscheint, sollte mit einer totalprothetischen Versorgung begonnen werden, wenn der Patient noch ausreichend adaptationsfähig ist, um mit totalem Zahnersatz zurecht zu kommen.

Behandlungsplanung für partiellen Zahnersatz

- Schmerzbeseitigung und Notfallbehandlung.
- Anamnese.

▶ Es ist wichtig, die Vorgeschichte des Patienten zu kennen. Welche zahnärztlichen Maßnahmen wurden in der Vergangenheit durchgeführt und wie erfolgreich waren sie? Die Tatsache, daß ein Patient keinen Zahnersatz trägt, bedeutet nicht, daß er keinen besitzt. Falls ein Patient eine ganze Sammlung verschiedener Prothesen aus jüngerer Zeit präsentiert, mit denen er allesamt nicht zurecht gekommen ist, sollte man, unabhängig

davon, ob der Zahnersatz fehlerfrei ist oder nicht, an eine psychosomatische Störung denken und den Patienten vor der Behandlung zu einer fachärztlichen Untersuchung überweisen.
- Befunderhebung mit klinischer und röntgenologischer Beurteilung der verbleibenden Zähne sowie der zahnlosen Kieferabschnitte.
- Extraktion der nicht erhaltungswürdigen Zähne, ggf. Anfertigung einer Interimsprothese.
- Mundhygienedemonstration und -instruktion und ggf. Parodontalbehandlung.
- Vorläufige Planung des Zahnersatzes.
- Durchführung aller konservierenden Maßnahmen.
- Falls notwendig, Modifizieren der Planung und Beginn der prothetischen Behandlung (S. 322).

Behandlungsplanung für totalen Zahnersatz

- Schmerzbeseitigung und Notfallbehandlung, falls indiziert mit Erweiterung bestehender Prothesen.
- Anamnese und Befund.
- Abklärung eventuell bestehender systemischer Erkrankungen (Behandlung und weitergehende Untersuchung durch den Hausarzt oder Internisten).
- Ggf. chirurgische Vorbehandlung (z. B. Entfernung von Wurzelresten, Exzision von Fibromen, weitergehende präprothetische Chirurgie).
- Zahnersatz wiederherstellen, unterfüttern oder neu anfertigen.

▶ Vor Beginn der Behandlung sollte man dem Patienten erklären, welche Verbesserungen er erwarten darf, aber auch die Leistungsgrenzen des Zahnersatzes aufzeigen. Nach der Eingliederung werden unvermeidliche Unzulänglichkeiten – besonders von Patienten mit einer zu hohen Erwartungshaltung – oft nur als „Entschuldigung“ für einen vermeintlich schlechtsitzenden Ersatz angesehen.

Grundlagen des partiellen Zahnersatzes – 1

Definitionen

Prothesensattel: Teil der Prothese, der die zahnlosen Kieferkammareale bedeckt und die künstlichen Zähne trägt. Die Prothesensättel bilden den eigentlichen Zahnersatz.

Freiendsattel: Prothesensattel, der nur mit seinem anterioren Ende am Restgebiß verankert ist.

Verbindungselemente: Sie verbinden die einzelnen Prothesenbestandteile miteinander. Im Unterkiefer werden die Prothesensättel meistens mit Hilfe eines Sublingualbügels verbunden; im Oberkiefer bedient man sich eines Transversalbandes. Alle Verbindungselemente sollten – wo immer möglich – einen Abstand von mindestens 4 Millimetern von der marginalen Gingiva einhalten. Kragenplatten wirken zwar neben ihrer Funktion als Verbindungselement gleichzeitig noch als Schubverteiler, sie sollten aber wegen ihrer schlechten Pflegbarkeit nicht mehr verwendet werden.

Dentale Auflage: Sie überträgt die vertikal auf den Zahnersatz einwirkenden Kräfte auf die Parodontien der Zähne. Darüber hinaus wird deren Elongation vermieden.

Schubverteiler: Die Schubverteiler verhindern die transversale Verschiebung der Prothese.

Retention: Sie wirkt Zugkräften entgegen. Es ist zu unterscheiden zwischen den direkten Abzugskräften, die etwa durch klebrige Speisen entstehen, und den indirekten Abzugskräften, die durch die Belastung eines Freiendsattels auf der anderen Seite der durch die dentalen Auflagen gegebenen Rotationsachse bedingt sind.

Anatomischer Äquator: Größte Zirkumferenz des Zahnes in bezug auf die Zahnachse.

Prothetischer Äquator: Größte Zirkumferenz des Zahnes in bezug auf die gewählte Einschubrichtung. *Jeder Zahn besitzt nur einen anatomischen aber beliebig viele prothetische Äquatore*!

Klammern ermöglichen es, die natürlichen an einem Zahn vorhandenen Unterschitte zur Verankerung von Zahnersatz zu nutzen. Klammern können sowohl nach ihrer Form als auch nach dem Material, aus dem sie hergestellt sind, klassifiziert werden. Es werden gegossene (Chrom-Cobalt) und gebogene Klammern unterschieden. Letztere werden entweder aus V2A-Stahl oder Golddraht hergestellt.

Klammeroberarm: Anteil einer Gußklammer der oberhalb des prothetischen Äquators verläuft und sowohl als Schubverteiler als auch als Widerlager für den Federarm dient.

Geschiebe: Meist vorgefertigtes Verbindungselement, das aus einer Matrize und einer Patrize besteht. Eines der beiden Teile wird in eine Krone eingearbeitet, während das andere am herausnehmbaren Teil des Zahnersatzes angebracht wird. Je nachdem, ob das Geschiebe in die Form der Krone eingearbeitet oder außen an ihr angebracht ist, wird zwischen intra- und extrakoronalen Geschieben unterschieden.

Teleskopkrone: Bei der Teleskop- oder auch Doppelkrone handelt es sich insofern auch um ein Geschiebe, als die Retention wiederum durch Reibung zu Stande kommt. Dementsprechend besteht eine Teleskopkrone ebenfalls aus zwei Anteilen. Die parallel gefräßte Primärkrone befindet sich auf dem Zahn, während die sie übergreifende Sekundärkrone Bestandteil des herausnehmbaren Zahnersatzes ist.

Belastungsausgleich: Bei in Sollposition befindlichen Attachments muß ein inniger Kontakt zwischen dem Tegument und der Prothesenbasis bestehen. Nur so werden von okklusal einwirkende Kräfte gleichmäßig auf das Parodontium der Ankerzähne und den Alveolarknochen verteilt.

Stress-breaker: Einrichtung (meist lockeres Geschiebe oder Gelenk), die Bewegungen zwischen den Prothesensätteln und der Verankerung zuläßt.

Klassifikation

Kennedy unterteilt das Lückengebiß in vier Klassen. Er unterscheidet Verkürzungen von Unterbrechungen der Zahnreihe.

I doppelseitig verkürzte Zahnreihe
II einseitig verkürzte Zahnreihe
III einmal unterbrochene Zahnreihe
IV Unterbrechung mesial vom Restgebiß

Die Klassen I–III werden je nach Anzahl der hinzugekommenen Unterbrechungen weiter unterteilt, z. B. handelt es sich bei der Klasse I, um eine beidseitig verkürzte Zahnreihe mit einer weiteren Unterbrechung.

Die Klassifikation von Craddock [A. d. Ü.: In Deutschland wenig gebräuchlich] orientiert sich an der Art der Lagerung des Zahnersatzes und unterscheidet drei Klassen:

I gingivale Lagerung
II parodontale Lagerung
III parodontal-gingivale Lagerung

Nicht dental abgestützte einfache Kunststoffprothese

Bei nicht dental abgestützten Prothesen werden die vertikal einwirkenden Kräfte von den Prothesensätteln unmittelbar auf den Alveolarfortsatz übertragen. Dieser reagiert mit beschleunigter Atrophie. Zur dauerhaften Versorgung eines Lückengebisses sind dental nicht abgestützte Prothesen deshalb kontraindiziert. Derartige Prothesen haben ihre Berechtigung

- als temporärer Ersatz,
- als Aufbauprothese und
- wenn eine parodontale Abstützung an den noch vorhandenen Zähnen nicht mehr möglich ist.

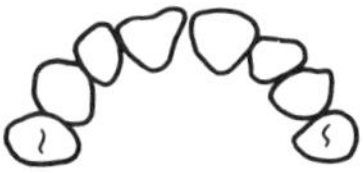

Kennedy-Klasse I

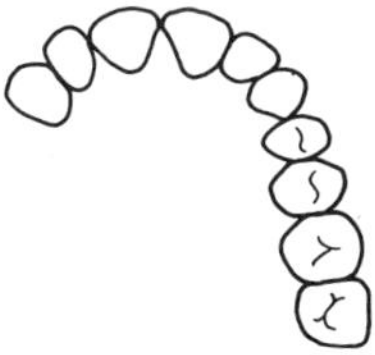

Kennedy-Klasse II

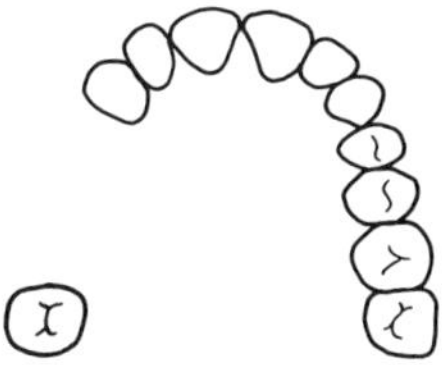

Kennedy-Klasse III

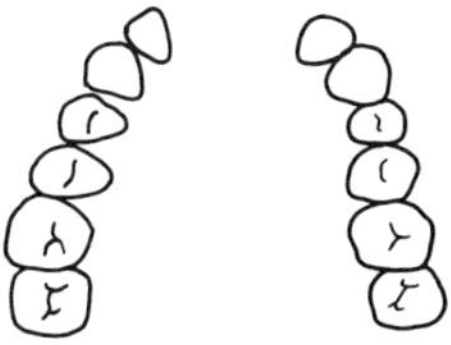

Kennedy-Klasse IV

Einstückgußprothesen

Zur Planung von Einstückgußprothesen sind einartikulierte Situationsmodelle unabdingbar. Das Vermessen erfolgt im Parallelometer.

Vermessen

1 Festlegen der Einschubrichtung und Anzeichnen des prothetischen Äquators.
2 Aufsuchen von Unterschnitten, die zur Verankerung der Prothese herangezogen werden können.
3 Kennzeichnung von Überhängen, die den Einschub der Klammern stören könnten.

Die meisten Patienten empfinden eine Einschubrichtung, die im rechten Winkel zur Okklusionsebene steht, als vorteilhaft. Sofern die Zähne jedoch geneigt stehen oder nur wenige Unterschnitte aufweisen, muß eine andere Einschubrichtung gewählt werden. Welche Einschubrichtung in der Funktionsphase größere Retention bietet, wird kontrovers diskutiert.

Ausführungsdetails

1 Sattelausdehnung

Die Auflagefläche des Sattels sollte soweit als möglich ausgedehnt werden. Bei einem sehr kleinen Sattel ist zu überlegen, ob dieser nicht ganz entfallen kann.

2 Dentale Abstützung

Eine klammerverankerte Einstückgußprothese sollte immer parodontal abgestützt sein, da die Zähne die Kaukraft besser aufnehmen als das Tegument und so die Atrophie des satteltragenden Alveolarfortsatzes minimiert wird. Eine rein schleimhautgetragene Prothese darf nur in Situationen angefertigt werden, in denen die Zähne eine parodontale Abstützung nicht mehr zulassen. In solchen Fällen wird man jedoch keine Modellgußbasis, sondern entweder eine einfache, drahtklammerverankerte Kunststoffprothese wählen, oder – sofern die vorhandenen Zähne noch belastbar sind – Reselienzteleskope bevorzugen.

3 Retention

• *Direkt:* Da eine Gußklammer in Sollposition dem Zahn spannungsfrei anliegt und erst dann Retention entwickelt, wenn sie deformiert wird, ist ihr Halt umso effektiver, je kürzer der Weg ist, auf dem sie aus einem gegebenen Unterschnitt herausgleiten muß. Es kommt bei der Auswahl der Einschubrichtung also nicht nur darauf an, einen möglichst tiefen Unterschnitt zu finden; vielmehr muß auch die Neigung der aus dem Unterschnitt herausführenden Fläche gegen die Einschubrichtung Berücksichtigung finden.

• *Indirekt:* Durch Plazierung einer oder mehrerer Klammern in möglichst großem Abstand zur Rotationsachse läßt sich die indirekte Retention wirkungsvoll vergrößern. Dies bedeutet, daß man Klammern sattelfern anbringen muß. Dies kann bei langen

Freiendsituationen oder großen anterioren Schaltlücken wichtig sein.

4 Bracing

Die Oberarme der Klammern bilden die Schubverteiler, die den Zahnersatz gegen Horizontalschübe sichern.

5 Verbindungselemente

Bieten die okklusalen Verhältnisse ausreichend Platz? (Ggf. Einschleifen) Wo immer es möglich ist, sollte der Abstand zwischen dem Verbinder und dem marginalen Parodont größer als 4 Millimeter sein. Kann dieser Mindestabstand nicht eingehalten werden, so ist zu überlegen, ob der Grenzraum nicht besser verschlossen werden sollte.

6 Nochmalige Beurteilung der Planung

Ist die Planung so einfach wie möglich und ästhetisch befriedigend?

Die Anweisungen an den Techniker sollten in schriftlicher Form und als Zeichnung erfolgen. Zusätzlich wird der Klammerverlauf am Modell angezeichnet.

Spezielle Probleme

Beidseitig Freiendsättel im Unterkiefer: Diese Situation stellt ein besonderes Problem dar, da die Auflagefläche der Sättel im Verhältnis zur Kaubelastung klein ist und es in der Funktion zu einer ständigen Belastung der Haltezähne kommt, die sich mit zunehmendem Knochenabbau noch verstärkt.

Mögliche Lösungen sind:

- Vergrößerung der indirekten Retention durch sattelferne Klammern.
- Durchführung einer Kompressionsabformung in der Auflageregion der Sättel, um ein starkes Einsinken während der Funktion zu verhindern.
- Entlastung der distalen Sattelanteile durch Nichtaufstellen von Zähnen.

Kennedy-Klasse IV: Sofern auf anteriore Klammern nicht verzichtet werden kann, sollte man diese durch die Wahl einer geeigneten Einschubrichung so plazieren, daß sie möglichst unauffällig bleiben.

Klinisches Vorgehen bei der Anfertigung von Einstückgußprothesen

1 Untersuchung und Behandlungsplanung siehe S. 314.

2 Situationsabformung: Üblicherweise wird eine Alginatabformung mit einem Serienlöffel durchgeführt. Bei Vorliegen einer Freiendsituation sollte der Löffel mit Compound oder Silikon individualisiert werden.

3 Kieferrelationsbestimmung: Liegt eine eindeutige Interkuspidationsposition vor, so kann die Kieferrelationsbestimmung – wie auf Seite 264 beschrieben – in der gleichen Sitzung erfolgen. Bei ausreichender Abstützung können die Modelle auch von Hand zugeordnet werden, so daß weitere Maßnahmen verzichtbar sind.

Ist die Interkuspidationsposition nicht eindeutig reproduzierbar, so ist die Anfertigung von Bißschablonen und eine weitere Sitzung zur Kieferrelationsbestimmung unverzichtbar. Sofern die restierenden Zähne keine Antagonisten haben, entspricht das Vorgehen dem bei der Anfertigung von Totalprothesen (S. 334). Sind okklusale Kontakte vorhanden, die jedoch nicht ausreichen, um eine sichere Beziehung der Modelle zueinander herzustellen, ist folgendes Vorgehen angezeigt:
- Festlegen der Kauebene mit Hilfe der noch vorhandenen Zähne und ggf. der Trigona retromolaria.
- Überprüfen und ggf. Ausrichten der Wachswälle.
- Verschlüsseln.
- Überprüfen, ob die Modellsituation mit der Mundsituation übereinstimmt.

4 Vermessen der Modelle und Planung der Modellgußbasis siehe S. 322.

5 Präparation der Zähne: Folgende Gesichtspunkte sind zu berücksichtigen:
- Es muß ausreichend Platz für die Auflagen vorhanden sein. Die Auflagen sollten aus Stabilitätsgründen eine Stärke von einem Millimeter haben. In der Regel muß eine Mulde am Zahn eingeschliffen werden. Genauso wichtig wie die Auflage selbst ist ihre ausreichende Zugänglichkeit.
- Einschleifen der Führungsflächen.
- Tieferlegen des prothetischen Äquators, damit ausreichend Platz für die Klammeroberarme zur Verfügung steht und diese nicht in der Okklusion stören.

6 Definitive Abformung: Die definitive Abformung wird üblicherweise mit Alginat durchgeführt. Bei sehr starken Unterschnitten bieten Elastomere Vorteile. Bei ihrer Verwendung ist darauf zu achten, daß der Mundboden nicht zu weit verdrängt wird (Folge der Verdrängung: zu tief liegender Sublingualbügel).

7 Anprobe

- Überprüfen von Ausdehnung, Passung und Lage der Klammern. Sollte der Guß nicht passen, können die nachzuarbeitenden Stellen mit Hilfe eines dünnfließenden Silikons, das vor dem Einsetzen auf die Klammern gebracht wird, sichtbar gemacht werden (durchgedrückte Areale).
- Überprüfen der Okklusion.
- Überprüfen der Ästhetik mit dem Patienten. Erst wenn der Patient zufrieden ist, sollte mit der Behandlung fortgefahren werden!

8 Fertigstellung: Vor der Einprobe der Prothese werden Rauhigkeiten der Prothesenbasis entfernt. Nach dem Einsetzen werden die Ausdehnung der Basis, die statische und die dynamische Okklusion überprüft und, wenn nötig, korrigiert. Abschließend muß der Patient noch über die Möglichkeiten einer suffizienten Prothesenhygiene informiert und instruiert werden (ggf. Merkblatt). Als letztes erhält er einen Kontrolltermin.

Kombiniert festsitzend/herausnehmbarer Zahnersatz

Beim kombiniert festsitzend/herausnehmbaren Zahnersatz erfolgt die Anbindung des herausnehmbaren Teils der Konstruktion an das Restgebiß vermittels zweigeteilter Attachments, deren einer Teil sich am herausnehmbaren Teil – der den eigentlichen Zahnersatz darstellt – befindet und dessen anderer Teil in der Regel mit Hilfe von Kronen dauerhaft mit dem Restgebiß verbunden ist. Bei Teleskop- oder Konuskronen stellt die Primärkrone selbst den festsitzenden Teil des Attachments dar.

Vorteile

- Starre Anbindung der Prothese an das Restgebiß, dadurch kommt es zu einer
- Entlastung des Alveolarfortsatzes und einer Verminderung der Atrophie.
- Gutes Kauvermögen.

Nachteile

- Ankerzähne müssen beschliffen werden.
- Aufwendig in der Herstellung.
- Hoher Nachsorgebedarf.

Indikationen

- Motivierte Patienten mit guter Mundhygiene.
- Situationen, in denen die prospektiven Ankerzähne ohnehin überkront werden müssen.
- Patienten mit Lippen-, Kiefer-, Gaumenspalten.
- Zur Sanierung eines lückigen Abrasionsgebisses.

Klinisches Vorgehen

1. Planung (klinische Untersuchung, Situationsmodelle, Röntgenbilder, etc.).
2. Durchführung der notwendigen Vorbehandlung (chirurgisch, konservierend, endodontisch, parodontologisch).
3. Präparation und Abformung der Ankerzähne (ggf. mit einem individuellen Löffel). Modellherstellung im Labor.
4. Kieferrelationsbestimmung.
5. Anfertigung der Kronen und Aufstellung der Zähne im Labor und Anprobe am Patienten.
6. Fertigstellung.
7. Eingliederung.
8. Für den Langzeiterfolg ist eine halbjährliche Kontrolle unbedingt erforderlich.

Probleme

- Kronenrandkaries der Ankerzähne. In jedem Fall ist eine sorgfältige Mund- und Prothesenhygiene erforderlich. Fluoridierungsmaßnahmen vermindern das Risiko.

- Parodontopathie. Der Zahnersatz muß pflegefähig sein, damit der Patient mit seinen Mundhygienemaßnahmen erfolgreich sein kann. Nicht pflegefähig gestalteter Zahnersatz führt häufig zu Parodontopathien.

Unterfütterung einer partiellen Prothese

Partielle Prothesen, deren Sättel aus PMMA gefertigt sind, können sowohl direkt als auch indirekt unterfüttert werden. Bei der direkten Unterfütterung wird der angeteigte Kunststoff auf die Sattelunterseite aufgebracht und die Prothese in den Mund eingesetzt. Es ist darauf zu achten, daß das Autopolymerisat nicht in untersichgehenden Räumen aushärtet und so ein Abnehmen der Prothese verhindert. Bei der indirekten Unterfütterung wird die bestehende Inkongruenz zwischen Prothesenbasis und Tegument zunächst mit Hilfe von Abformmaterial dargestellt. Die Umsetzung in Kunststoff erfolgt im zahntechnischen Labor. Sie entspricht dem Vorgehen bei der Unterfütterung von Totalprothesen.

Totale Sofortprothesen

Sofern die Restbezahnung nicht mehr erhaltungswürdig ist, empfiehlt sich die Anfertigung einer totalen Sofortprothese.

Alternative Behandlungswege

- Früher hat man erst die Zähne extrahiert und anschließend bis zur Anfertigung des Totalersatzes mitunter mehrere Monate gewartet. Abgesehen davon, daß kaum ein Patient heute eine solche Vorgehensweise akzeptieren würde, ist bei einer derartig langen Wartezeit bis zur Anfertigung des Ersatzes die anfängliche Resorption des Alveolarfortsatzes größer, als wenn Sofortersatz angefertigt wird, der gleichzeitig als Verbandsplatte dienen kann und die Ausheilung und knöcherne Durchbauung der Extraktionswunden begünstigt. Außerdem läßt sich bei der Anfertigung einer Sofortprothese die Stellung und Form der natürlichen Zähne exakt kopieren.
- Vorextraktion der meisten Seitenzähne, wobei solche, die noch in antagonistischem Kontakt stehen und zur Sicherung der Bißlage und -höhe dienlich sind, zunächst noch belassen werden. Sobald die Extraktionswunden abgeheilt sind, werden die totalen Immediatprothesen in Angriff genommen.
- Anfertigung einer Aufbauprothese. Dabei handelt es sich gewissermaßen um eine „schleichende" Sofortprothese, die aber gerade älteren Patienten die Adaptation erleichtert.

Klinisches Vorgehen

1. *Planung:* Dem Patienten müssen die Vor- und Nachteile einer Sofortprothese erklärt, und er muß besonders über die unausweichlichen Resorptionseffekte und die damit verbundene Notwendigkeit einer frühzeitigen Unterfütterung bzw. Neuanfertigung informiert werden.
2. *Situationsabformung* (wie bei der Einstückgußprothese S. 322).
3. Ggf. *Funktionsabformung*, dabei werden die zu extrahierenden Zähne vom individuellen Löffel gefaßt.
4. *Kieferrelationsbestimmung:* Sofern noch genügend Zähne im antagonistischen Kontakt stehen, genügt ein einfacher Checkbiß, der zusammen mit den Abformungen genommen werden kann. Andernfalls sind Bißschablonen erforderlich.
5. Die *Anprobe* beschränkt sich auf die bereits fehlenden Zähne. Soll die Stellung der künstlichen Zähne von der Stellung der natürlichen (zu extrahierenden) abweichen, so ist dies dem Labor mitzuteilen.
6. Möglichst schonende *Extraktion* der Zähne.
7. *Eingliedern:* Ein wiederholtes Entfernen und Wiedereinsetzen der Prothese sollte vermieden werden. Änderungen werden nur solange vorgenommen, bis der Patient den Ersatz angenehm tragen kann. Weitergehende Korrekturen erfolgen zu einem späteren Zeitpunkt. Abschließend erhält der Patient einen Kontrolltermin für den folgenden Tag.
   - Nachkontrolle: Überprüfen von Basiskongruenz und Okklusion sowie ggf. korrigieren. Wenn die Prothese „schaukelt", ist eine provisorische Unterfütterung erforderlich (s. u.).

- Recall: Immediatprothesen bedürfen einer intensiven Nachsorge, da aufgrund der nach Extraktionen anfänglich rasch fortschreitenden Knochenresorptionen oft eine frühzeitige Unterfütterung erforderlich ist. Diese sollte aber – wenn möglich – erst 3 Monate post extraktionem erfolgen. Denkbare Recallabstände sind 1 Monat, 3 Monate, 9 Monate und danach jährlich.

Vorgehen im Labor

Die zu extrahierenden Zähne werden auf dem Modell Zahn für Zahn radiert und durch künstliche Zähne ersetzt. Die Fertigstellung entspricht dem Vorgehen bei der Anfertigung von herkömmlichen Totalprothesen.

Operatives Vorgehen siehe S. 404.

Häufige Probleme

- Mangelnder Prothesenhalt: In den ersten 3 Monaten Verwendung eines temporären Unterfütterungsmaterials (ggf. erneuern), danach definitive Unterfütterung.
- Okklusale Fehler: Okklusionskorrekturen sollten möglichst nur an einer Prothese erfolgen, die nach Abschluß der initialen Knochenresorptionen ggf. erneuert werden kann.

Adhäsion: Wechselwirkungskräfte zwischen der Prothesenbasis und dem Tegument, welche die Prothese in situ halten. Sie werden erstens durch die anatomischen Gegebenheiten des Prothesenlagers, insbesondere durch die Form des Kieferkammes, und zweitens durch die Viskosität und die Menge des Speichels bestimmt. Der oftmals zu beobachtende unzureichende Halt unterer Totalprothesen resultiert nicht zuletzt daher, daß die Basisfläche einer unteren Totalprothese nur etwa halb so groß ist wie die Basisfläche einer oberen Totalprothese.

Stabilisierende Kräfte sind Kräfte, die an den Außenflächen der Prothesen einschließlich der Okklusalflächen angreifen und den Ersatz in der Sollposition halten.

Neutrale Zone: Zone, in der ein Gleichgewicht zwischen adhäsiven und stabilisierenden Kräften auf der einen und destabilisierenden Kräften auf der anderen Seite besteht.

Möglichkeiten zur Optimierung des Prothesenhaltes

Folgende Punkte sind zu überprüfen und ggf. zu korrigieren:

- Die Basis der oberen Totalprothese muß die Tubera umfassen und dorsal die Ah-Linie erreichen. Vestibulär darf die mimische Muskulatur in ihrer Aktion nicht behindert werden. Die untere Prothesenbasis sollte den Sublingualraum soweit als möglich ausfüllen und distal die Trigona retromolaria erreichen. *Überextendierte Prothesen sind in der Funktion nicht lagestabil!*
- Um eine möglichst große Adhäsion zu erreichen, ist eine gute Kongruenz zwischen der Prothesenunterfläche und dem Tegument anzustreben.
- Aufstellung der Zähne in der neutralen Zone. Dies ist aufgrund der nur geringen adhäsiven Kräfte bei unteren Totalprothesen besonders wichtig.
- Funktionelle Formung der vestibulären Flächen und des Funktionsrandes, damit die Muskulatur an der Prothese angreifen und sie so stabilisieren kann.
- Korrekte Gestaltung des Ventilrandes. Der Funktionsrand soll vestibulär der Schleimhaut anliegen; im Oberkiefer ist eine dorsale Randerhöhung erforderlich.
- Einstellung einer störungsfreien statischen und balancierten dynamischen Okklusion.

Erstuntersuchung des Patienten

Die Erstuntersuchung muß folgende Punkte beinhalten:

- Anamnese (Alter des Patienten, Dauer der Zahnlosigkeit, Anzahl und Erfolg früherer zahnärztlicher Behandlungen und prothetischer Versorgungen, derzeitige Beschwerden).
- Intraorale Untersuchung (Anzeichen für pathologische Schleimhautveränderungen, Beurteilung des Alveolarkammes, der Schleimhautreselienz, der Zungengröße, des Lippentonus sowie der Menge und Viskosität des Speichels).
- Beurteilung der totalprothetischen Versorgung. Was sollte übernommen, was muß korrigiert werden?

- Beurteilung der Persönlichkeit des Patienten und seines biologischen Alters.

Häufige Fehler
Diese sind in der Häufigkeit ihres Auftretens[1]:
- Zu hoch eingestellte Bißhöhe.
- Zu starke Veränderungen gegenüber der Ausgangssituation.
- Okklusionsstörungen.
- Mangelhafte Kongruenz und falsche Extension der Prothesenbasis.

Abformungen für Totalprothesen – 1

▶ Die Gewebe müssen vor der Funktionsabformung gesund sein. Unter Umständen empfiehlt sich eine Gewebekonditionierung mit dem vorhandenen Ersatz (S. 340).

Üblicherweise werden zur Anfertigung von totalem Zahnersatz zwei Abformungen durchgeführt. Die zuerst vorgenommene Situationsabformung dient zur Herstellung eines individuellen Löffels, mit dessen Hilfe anschließend die Funktionsabformung erfolgt. Nur mit ihrer Hilfe kann die angestrebte funktionelle Ausformung des Prothesenrandes gelingen; sie ist deshalb unabdingbar.

Erstabformung

Die Erstabformung wird üblicherweise mit einem Serienabformlöffel für unbezahnte Kiefer und mit Alginat vorgenommen. Eine Anzeichnung der prospektiven Löffelgrenzen an der Abformung erleichtert dem Techniker die Herstellung des individuellen Löffels. Im Oberkiefer müssen die Tubera einbezogen und die Ah-Linie erreicht werden; im Unterkiefer sind die Trigona retromolaria zu fassen.

Individuelle Löffel werden vorteilhaft aus Autopolymerisat gefertigt.

Funktionsabformung

Mit der Funktionsabformung soll die Ausdehnung der Prothesenbasis festgelegt und ein effektiver Ventilrand geschaffen werden. Zunächst wird der individuelle Löffel anprobiert und jegliche Überextension beseitigt. Es folgt die Randabformung, die man früher mit Grün-Kerr, heute aber besser mit Silikon vornimmt. Zunächst werden die Lippen und Wangen etwas abgezogen und leicht anrotiert, um grobe Überschüsse zu beseitigen. Anschließend leitet man den Patienten an, „Funktionsbewegungen" durchzuführen (z. B. Herausstrecken der Zunge, Spitzen und Breitziehen der Lippen), um den Rand endgültig auszuformen. Durch diese Funktionsbewegungen schafft sich die Muskulatur ihr individuelles Relief in der Abformmasse. Abschließend wird der Löffel mit einem dünnfließenden Silikon (oder mit Zinkoxideugenol-Paste) beschichtet und nochmals in den Mund eingebracht. Diese „Sealabformung" ist erforderlich, um die Kongruenz des Löffels mit dem Tegument herzustellen. Dabei ist darauf zu achten, daß der Funktionsrand nicht zu stark überschichtet wird. Nach dem Aushärten der Masse ist die Funktionsabformung im Unterkiefer bereits fertiggestellt. Im Oberkiefer empfiehlt es sich, bereits zu diesem Zeitpunkt eine dorsale Randerhöhung anzubringen. Dies kann mit Schwarzwachs, Silikon oder auch Grün-Kerr geschehen.

Spezielle Techniken der Funktionsabformung

Reziproke Prothesenabformtechnik: Dieses Verfahren dient zur Ermittlung der neutralen Zone bei Patienten mit ungünstigen anatomischen Voraussetzungen vor allem im Unterkiefer.
Vorgehen:
- Funktionsabformung und Kieferrelationsbestimmung.
- Anfertigung der definitiven Prothesenbasis auf dem Funktionsmodell. In die Basis werden Drahtschlingen eingearbeitet, die nicht über das Okklusalplanum hinausragen dürfen.
- Zähfließendes Silikon wird zur Verlängerung der Verarbeitungszeit mit wenig Aktivator angemischt, auf die Oberseite der so vorbereiteten Basisplatte aufgebracht und diese in den Mund eingesetzt.
- Der Patient wird angeleitet, Funktionsbewegungen durchzuführen, z. B. Schlucken, Spitzen und Breitziehen der Lippen, Anlauten von Eh, Oh usw. Der sich ausbildende Abformmassewall repräsentiert exakt die neutrale Zone.
- Die Abformung wird aus dem Mund herausgenommen und nach der Entfernung von Überschüssen in den Artikulator zurückgesetzt.
- Die Abformung wird doubliert und in Wachs überführt.
- Das Wachs wird Stück für Stück weggeschnitten und durch die künstlichen Zähne ersetzt, die so genau in der neutrale Zone aufgestellt werden können. Die polierten Oberflächen der endgültigen Prothesen sollten soweit als möglich der Abformung entsprechen.

Schlotterkamm: Ein Schlotterkamm ist meistens im Oberkiefer anzutreffen. Die klassische Situation ist der zahnlose Oberkiefer, dem ein anteriores Restgebiß im Unterkiefer gegenübersteht. Bei nur wenig ausgeprägtem Schlotterkamm ist eine übliche Funktionsabformung ausreichend. Für stärker ausgeprägte Fälle empfiehlt sich eine 2-Stufen-Abformtechnik mit Hilfe eines speziell vorbereiteten, im Bereich des Schlotterkamms hohlgelegten, individuellen Löffels. Nach der üblichen Sealabformung wird die Abformmasse im Bereich des Schlotterkamms wieder entfernt und es schließt sich eine weitere Sealabformung mit einem sehr dünnfließenden Abformmaterial an.

Langzeitabformung: Zur Vornahme einer Langzeitabformung wird die vorhandene Prothese mit einem weichbleibenden provisorischen Unterfütterungsmaterial beschickt. Nach einer Tragedauer von einigen Tagen hat sich die Masse geformt, und es liegt eine Funktionsabformung vor.

Abformungen für Totalprothesen – 2

Allgemeine Fehler bei der Abformung zahnloser Kiefer

- Ein scharf auslaufender Funktionsrand (Federrand) deutet auf eine unzureichende Extension hin. Die Löffelausdehnung kann durch Anbringen von thermoplastischer Masse korrigiert werden. Anschließend ist die Abformung zu wiederholen.
- Der Abformlöffel ist durchgedrückt. Der Löffel sollte an der entsprechenden Stelle reduziert und die Abformung wiederholt werden. Ist nur eine kleine, umschriebene Stelle bei einer sonst gelungenen Abformung durchgedrückt, so kann man diesen Bereich markieren und vor dem Pressen mit etwas Zinnfolie hohllegen. Eine erneute Abformung ist in diesem Fall nicht erforderlich.
- Luftblasen: Kleine Blasen können mit Wachs ausgeblockt werden. Bei größeren Blasen ist eine erneute Abformung erforderlich.
- Löffel nicht zentriert: Dies ist häufig durch ein Zuviel an Abformmaterial verursacht; dadurch wird die richtige Plazierung des Löffels erschwert.
- Brechreiz: Zu seiner Vermeidung und für eine erfolgreiche Abformung ist eine ruhige, vertrauensvolle Art außerordentlich nützlich. Darüber hinaus können Ablenkungsmanöver sehr hilfreich sein (zum Beispiel kann man den Patienten auffordern, die Zehen des linken Fußes und die Finger der rechten Hand gleichzeitig zu bewegen).
- Mundtrockenheit: Bei Patienten mit trockenem Mund sollte auf keinen Fall Zinkoxideugenol-Paste, sondern immer ein Elastomer zur Sealabformung verwendet werden.

Kieferrelationsbestimmung

Ziel der totalprothetischen Versorgung ist es, in zentraler Relation der Kiefergelenke einen neuen Kauflächenkomplex in der richtigen Bißhöhe zu erstellen. Die Kieferrelationsbestimmung hat das Ziel, den Techniker mit den dazu erforderlichen Informationen zu versorgen.

Vertikale Dimension: Der Ruheschwebeabstand (Free-Way-Space) ist der bei in Ruhe befindlicher Mandibula zwischen den Zahnreihen von Ober- und Unterkiefer gemessene Abstand. Bei den meisten Patienten beträgt er zwischen 2 und 4 Millimetern. Die einzustellende Bißhöhe kann beim Zahnlosen durch Messen der Gesichtshöhe in der Ruheschwebelage und Subtraktion des Ruheschwebeabstandes festgelegt werden.

- Die Gesichtshöhe wird bestimmt mittels zweier auf Kinn und Nasenspitze des Patienten angebrachter Punkte, deren Abstand mit Hilfe einer Schieblehre gemessen werden kann.
- Lautes Sprechen hilft dem Patienten, die Ruheschwebelage einzunehmen.
- Die Gesichtsproportionen sollten ebenfalls berücksichtigt werden.

Lage der Kauebene: Die Kauebene sollte so eingestellt werden, daß bei entspannter Oberlippe die Frontzähne noch etwa 1–2 Millimeter sichtbar sind (in höherem Alter entsprechend weniger). Die Kauebene halbiert die Vestibulumdistanz; sie liegt parallel zur Camper'schen Ebene und zur Bipupillarlinie und läuft dorsal auf die Trigona retromolaria aus. Die entspannte Zunge sollte gerade eben über das Okklusalplanum im Unterkiefer hinausragen.

Kieferrelation: Falls die bisherige Interkuspidationsposition nicht übernommen werden kann (wie es etwa bei der Anfertigung einer Sofortprothese möglich ist), muß die Kieferrelation neu festgelegt werden. Da im natürlich bezahnten Gebiß die maximale Interkuspidationspositon in der Regel ca. 1 Millimeter ventral der zentralen Relation liegt, empfiehlt sich die Einstellung dieser Kiefergelenksposition auch zur Anfertigung von Zahnersatz. Die fertige Prothese muß so eingeschliffen werden, daß dem Patienten beim Kieferschluß ein Gleiten aus der zentralen Relation in die maximale Interkuspidation hinein möglich ist.

Stellung der Front- und Seitenzähne: Idealerweise sollen die Ersatzzähne den Platz einnehmen, an dem sich ihre natürlichen Vorgänger zuvor befunden haben. Das Ausmaß, in dem eine bestehende Klasse-II- oder Klasse-III-Verzahnung kompensiert werden kann, ist abhängig vom Retentionsangebot der Kieferkämme. Im natürlichen Gebiß beträgt der Abstand von der vestibulären Fläche der oberen Schneidezähne bis zur Mitte der Papilla incisiva ca. 8 ± 1 Millimeter. Wenn die Papille nach fortgeschrittener Atrophie des Kieferkamms auf diesem zu liegen kommt, sollten die künstlichen Zähne gleichwohl dementsprechend weit labial aufgestellt werden, um eine entsprechende Unterstützung der Lippe zu gewährleisten und einen Naso-labial-Winkel (sog. Alterswinkel) von ca. 90 Grad entstehen zu lassen.

Form und Farbe der Ersatzzähne: Die Seitenzähne müssen eine hohe mastikatorische Effizienz besitzen. Schmale Zähne sind vorteilhaft. Bei der Auswahl der Zahnfarbe sind das Alter des Patienten, sein Erscheinungsbild und vor allen Dingen seine eigene Meinung zu berücksichtigen. Hält man die vom Patienten gewünschte Zahnfarbe nicht für gut, sollte man dies dokumentieren.

Praktisches Vorgehen

Die Kieferrelationsbestimmung wird mit Kunststoff-, Schellack- oder Wachsbasen durchgeführt, auf denen Wachswälle angebracht sind. Die Verwendung einer entsprechend vorbereiteten Funktionsabformung ist ebenfalls möglich. Ein heizbares Wachsmesser oder ein Bunsenbrenner sind zur Anpassung der Wachswälle unabdingbar. Da die Kopfhaltung des Patienten die Ruheschwebelage des Unterkiefers beeinflußt, muß die Kieferrelationsbestimmung stets am entspannt sitzenden Patienten erfolgen.

1 Überprüfen der Bißschablonen. Bei schlechtem Sitz müssen diese entweder neu angefertigt werden, oder die gesamte Funktionsabformung ist zu wiederholen.
2 Ausrichten des UK-Walls, um entsprechende Lippenunterstützung zu erreichen und die bukko-linguale Positionierung der Ersatzzähne festzulegen.
3 Ausrichten des UK-Walls auf die Kauebene.
4 Herbeiführung einer adäquaten Unterstützung der Oberlippe durch Anpassung des OK-Walls.
5 Ausrichtung des OK-Walls so, daß er beim Kieferschluß überall gleichmäßig Kontakt zum UK-Wall erhält und ein Ruheschwebeabstand von ca. 2 Millimetern besteht.
6 Anbringung von Markierungslinien.
7 Verschlüsseln der Wälle mit Zinkoxideugenol-Paste oder Schwarzwachs.
8 Auswahl der Form und Farbe der Ersatzzähne für die Aufstellung.

Häufige Fehler

- Ungenauigkeiten durch schlecht sitzende Basen.
- Frühkontakt der Wälle im Molarenbereich führen unbemerkt zu einer anterioren Anhebung der Basen.
- Fehler beim Bestimmen der Ruheschwebelage. Fehlbestimmungen sind seltener, wenn sich ausschließlich entweder die alte Prothese oder der Unterkieferlöffel mit Bißwall im Munde des Patienten befindet.
- Extreme Bißanhebungen überfordern manchmal das Adaptationsvermögen insbesondere älterer Patienten.

Anprobe in Wachs

Zur Einprobe werden die Ersatzzähne auf Kunststoff-, Schellack- oder Wachsbasen aufgestellt. Zahnarzt und Patient müssen mit der Aufstellung zufrieden sein, bevor die Prothesen in Kunststoff überführt werden.

Klinisches Vorgehen

Überprüfen der Aufstellung

- Im Artikulator und außerhalb desselben. Der Vergleich mit den bestehenden Prothesen kann hilfreich sein, um zu sehen, ob die zu übernehmenden Merkmale der alten Prothesen erfolgreich eingearbeitet wurden, bzw. notwendige Modifikationen erfolgt sind.
- Einzeln im Mund. Überprüfen der Basisextension und Aufstellung der Zähne im Vergleich zu den umgebenden Geweben.
- Beide Prothesen im Mund. Überprüfen von Bißlage und -höhe, Okklusion, Physiognomie und Lautbildung (Vor allem der S-Laut wird durch eine zu große oder zu kleine Bißhöhe beeinflußt).

Zustimmung des Patienten: Bei schwierigen, schwer zufriedenzustellenden Patienten kann es unter Umständen ratsam sein, vor der Fertigstellung den Patienten durch Unterschrift sein Einverständnis mit der Aufstellung dokumentieren zu lassen.

Dorsale Randerhöhung: Sofern die dorsale Randerhöhung nicht bereits direkt an der Funktionsabformung angebracht wurde, muß sie jetzt durch Radieren am Modell geschaffen werden. Die Randerhöhung sollte am Übergang vom harten zum weichen Gaumen vor der Ah-Linie zu liegen kommen. Diese ist beim Anlauten des Vokales „A“ deutlich erkennbar, da sich dorsal von ihr das Gaumensegel anhebt. Durch Tasten mit einem Kugelinstrument wird in der ventral der Ah-Linie gelegenen Ah-Zone die Kompressibilität der Schleimhaut ermittelt und dementsprechend auf dem Modell am besten mit der Rückseite eines kleinen Wachsmessers eine Furche radiert.

Anweisung an das Labor

- Stark unterschnittene Bezirke müssen ausgeblockt werden. Liegen sie im fibrösen Gewebe, so ist bei einer Tiefe von mehr als 2 Millimetern ein Ausblocken erforderlich; knöchern begrenzte untersichgehende Stellen müssen bereits bei einer Tiefe von mehr als einem Millimeter ausgeblockt werden.
- Nicht reseliente Bezirke (Torus palatinus) müssen mit Zinnfolie hohlgelegt werden.
- Es ist anzugeben, ob die Außenflächen der Prothese anatomisch ausmodelliert, oder – ob sie der besseren Pflegbarkeit halber – glatt belassen werden sollen.
- Welches Prothesenmaterial soll verwendet werden? (Normalerweise heißpolymersierendes PMMA).
- Sollen die Prothesen markiert werden? Methodisch empfiehlt sich hierfür das Einpolymerisieren eines gravierten Stahlbandes (etwa Matrizenband).

Häufige Probleme und mögliche Lösungen

- Ist bereits im Wachs eine *erhebliche Über- bzw. Unterextension der Basis* erkennbar, steht zu überlegen, ob nicht besser eine neue Funktionsabformung durchgeführt werden sollte. Geringfügige Überextensionen lassen sich auch nach der Fertigstellung beseitigen; eine unterextendierte Basis ist im Nachhinein nur durch eine Unterfütterung korrigierbar.
- *Zähne stehen außerhalb der Neutralzone.* Entfernen der betreffenden Zähne und durch Wachs ersetzen, das entsprechend beschnitten werden kann.
- *Falsche Bißhöhe.* Ist die Bißhöhe zu niedrig eingestellt, kann man Wachs auf die Okklusalfläche der Zähne auftragen und einen Checkbiß nehmen. Bei zu großer Bißhöhe müssen vor der neuerlichen Kieferrelationsbestimmung die unteren Seitenzähne entfernt und durch einen Wachswall in der richtigen Höhe ersetzt werden.
- *Okklusale Diskrepanzen oder frontal bzw. posterior offener Biß.* Austausch der unteren Seitenzähne gegen einen Wachswall und Checkbißnahme.
- *Obere Frontzähne sind zu wenig zu sehen.* Überprüfen der Frontzahnaufstellung und korrigieren. Im Labor ggf. die Kauebene angleichen lassen.
- *Die oberen Frontzähne sind zu stark sichtbar.* Häufig ist in diesem Fall die Bißhöhe zu hoch eingestellt.
- *Mangelnde Lippenunterstützung durch die Frontzähne.* In dieser Situation stehen die Zähne meistens zu weit lingual.

Sofern umfangreiche Änderungen notwendig sind oder die Okklusion korrigiert werden muß, sollte man in jedem Fall eine erneute Anprobe vorsehen.

Eingliederung von Totalprothesen

Aufgrund der unausweichlichen Schrumpfung des zur Prothesenherstellung verwendeten Polymethylmethacrylates während des Herstellungsprozesses, ist eine abschließende Korrektur des Zahnersatzes unabdingbar. Meistens liegt eine Bißerhöhung von ca. 0,5 Millimetern vor, die zu Frühkontakten im Molarenbereich führt. Folgendes ist zu tun:

Bearbeiten der Prothesenbasis: Zunächst werden Rauhigkeiten entfernt. Danach sind untersichgehende Stellen schrittweise zu reduzieren, so daß die Prothese zwar leicht eingesetzt werden kann jedoch noch ausreichend Retention aufweist.

Überprüfen der Okklusion: Zur abschließenden Okklusionskontrolle ist eine gelenkbezügliche Remontage der Prothesen in einen Artikulator (Nachregistrieren) das Mittel der Wahl. Die Zuordnung des Unterkiefers zum Oberkiefer sollte dabei mit Hilfe eines intraoralen Pfeilwinkelregistrates nach McGrane erfolgen. Beim Einschleifen ist folgendes zu beachten:

1 Die Bißhöhe darf nicht verändert werden. Aus diesem Grund sollte man ein Beschleifen der tragenden Höcker soweit als möglich vermeiden.
2 Auch die nichttragenden Höcker sollte man schonen und möglichst in den Fossae schleifen, um die Interkuspidationstiefe zu erhalten.
3 Alle Störkontakte in der Protrusion entfernen.
4 Abschließend wird die dynamische Okklusion so eingestellt, daß möglichst viele Balancekontakte auf der Mediotrusionsseite entstehen.

Einige Autoren empfehlen, das Einschleifen erst ca. 14 Tage nach der Eingliederung vorzunehmen, damit Einlagerungs- und Quellungsvorgänge der Prothesen zum Abschluß gekommen sind und die Patienten Zeit hatten, sich an ihren neuen Zahnersatz zu gewöhnen.

Hinweise für den Patienten: Abschließend sollte man dem Patienten noch einige Hinweise geben:

- Die meisten Patienten brauchen eine gewisse Zeit, um sich an die neuen Prothesen zu gewöhnen. In dieser Zeit kann weichere Kost empfehlenswert sein.
- Treten Druckstellen auf, so sollte der Patient versuchen, die Prothese weiter zu tragen und sich so bald wie möglich wieder vorstellen, damit die betroffenen Stellen leicht erkannt und entfernt werden können.
- Zwar sollten die Patienten dazu angehalten werden, zur Schonung des Tegumentes die Prothesen nicht nachts zu tragen, doch kann das permanente Tragen während der ersten zwei Wochen die Gewöhnung beschleunigen.
- Wenn die Prothesen nicht getragen werden, sollten sie in Wasser aufbewahrt werden, um sie vor Austrocknung zu schützen. Plastikbehälter sind billig und sicherer als ein Wasserglas.
- Hinweise zur Prothesenhygiene vgl. S. 342.

Wiedervorstellung: Der Patient sollte sich 1–2 Wochen nach der Eingliederung wieder vorstellen, damit ggf. Korrekturen durchgeführt und die Okklusion optimiert werden kann. Eine durch Ungenauigkeiten an der Prothesenbasis hervorgerufene Druckstelle kann wie folgt lokalisiert werden:

- Druckstellen-Indikatorpaste wird auf die Prothesenbasis aufgetragen und die Prothese eingesetzt.
- Die Druckstelle wird im Mund mit Hilfe eines giftfreien Kopierstiftes markiert. Sie zeichnet sich nach der Wiedereingliederung auf der Prothesenbasis ab und läßt sich dann leicht beseitigen.

Man sollte stets daran denken, daß auch Okklusionsstörungen Druckstellen verursachen können (S. 344). Im Gegensatz zu den durch Inkongruenzen der Basis bedingten, meist kleineren Druckstellen, betreffen okklusionsbedingte Gewebsirritationen häufig ganze Kieferabschnitte.

Bevor der Patient aus der Behandlung entlassen wird, muß man ihn auf die Wichtigkeit einer regelmäßigen Nachsorge hinweisen.

Nachsorge beim Totalprothesenträger

▶ Totalprothesen bedürfen einer mindestens jährlich erfolgenden Kontrolle. Eine regelmäßige Nachsorge hilft Schäden zu vermeiden und erhöht die Chance, frühzeitig pathologische Geschehnisse in der Mundhöhle zu erkennen.

Folgen mangelnder Nachsorge: Infolge der unausweichlichen Atrophie der Alveolarfortsätze kommt es mehr und mehr zu einer Inkongruenz zwischen Prothesenbasis und Lager und zu einem Verlust an Retention und Stabilität. Bewegungen der Prothesen in der Funktion sind unausweichlich und können schwerwiegende Folgen haben, nämlich

- weitere progrediente Resorption der Alveolarfortsätze,
- Prädisposition für Pilzinfektionen,
- Bildung von Reizfibromen (S. 404),
- entzündliche Papillenhyperplasie am Gaumen.

Die oben aufgezählten Punkte verstärken sich mit zunehmendem Bißhöhenverlust.

Unterfütterung

Unterfütterungen dienen zum Ausgleich einer bestehenden Inkongruenz zwischen Prothesenbasis und Tegument. Das Mittel der Wahl zur Unterfütterung ist die indirekte Unterfütterung im Labor. Am Patienten ist dafür eine Abformung erforderlich, die im wesentlichen der Funktionsabformung bei der Neuanfertigung entspricht.

Technik: Um eine Bißerhöhung zu vermeiden, sollten niemals obere und untere Prothese gleichzeitig unterfüttert werden.

- Überprüfen der Okklusion und ggf. Einschleifen. Überprüfen der Bißhöhe.
- Untersichgehende Bezirke beseitigen.
- Extension korrigieren und Funktionsrand ausformen.
- Sealabformung zur Herstellung der Kongruenz zwischen Basis und Prothesenlager mit dünnfließendem Abformmaterial vornehmen. Dabei den Patienten schließen lassen und die Bißhöhe und Okklusion überprüfen.
- Abformung aus dem Mund entnehmen. Kontrolle.

Alternativ kommt eine Langzeitabformung über mehrere Tage (S. 331) mit einem weichbleibenden provisorischen Unterfütterungsmaterial in Betracht, wobei die daraus resultierenden Abformungen nur noch mit einer Sealabformung zu versehen sind.

Gewebekonditionierer

Gewebekonditionierer sind weichbleibende Materialien, die eine gleichmäßige Kraftverteilung auf das Prothesenlager gewährleisten und so die Erholung überlasteter und entzündeter Gewebsareale fördern. Sie sind besonders hilfreich, wenn schlechtsitzende Prothesen multiple Druckstellen hervorgerufen haben. Bei ihrer Anwendung läßt sich zunächst eine Schmerzfreiheit des Patienten erzielen. Dies ist immer dann wichtig, wenn eine Funktionsabformung zur Neuanfertigung oder Wiederherstellung des Zahnersatzes durchgeführt werden soll, damit der Patient nicht in eine Schonhaltung ausweicht, die das Ergebnis der Abformung negativ beeinträchtigen könnte.

Technik: Freischleifen der Basis im Bereich von Druckstellen und Überkonturierungen. Es ist eine Mindestdicke des Materials von 2 Millimetern erforderlich. Die Masse sollte nicht länger als eine Woche in situ belassen werden. Besteht eine Candida-Mykose, können zerstoßene Nystatin-Tabletten beim Anrühren der Masse (z. B. Viscogel) zugegeben werden.

Weichbleibende Unterfütterungsmaterialien

Ihre Verwendung ist angezeigt:

- bei älteren Patienten mit dünner, atrophischer Mucosa, wenn sich trotz korrekt angefertigten Zahnersatzes und trotz reziproker Abformtechnik mit einer herkömmlichen Prothesenbasis eine Druckstellenfreiheit nicht erreichen läßt,
- nach präprothetischer Chirurgie,
- um Weichgewebsunterschnitte zur Vergrößerung der Retention heranzuziehen, z. B. nach Hemimaxillektomie oder bei Spaltträgern.

Bevor man weichbleibend unterfüttert, werden zuerst die neuen Prothesen wie üblich im PMMA hergestellt und die Okklusion eingeschliffen. Eine Mindestdicke des weichbleibenden Materials von 2 Millimetern ist notwendig. Dies kann eine untere Totalprothese im lingualen Bereich so stark schwächen, daß eine metallische Verstärkung notwendig wird. Kein Material ist hinsichtlich seiner Pflegbarkeit ideal (S. 654), jedoch zeigt Molloplast B, ein heißpolymerisierendes Silikon, die besten Eigenschaften.

Prothesenhygiene

Nach der Eingliederung neuer Prothesen muß der Patient sowohl auf die Wichtigkeit einer effizienten Prothesenhygiene als auch auf die dazu zur Verfügung stehenden Möglichkeiten hingewiesen werden. Unter Umständen muß man ihm die Prothesenpflege demonstrieren. Unabdingbar ist die sorgfältige und regelmäßige Pflege mit Wasser, Seife und Bürste zur Verhinderung von Plaque-, Zahnstein- und Konkrementanlagerung. Leider verlassen sich zuviele Patienten – nicht zuletzt aufgrund der Werbung – ausschließlich auf Prothesenreiniger. Reine Kunststoffprothesen können wirkungsvoll mit Hypochlorid-Lösungen desinfiziert werden, wenn die Einwirkungszeit mehrere Stunden beträgt (Cave Metallteile, Korrosion!). In heißem Wasser appliziert, beschleunigen sie das Ausbleichen des Kunststoffes. Die Peroxidreiniger sind populär, aber wenig effektiv, wenn sie entsprechend den Angaben der Herstellerangaben für lediglich 15–30 Minuten angewendet werden. Auch sie bleichen den Kunststoff aus.

Leiten Sie die Patienten an, ihre Prothesen über einem mit Wasser gefüllten Waschbecken zu reinigen. Dieses dient als „Sicherheitsnetz“.

Von Prothesenträgern häufig vorgebrachte Klagen – Ursachen und Therapie

Die meisten Klagen der Patienten betreffen Schmerzen und/oder mangelnden Prothesenhalt. Für beides können Fehler am Zahnersatz aber auch eine übertriebene Erwartungshaltung des Patienten ursächlich sein. Letztere muß man erkennen und den Patient über die Limitationen von Zahnersatz aufklären. Der erfahrene Prothetiker wird bereits vor der Neuanfertigung von Zahnersatz auf die zu erwartenden Schwierigkeiten hinweisen und weniger in Aussicht stellen, als er für möglich hält. Wenn die Ursache für die geklagten Beschwerden nicht klar ist, muß eine systematische Untersuchung des Zahnersatzes (Basisausdehnung, Gestaltung des Funktionsrandes, Kongruenz, Okklusion, technische Ausführung) erfolgen.

Druckstellen können viele Ursachen haben, angefangen von Rauhigkeiten der Basis, Fehlbelastungen durch okklusale Interferenzen, über eine verstärkte Muskelaktivität durch eine zu hoch eingestellte Bißhöhe und Bruxismus bis hin zu retinierten Wurzelresten und anderen pathologischen Veränderungen. Abgleitbewegungen einer Prothese in Folge eines Frühkontaktes nach ventral oder lateral können zu Entzündungen am Kieferkamm auf den jeweils druckexponierten Seiten führen. Mit fortschreitender Atrophie entstehen mitunter Knochenkanten und die Foramina mentalia kommen auf dem Kieferkamm zu liegen, was zu lokal begrenzten, sehr druckschmerzhaften Arealen führen kann.

Schmerzen an Haltezähnen von partiellem Zahnersatz: Schmerzen, die von einem einzelnen, zur Verankerung einer partiellen Prothese herangezogenen Zahn ausgehen, können neben den bekannten Ursachen noch andere Gründe haben:

- Überlastung des Zahnes infolge einer Okklusionsstörung.
- Übermäßige Auslenkung des Zahnes durch fehlenden Belastungsausgleich.
- Galvanische Sensationen durch unzureichende Unterfüllung unter einer Amalgamrestauration, die in direktem Kontakt mit einer Gußklammer steht.

Schlechter Prothesenhalt, betrifft gewöhnlich mehr die untere als die obere Totalprothese.

Fehler am Zahnersatz	*Patientenimmanente Faktoren*
Falsche Basisextension	Xerostomie
Unzureichende Funktionsrandgestaltung	Ungünstige anatomische Voraussetzungen
Zähne nicht in der neutralen Zone	Mangelndes Adaptationsvermögen
Okklusale Interferenzen	

Schleimhautbrennen kann 1) durch lokale Faktoren, z. B. zu große Bißhöhe sowie Prothesenstomatopathie bedingt sein oder 2) unabhängig vom Zahnersatz auftreten. In letzterem Fall sollte neben systemischen Faktoren (z. B. Menopause, Mangelerkrankungen, Xerostomie) immer auch eine psychosomatische Störung in Betracht gezogen werden.

Sprache

Schwierigkeiten des Patienten	*mögliche Ursache*
Zähneklappern	Bißhöhe zu hoch eingestellt unzureichender Halt
Lispeln	Frontzähne zu weit palatinal Änderung der palatinalen Kontur
Probleme bei der Aussprache	
der Konsonanten „f" und „v"	Frontzähne zu weit palatinal
der Konsonanten „d" und „t"	Änderung der palatinalen Kontur

Wangeneinbisse sind nicht selten durch einen zu geringen bukkalen Überhang der Oberkieferseitenzähne (Aufstellung im Kreuzbiß) bedingt. Ggf. bukkalen Überhang vergrößern und eine normale bukko-linguale Beziehung schaffen. Zusätzlich ist zu überprüfen, ob die Zähne in der neutralen Zone stehen.

Brechreiz

- Ermittlung der sensiblen Gebiete mit Hilfe eines Kugelstopfers durch mäßigen Druck und Vergleich mit der Prothesenausdehnung.
- Gaumenfreie Prothesen können eine Lösung sein; oft ist aber, besonders bei Totalprothesen, die Retention ungenügend.
- Anfertigung einer „Trainingsprothese". Diese besteht aus einer reinen Gaumenplatte, auf der – beginnend mit den Inzisiven – nach und nach die Zähne aufgestellt werden.
- Festsitzende Versorgung mit Hilfe von Implantaten.

Stark atrophierter Alveolarfortsatz: Die Atrophie des zahnlosen Alveolarfortsatzes nimmt mit der Zeit beständig zu. Dabei ist das Ausmaß der Resorption im Oberkiefer stärker als im Unterkiefer.

Die therapeutischen Maßnahmen richten sich nach dem Ausmaß der Atrophie und dem biologischen Alter des Patienten.

- Minimieren der auf die Prothesen einwirkenden destabilisierenden Kräfte durch (1) Optimierung der Basisausdehnung (2) Langzeitfunktionsabformung (3) funktionsanalytische Maßnahmen zur Einstellung einer bilateral äquilibrierten dynamischen Okklusion.
- Anwendung der reziproken Prothesenabformtechnik zur Festlegung der neutralen Zone (S. 330).
- Präprothetisch, chirurgische Maßnahmen, insbesondere Einbringung von Implantaten.

Wiederholter Prothesenbruch: Abgesehen von Unachtsamkeit ist der Hauptgrund für das Brechen einer Prothese die Ermüdung des PMMA infolge kontinuierlicher Biegebelastung. Fehlende Kongruenz zwischen Prothesenbasis und Tegument nach Atrophie des Alveolarfortsatzes, okklusale Störungen, aber auch ein Torus palatinus, auf dem die Prothese reitet, kann zu einer Biegebeanspruchung führen. Besonders ungünstig sind Situationen, in denen einem zahnlosen Kiefer ein noch weitgehend vollbezahnter Gegenkiefer gegenübersteht. Ggf. ist die Einarbeitung einer Metallbasis oder einer anderen metallischen Verstärkung notwendig.

Prothesenstomatitis

Häufigkeit: Prothesenstomatitiden werden in mehr oder weniger ausgeprägter Form bei 30–60% der Totalprothesenträger beobachtet. Frauen sind in einem Verhältnis von 4:1 häufiger betroffen. Bevorzugte Lokalisation ist die von der Prothesenbasis bedeckte Gaumenschleimhaut. In 90% der Fälle ist eine Infektion mit Candida albicans ursächlich. Weitere 9% machen andere Candidastämme aus, und nur bei einem Prozent werden andere Erreger (z. B. Klebsiella) gefunden.

Candida albicans ist ein üblicherweise in der Mundhöhle vorkommender Keim, der erst bei einer reduzierten Abwehrlage pathogen wird. Klassischerweise ist eine Rötung mit Petechien und abwischbaren weißlichen Flecken zu beobachten.

Auch bei Trägern kieferorthopädischer Geräte ist mitunter eine „Prothesenstomatopathie" anzutreffen.

Ätiologie: Folgende ätiologische Faktoren sind in Betracht zu ziehen:

- Unzureichende Prothesenhygiene.
- Dauerndes Tragen der Prothesen (auch nachts) begünstigt die Entstehung.
- Candidainfektionen. Diese können durch
- systemische Faktoren begünstigt werden (z. B. Eisen- und Vitaminmangel, Steroidmedikation, Medikamente, die als Nebenwirkung eine Xerostomie auslösen).
- Übermäßiger Zuckergenuß begünstigt ebenfalls die Vermehrung von Candida albicans. Manche Autoren vertreten die Meinung, daß der Grund für die bevorzugte Affektion der Oberkieferschleimhaut in der mehr serösen Eigenschaft des Speichels der Glandula submandibularis einerseits und der größeren Ausdehnung der oberen Totalprothese andererseits zu suchen sei, da als Folge davon der „Spüleffekt" des Speichels im Oberkiefer nicht so ausgeprägt sei wie im Unterkiefer.

Behandlung

- Bis zum Abklingen der Symptome Prothesenkarenz. Wenn dies dem Patienten absolut unmöglich scheint, sollte er die Prothesen wenigstens nachts herausnehmen.
- Erneute Motivation und Instruktion des Patienten zur Prothesenhygiene, z. B. mechanische Reinigung der Prothese mit einer geeigneten Bürste (vor allem auf der Unterseite) und ggf. Einlegen in eine Hypochloridlösung.
- Zuckeraufnahme einschränken.
- Gabe von Antimycotica (S. 588). Nystatin-Lösung 100 000 E/ml 4 × 1ml/d (Candido-Hermal, Moronal, Mykundex, Nystatin „Lederle") oder Amphotericin-Lösung 100 ml/mg 4 × 1 ml/d (Ampho-Moronal) sind die Medikation der ersten Wahl. Bei Therapieresistenz kommt Miconazol (Epimonistat) in Betracht.
- Bei begründetem Verdacht auf eine systemische Ursache der Candidiasis, muß der Patient an einen Internisten überwiesen werden.

Kopieren von Prothesen

Der Erfolg einer prothetischen Versorgung hängt sowohl von der Adaptationsfähigkeit des Patienten, wie auch vom Können des Zahnarztes und des Technikers ab. Bei der Neuanfertigung von Zahnersatz wachsen mit dem Umfang der Änderungen die Anforderungen an das Adaptationsvermögen des Patienten. Werden die alten, bereits adaptierten Prothesen des Patienten kopiert und anschließend optimiert, so ist das Risiko des Scheiterns der Behandlung erheblich geringer, als wenn unmittelbar neuer Zahnersatz angefertigt wird.

Behandlungsplanung: Wenn alter Zahnersatz durch neuen ersetzt werden soll, muß man sich darüber klar werden, was an der Vorgängerprothese zufriedenstellend war und was und in welchem Umfang geändert werden muß:

- Mangelnde Kongruenz zwischen Prothesenbasis und Schleimhaut. Ist dies der alleinig verbesserungswürdige Punkt, genügt eine Unterfütterung.
- Unzureichende Gestaltung des Funktionsrandes. Auch in diesem Fall ist eine Unterfütterung ausreichend.
- Bißhöhe und Kieferrelation: Falls eine Bißhebung oder eine Neupositionierung des Unterkiefers erforderlich ist, kann diese zunächst probatorisch mit Autopolymerisat an den vorhandenen Prothesen durchgeführt werden. Dies hat jedoch den Nachteil, daß der Zahnersatz irreversibel verändert ist.
- Ist die Frontaufstellung, die Größe und Form der Frontzähne akzeptabel?
- Können die Seitenzähne belassen werden?

Kopieren totaler Prothesen[2]

Zahlreiche Techniken sind zur Duplizierung von Zahnersatz beschrieben worden; prinzipielle Unterschiede zwischen den einzelnen Verfahren bestehen nicht. Die im folgenden beschriebene Methode bedient sich ausschließlich solcher Materialien, die in der Zahnheilkunde ohnehin verwendet werden.

Klinik 1

- Korrektur der Basisausdehnung mit Kerr-Masse.
- Auftragen von Kerr-Masse oder Silikon auf die Okklusalflächen und Checkbißnahme (gleichzeitig kann eine Bißanhebung – falls erforderlich – durchgeführt werden).
- Anschließend wird die Prothesenunterseite in einen mit Silikon beschickten Serienlöffel abgeformt. Danach wird das ausgehärtete Silikon mit Vaseline isoliert und ein zweiter, ebenfalls mit Silikon beschickter Serienlöffel so auf die Oberseite der Prothese plaziert, daß beide Abformungen zusammen eine Hohlform ergeben.
- Die Prothesen werden aus den Abformungen entfernt, gereinigt und dem Patienten wieder eingegliedert.
- Die Hohlform geht zur Weiterverarbeitung in das zahntechnische Labor.

Labor 1: Zunächst wird auf die Abformung der Prothesenbasis eine Schellack- oder Kunststoffbasis adaptiert. Dann wird die obere Hohlform mit Wachs ausgegossen und die Formen zusammengesetzt. Anschließend tauscht man die Wachszähne gegen Kunststoffzähne aus.

Klinik 2: Anprobe: Nach den üblichen Kontrollen (Okklusion, Bißhöhe etc.) wird eine Unterfütterungsabformung durchgeführt.

Labor 2: Mit Hilfe dieser Abformung wird ein Funktionsmodell angefertigt, auf dem die Prothese fertiggestellt werden kann.

Klinik 3: Eingliedern der fertigen Prothese.

Falls größere Korrekturen durchgeführt werden müssen, können die Wachsreplika der Prothesen auf den Basisplatten als Bißschablonen benutzt werden. Die Technik ist die gleiche wie oben angegeben, jedoch ist eine weitere Sitzung zur Überprüfung der Okklusion und zur Vornahme der Unterfütterungsabformung notwendig[3].

Kopieren von partiellen Prothesen zur Herstellung von Soforttotalprothesen[4]

Patienten, bei denen die Extraktion der letzten noch vorhandenen Zähne geplant ist und die zuvor eine partielle Prothese zu ihrer Zufriedenheit getragen haben, kann mit Hilfe der Kopiertechnik der Übergang zur Totalprothese erleichtert werden:

Klinik 1: Korrektur der Ausdehnung der Prothesensättel mit Grün-Kerr und Abformung der Prothesen im Löffel (s. o.) sowie Alginatabformung des Gegenkiefers.

Labor 1: Herstellung des Wachsduplikates zur Anprobe (s.o).

Klinik 2: Anprobe und Unterfütterung der Basis mit einem leichtfließenden Silikon. Anschließend Checkbißnahme. Zum Schluß wird über das in situ befindliche Duplikat eine Alginatabformung durchgeführt.

Labor 2: Im Labor wird das Modell hergestellt, mit dem Gegenkiefer einartikuliert und die Wachszähne gegen Kunststoffzähne ersetzt. Das dünnfließende Silikon wird zur Anprobe der Aufstellung zunächst unter der Basis belassen.

Hinsichtlich Anprobe in Wachs und Eingliederung vgl. S. 326 *Totale Sofortprothese*.

Alterszahnheilkunde

(oder Gerodontologie, Gerostomatologie, Gerontostomatologie)

Definition: Zahnheilkunde für Ältere. Für diejenigen, die das Pensionsalter noch nicht erreicht haben, gilt jeder über 65jährige als „Alter". Nach Meinung anderer liegt die Grenze bei mehr als 75 Jahren. Es sollte jedoch nicht das kalendarische sondern vielmehr das biologische Alter berücksichtigt werden. Die Alterszahnheilkunde stellt ein noch sehr junges, im Aufbau begriffenes Teilgebiet der Zahnheilkunde dar.

Epidemiologie: Zwei Faktoren sind besonders wichtig für die zunehmende Bedeutung der Alterszahnheilkunde. Zum einen ist es die Zunahme des Anteils der älteren Menschen an der Gesamtbevölkerung infolge der gestiegenen Lebenserwartung und zum anderen sind es die Verbesserungen in der Zahnheilkunde selbst, die bei immer mehr Menschen zum Erhalt der natürlichen Zähne beitragen. Prognosen sagen aufgrund der gegenwärtigen Änderung des Altersprofils der Bevölkerung für das Jahr 2001 sogar eine Erhöhung des Anteils der über 75jährigen voraus, während der Anteil der 65–75jährigen dann schon wieder abnehmen wird.

Generelle Probleme des Alterns
- Physiologisch wie pathologische Altersveränderungen.
- Krankheiten und Medikamententherapie (Kapitel 11).
- Zunahme der Pflegebedürftigkeit.

Konservierende Zahnheilkunde
Hauptprobleme innerhalb der konservierenden Zahnheilkunde sind:
- Wurzelkaries. Sie tritt vor allem nach Gingivarezessionen an freiliegenden Wurzeloberflächen auf. Sie wird unter Umständen begünstigt durch eine Veränderung der Ernährungsgewohnheiten, abnehmende individuelle Mundhygiene und einen geringeren Speichelfluß. Eine Prophylaxe zur Vermeidung der Wurzelkaries sollte bei gefährdeten Patienten durch ausreichende Fluoridapplikation oder bei Patienten mit Xerostomie durch die Verordnung von fluoridhaltigem künstlichen Speichel erfolgen.
- Abrasionen (S. 290). Sie treten vor allem nach partiellem Zahnverlust auf.
- Pulpaveränderungen. Neben der Obliteration ist die verringerte Abwehrfunktion des pulpalen Gewebes von Bedeutung.

Parodontologie
Das Hauptproblem in der Parodontologie stellt die
- verminderte manuelle Geschicklichkeit dar, die die Mundhygiene erschwert.

Bisher liegen nur wenige epidemiologische Studien über den parodontologischen Behandlungsbedarf älterer Menschen vor. Die vorliegenden Untersuchungen zeigen, daß – obwohl ältere schneller Plaque entwickeln – die Notwendigkeit einer chirurgischen Parodontaltherapie nur bis zum mittleren Alter zunimmt. Danach bedarf die Mehrheit der Patienten lediglich einer nichtchirurgischen Behandlung.

Zahnärztliche Prothetik

Hauptschwierigkeiten in der prothetischen Zahnheilkunde sind:

- Reduzierte Anpassungsfähigkeit: Falls abzusehen ist, daß der Patient seine Zähne nicht zeitlebens behalten wird, sollte der Übergang zumindest zur Teilprothese zu einer Zeit erfolgen, in der zu erwarten steht, daß der Patient noch die notwendige Adaptationsleistung erbringen kann.
- Altersveränderungen in den prothesentragenden Gebieten einschließlich Knochenabbau und Involution der Mundschleimhaut.

Altersbedingte Veränderungen

Altersbedingte Veränderungen sind definiert als Veränderungen der Form oder der Funktion von Geweben oder Organen in Folge biologischer Aktivität in Verbindung mit einer Reduktion der normalen Zellteilung.

Allgemein

Die Verringerung der Mikrozirkulation, Zellreproduktion, Geweberegeneration und des Zellstoffwechsels führt in Verbindung mit einer verstärkten Fibrosierung zu einer Degeneration vornehmlich des elastischen Gewebes und des Nervensystems. Es resultiert eine Funktionsminderung der meisten Körpersysteme.

Zahnärztlich

Orale Weichgewebe: Epithel, Mucosa und Submucosa dünnen aus. Die Geschmacksempfindung ist vermindert. Mit zunehmendem Alter steigen Zahl und Größe der Fordyce-Drüsen (ektopische Talgdrüsen der Mundschleimhaut), Zungenvarizen und Papillae folliatae. Ergebnisse neuerer Untersuchungen zeigen allerdings, daß die stimulierte Speichelflußrate altersbedingt nur wenig abnimmt. Jedoch können Medikamente und systemische Erkrankungen den Speichelfluß vermindern.

Zahnhartgewebe: Mit zunehmendem Alter verliert der Schmelz seine Permeabilität. Klinisch erscheinen ältere Zähne deshalb spröde. Ein signifikanter Unterschied im Elastizitätsmodul des Dentins bei jungen und alten Zähnen läßt sich jedoch nicht feststellen. Die Bildung von Sekundärdentin nimmt zwar mit zunehmendem Alter ab, hört aber niemals gänzlich auf. Die peripheren Dentinkanälchen verschließen sich zunehmend.

Abrasionen sind eine typische altersbedingte Erscheinung. Da das Kronen/Wurzelverhältnis zu Gunsten der Wurzel verbessert wird, läßt sich der Abrasion auch ein positiver Faktor abgewinnen. Sehr starke Abrasionen sind möglicherweise durch Umwelteinflüsse bedingt.

Pulpa: Das alternde Pulpagewebe zeichnet sich durch zunehmende Fibrosierung, abnehmende Vaskularisierung und eine Verminderung der Abwehrbereitschaft aus. Da der Sekundärdentinanteil und die Mineralisierungsrate der Pulpa zunehmen, sinkt das Risiko einer artefiziellen Pulpaeröffnung.

Parodontium: Mit zunehmendem Alter steigt die Fibrosierung, während die Vaskularisierung, die Gesamtzahl der Zellen und ihre Erneuerungsrate abnehmen. Inwieweit gingivale Rezessionen physiologischer oder pathologischer Natur sind, wird derzeit kontrovers diskutiert.

Systemisch

Immunsystem: Die Reduzierung der zellulären Immunität führt in Verbindung mit der Verringerung der Lymphozytenzahl zu einem Anstieg der Autoimmunerkrankungen und zu einer Verschlechterung der Infektabwehr des älteren Patienten. Auch Neoplasien nehmen zu. Eine Steroidtherapie kann die zahnärztliche Behandlung erschweren.

Nervensystem: Älterwerden verbindet physiologischen Abbau mit Dysfunktion infolge altersbedingter Erkrankungen (z. B. Apoplexie, Morbus Parkinson). Eine Schwerhörigkeit verstärkt die Problematik.

Kardiovaskuläres System: Hypertonie und ischämische Herzerkrankungen verstärken sich mit zunehmendem Alter. Auch Anämien kommen häufiger bei älteren vor. Im allgemeinen bestehen die größten Probleme, wenn eine Sanierung in Intubationsnarkose erforderlich oder die Praxis des Zahnarztes nur über Treppen zu erreichen ist.

Atmungsorgane: Mit zunehmendem Alter sinkt die Vitalkapazität. Es herrschen obstruktive Erkrankungen der Atemwege vor.

Endokrines System: Von besonderer Bedeutung ist der Altersdiabetes.

Muskulatur: Nachlassender Muskeltonus, Verlangsamung der Kontraktion und geringere Präzision der Bewegung sind typische Merkmale des alternden Muskels.

Ernährung: Appetitlosigkeit, eingeschränkte Mobilität, nachlassendes Geschmacksvermögen und eine unzureichende Kaufunktion können beim älteren zu ernährungsbedingten Mangelerscheinungen führen, die sich mitunter in einer Veränderung der oralen Mukosa manifestieren.

Bevorzugte Schleimhauterkrankungen des höheren Alters
- Mundhöhlen-Karzinom (S. 426).
- Lichen ruber planus (S. 438).
- Herpes zoster. Diese Erkrankung wird durch die mit zunehmendem Alter nachlassende Funktion der T-Lymphozyten begünstigt. Auch nachfolgende Neuralgien treten bevorzugt nach Herpes-zoster-Schüben beim älteren Menschen auf.
- Benignes Schleimhautpemphigoid (S. 420).
- Pemphigus vulgaris (S. 418).
- Candida ist wegen der Zunahme des Prothesenträgeranteils in der Gruppe der älteren Patienten und der verringerten Immunabwehr häufiger zu beobachten.

(Diese Aufzählung erhebt keinen Anspruch auf Vollständigkeit.)

Zahnärztliche Betreuung älterer Menschen

Die Basis für die zahnärztliche Versorgung eines älteren Patienten sollten auch weiterhin die niedergelassenen Zahnärzte darstellen.

Allgemeine Probleme

Medizinische und medikamentöse Vorgeschichte: Es ist ratsam, komplexere medizinische Probleme mit dem Hausarzt oder dem behandelnden Internisten des Patienten abzuklären. Unglücklicherweise kennen viele Ärzte oft nur das Spektrum an Zahnbehandlung, welches sie selbst erfahren haben, deshalb sollte man genau schildern, was geplant ist.

Kommunikation: Die Verständigung mit Älteren verlangt Geduld und Verständnis. Oft versuchen ältere Patienten, Schwerhörigkeit, schlechtes Sehen oder Verständnisschwierigkeiten zu verbergen. Es ist deshalb wichtig, Wesentliches deutlich herauszustellen, ohne dabei schulmeisterhaft aufzutreten. Oft ist es hilfreich, einen Verwandten oder Freund des Patienten hinzuzuziehen.

Mundhygiene: Die Fähigkeit zur Mundhygiene kann durch verschiedene Erkrankungen (z. B. Arthritis oder Schlaganfall) eingeschränkt sein. Raten Sie zu einer elektrischen Zahnbürste oder modifizieren Sie den Griff der Zahnbürste, um die Handhabung zu vereinfachen, etwa durch Elastomer oder mit einem Fahrradhandgriff.

Behandlung

In der zahnärztlichen Praxis ist zu berücksichtigen:

- Rampe für Rollstuhl oder Gehhilfe. Dies ist im Rahmen einer Praxisneuplanung einfach zu bewerkstelligen, in vorhandenen Räumen jedoch oft mit Problemen verbunden. Im Behandlungszimmer selbst ist es wichtig, genügend Platz um den Behandlungsstuhl herum zu haben.
- Richtige Wahl des Behandlungstermins. Diabetiker müssen zwischen den Mahlzeiten und Medikationszeiten bestellt werden. Für Arthritispatienten ist ein frühmorgendlicher Termin meistens ungünstig, da sie oft Stunden brauchen, um „in die Gänge" zu kommen.
- Lagerung des Patienten. Viele ältere Patienten möchten nicht gerne liegend behandelt werden. Bei Patienten mit kardiovaskulären oder pulmonalen Erkrankungen kann diese Position sogar kontraindiziert sein. Stellen Sie den Behandlungsstuhl stufenweise ein, da eine schnelle Bewegung von liegend zu sitzend einen kurzeitigen, massiven Blutdruckabfall hervorrufen kann.

Zu Hause: Ungefähr 12–14% der älteren Bevölkerung sind in einem solchen Grad bettlägerig oder ans Haus gebunden, daß sie weder ihren Hausarzt noch ihren Zahnarzt besuchen können. Unglücklicherweise ist es so, daß trotz des großen Bedarfs an zahnärztlicher Behandlung, eine solche zu Hause nur relativ selten zur Ausführung gelangt, da die Patienten einer zahnärztlichen Behandlung oft nur einen geringen Stellenwert einräumen und überdies die mit ihr verbundenen Schwierigkeiten scheuen.

- *Raum:* Die Küche ist wahrscheinlich der günstigste Raum, da fließendes Wasser vorhanden ist. Sollte der Patient andere Vorstellungen haben, so sollte man diesen nach Möglichkeit folgen, und für die improvisierte Behandlung das von ihm gewünschte Zimmer auswählen. Boden und Arbeitsflächen müssen vor Spritzern geschützt werden.

- *Lagerung:* Wo möglich, sollte der Patient so gesetzt werden, daß er den Kopf anlehnen kann. Beim bettlägeringen Patienten bleibt nichts anderes übrig, als die Behandlung im Bett vorzunehmen.
- *Ausrüstung:* Der Umfang des Instrumentariums ist abhängig von der Art und Häufigkeit der Behandlungen. Tragbare Einheiten sind erhältlich, aber teuer. Für Kleinteile ist eine Werkzeugtasche sehr nützlich.
- *Mundhygiene:* Diese ist sehr wichtig. Es ist Aufgabe des Zahnarztes, den Patienten, seine Verwandten oder Pfleger auf die Wichtigkeit einer guten Mund- und Prothesenhygiene aufmerksam zu machen und ihnen zu zeigen, wie diese stattzufinden hat. Bei Bettlägrigen können die Zähne mit Wattestäbchen und Chlorhexidin gesäubert werden.

Grundsätzliche Überlegungen

- Besteht die Aussicht, die Behandlung erfolgreich durchzuführen?
- Wie groß ist der mit der vorgeschlagenen Behandlung verbundene Aufwand? Scheitert eine aufwendige Behandlung, steht der Patient möglicherweise schlechter da als zuvor.
- Ziel muß es sein, die Kaufunktion so gut wie möglich zu erhalten. Dies bedeutet nicht notwendigerweise, möglichst viele Zähne zu erhalten.
- Eine gesundheitliche Krise (z. B. ein Krankenhausaufenthalt) kann eine rapide Verschlechterung eines zuvor stabilen oralen Zustandes hervorrufen.
- Ausgeprägte Veränderungen sollten vermieden werden. Muß der Zahnersatz überarbeitet werden, so sollte dies in kleinen Schritten erfolgen. Falls mehrere Extraktionen erforderlich sind, wird man diese – wenn möglich – über einen längeren Zeitraum verteilen, wobei die vorhandene Prothese schrittweise erweitert werden kann (Aufbauprothese).

Bevorzugte Behandlungsverfahren in der Alterszahnheilkunde

- Adhäsive Restaurationen, z. B. mit Glasionomerzement bei Wurzelkaries.
- Klebebrücken. Ihre Anfertigung ist für den Patienten wenig belastend.
- Aufbauprothesen sind vorteilhaft, da sie dem Patienten die Adaptation erleichtern.
- Muß neuer Zahnersatz angefertigt werden, so ist der Einsatz der Kopiertechnik in Erwägung zu ziehen, da bei ihrer Anwendung die Form der alten Prothese weitgehend beibehalten werden kann und an das Adaptationsvermögen des Patienten nur relativ geringe Anforderungen gestellt werden.

8 Zahnärztliche Chirurgie

Hauptquellen:
Moore: Surgery of the mouth and jaws. Blackwell Scientific 1985.
Seward, Killey and Kay: Outline of oral surgery. Wright 1987.

Weitere im Text zitierte Literatur:
1 Rood, J.: Br J Oral Surg 17, 62 (1979).
2 Popescu, V.: J Max-fac Surg 8, 8.
3 Adell, R.: J Prosthetic Dent 49, 251 (1983).

8 Zahnärztliche Chirurgie

Grundsätze der zahnärztlichen Chirurgie

Aufgrund der ausgezeichneten Blutversorgung und der Eigenschaften des Speichels ist die Mundhöhle ein Operationsbereich, der vieles verzeiht. Es treten seltener Komplikationen auf, als man aufgrund der immensen Anzahl von kommensalen Mikroorganismen erwarten würde. Dies ist jedoch kein Freibrief, die Grundregeln der Chirurgie zu mißachten. Dennoch können diese modifiziert werden, um sie den örtlichen Gegebenheiten der Mundhöhle anzupassen.

Asepsis und Antisepsis siehe S. 360.

Analgesie: Heutzutage sollten alle Patienten eine schmerzfreie Behandlung, sowohl perioperativ als auch postoperativ, erwarten dürfen und auch erhalten (Analgesie und Anästhesie, Kapitel 13).

Anatomie und Pathologie sind die beiden ineinandergreifenden Fundamente der Chirurgie. Wenn man die Anatomie beherrscht, kann man den Operationsablauf verstehen und planen. Wenn man die Pathologie kennt, weiß man, welche Strukturen geopfert werden können und welche erhalten werden müssen.

Zugang: Für alle kleineren oralchirurgischen Eingriffe und bestimmte größere kosmetische Eingriffe wird der intraorale Zugang gewählt (Extraorale Chirurgie, Kapitel 10).

Inzision: Für dentoalveolär-chirurgische Eingriffe werden Mukoperiostlappen gebildet. Für mukogingival-chirurgische Eingriffe werden gespaltene Spalthautlappen präpariert (s. S. 226 und 230). Die Basis des Mukoperiostlappens sollte nicht schmaler sein als dessen Länge, dies sichert eine ausreichende Blutversorgung des Lappens und sollte grundsätzlich beachtet werden, es sei denn vitale Strukturen wären gefährdet.

Der Zugang über einen ausreichend großen Lappen ermöglicht durch gute Übersicht minimal traumatisierendes Operieren. Dieser Vorteil überwiegt eigentlich immer das durch zusätzliches Ablösen von Periost bedingte Trauma.

Achten Sie bei der Planung der Schnittführung immer auf die lokalen Strukturen. Ein Schnitt im rechten Winkel durch das Mukoperiost bis auf Knochen ist das Ziel. Legen Sie den Schnitt nie durch die Interdentalpapille. Versuchen Sie in der Tiefe des Sulcus gingivae zu schneiden. Präparieren sie den Lappen sauber von der Unterlage ab und arbeiten sie subperiostal mit einem stumpfen Instrument (S. 362).

Das **Abhalten** des präparierten Lappens sollte vorsichtig und korrekt erfolgen. Es ist die Aufgabe der Assistenz, Schädigung der Gewebe durch scharfe Kanten, überhitzte Fräser oder „auch einmal zu grobes Vorgehen des Operateurs“ zu vermeiden.

Die **Entfernung von Knochen** durch Fräser muß unter Kühlung mit steriler Flüssigkeit erfolgen, um Hitzenekrosen des Knochens, Schäden der Weichgewebe und Festfressen der Fräse zu vermeiden. Wenn Sie Meißel zur Entfernung von Knochen benutzen, denken Sie immer an die natürlichen Spaltungslinien des Kiefers, und machen Sie Stopschläge (Anwendung des Meißels, S. 378).

Die **Entfernung** eines Zahnes oder einer Wurzel wird stets mit kontrollierter Kraft durchgeführt.

Wunddebridement bedeutet die Entfernung von Gewebsresten und Verunreinigungen, die pathologisch bedingt oder durch die Operation entstanden sind. Dies ist genauso wichtig, wie jeder andere Teil der Operation.

Blutstillung und **Wundverschluß** sind auf Seite 370 beschrieben.

Postoperative Schwellungen sind bis zu einem gewissen Grade nicht zu vermeiden; sie werden durch schonendes Operieren minimiert. Das ist viel wichtiger als die peri- oder postoperative Gabe von Steroiden.

Asepsis und Antisepsis

Asepsis bedeutet Keimfreiheit (aller Gegenstände, die mit der Wunde in Berührung kommen).

Praktisch sollen beim „aseptischen Vorgehen“ alle Mikroorganismen ferngehalten werden. Steriles Instrumentarium, Bekleidung und die Technik des „nicht Berührens“ sind Grundlagen der Asepsis.

Antisepsis ist die Hemmung der Vermehrung bzw. Vernichtung der Wundinfektionserreger mit chemischen Mitteln. Die Reinigung und Desinfektion des Operationssitus sind Beispiele für Antisepsis. **Desinfektion** ist definitionsgemäß die Inhibition oder Destruktion von pathogenen Keimen, wohingegen **Sterilisation** die Zerstörung oder Beseitigung **aller** Mikroorganismen ist. Steril verpacktes Material und der Gebrauch eines Autoklaven (121 °C für 15 min oder 134 °C für 3 min) für resterilisierbares Material sind die einzigen wirklich akzeptablen Techniken in der Zahnheilkunde. Die Desinfektion mit Glutaraldehyd oder Hypochlorid ist ein Verfahren der zweiten Wahl und nur anzuwenden, wenn ein Sterilisationsverfahren nicht anwendbar ist. Es ist nicht möglich, in der Mundhöhle aseptische Verhältnisse zu schaffen, es gibt jedoch drei Basis-Techniken, die zur Infektionsprophylaxe angewendet werden sollen:

Vermeiden Sie die Übertragung von Keimen auf den Patienten. Dies wird durch die Verwendung von sterilem Instrumentarium und das Tragen von Handschuhen erreicht.

Vermeiden Sie die Übertragung von Keimen des Patienten auf den Zahnarzt. – Tragen Sie Handschuhe.

Reduzieren Sie die Keimzahl des Operationsgebietes durch Reinigung der Zähne vor der Extraktion, Anwendung von Chlorhexidin-Mundspülungen und prophylaktischer Antibiotikagabe, wenn erforderlich.

Kreuzinfektion und ihre Kontrolle

Diesem Problem wurde in den letzten Jahren immer größere Aufmerksamkeit geschenkt (zuerst in Bezug auf Hepatitis B und in jüngerer Zeit bei HIV). Obwohl ein Suchtest (Screening) in manchen Fällen möglich erscheint, ist dieses Verfahren von geringem Wert, da die Mehrzahl der mit Hepatitis-B- oder HIV-Viren infizierten Personen asymptomatisch und daher nicht ohne weiteres identifizierbar sind. Deshalb erfordert eine sichere Behandlung den Gebrauch einer wirksamen Infektionskontrolle als Teil der täglichen Praxisroutine bei allen Patienten.

Aerosole entstehen leicht und sind eine potentielle Quelle von Kreuzinfektionen. Minimieren Sie sie wo immer möglich durch den Einsatz einer Hochvakuumabsaugung. Tragen Sie Schutzbrille und Mundschutz, wenn sie Aerosolen ausgesetzt sind. Masken sind im Operationssaal routinemäßig zu tragen.

Reinigen und Sterilisieren: Verwenden Sie wann immer möglich Einwegmaterialien, und benutzen Sie diese nicht wieder. Reinigen

Sie die Instrumente vor dem Sterilisieren (1. Desinfektion, 2. Reinigung, 3. Sterilisation). Verwenden Sie Einwegablagen oder leicht zu desinfizierende Arbeitsflächen.

Handschuhe sollten routinemäßig getragen werden. Sterile Handschuhe bei Operationen.

Die **Immunisierung** gegen Hepatitis B ist möglich. Lassen Sie sich und das gesamte Personal, das in der Patientenbehandlung tätig ist, impfen, und kontrollieren Sie regelmäßig den Immunstatus, um eine Auffrischungsimpfung veranlassen zu können.

Abfallbeseitigung: Es ist die Aufgabe jedes einzelnen, darauf zu achten, daß scharfe Gegenstände in stabilen, gut gekennzeichneten Behältern gesammelt und von einem geeigneten Dienst entsorgt werden. Umgang mit kontaminierten Abformungen und Apparaten, s. S. 643. Behandlung von bekannten Hoch-Risiko-Patienten, s. S. 700.

Verletzungen mit Injektionskanülen: Wenn dies vorkommt, spülen Sie die Wunde unter fließendem Wasser aus, und desinfizieren Sie sie mit Händedesinfektionsmittel; notieren Sie das Datum der Verletzung und die Patientendaten. Im Krankenhaus melden Sie es dem betriebsärztlichen Dienst, in der Praxis dem Arbeitgeber.

[A. d. Ü.: Wegen der möglichen weitreichenden Folgen wird zunehmend die Kontrolle der HIV-Serologie des Verletzten *und* des Patienten empfohlen. Diese ist auch im Verlauf zu kontrollieren].

Zangen, Hebel und andere Instrumente

Extraktionszangen werden in zahlreichen Formen und Größen angeboten. Die Wahl der Zange wird vornehmlich von der individuellen Vorliebe oder Verfügbarkeit bestimmt. Universell einsetzbar sind untere und obere Zangen mit geraden Branchen, die zum Fassen von Zahnwurzeln benutzt werden können und eine Extraktion mit kontrollierter Kraft ermöglichen. Die „Adlerschnabelzangen" sind Zangen für obere und untere Molaren, die in die Bifurkation der Molaren greifen und die Extraktion nach bukkal ermöglichen. Kuhhornzangen greifen durch die Bifurkation von Molaren entweder um mit einer Bewegung in Form einer Acht den Zahn zu luxieren oder um die Wurzeln zu teilen.

Die meisten Zangen werden in modifizierter Form für Milchzähne angeboten.

Mit dem **Wurzelhebel** wird die Alveole erweitert, die Extraktion durch Luxation des Zahnes erleichtert oder auch die Desmodontalfasern durchtrennt. Diese Instrumente sollten **immer** bei der Entfernung impaktierter Zähne benutzt werden. Sie sind mit mäßiger Kraft (Fingerdruck) zu benutzen. Die meistverwendeten Formen sind: der Hebel nach Bein, Krallenhebel nach Barry oder Winter, Coupland Nr. 1, 2 und 3, Cryer rechts und links und Warwick-James rechts, links und gerade.

Skalpell: Ein Bard-Parker Skalpellgriff mit Klinge Nr. 15 ist das gebräuchlichste Skalpell.

Periostelevatorien: Eine Vielzahl ist erhältlich, das Howarths, ursprünglich als Nasenraspatorium entworfen, ist das beliebteste.

Haken: Zungen-, Wangen- und Wundhaken werden benötigt und in einer Vielzahl angeboten; Lack-Zungenhalter oder Brüning-Zungenspatel, Kilner-Wangenhaken und Roux-, Langenbeck-Middeldorpf- oder Bowdler-Henry-Wundhaken sind die beliebtesten.

Meißel versus Fräsen: Hängt von Ihrem Training ab. Allgemein sind Fräsen (ISO 23 rund aus Wolframkarbid für die Entfernung von Knochen, ein konischer Fissurenfräser mittlerer Größe aus Wolframkarbid für die Durchtrennung von Zähnen) für den sich bei Bewußtsein befindenden Patienten angenehmer und für den Unerfahrenen besser zu handhaben. Meißel sind eher für den Operationssaal während einer Narkose geeignet und besonders bei der Entfernung von distoangulär verlagerten unteren und bei oberen Weisheitszähnen nützlich (3 mm und 5 mm breites Wolframkarbid-Endstück).

Küretten: Der Mitchel-Scaler (nicht verwandt mit den Autoren) ist vielleicht das geeignetste Instrument in dieser Kategorie.

Nadelhalter und Nahtmaterial: Variiert mehr als alles zuvor Genannte in Abhängigkeit von den lokalen Gegebenheiten. Gebräuchliches Nahtmaterial für intraorale Anwendung hat die Stärke 3/0, resorbierbar (Catgut, Dexon, Vicryl) oder nicht resorbierbar (Seide).

Scheren: Vergessen Sie nie Präparierscheren von Nahtscheren zu trennen, und halten Sie beide Arten scharf.

Chirurgische Pinzetten: Sie dienen zum Halten von Weichgewebe, ohne es zu traumatisieren, auch Gillies-Häkchen sind sehr populär. Anatomische und zahnärztliche Pinzetten sind keine chirurgischen Pinzetten und werden zum Anheben der Fäden bei der Nahtentfernung benutzt.

Die Zahnextraktion

Die Extraktion von Zähnen ist als kleiner chirurgischer Eingriff anzusehen. Deshalb muß eine entsprechende Anamnese erhoben werden, z. B. hämorrhagische Diathesen, Endokarditisrisiko etc. Allgemeine und spezielle Beachtung finden Geschlecht, Alter und Konstitution des Patienten. Extraktionen bei Kindern sind technisch einfach, das Kind als Patient ist meist das Problem, wohingegen stoische ältere Männer, die bei der Extraktion nicht mit der Wimper zucken, oft treffend als glasartig beschriebene Zähne haben. Zähne in Fehlstellung bereiten oft Zugangsschwierigkeiten und einzeln stehende Zähne, besonders zweite obere Molaren, weisen oft Ankylosen auf. Zähne mit großen Füllungen und endodontisch behandelte Zähne sind sehr spröde. Daher sollte grundsätzlich vor jeder Zahnextraktion eine Röntgenaufnahme angefertigt werden.

Die **Zahnextraktion** beginnt mit der Lagerung. Nach Setzen der Anästhesie wird für obere Zähne der auf dem Rücken liegende Patient auf Höhe des Ellenbogens des Operateurs positioniert, für Extraktionen im rechten Unterkiefer steht der Operateur hinter dem sitzenden Patienten (Rechtshänder) und bei Extraktionen im linken Unterkiefer vor dem Patienten. Die Positionen sind umgekehrt bei Linkshändern, aber leider scheint die Welt dieser Gruppe gegenüber voreingenommen zu sein, da ihnen viele Behandlungseinheiten keine bequeme Haltung ermöglichen.

Gebräuchliche Technik: Die Alveole wird gedehnt entweder durch Verwendung eines Hebels zwischen Alveolenwand und Zahn oder durch Eindrücken der Zangenbranchen in die Alveole. Die Branchen der Zangen werden an den bukkalen und palatinalen/lingualen Flächen der Zähne angesetzt und entlang der Wurzel nach apikal oder bei bestimmten Molarenextraktionen in die Bifurkation gedrückt. Der Zahn wird dann mit der Zange fest gefaßt und mit anhaltender gleichmäßiger *vertikaler* Kraft abhängig von seiner Anatomie bewegt:
Obere Schneide- und Eckzähne haben konische Wurzeln – rotieren, dann ziehen.
Obere Prämolaren haben entweder 2 grazile oder eine flache Wurzel, bewegen Sie sie in bukko-palatinaler Richtung, bis Sie fühlen, daß sie nachgeben, dann ziehen Sie in bukkaler Richtung nach unten.
Obere Molaren haben drei große divergierende Wurzeln – sie müssen unter ständigem, nach koronal gerichteten Zug nach bukkal bewegt werden, häufig sind noch einige schaukelnde Bewegungen erforderlich, bevor sie ausreichend gelockert sind und entfernt werden können.
Untere Schneide- und Eckzähne können im allgemeinen durch einfache nach bukkal gerichtete Bewegungen luxiert werden, manchmal müssen schaukelnde Bewegungen oder sogar rotierende Bewegungen ausgeführt werden.
Untere Prämolaren werden rotiert und herausgehoben.
Untere Molaren sind zweiwurzelig und können im allgemeinen durch kontrollierte, nach bukkal gerichtete Bewegungen entfernt

werden. Vergessen Sie nicht den Kiefer des Patienten zu umfassen. Dies dient dem Schutz des Alveolarfortsatzes und der Weichteile.

Milchzähne werden nach den gleichen Prinzipien entfernt wie bleibende Zähne. Zangen, die in die Furkationen greifen und bei bleibenden Zähnen benutzt werden, sollten jedoch bei Milchzähnen nicht verwendet werden.

Weisheitszähne (S. 376): Wie bei allen oralchirurgischen Techniken ist das Tun tausendmal mehr wert als alle Worte. Um kompetent zu werden, gibt es drei goldene Regeln: Praktizieren, Praktizieren und Praktizieren.

Komplikationen bei der Zahnextraktion

Zugang: Eine geringe Mundöffnung bietet ein offensichtliches aber im allgemeinen lösbares Problem. Engstehende oder in Fehlstellung stehende Zähne erfordern möglicherweise eine operative Zahnentfernung. Eine ambulante Narkose ist bei einer durch Infektion ausgelösten Kieferklemme kontraindiziert. Diese sollte stationär im Krankenhaus behandelt werden, da hier die Möglichkeiten der Intubation und externen Abszeßdrainage gegeben sind.

Schmerzen: Wirkt die Lokalanästhesie? Versuchen Sie eine zusätzliche Leitungsanästhesie, Infiltration oder intraligamentäre Anästhesie. Ist es Schmerz oder Druck? Machen Sie weiter, wenn Sie sich nochmals vergewissert haben, daß der Patient nur den Druck spürt. Wenn Schmerzen trotz aller Anzeichen einer wirkenden Lokalanästhesie vorhanden sind, ist meist eine akute Infektion die Ursache. Kann die Extraktion z. B. durch die Drainage des Abszesses hinausgezögert werden? Dies ist meistens möglich, und nur wenige Extraktionen bei Erwachsenen rechtfertigen wirklich eine Narkose.

Unmöglichkeit, den Zahn zu bewegen: Verzweifeln Sie nicht; das passiert uns allen. Haben Sie ein Röntgenbild angefertigt? Wenn nicht, machen Sie eins und schauen Sie nach verdickten oder apikal divergierenden Wurzeln, sehr langen Wurzeln, Ankylosen oder Sklerosierungen im Knochen. Drücken Sie nicht rücksichtslos weiter, es funktioniert manchmal, zeugt aber von mangelnder Überlegung und wird Sie auf lange Sicht Zeit und das Wohlwollen ihrer Patienten kosten. Meistens gibt es einen leicht zu identifizierenden Grund für „feste" Zähne, z. B. divergierende Wurzeln, und durch eine operative Zahnentfernung (S. 372) unter Bildung eines Lappens kann dem schnell und einfach abgeholfen werden.

Zahnfrakturen kommen häufig vor und helfen sogar bei der Extraktion, wenn z. B. dadurch die Wurzeln eines Molaren geteilt werden. Viel öfter bleiben leider bei Kronenfrakturen Wurzelreste in situ zurück. Es kann vertretbar sein, kleine Stückchen (kleiner als 3 mm) tiefliegender Wurzelspitzen vitaler Zähne in situ zu belassen. Verschreiben Sie ein Antibiotikum und klären Sie den Patienten darüber auf. Größere Wurzelfragmente müssen entfernt werden, da sie eine hohe Infektionsrate aufweisen (S. 386).

Frakturen von alveolärem oder basalem Knochen: Frakturen des Alveolarknochens sind relativ häufig. Wenn die Fraktur sich nur auf die Alveole des extrahierten Zahns beschränkt, entfernen Sie alle Fragmente, die nicht am Periost gestielt sind, und verschließen sie die Wunde. Selten ist der Alveolarfortsatz der Nachbarzähne mitbeteiligt. In diesem Fall schienen Sie die Zähne (S. 112) und entfernen Sie den frakturierten Zahn durch Osteotomie. Eine basale Knochenfraktur ist selten; überprüfen Sie die Wirkung der Anästhesie (LA und/oder systemische Analgetika) und reponieren und fixieren Sie die Fragmente (S. 466) oder überweisen Sie den Patienten umgehend in eine Fachpraxis oder Fachklinik.

Das Verschwinden eines Zahnes: Unterbrechen Sie die Behandlung und suchen Sie den Zahn; im Mund, unter dem Mukoperiostlappen oder im Weichgewebe – von dort kann er gewöhnlich herausgedrückt werden. Schauen Sie in der Absauganlage nach und röntgen Sie das Operationsgebiet und die umgebenden Strukturen. Ist er in der Kieferhöhle (s. S. 400) oder sogar im Canalis mandibularis? Ist er verschluckt oder aspiriert worden? Eine Thorax-Röntgenaufnahme ist obligatorisch, wenn er nicht gefunden wird.

Beschädigung anderer Zähne/Gewebe und Entfernung des falschen Zahnes:
Dies können Sie vermeiden, indem Sie sich bei dem Patienten vergewissern, welcher Zahn entfernt werden soll und sorgfältige Aufzeichnungen machen. Planen Sie die Operation sorgfältig, und verwenden Sie keine ungeeigneten Instrumente oder Instrumente, von denen Sie nicht wissen, wie Sie zu handhaben sind. Wenn der falsche Zahn entfernt wurde, replantieren Sie ihn wenn möglich, und entfernen Sie den richtigen Zahn. Klären Sie den Patienten auf, und machen Sie detaillierte Aufzeichnungen.

Kiefersperre und Reposition siehe S. 468; **Blutung** siehe S. 368; **Schmerzen, Schwellung** und **Kieferklemme** sind häufige Folgen eines operativen Eingriffes und werden auf S. 378 besprochen.

Die Nachblutung

Störungen der Blutgerinnung werden auf S. 492 erörtert.

Prinzipien der Behandlung von Nachblutungen:

1 Lagern Sie den Patienten sicher, und beruhigen Sie ihn. Legen Sie bei Hypotonie und Tachykardie einen venösen Zugang und substituieren Sie Volumen.
2 Diagnostizieren Sie jeden Grund, die Art und den Ort des Blutverlustes.
3 Bringen Sie die Blutungsquelle unter Kontrolle.

Klassischerweise wird die postoperative Blutung in die sofortige (primär), reaktive und sekundäre Blutung unterteilt.

Sofortige Blutung: Die Hämostase ist am Ende der Operation nicht erreicht.

Reaktive Blutung tritt innerhalb 48 Stunden nach Operation auf und ist auf generellen und lokalen Blutdruckanstieg zurückzuführen, so daß kleine angeschnittene Blutgefäße, aus denen es am Ende der Operation nicht geblutet hat, wieder eröffnet werden.

Sekundäre Blutung tritt innerhalb von 7 Tagen postoperativ auf und ist in der Regel auf eine Infektion der Wunde zurückzuführen, die das Blutgerinnsel zerstört oder lokale Blutgefäße öffnet. In der Praxis kommt eine Blutung nach Zahnentfernung häufig vor und ist gewöhnlich einfach zu diagnostizieren. Die Patienten befinden sich selten im Schock oder einem hypotensiven Zustand, sind aber häufig sehr beunruhigt und werden durch den Geschmack, den Geruch, den Anblick des Blutes oder durch Blut im Magen, das Brechreiz auslösen kann, irritiert. Die Blutung kommt im allgemeinen von einer oder allen drei folgenden Quellen:
1. Gingivakapillaren; 2. Gefäße in der Alveolenwandung und 3. große Gefäße unter dem Lappen oder im Knochen, wie z. B. die A. alveolaris inferior. Die beiden ersten Quellen sind bei weitem die häufigsten Ursachen.

Vorgehen

Versichern Sie dem Patienten, daß er nicht verbluten wird. Bitten Sie die Begleitung hinaus und bringen Sie den Patienten in einen Bereich mit den erforderlichen Einrichtungen. Erheben Sie eine Arzneimittelanamnese (Antikoagulantien?). Tragen Sie Handschuhe und Schürze, denn die Patienten übergeben sich häufig. (Wenn der Patient warten muß, sollte er bis zur Untersuchung kräftig auf ein sauberes Taschentuch oder einen Tupfer beißen, der aufgerollt auf das Blutungsgebiet gelegt wird). Reinigen Sie den Patienten und seinen Mund bei gutem Licht, entfernen Sie Blutgerinnsel und identifizieren Sie die Blutungsquelle. Kommt das Blut unter dem Lappen hervor? Wenn es aus der Alveole kommt, komprimieren Sie die Gingiva mit Fingern und Daumen auf der darunter liegenden Alveolenwand; hört die Blutung auf, so kommt sie aus Gefäßen der Gingiva. In diesem Fall ist eine Lokalanästhesie und Naht erforderlich. Wenn die Blutung nicht sistiert, kommt sie aus Knochengefäßen, so daß die Tamponade der Alveole erforderlich wird.

Technik

Geben Sie wenn erforderlich eine Lokalanästhesie, und lassen Sie sich beim Absaugen assistieren. Ist der Lappen beteiligt, lösen Sie die Nähte, entfernen Sie Blutgerinnsel, identifizieren Sie die Blutungsstelle, und legen Sie eine feste Umstechungsnaht. Die Blutung sollte nun deutlich geringer sein; wenn nicht, wiederholen Sie das Vorgehen bis die Blutung steht, dann verschließen Sie die Wunde und lassen den Patienten für mindestens 15 Minuten auf einen Tupfer beißen. Bei gingivaler Blutung wird eine feste Einzelknopf- oder Matratzennaht die Kapillaren komprimieren, wieder gefolgt von einem Tupfer, auf den der Patient fest aufbeißt. Bei Blutungen aus der Tiefe der Alveole muß das Blutgerinnsel entfernt und durch eine Tamponade oder ein resorbierbares Material (Oxymethylzellulose, nativer, boviner Kollagenschwamm, Tabotamp, Sorbacel) und/oder lokale Applikation von Thrombinpulver, Adrenalin, Fibrinkleber oder Epsilon-Aminocapronsäure (Antifibrinolytikum), mit denen das Material getränkt wird, ersetzt werden. Wenn Sie das Blutgerinnsel entfernen und die Alveole austamponieren, denken Sie daran, daß die Wundheilung verzögert und für eine Infektion prädisponiert sein wird, verwenden Sie deshalb Jodoform-Paste oder erwägen Sie eine antibiotische Prophylaxe. Wenn alles nichts nützt, führen Sie alle oben beschriebenen Maßnahmen durch, und legen Sie einen Druckverband an (z. B. Miniplastschiene). Analgesie, ein sedatives Antiemetikum und eine Nacht im Krankenhausbett werden zur Lösung des Problems beitragen. Patienten, die diese Behandlung erfordern, sollten auf Erkrankungen des hämatologischen Systems oder Lebererkrankungen untersucht werden.

Der Nahtverschluß

Jeder Zahnarzt sollte die grundlegenden Nahttechniken beherrschen.

Material: Bei den meisten Nahtmaterialien ist der Faden mit der Nadel verschweißt. Nadeln können rund oder schneidend sein, gerade, gebogen oder J-förmig. Am häufigsten wird intraoral eine 22 mm gebogene schneidende Nadel mit Nadelhalter verwendet. Das Nahtmaterial kann resorbierbar (Catgut, Dexon oder Vicryl) oder nichtresorbierbar (Seide, Nylon, Prolene) sein. Monofile Fäden (z. B. Nylon) verursachen geringere Gewebereaktionen als geflochtene (z. B. Seide).

Haut wird am besten mit Nylon oder Prolene, *Mucosa* und *tieferliegende Gewebe* mit Catgut, Dexon oder Vicryl genäht. *Gefäße* werden mit resorbierbarem Nahtmaterial umstochen, ausgenommen große Venen und Arterien, die mit (nichtresorbierbarer!) Seide unterbunden werden. Schwarze Seidennähte werden für Haut und vor allem Schleimhaut verwendet. Die Fadenstärke wird mit 0 (am dicksten) bis 3/0 (intraoral am gebräuchlichsten) bis 11/0 (am dünnsten für mikrovaskuläre Chirurgie) bezeichnet.

Verschiedene Nahttypen sind in den Abbildungen dargestellt.

Nahttechnik: Der Verschluß einer Wunde oder Inzision sollte wenn immer möglich ohne Spannung erfolgen, indem zunächst die tiefen Schichten adaptiert und erst dann die darüberliegenden Schichten verschlossen werden. Halten Sie die Nadel mit dem Nadelhalter etwa ⅔ von der Nadelspitze. Nähen Sie von beweglichem zu fixiertem Gewebe und stechen Sie auf beiden Seiten 3 mm vom Wundrand entfernt ein. Die Wundränder sollten nach der Apposition des Lappens etwas aufgestellt sein. Ausnahme ist das Fixieren von Weichgeweben an Knochenteilen, z. B. bei der Notwendigkeit der Blutstillung oder beim Unterbinden von Gefäßen. Hier sollten Sie die Naht nicht zu fest anziehen, um den Wundrändern ein Anschwellen zu ermöglichen.

Das Knüpfen des Knotens: Die beiden gebräuchlichsten Knoten sind der Kreuzknoten und der chirurgische Knoten (siehe Abbildung A, B).

Das Knüpfen mit dem Nadelhalter ist einfach aus einem Buch zu erlernen, benötigt aber bis zur Perfektion beträchtliche Übung. Das Knüpfen beginnt mit dem einmaligen (Kreuzknoten) oder zweimaligen (Chirurgischer Knoten) Umschlingen der Spitze des Nadelhalters mit dem Faden, dann wird der Knoten angezogen und mit einer Umschlingung der Nadelhalterspitze in Gegenrichtung festgezogen. Sie können die Spannung der Naht sichern, wenn Sie eine dritte Schlinge hinzufügen.

Das Knüpfen mit der Hand ist für die unschätzbar, die chirurgische Fachkenntnisse erwerben wollen oder kiefer-gesichtschirurgische Eingriffe durchführen. Es kostet viel Zeit und Praxis, diese Technik zu erlernen und ist unmöglich nur aus einem Buch zu lernen. Suchen Sie einen sympathischen und erfahrenen Kollegen, der es Ihnen demonstriert.

Die **Nahtentfernung** ist nicht die Aufgabe von irgend jemandem, was gelegentlich vergessen wird. Läßt sich die Nahtentfernung vermeiden? In unzugänglichen Bereichen, bei schwierigen Patienten oder in Gebieten, in denen die Qualität der Arbeit nicht so wichtig ist, sollte ein resorbierbares Nahtmaterial verwendet werden. Dies erspart manchen Patienten Zeit und viel Ärger. Nähte im Bereich der Gesichtshaut sollten nicht resorbierbar sein und nach 3–5 Tagen entfernt werden. Zum Entfernen der Nähte verwenden Sie scharfe Scheren (vermeiden Sie wenn möglich Fadenmesser), heben Sie die Naht an und durchtrennen Sie die Naht in einem Bereich, der vorher im Gewebe gelegen war, so daß Sie die Verschleppung von Bakterien in die Tiefe bei der Nahtentfernung vermeiden.

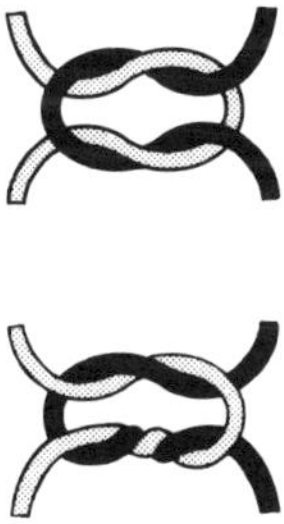
A

B

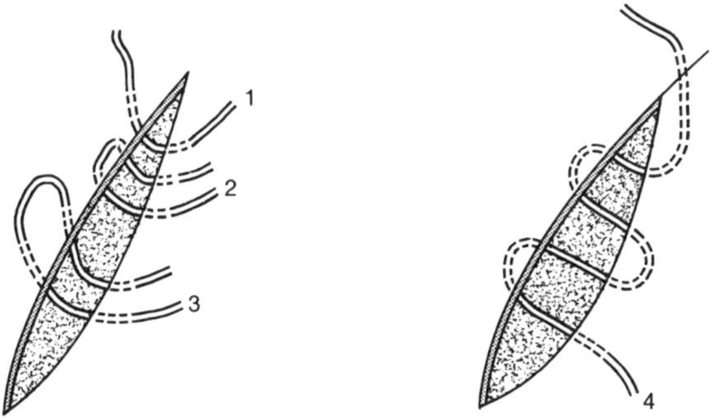

A Kreuzknoten
B Chirurgischer Knoten

1 Einzelknopfnaht
2 Horizontale Matratzennaht
3 Vertikale Matratzennaht
4 Fortlaufende Intrakutannaht

Dento-alveoläre Chirurgie: Entfernung von Zahnwurzeln

Muß die Wurzel entfernt werden? Die Antwort ist Ja, wenn sie groß ist, wenn die Extraktion aufgrund pathologischer pulpaler oder apikaler Prozesse erfolgte, bei klinischer Symptomatik, bei Behinderung einer prothetischen Versorgung oder bei Patienten, bei denen das Risiko von kleinen, lokalisierten Infektionen nicht toleriert werden kann (immunsupprimierte Patienten oder Patienten mit subakuter bakterieller Endokarditis).

Nicht-chirurgische Methoden: Der Einsatz von Wurzelzangen oder Wurzelhebern kann eine einfache Entfernung von Wurzeln ermöglichen, die bis zum Alveolenrand reichen. Bei Verwendung einer Wurzelzange vergewissern Sie sich, daß die Wurzel mit den Zangenbranchen gefaßt wird. Hebel können eingesetzt werden, um die Wurzel entlang ihrer Extraktionsrichtung zu entfernen, vorausgesetzt (a) dies ist aufgrund der Wurzelform möglich und (b) ein Hebel kann zwischen Alveolenwand und Wurzel eingeführt werden. Verlieren Sie keine Zeit mit nicht-chirurgischen Methoden, wenn ihr erster Versuch nicht erfolgreich ist.

Chirurgische Methoden: Planen Sie Ihre Operation. Machen Sie ein Röntgenbild, denn Sie wissen nicht, warum sich die Wurzel nicht entfernen läßt, wo sie sich genau befindet und ob irgendwelche benachbarten Strukturen zu beachten sind.

1 Der Lappen: Im zahnlosen Kieferabschnitt inzidieren Sie auf dem Kieferkamm, bei zahntragenden Abschnitten am Gingivarand. Der Lappen kann mittels Winkelschnitt oder als Trapezlappen präpariert werden. Entlastungsschnitte machen das Zurückschlagen des Lappens einfacher, müssen aber im Bereich des Foramen mentale (UK Prämolaren) vermieden werden und werden auch besser im Bereich des bukkalen Astes der A. facialis (mesial der Wurzel des zweiten UK-Molaren) unterlassen. In den Lappen sollte auf jeder Seite eine Interdentalpapille miteinbezogen und die Vertikalinzision etwa ⅔ der Zahnlänge distal von der einbezogenen Interdentalpapille gelegt werden. Große Lappen heilen genauso gut wie kleine, der entscheidende Punkt ist der übersichtliche Zugang.

2 Identifizieren Sie das Hindernis für die Entfernung der Wurzel, entfernen Sie es, oder teilen Sie die Wurzel, um sie in eine andere Richtung entfernen zu können, in Abhängigkeit davon, welches Vorgehen am wenigsten traumatisch ist.

3 Entfernen Sie nur die Menge bukkalen Knochens, die erforderlich ist, um die Wurzel in ihrem größten Umfang freizulegen (ISO 23 rund Wolframkarbid, chirurgische Fräse) und einen Ansatzpunkt für den Hebel zu schaffen.

4 Heben Sie die Wurzel auf dem anatomisch vorgegebenen Weg heraus, indem Sie den Hebel zwischen Knochen und Wurzel ansetzen (Hebel an der konvexen Wurzeloberfläche ansetzen).

5 Reinigen und verschließen Sie abschließend die Wunde.

Spezielle Fälle

1 Schmale apikale Fragmente; benutzen Sie den Zugang wie für eine Wurzelspitzenresektion.

2 Mehrwurzelige Zähne; trennen Sie die Wurzeln grundsätzlich, da dies das Vorgehen erleichtert.

3 Sie finden die Wurzel nicht; röntgen Sie noch einmal und schauen Sie im Weichgewebe nach. Die Wurzel könnte in eine Weichteilloge oder die Kieferhöhle verschoben worden sein oder sich in der Absauganlage befinden; schauen Sie sorgfältig nach, erinnern Sie sich aber daran, Vorsicht ist der bessere Teil der Tapferkeit. Klären Sie den Patienten auf.

4 Der Patient verweigert die Operation; es ist sein Körper, dokumentieren Sie Ihren Therapievorschlag und seine Entscheidung genau.

Unter Narkose können Hammer und Meißel den Bohrer ersetzen [A. d. Ü.: in Deutschland ist diese Methode nicht gebräuchlich.]. Lassen Sie dabei Vorsicht walten.

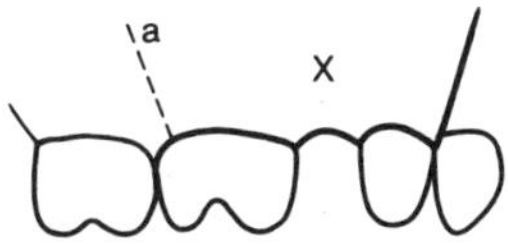

Begrenzung eines Lappens mittels Winkelschnitt gebildet.
X Wurzelrest oder ähnliches Gebilde
a Linie der zusätzlichen Inzision für die Bildung eines Trapezlappens

Dento-alveoläre Chirurgie: Entfernung retinierter und verlagerter Zähne

Neben Weisheitszähnen müssen überzählige Zähne und retinierte/verlagerte Eckzähne und Prämolaren im Ober- und Unterkiefer operativ entfernt werden. Selten sind Molaren des bleibenden oder des Milchgebisses impaktiert oder retiniert.

Eckzähne im OK (s. S. 150): Die Eckzähne können im oder quer zum Zahnbogen, bukkal oder viel häufiger palatinal liegen. Die Einschätzung erfordert eine sorgfältige Untersuchung, Palpation und Röntgenaufnahmen (entweder 2 Aufnahmen in zwei senkrecht zueinander stehenden Ebenen oder mesial- und distalexzentrische Aufnahmen, s. S. 152).

Technik: Bei bukkaler Lage erfolgt der Zugang durch bukkale Lappenbildung, palatinal durch einen palatinalen Lappen und quer oder innerhalb des Zahnbogens liegende Zähne können die Kombination der beiden Zugangswege erfordern. Bukkale Lappen werden wie oben beschrieben gebildet (s. S. 372). Palatinale Lappen erfordern das Abheben eines Mukoperiostlappens im Bereich des vorderen harten Gaumens, die Schnittführung reicht intrasulkulär von 16 nach 26 für beidseitige Eckzähne oder vom ersten Molaren bis zur Eckzahnregion der Gegenseite bei der Impaktion auf einer Seite. Das neurovaskuläre Bündel, das aus dem Foramen incisivum heraustritt, wird ohne merklichen Schaden geopfert. Machen Sie **nie** eine palatinale Inzision im Winkel von 90° zum Gingivarand, und bilden Sie **immer** einen an der A. palatina gestielten Mukoperiostlappen, sonst werden Sie die A. palatina durchtrennen. Entfernen Sie den Knochen über der Vorwölbung der Zahnkrone, bis Sie den Zahn in seiner maximalen Zirkumferenz und die Inzisalkante freigelegt haben. Wenn die Wurzelkrümmung und damit die Extraktionsrichtung günstig sind, kann der Zahn als Ganzes entfernt werden. Wenn nicht, teilen Sie den Zahn an der Schmelz-Zementgrenze mit einem konischen Fissurenbohrer, und ziehen Sie die Fragmente einzeln heraus. Reinigen Sie die Alveole, und verschließen Sie die Wunde mit vertikalen Matratzennähten, um die Gefahr der Hämatombildung zu vermindern. [A. d. Ü.: Auch eine Gaumenschutzplatte leistet hier gute Dienste].

Unterkiefereckzähne: Sie liegen meist bukkal und können herausgehebelt oder mit einer Wurzelzange entfernt werden. Nicht durchgebrochene, tief retinierte bukkal oder lingual gelegene Eckzähne müssen nur selten entfernt werden. Wenn erforderlich ermöglicht eine entsprechend ausgedehnte Inzision einen guten Zugang.

Oberkieferprämolaren: Sie liegen meist palatinal. Wenn sie teilweise durchgebrochen sind und konische Wurzeln haben, sind sie leicht zu entfernen. Anderenfalls wird ein Zugang gewählt, der dem von palatinal verlagerten Eckzähnen entspricht. Prämolaren, die im Zahnbogen liegen, werden von bukkal angegangen, geteilt und stückweise entfernt.

Unterkieferprämolaren sind oft nach lingual gekippt. Die Entfernung nach lingual mit einem Hebel ist teilweise möglich. Anderenfalls wird ein ausgedehnter bukkaler Lappen präpariert, um den N.

mentalis darzustellen und zu schützen, bukkaler Knochen wird entfernt und der Zahn im Bereich der Schmelz-Zement-Grenze geteilt. Die Krone wird dann nach unten herausgelöst und die Wurzel nach oben herausgehebelt.

Milchmolaren in Infraokklusion: Wenn sie entfernt werden müssen, wird ein bukkaler Zugang gewählt, sie werden vertikal durchtrennt und die Wurzeln einzeln entsprechend ihrer Entfernungsrichtung nach oben herausgehebelt.

Überzählige Zähne (s. S. 68): Sie werden mit Hilfe des Zuganges entfernt, der für die Entfernung des sie behindernden oder ersetzenden Zahnes verwendet werden würde. Dies ist gewöhnlich eine erstaunlich schwierige Operation.

Dento-alveoläre Chirurgie: Entfernung von Weisheitszähnen

Nicht alle Weisheitszähne müssen entfernt werden. Die, die Platz zum Durchbruch in eine funktionelle Okklusion haben und die, die tief verlagert und asymptomatisch sind, sollten belassen werden.

Ätiologie: Als letzter durchbrechender Zahn wird der Weisheitszahn im vollbezahnten Gebiß an der Einstellung in die funktionelle Okklusion gehindert.

Gründe: keinen Raum durch Abrasion im Bereich der Kontaktpunkte durch die weiche Nahrung unserer Zivilisation, ein vererbtes Mißverhältnis zwischen Zahn- und Kiefergröße und eine mögliche Tendenz zu geringerer Kiefergröße in der Evolution.

Symptome: Schmerzen, Schwellung, Perikoronitis (s. S. 387) und manchmal ein fauliger Geschmack. Meist ist dies durch eine lokalisierte Infektion, seltener durch Karies oder Resorptionen am zweiten Molaren oder Zysten in Verbindung mit dem Weisheitszahn verursacht. Im Knochen vollständig impaktierte Weisheitszähne weisen sehr selten eine Infektion auf, wohingegen Zähne, deren Krone die Mukosa durchbrochen hat, meist unausweichlich eine Infektion entwickeln. Infektionen im weniger vaskularisierten Knochen des älteren Patienten sind schwieriger zu behandeln.

Günstiger Zeitpunkt zur Entfernung: Die Symptome treten meist vor dem zwanzigsten oder zwischen dem zwanzigsten und dreißigsten Lebensjahr auf. Der Knochen ist in dieser Altersgruppe noch sehr spongiös und elastisch, so daß dies der beste Zeitraum zur Entfernung der Weisheitszähne ist. Eine prophylaktische Entfernung der Weisheitszähne ist gerechtfertigt, wenn Symptome im späteren Lebensalter zu erwarten sind.

Wahl des Anästhetikums: Beidseitig impaktierte Weisheitszähne, sowie Zähne bei denen die Operation technisch schwierig ist, z. B. ein distoangulär verlagerter unterer Weisheitszahn, werden angenehmer in Allgemeinanästhesie entfernt. Lokalanästhesie und Sedierung ist für die meisten unilateral impaktierten Weisheitszähne, die keine besonderen Schwierigkeiten bereiten, angezeigt. Beachten Sie die Anamnese. [A. d. Ü.: In Deutschland nicht gebräuchlich und aus forensischer Sicht risikoreich].

Einschätzung: Schauen Sie zuerst, ob retiniert oder teilretiniert? Machen Sie ein präoperatives Röntgenbild (vorzugsweise ein OPG, falls nicht verfügbar einen intraoralen Zahnfilm).

Beurteilung: Verlagerung (vertikal, mesioangulär, disto-angulär, horizontal oder transversal); Tiefe der Retention vom Kieferkamm zur größten Zirkumferenz der Zahnkrone; Grad der Retention und wodurch bedingt; Wurzelanatomie; Knochendichte; Lagebeziehung zum Canalis mandibularis und das Vorhandensein von anderen pathologischen Prozessen oder Komplikationsfaktoren.

Plan: Der Entnahmeweg. Was behindert die Entfernung? Wieviel Knochen muß entfernt werden, um eine Ansatzstelle für einen Hebel zu schaffen? Wieviel, um den Entnahmeweg freizumachen?

Kann dies weniger traumatisch erfolgen, indem man den Zahn durchtrennt? In welcher Richtung soll der Zahn durchtrennt werden?

Hinweise: Klären Sie den Patienten über Schmerzen, Schwellung, Kieferklemme, Nachblutungsgefahr und die Möglichkeit der Schädigung des N. alveolaris inferior und N. lingualis auf.

Dento-alveoläre Chirurgie: Vorgehen bei Weisheitszahnentfernung

Technik

Unterkiefer: Ein bukkaler Lappen, der durch Inzision entlang der Linea obliqua (sie liegt lateral des Zahnbogens), dann weiter auf dem Kieferkamm bei nichtdurchgebrochenen Zähnen oder im Margo gingivae bei teilweise durchgebrochenen Zähnen verlaufend, gebildet wird. Verlängern Sie die Inzision bis zum distalen Bereich des zweiten Molaren und dann nach unten in die Umschlagsfalte. Schneiden Sie immer bis auf den Knochen, um einen Mukoperiostlappen präparieren zu können. Bei mesioangulär oder horizontal verlagerten Zähnen dehnen Sie die Inzision um den 7er herum nach mesial aus, aber schonen Sie den bukkalen Ast der A. facialis. Mobilisieren Sie den Lappen zurück und halten Sie ihn ab. Werden Ostektomie oder Weichgewebsmanipulationen von irgendeiner anderen Stelle als von bukkal durchgeführt, muß der N. lingualis geschützt werden, indem man ein glattes stumpfes Instrument subperiostal einsetzt (z. B. Raspatorium) und den Lappen nach lingual abhält. Entfernen Sie das Knochengewebe, welches das Herauslösen des Zahnes behindert, und schaffen Sie sich einen Ansatzpunkt für den Hebel. Dies kann mit Meißeln oder Fräsern erfolgen. Mit der Fräse wird distal und bukkal eine Rille gefräst und die maximale Zirkumferenz des Zahnes dargestellt. Wenn nötig, kann die Fräse zur Durchtrennung des 8ers benutzt werden, um den Zahn ungehindert entfernen zu können.

Mit dem Meißel setzen Sie mesial und distal einen Stopschlag um den Zahn herum und spalten anschließend den bukkalen und distalen Knochenkragen ab, um die Wölbung der Zahnkrone freizulegen. Dies kann dann durch eine linguale Spaltung ausgedehnt werden, die durch Entfernung einer lingualen Lamelle das Herauslösen des Zahnes nach lingual erlaubt. Welche Technik Sie auch verwenden, achten Sie darauf, den Zahn oder das Zahnfragment mit einem Minimum an Kraftaufwand durch einen Hebel aus der Alveole zu entfernen. Wenn dies nicht möglich ist, suchen Sie nach den Ursachen. Legen Sie den Zahn weiter frei und/oder durchtrennen Sie ihn. Wenn der Zahn entfernt ist, reinigen Sie die Alveole, entfernen Sie das Zahnsäckchen und verschließen Sie die Wunde mit locker geknüpften Nähten, die das Anschwellen zulassen. Die Hämostase erreichen Sie mit einer Drucktamponade, die für 30–60 Minuten belassen werden sollte.

Maxilla: Ein Lappen, ähnlich dem im Unterkiefer, kann für schwer zugängliche Weisheitszähne verwendet werden, aber viele können durch eine schlitzförmige Inzision (von distal-palatinal auf dem Tuber nach distobukkal zum zweiten Molaren und von da in die Umschlagfalte) entfernt werden. Präparieren Sie den Lappen und halten Sie ihn ab. Der Knochen kann gewöhnlich durch einen in der Hand gehaltenen Meißel entfernt werden. Der wesentlich weichere Knochen bereitet nur selten Probleme bei der Entfernung, aber es muß Sorgfalt darauf verwendet werden, daß der Zahn nicht in das Spatium pterygoideum disloziert wird. Die Schlitzinzision benötigt oft keinen Verschluß, wohingegen die konventionelle Inzision eine Reposition des Lappens mit Nähten erfordert.

Nachsorge

Die Schmerzen können ziemlich stark sein und sprechen am besten auf nichtsteroidale Antiphlogistika an. Die Lokalanästhesie mit lang wirkenden LA (z. B. Carbostesin) wirkt gut und hält den Patienten bis zu 12 Stunden schmerzfrei. Eine Kieferklemme ist durch Schmerzen und Muskelspasmen verursacht und kann durch entsprechende Analgetika-Medikation reduziert werden (s. S. 572). Beachten Sie in diesem Zusammenhang auch die Bedeutung der Aufklärung über die postoperative Nahrungsaufnahme und Mundhygiene. Schwellungen können auch durch perioperative Gabe hoher Dosen von Steroiden reduziert werden. Es gibt keinen eindeutigen Beleg, daß Eisbeutel helfen, obwohl sie oft angewendet werden. Nachblutungen können in der Regel mit Aufbißtupfern zum Stillstand gebracht werden. Selten ist eine erneute Wundinspektion erforderlich.

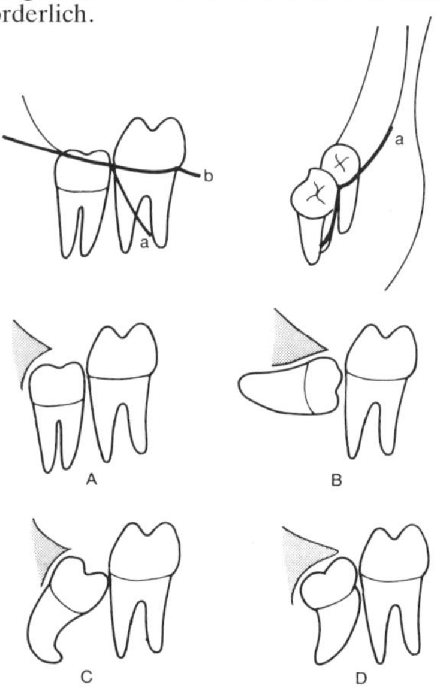

Abbildung – nach *Moore* (1976)
- a vertikale Inzision für die Bildung eines bukkalen Lappens zur Entfernung eines Weisheitszahnes im UK
- b Modifikation, um einen Mukoperiostlappen zu bilden
- A Vertikal impaktierter Weisheitszahn
- B Horizontal verlagerter Weisheitszahn
- C Mesioangulär verlagerter Weisheitszahn
- D Distoangulär verlagerter Weisheitszahn

Dento-alveoläre Chirurgie: Wurzelspitzenresektion

Es gibt vier chirurgische Techniken zur Unterstützung der endodontischen Therapie: die Wurzelspitzenresektion, die Hemisektion, endodontische Implantate und die Entfernung von überpreßtem Wurzelfüllmaterial.

Die Wurzelspitzenresektion

Dies ist die bei weitem am häufigsten angewandte Methode. Sie ist eine Behandlung der zweiten Wahl, d. h. nach Fehlschlag der endodontischen Therapie oder ergänzend zu ihr, oder zusätzlich zur orthograden endodontischen Therapie.

Indikationen:

- Wenn das apikale Drittel nicht aufbereitet und abgefüllt werden kann, z. B. bei Kalzifikationen, Wurzelkrümmungen oder offenem Foramen apicale.
- Bei frakturierten Wurzelkanalinstrumenten im Kanal.
- Nach Versorgung des Zahnes mit apikalem pathologischem Prozeß durch eine Krone.
- Bei Via falsa (Wurzelperforationen).
- Bei Fraktur und Infektion im apikalen Drittel.
- Bei persistierender Infektion durch eine radikuläre Zyste.

Voraussetzungen: Intraorales Röntgenbild, bestmögliche Wurzelfüllung in situ, keine akute Infektion vorhanden.

Technik: Diese Operation wird am besten in LA durchgeführt. Vergewissern Sie sich, daß je zwei Zähne auf jeder Seite des zu behandelnden Zahnes anästhesiert sind, und machen Sie auch palatinal eine Infiltrationsanästhesie. Im Unterkiefer geben Sie eine Leitungsanästhesie und infiltrieren zusätzlich zur lokalen Blutleere. Bei begleitender Infektion kann ein prophylaktisch verabreichtes Antibiotikum, z. B. 1 g Amoxycillin 1 h präoperativ und 6 h postoperativ oder 400 mg Metronidazol 1 h prä- und 6 h postoperativ, helfen.

Lappen können mittels Winkelschnitt oder als Trapezlappen gebildet werden, paramarginal halbmondförmig nach marginal oder ins Vestibulum reichend, die letzteren beiden vermeiden postoperative Rezessionen, aber bieten einen schlechteren Zugang. Präparieren Sie den Lappen bis deutlich oberhalb des Apex (dort ist oft eine Ausbuchtung oder Perforation der Kortikalis vorhanden, die bei der Lokalisation des Apex hilft). Ein Knochenfenster wird angelegt, um die Wurzelspitze darzustellen, die oft von Granulationsgewebe umgeben ist. Resezieren Sie 1–2 mm der Wurzel, und kürettieren Sie das zystische und granulomatöse Gewebe. Erscheint die orthograde Wurzelfüllung nicht randständig, stopfen Sie die Knochenhöhle mit Knochenwachs oder einem Adrenalin-getränkten Gazetupfer aus, identifizieren den Kanal und präparieren eine Kavität mit einer halbkugeligen Fräse. Machen Sie einen Amalgam-Verschluß [A. d. Ü.: obsolet; stattdessen Glasionomerzement-Verschluß] und reinigen Sie die Wunde. Der Wundverschluß erfolgt mit Einzelknopfnähten oder vertikalen Matratzennähten.

Ein alternatives Vorgehen ist der intraoperative orthograde Verschluß, bei dem der Wurzelkanal während der Wurzelspitzenresektion aufbereitet und während der Operation abgefüllt wird (Guttapercha, Titanstifte, u. a.).

Spezielle Punkte während der Wurzelspitzenresektion

Klären Sie die Patienten über die postoperative Schwellung auf. Untere Schneidezähne sind schwer zugänglich. Eine entsprechende, gute Übersicht schaffende Schnittführung und Erfahrung erleichtern die Operation. Denken Sie bei der Resektion unterer Prämolaren stets an den N. mentalis. Ziehen Sie besonders bei Resektionen an unteren 6ern Alternativen in Betracht. Untere 7er und 8er sollten nicht reseziert werden. Vergessen Sie nicht, daß obere 4er häufig zwei Wurzeln haben; resezieren Sie die bukkale Wurzel stark, um die palatinale zu sehen. Die Resektion oberer 6er ist unkompliziert, vorausgesetzt die palatinale Wurzel kann orthograd abgefüllt werden, ist hemiseziert oder eine Antrumeröffnung erschreckt Sie nicht.

Abbildung – nach Moore (1976)

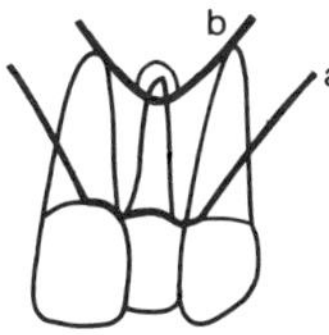

A

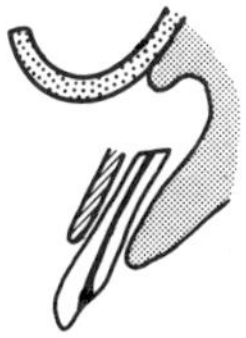

B

A Zugang bei einer Wurzelspitzenresektion
  a) Skizze der Inzision bei einem Trapezlappen, guter Zugang, bester Lappen für den Anfänger
  b) Skizze einer halbmondförmigen Inzision
B Zugang bei Wurzelspitzenresektion, ein Fenster wurde in der bukkalen Knochenkortikalis gebildet, um die Wurzelspitze darzustellen, die nun reseziert ist; eine glatt begrenzte nach bukkal offene Knochenhöhle bleibt zurück

Dento-alveoläre Chirurgie: Hilfen bei der endodontischen Behandlung

Wurzelperforationen werden wie Wurzelspitzenresektionen angegangen; bei Perforationen an mehrwurzeligen Zähnen, nicht abfüllbaren Wurzeln oder nicht mit Erfolg zu behandelnden parodontalen Taschen ist die Hemisektion des betreffenden Zahnes angezeigt.

Hemisektion: Sie umfaßt einfach die Bildung eines Lappens um den Zahn herum, Identifizieren, horizontales Abtrennen und atraumatisches Entfernen der Wurzel. Die Wunde wird verschlossen, und es bleibt eine glatte, hygienefähige Wurzeloberfläche mit einem Amalgamverschluß zurück [A. d. Ü.: obsolet: stattdessen Verschluß aus Kunstharzzement].

Transdentale Fixation: Muß noch allgemeine Anerkennung finden. Sie kann zur Erhaltung von Frontzähnen verwendet werden, bei denen nach endodontischer Behandlung unterstützender Knochen fehlt. Ein steriles Implantat aus einer Metallegierung wird durch den aufbereiteten Wurzelkanal bis in den periapikalen Knochen eingebracht und verankert so den Zahn im Knochen. Solche endodontischen Implantate werden vielleicht in Zukunft durch Einzelzahnimplantate ersetzt werden (s. S. 406).

Entfernung von überpreßtem Wurzelfüllmaterial: Im allgemeinen ist der Zugang für eine Wurzelspitzenresektion erforderlich. Ein sorgloser Umgang mit einer „Nur-Paste"-Technik kann dazu führen, daß sich das Wurzelfüllmaterial im Nasenboden, der Kieferhöhle oder dem Canalis mandibularis wiederfindet. Der Nasenboden kann durch einen oralen transvestibulären oder intranasalen Zugang, die Kieferhöhle durch Standardmethoden (s. S. 400) und der Canalis mandibularis durch Spaltung der bukkalen Kortikalis mit anschließender Replantation erreicht werden.

Dento-alveoläre Chirurgie: Zusammenarbeit mit dem Kieferorthopäden

Viele kleinere oralchirurgische Eingriffe, wie z. B. die Extraktion der ersten Prämolaren oder die Entfernung von Weisheitszähnen werden auf Veranlassung des Kieferorthopäden durchgeführt. Dieses Kapitel beschäftigt sich mit den speziellen Methoden der Frenektomie, Perizision, Zahnfreilegung und Zahnreposition.

Frenektomie: Dieses Verfahren hilft beim Schluß eines Diasthema mediale nur, wenn ein leichtes Ziehen an Oberlippe und Frenulum ein Abblassen im Bereich der Papilla incisiva verursachen. Das bedeutet, daß die Exzision des Frenulum diesen fibrösen Faseransatz enthalten muß, so daß ein nicht von Weichgewebe bedecktes Areal des Alveolarknochens zurückbleibt – der Bereich kann mit Surgigel, Bismuth-Jodoform-Paraffin-Paste oder einem Zahnfleischverband abgedeckt werden. Die Methode unterscheidet sich von der präprothetischen Frenektomie und wird aus einem anderen Grund durchgeführt.

Perizision (Umschneidung) ist eine einfache Durchtrennung der supraalveolären Fasern, um ein Rezidiv beim Rotieren von Zähnen zu vermeiden.

Zahnfreilegung: Bei Zahnfehlstellungen und nicht durchgebrochenen Eck- oder Schneidezähnen ist die orthodontische Einstellung die Behandlung der Wahl, wenn deren Wurzelspitzen eine Einstellung nicht behindern. Der wesentliche Aspekt dieser Operation ist die Entfernung jeder möglichen Behinderung für die kieferorthopädische Zahnbewegung. Ob Sie die Brackets während oder nach der Freilegung auf die Zähne kleben, bleibt ihrer individuellen Neigung überlassen.

Technik: Palatinal gelegene Zähne werden durch einen palatinal gebildeten Lappen freigelegt. Entfernen Sie den Knochen vorsichtig mit Meißeln oder Fräse, und legen Sie die größte Zirkumferenz des Zahnes und die Inzisalkante frei. (Die Luxation des Zahnes ist kontraproduktiv, unterlassen Sie sie deshalb). Exzidieren Sie das palatinale Mukoperiost großzügig, es wächst nach; und kleben Sie, wenn Sie wollen, ein Bracket auf. Tamponieren Sie die Wunde z. B. mit einem mit Jodoform getränkten Gazestreifen fest aus, und fixieren Sie ihn. Adaptieren Sie den Rest des Lappens mit vertikalen Matratzennähten. Der Zugang zu bukkal gelegenen Zähnen erfolgt unter Schonung der Gingiva propria von bukkal, das Aufkleben des Brackets sollte dabei während der Operation erfolgen. Der Lappen kann nach koronal zurückgeschlagen werden, so daß die kieferorthopädischen elastischen Bänder tunnelierend nach subgingival verlaufen. Zähne, die im Zahnbogen liegen, werden unter Entfernung von ausreichend Alveolarknochen von bukkal angegangen.

Zahntransplantation: Obwohl Erfolgsraten bis zu 93% veröffentlicht sind, können sich nur wenige mit dieser Methode anfreunden und würden die Transplantation nur anwenden, wenn die Freilegung und orthodontische Einstellung vom Patienten abgelehnt werden. Der am häufigsten transplantierte Zahn ist der obere

Eckzahn. Dazu müssen Sie den zur Verfügung stehenden Raum ausmessen und mit dem durchgebrochenen kontralateralen Zahn oder einer guten Schätzung auf der Röntgenaufnahme vergleichen, denn es ist nicht akzeptabel, gesunde Zähne während der Operation abzuschleifen, um den entfernten Zahn transplantieren zu können. Scheint der Zahn für den zur Verfügung stehenden Raum zu groß zu sein, so ist eine orthodontische Behandlung erforderlich, um den Platz zu schaffen. Dieser Umstand ist für den Patienten oft der Grund, die Freilegung abzulehnen, so daß manchmal eine ausweglose Situation erreicht ist (und nur die Entfernung des retinierten Zahnes übrigbleibt).

Technik: Der Zahn wird mit Hilfe eines bukkalen oder palatinalen Lappens freigelegt und, sobald Sie sicher sind, den Zahn atraumatisch entfernen zu können, extrahieren Sie, wenn vorhanden, den Milchzahn und präparieren chirurgisch mit einer Fräse eine neue Alveole. Der Zahn wird ohne Kraftanwendung in die künstliche Alveole replantiert, der Lappen vernäht und ein gut passender aber **nicht** einzementierter Splint eingesetzt. Die Schienung wird 7–10 Tage fortgeführt und der Zahn sobald wie möglich nach der Operation endodontisch behandelt. Eine regelmäßige Nachkontrolle ist wesentlich, um eventuell auftretende Wurzelresorptionen frühzeitig erkennen zu können.

Schemazeichnung nach Moore (1976)

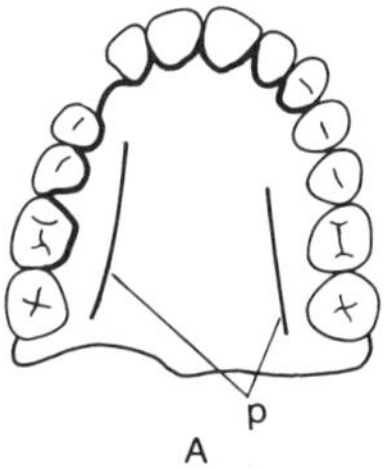

A Der palatinale Lappen, Umriß der Schnittführung für einen palatinalen Lappen (fette Linie), der gebildet wird, um einen retinierten rechten oberen Eckzahn freizulegen

p Lage der Aa. palatinae

Infektionen im Mund-Kiefer-Gesichtsbereich

▶ Infektionen im Zusammenhang mit Zähnen werden, wenn überhaupt, nur selten abschließend mit Antibiotika und Analgetika behandelt.

Die überwiegende Mehrzahl der Infektionen in diesem Gebiet, die eine chirurgische Intervention erfordern, sind bakteriell bedingt und entstammen gewöhnlich einer nekrotisch zerfallenen Pulpa, einer Zahnfleischtasche oder einer Perikoronitis. Selten können sie lebensbedrohlich sein, insbesondere, wenn sie sich z. B. in die Logen des Halses oder den Sinus cavernosus ausbreiten oder als Ursache einer subakuten bakteriellen Endokarditis anzusehen sind (s. S. 494).

Mikrobiologie: In Kulturen dentoalveolärer Infektionen lassen sich gewöhnlich verschiedene Kommensalen der Mundhöhle anzüchten, von denen die Anaerobier die wichtigste Rolle spielen. Die vorherrschenden Spezies der *Bacteroides* (anaerobe) und *Streptokokken* (aerobe und fakultativ anaerobe) sind gewöhnlich penizillinempfindlich. Resistenzen werden selten beobachtet. *Bacteroides*arten sind fast immer empfindlich auf Metronidazol.

Diagnose: Sie ist gewöhnlich einfach und basiert auf den klinischen Symptomen Schmerz, Schwellung, Temperatur und Sekretabfluß.

Apikale Abszesse: Zähne mit apikalen Abszessen sind auf Perkussion schmerzhaft und nicht vital. Sie können verfärbt oder überkront sein und weisen in der Anamnese ein Trauma oder endodontische Behandlung auf. Schmerzen und Perkussionsempfindlichkeit lassen oft nach, wenn der Abszeß in das Weichgewebe durchbricht und der Pus sich, im allgemeinen, in das Vestibulum entleert (Ausnahme sind die oberen 2er und die palatinalen Wurzeln der Molaren im Oberkiefer, die sich nach palatinal entleeren und die unteren 1er und 2er, bei denen sich der Abszeß oft nach submental ausbreitet).

Therapie: Drainage des Abszesses entweder über den Wurzelkanal, durch Inzision von fluktuierenden Abszessen oder Extraktion des ursächlichen Zahnes in LA oder Narkose. Palatinale oder vestibuläre Abszesse können recht einfach in LA mit Infiltration einer kleinen Menge des Anästhetikums *zwischen* Abszeßhöhle und darüberliegender Mukosa durch anschließende Inzision drainiert werden. Tasten Sie die Abszeßhöhle mit einer stumpfen geschlossenen Pinzette aus, und halten Sie die Inzisionsstelle offen, indem Sie ein elliptisches Gewebsstück im Bereich der Inzisionsstelle exzidieren oder einen schmalen, mit einer Naht fixierten Gummidrain in der Abszeßhöhle plazieren; dies ist besonders am Gaumen sehr wichtig. Decken Sie den Patienten mit einem Breitbandantibiotikum, wie z. B. Amoxycillin, 500 mg per os für 5–7 Tage, oder Metronidazol, 400 mg per os für 5–7 Tage, oder beides, ab.

Der Parodontalabszeß entsteht in einer bereits vorhandenen Tasche (S. 210). Die akute Therapie (Initialtherapie) beinhaltet Inzision und Drainage, gefolgt von der Taschenelimination, es sei denn, die Extraktion ist als Therapie der Wahl anzusehen.

Die Perikoronitis ist die Entzündung und Infektion einer Schleimhautkapuze (Operculum), die einem teilweise durchgebrochenen Zahn, gewöhnlich einem Weisheitszahn, aufliegt und oft durch einen elongierten oberen Weisheitszahn traumatisiert wird. Die Therapie beinhaltet die Entfernung des elongierten oberen Weisheitszahnes, Spülungen unter der Schleimhautkapuze mit physiologischer Kochsalzlösung oder Chlorhexidin, Streifeneinlage und die Verordnung eines Antibiotikums, falls erforderlich (siehe oben). Nahezu alle Weisheitszähne mit Perikoronitis müssen extrahiert werden.

Infizierte Alveole: Ostitis einer Alveole nach Zahnentfernung. Am häufigsten im Unterkiefer nach Molarenentfernung, besonders bei Weisheitszähnen. Prädisponierende Faktoren sind Rauchen, traumatisierendes operatives Vorgehen, LA (Vasokonstringentien), Vorgeschichte, Knochenerkrankung, die Pille oder Immundefekte. *Diagnose:* Schmerzen, die (gewöhnlich 2–4 Tage) nach der Operation einsetzen und ähnlich, aber stärker als die der Extraktion vorausgegangenen Zahnschmerzen sind. Die Alveole erscheint entzündet, und gewöhnlich liegt Knochen frei. Therapie: Vorsichtiges Reinigen der Alveole durch Spülen und Bedecken des freiliegenden Knochens. Zahlreiche Medikamente sind erhältlich, z. B. ZOE-Tamponaden (haben eine bemerkenswerte analgetische Wirkung, sind aber nur schwer wieder zu entfernen), und lokal anzuwendendes Metronidazol. Chlorhexidin und/oder heiße physiologische Kochsalz-Mundspülungen sind hilfreich. Nichtsteroidale Antiphlogistika sind Analgetika der Wahl (s. S. 572). Eine prophylaktische perioperative Gabe anaerobierwirksamer Antibiotika (z. B. Metronidazol) reduzieren die Inzidenz einer trockenen Alveole[1].

Actinomykose (s. S. 194): Persistierende, geringgradige Infektionen, multiple Fisteln. Therapie: bis zu 6 Wochen Amoxicillin 500 mg täglich.

Biopsie

Eine Biopsie ist eine Gewebeprobe, die bei einem Patienten zur histopathologischen Untersuchung entnommen wurde.

Biopsiearten: Man unterscheidet Inzisions- und Exzisionsbiopsien. Beispiele für Inzisionsbiopsien sind die Feinnadelbiopsie, Stanzbiopsie und „True-cut"-Nadelbiopsie. Die am weitesten verbreitete Technik ist jedoch die Entfernung eines elliptischen Gewebestücks, das einen Teil der Läsion und umgebendes gesundes Gewebe enthält. Exzisionsbiopsien sollten Läsionen vorbehalten bleiben, die kleiner als 1cm im Durchmesser sind.

Was sollte biopsiert werden? Nahezu alles, was sich zu exzidieren lohnt, ist es auch wert, histologisch untersucht zu werden; deshalb sollten alle exzidierten Proben histopathologisch untersucht werden. Jede Weichgewebsläsion, die keiner exakten klinischen Diagnose (durch ein gründlich trainiertes Auge) zugeordnet werden kann, sollte biopsiert werden. Alle roten Läsionen der Mundschleimhaut und die meisten weißen Flecken sollten biopsiert werden. Wenn Sie denken „Sollte ich das biopsieren?", dann machen Sie es; Sie werden immer wieder unliebsame Überraschungen erleben.

Spezielle Betrachtungen: Schnellschnitte sind Biopsieproben, die während großer Operationen entnommen werden entweder, wenn das Ausmaß des Vorgehens von der histopathologischen Diagnose der Läsion abhängt oder, um die Exzision im Gesunden zu verifizieren. Sie müssen die Untersuchung im Pathologielabor anmelden, bevor der Patient operiert wird. Eine Voranmeldung ist auch für bestimmte spezielle Tests erforderlich, z. B. bei der Immunhistologie.

Wie ist das Vorgehen? Erklären Sie dem Patienten, daß Sie eine Gewebeprobe benötigen, um die Diagnose zu sichern. LA oder Allgemeinanästhesie. Bei einfachen Inzisionsbiopsien spannen Sie das Gewebe, das biopsiert werden soll. Das Anschlingen mit einer 3/0 schwarzen Seidennaht hilft Artefakte zu vermeiden und die Probe auszurichten. Umschneiden Sie ein elliptisches Gewebsstück, das die Läsion und umgebendes gesundes Gewebe enthält, heben Sie es an, und trennen Sie es heraus, dann verschließen Sie die Wunde primär durch Nahtverschluß.

Biopsie und Malignome der Mundhöhle: Inzisionsbiopsien beinhalten ein (theoretisches) Risiko, maligne entartete Zellen in den Kreislauf zu verbreiten. Die Alternative dazu ist, den Patienten einer verstümmelnden Operation zu unterziehen, bevor die definitive Diagnose gestellt ist. Wenn Sie ein orales Malignom vermuten, überweisen Sie den Patienten vor der Biopsie, denn die meisten Fachärzte haben ein bevorzugtes Vorgehen, wobei Sie oft Biopsien in bestimmter Lokalisation während der Untersuchung unter Anästhesie entnehmen.

Proben: Kleine Proben werden am besten auf Papier ausgelegt, große auf Korkplatten mit Nadeln fixiert. Dies ermöglicht die Orientierung und vermindert Schrumpfungsartefakte. Allgemein wird 10%ige Formalinlösung zur Fixierung verwendet; fragen Sie, wenn Sie nicht sicher sind, nach, ob einige Proben frisch sein müssen. Berücksichtigen Sie auch eine Probe für Kulturen (z. B. Lymphknotenbiopsie). Fertigen Sie eine Schemazeichnung der Probe auf dem Formblatt der Pathologie an, um die klinischen Details darzustellen.

Kryochirurgie

Kryochirurgie ist die therapeutische Anwendung extremer Kälte.

Ausrüstung: Das Kühlmittel (gewöhnlich Stickstoffoxydul = Lachgas oder flüssiger Stickstoff) wirkt über eine Kryosonde, ein Rohrsystem, in dem das Kühlmittel nicht mit dem Gewebe in Berührung kommt. Die Sondenspitze wird auf der Läsion mit einer dazwischenliegenden Gleitgelschicht plaziert und verursacht eine Vereisung, die für den Erfolg wesentlich ist. Flüssiger Stickstoff kann auch direkt auf die Läsion gesprüht werden und in Einzelfällen kann Knochen in flüssigem Stickstoff gelagert werden, bevor er als Gerüst für ein Transplantat wiederverwendet wird.

Mechanismus: Zelltod und nachfolgende Gewebsnekrose durch Zellzerreißung, Dehydratation, Enzyminhibition und Proteindenaturierung sind Folgen der Applikation von extremer Kälte. Indirekte Effekte schließen vaskuläre Stase und Immunantwort ein[2]. Erstaunlicherweise sind Infektion und Narbenbildung nach Kryochirurgie selten.

Indikationen: Vaskuläre Fehlbildungen (Hämangiome) reagieren sehr gut. Leukoplakiebezirke, die für eine Exzision ungeeignet sind, sprechen oft an, vorausgesetzt, sie sind nicht bereits maligne entartet. Gelegentlich wurde über die Malignisierung von Leukoplakien nach Kryochirurgie berichtet, so daß einige Kontroversen bezüglich dieser Technik bestehen. Ausgedehnte hyperplastische Läsionen, z. B. palatinale Hyperplasien unter einer Oberkiefer-Totalprothese sprechen oft an. Warzen viraler Genese reagieren in den meisten Fällen und einige befürworten die Verwendung bei Mukozelen. Oberflächliche Basalzellkarzinome werden häufig mit Kryochirurgie behandelt, gewöhnlich mit flüssigem Stickstoffspray, obwohl die Anwendung bei agressiveren Malignomen ebenso umstritten ist, wie bei der Anwendung nach Enukleation von Keratozysten. Der therapieresistente Gesichtschmerz ist einer der eher akzeptierten Anwendungsgebiete, indem durch das Vereisen von peripheren Nerven eine Anästhesie erzeugt wird, die länger als die ursprüngliche postoperative Betäubung anhält.

Technik:

- Klären Sie den Patienten über das Vorgehen, das postoperative Ödem (das ausgedehnt sein kann) und den Schorf, der sich über der gefrorenen Fläche bilden kann, auf. Manchmal tritt eine Depigmentierung bei Hautläsionen auf.
- LA für größere Läsionen oder wenn eine Biopsie benötigt wird. (LA kann die Wirksamkeit der Vereisung erhöhen.)
- Wählen Sie eine geeignete Sondenspitze für die Läsion aus und überlappen Sie die Vereisungszonen, wenn die Läsion groß ist.
- Verwenden Sie ein spezielles Gelee, um den Kontakt zwischen Sonde und Gewebe zu gewährleisten.
- Gewöhnlich dauern die Vereisungs-Auftau-Zyklen etwa 1 min, wiederholen Sie sie mindestens zweimal.
- Entfernen Sie die Sonde erst, wenn das Auftauen abgeschlossen ist.
- Sorgfältige Nachkontrollen und Überprüfung der Histologie der Läsion, es sei denn, Sie haben die Kryoanalgesie angewendet.

Einfache Analgetika und postoperative Mundspülungen mit Chlorhexidin helfen oft.

Die Behandlung von gesicherten Malignomen durch Kryochirurgie ist umstritten, zumindest müssen postoperativ angewendete Vereisungs-Auftau-Zyklen die übliche Dauer (bis zu 3 Minuten) übersteigen und die Gewebetemperaturen überwacht werden.

Nicht tumorbedingte Weichteilschwellungen in der Mundhöhle

Abszeß siehe S. 386. Generalisierte Gingivaschwellung und Gingivitis siehe S. 204.

Brauner Tumor: Kein Tumor, sondern eine Riesenzelläsion, die manchmal im Weichgewebe aber häufiger im Knochen gefunden wird (s. S. 394). Er tritt sekundär bei Hyperparathyreoidismus auf, diese Diagnose wird aber gewöhnlich erst nach Enukleation und histopathologischem Auffinden von Riesenzellen in einem fibrösen Stroma naheliegen. Überprüfen Sie die Biochemie des Knochens (Ca^{2+}, HPO_4^{++} vermindert, alkalische Phosphatase erhöht). Wenn ein Hyperparathyreoidismus gesichert ist und therapiert wird, bilden sich diese Veränderungen zurück.

Dermoidzyste: Entwicklungsbedingte Zyste, tritt am häufigsten am lateralen Lidwinkel des Auges und am zweithäufigsten in der Mittellinie des Halses oberhalb des M. mylohyoideus, wo sie eine Anhebung der Zunge verursacht, auf. Therapie: Konservative Exzision.

Kongenitale Epulis: Definitionsgemäß bei der Geburt vorhanden; gewöhnlich als gestielter Knoten. Die Histologie zeigt große granuläre Zellen. Therapie: Konservative Exzision.

Peripheres Riesenzellgranulom (Riesenzellepulis): Tiefrote Gingivageschwulst, die möglicherweise durch chronische Irritation verursacht wird. Histologisch zeigt sich eine vaskuläre Veränderung mit vielkernigen Riesenzellen. Therapie: Exzision mit Entfernung des Periosts und Kürettage des darunterliegenden Knochens.

Schwangerschaftsepulis: Erhöhte Entzündungsreaktion auf Plaque während der Schwangerschaft verursacht eine Läsion, die von einem pyogenen Granulom nicht zu unterscheiden ist. Beginn gewöhnlich im dritten Monat. Therapie: keine (andere als Mundhygieneinstruktionen) wenn möglich, da sie sich nach der Schwangerschaft zurückbildet. Wenn sie Schwierigkeiten bereitet, einfache Exzision; aber sie kann rezidivieren.

Granuloma pyogenicum: Rote fleischige Schwellung, oft knotenförmig, die als Antwort auf wiederholte Traumatisierung und nichtspezifische Entzündung auftritt. Histologisch zeigt sich eine Proliferation des Gefäßbindegewebes, deshalb blutet es leicht. Therapie: Exzision, Reinigen des Gebietes, gute Mundhygiene.

Fibroepithelialer Polyp: Überschießende Antwort auf wiederholte geringgradige Traumatisierung. Kann auf der Unterlage aufliegend oder gestielt sein und variiert von kleinen Schwellungen bis zu Läsionen, die den ganzen Gaumen bedecken. Therapie: Exzidieren mit der Basis. Histologisch zeigt sich ein dichtes kollagen-fibröses Gewebe, das von keratinisiertem Epithel bedeckt ist.

Lappenfibrom/Schlotterkamm: Weit verbreitete, hyperplastische Antwort auf wiederholte Traumata, z. B. einer prothesenbedingten Ulzeration folgend. Klassisch zeigen sich (meist mehrere) Gewebslappen im Vestibulum, die in Lagebeziehung zum Prothesenrand stehen. Die Histologie ist der des Schlotterkamms ähnlich. Therapie: Vollständige Exzision mit temporärer Prothesenkarenz bis zum Abschluß der Wundheilung. Ziehen Sie einfache präprothetische Maßnahmen in Betracht und fertigen Sie neue Totalprothesen an.

Mukozelen: Gewöhnlich Extravasationszysten, in die muköser Speichel aus einem traumatisierten Speicheldrüsenausführungsgang ausläuft und sich sammelt, so daß sich eine komprimierte Bindegewebskapsel bildet. Selten handelt es sich um Schleimretentionszysten. Meist ist die Unterlippe betroffen – bei ähnlichen Schwellungen im Bereich der Oberlippe handelt es sich oft um Tumoren der kleinen Speicheldrüsen (s. S. 476). Therapie: Exzision zusammen mit dem geschädigten Drüsengewebe und -ausführungsgang.

Ranula: Mukozelen im Bereich des Mundbodens, die von den sublingualen Drüsen ausgehen. Neigt, wenn marsupialisiert, zum Rezidiv. Eine tieferliegende Ranula durchdringt den M. mylohyoideus und imponiert klinisch als Hals- und Mundbodenschwellung. Therapie: Exzision der Zyste und der assoziierten sublingualen Drüse.

Granulome: Schwellungen, die im histologischen Befund durch Granulome charakterisiert sind, können durch Morbus Crohn (S. 440), Sarkoidose (S. 496), oder Fremdkörper wie Amalgam verursacht sein.

Hämangiom: Geschwulst, die auf einer Gefäßfehlbildung beruht. Bei Geburt vorhanden, kann sie mit dem Kind wachsen, statisch bleiben oder sich zurückbilden. Kleine Läsionen antworten gut auf Kryotherapie. Machen Sie **keine** Biopsie.

Lymphangiom: Seltenere entwicklungsbedingte Geschwulst, aus Lymphgewebe stammend. Sie kann klinisch als vergrößerte Zunge oder Lippe imponieren. Therapie: schwierig; einige können mit befriedigendem Ergebnis exzidiert werden.

Nicht tumorbedingte Hartgewebsschwellungen

Zysten siehe S. 396; benigne Tumoren siehe S. 398; maligne Tumoren siehe S. 426.

Tori: Knöcherne Exostosen, die in Ober- und Unterkiefer auftreten können. Der Torus palatinus findet sich im Zentrum des harten Gaumens, der Torus mandibulae auf der lingualen Seite des UK im Bereich der Prämolaren/Molaren. Therapie: Vergewissern Sie sich, daß diese entwicklungsbedingten Anomalien keinen Schaden verursachen (sie sind *nicht* Teil des Gardener Syndroms, s. S. 710). Selten ist die Entfernung im Rahmen der Herstellung von herausnehmbarem Zahnersatz erforderlich.

Riesenzellgranulom (S. 392) kann als intraossäre Schwellung oder symptomlose Radioluzenz in Erscheinung treten. Therapie: Sorgfältige Enukleation.

Brauner Tumor (S. 392): Noch einmal, er imitiert das Riesenzellgranulom; der Unterschied liegt im Knochenstoffwechsel.

Morbus Paget (Osteodystrophia deformans) tritt im Alter über 55 relativ häufig auf und befällt Schädel, Becken und Röhrenknochen ebenso wie die Kiefer. Die Maxilla ist häufiger betroffen als die Mandibula. Hyperzementosen an den Wurzeln erschweren bei diesen Patienten Zahnextraktionen. Anstelle des normalen Knochenumbaus erfolgt ein chaotischer Wechsel von Knochenresorption und -anlagerung, wobei die Resorption im frühen Stadium vorherrscht. Es können Knochenschmerzen und Neuropathien der Hirnnerven auftreten. Röntgenbilder zeigen einen „Wolkenschädel". Alkalische Phosphatase und Hydroxyprolin im Harn sind bei der biochemischen Untersuchung erhöht. Vermeiden Sie Maßnahmen in Allgemeinanästhesie, wenden Sie prophylaktisch Antibiotika an, und planen Sie operative Zahnentfernungen. Zur Therapie des Morbus Paget finden Diphosphonate und Calzitonin Anwendung.

Fibröse Dysplasie: Knochenbezirke sind durch fibröses Gewebe ersetzt. Beginn in der Kindheit; ossifiziert und stabilisiert sich mit dem Alter. Eine Kieferbeteiligung imponiert gewöhnlich als schmerzlose harte Schwellung. Charakteristisch ist die „Milchglasstruktur" des Knochens im Röntgenbild. Histologisch ist das Knochenmark durch fibröses Gewebe ersetzt, das typische Knochenbälkchen enthält, die wie irreguläre „chinesische Schriftzeichen" aussehen. Therapie: Modellierende Osteotomie nach Stabilisierung im Wachstum und/oder Kieferorthopädische Chirurgie/Kieferorthopädie.

Cherubismus: Heriditär bedingt und im Alter von 2–4 Jahren auftretend. Es handelt sich um eine bilaterale Variante der fibrösen Dysplasie. Zusätzlich zu den histologischen Befunden der fibrösen Dysplasie treten auch vielkernige Riesenzellen auf. Die Therapie ist entspechend.

Zysten im Kieferbereich

Zysten sind abnorme, mit Epithel ausgekleidete Höhlen, die oft Flüssigkeit enthalten und nur mit Pus gefüllt sind, wenn sie sekundär infiziert sind. Kieferzysten entstammen vorwiegend odontogenem Epithel, der Wachstumsmodus ist noch nicht ganz aufgeklärt, wird aber durch Epithelproliferation, Knochenresorptionen durch Prostaglandine und Änderungen des osmotischen Drucks im Zysteninnern mitbestimmt.

Diagnose

Viele Zysten werden als asymptomatische Aufhellungen im Röntgenbild entdeckt, andere imponieren als schmerzlose Schwellungen fast immer im Bereich der bukkalen Kortikalis. Bei infizierten Zysten treten Schmerzen, Schwellung und Sekretabfluß auf. Prüfen Sie die Sensibilität der mit der Zyste in Zusammenhang stehenden Zähne. Fertigen Sie, wenn möglich, ein OPG oder einen Zahnfilm der periapikalen Region an, um Größe und zusätzliche, damit verbundene pathologische Veränderungen abzuklären. Eine Durchleuchtung (Diaphanoskopie) hilft selten, aber die Aspiration von Zysteninhalt ist manchmal nützlich, um pathologische Veränderungen voneinander zu unterscheiden. Selten werden Zysten im Zusammenhang mit pathologischen Frakturen, besonders der Mandibula, diagnostiziert.

Behandlung

1 Am häufigsten erfolgt die Enukleation mit primärem Verschluß, dies ist im allgemeinen die Therapie der Wahl. Sie besteht in der Entfernung des Zystenbalgs, der die Wände der Knochenhöhle auskleidet und der Reposition des Schleimhautlappens (Zystektomie). Jeder damit in Zusammenhang stehende pathologische Befund dentalen Ursprungs wird zur gleichen Zeit, z. B. durch Wurzelspitzenresektion, mitbehandelt.

2 Enukleation mit Tamponade und sekundärer Wundheilung wird bei infizierten Zysten angewendet, besonders bei sehr großen, die nicht für den primären Nahtverschluß geeignet sind. Tamponieren Sie mit einer mit Jodoform getränkten Tamponade.

3 Enukleation mit primärem Knochentransplantat. Selten nützlich.

4 Marsupialisation. Darunter versteht man die Eröffnung der Zyste, um die Verbindung mit der Mundschleimhaut herzustellen; die Heilung erfolgt langsamer als bei der Enukleation und manchmal bleibt eine Resthöhle zurück (Zystostomie). Sie ist nützlich, um dem Zahn den Durchbruch durch die Zyste zu erlauben oder wenn die Enukleation kontraindiziert ist.

▶ Lassen Sie den Zystenbalg immer pathohistologisch untersuchen.

Zystenarten

Es existieren viele Klassifikationen, nur wenige sind hilfreich.

Entzündlich bedingte dentale Zysten sind weit verbreitet. Beschrieben als apikale oder laterale Zysten, abhängig von der Lage zur Zahnwurzel, oder als Residualzysten, wenn sie bei der Zahnextraktion zurückgelassen wurden. Die nekrotische Pulpa ist der Stimulus für das Wachstum und das Epithel entstammt den Mallassez-Epithelresten. Therapie: Enukleation und Wurzelspitzenresektion oder Extraktion des schuldigen Zahnes.

Eruptionszysten siehe S. 64.

Follikuläre Zysten: Bilden sich um die Zahnkrone von nicht durchgebrochenen bleibenden Zähnen und stammen vom atrophierten Schmelzepithel. Können den Zahndurchbruch verzögern. Therapie: Marsupialisation oder Enukleation, abhängig von der Lage.

Keratozysten sind mit parakeratinisiertem Epithel ausgekleidet, das von den Überresten der Zahnleiste stammt, und weisen einen Proteingehalt der Zystenflüssigkeit von <4 g/dL auf. Die Aspiration einer Probe für eine biochemische und zytologische Untersuchung auf parakeratinisierte Hornschuppen kann hilfreich sein. Es ist wichtig, diese Zysten zu erkennen, denn Ausbuchtungen des Zystenbalgs und Tochter- bzw. Satellitenzysten sind Ursache für ihr häufiges Rezidivieren. Durch ihr mehrkammeriges Aussehen auf der Röntgenaufnahme kann man sie leicht mit einem Ameloblastom verwechseln (s. S. 398). Therapie: Besteht in der sorgfältigen Enukleation. Selten ist bei einem Rezidiv eine Resektion des umliegenden Knochens erforderlich.

Kalzifizierende odontogene Zysten sind selten und durch Bereiche mit Verkalkungen gekennzeichnet. Therapie: Enukleieren Sie die Zyste.

Solitäre Knochenzysten sind gewöhnlich ein Zufallsbefund auf dem Röntgenbild und sind ohne Epithelauskleidung, können aber eine strohfarbene Flüssigkeit enthalten. Sie entstehen möglicherweise durch den Zerfall eines intraossären Hämatoms und sind durch einen bogenförmig ausgezackten oberen Rand auf dem Röntgenbild gekennzeichnet, der bis in die interdentalen Knochensepten reicht, die Lamina dura jedoch ausspart. Therapie: Öffnen der Zyste, vorsichtige Kürettage und Verschluß lassen diese „Zysten" ausheilen.

Aneurysmatische Knochenzysten sind ausgedehnte Läsionen mit gefäßreicher Knochenspongiosa. Sie imponieren als schmerzlose Schwellungen, es sei denn, es tritt durch eine Traumatisierung eine Blutung auf, die Schmerzen und eine schnelle Ausdehnung verursacht. Kleine Zysten können sorgfältig enukleiert werden, größere aneurysmatische Knochenzysten bedürfen jedoch der Resektion des umliegenden Knochens und möglicherweise der knöchernen Rekonstruktion, da sie bei unvollständiger Enukleation rezidivieren.

Fissurale Zysten entstehen nicht aus dem Epithel der Zahnleiste, sondern entstammen den Epithelresten der embryonalen Gesichtsspalten ab. Sie sind selten und schließen die Zysten des Canalis incisivus, der Papilla incisiva und nasolabiale Zysten ein. Therapie: Enukleation.

Benigne Tumoren in der Mundhöhle

Nicht-odontogene Tumoren

EPITHELIAL

Papillom: Ähnelt einem weißen Blumenkohl und wird durch das Papilloma-Virus verursacht. Gewöhnlich erscheint es am Gaumen. Neigt nicht zur malignen Entartung. Therapie: Exzision.

BINDEGEWEBIG

Fibrom: Sehr selten. Es handelt sich um einen gutartigen fibrösen Tumor, gewöhnlich rosafarben und gestielt. Therapie: Enukleieren oder exzidieren mit einem schmalen Randsaum.

Lipom: Ein weicher, glatter, langsam wachsender, gelber Knoten, der aus Fettzellen besteht. Therapie: Enukleieren oder exzidieren mit einem schmalem Randsaum.

Osteom: Glattes, hartes, benignes Neoplasma des Knochens. Gewöhnlich unilateral und von normaler Mundschleimhaut bedeckt. Nicht in der klassischen Lage der Tori gelegen (S. 394). Gardener Syndrom (S. 710).

Neurofibrom: Seltener Tumor, der alle Elemente eines peripheren Nerven enthält. Gewöhnlich ist die Zunge (N. hypoglossus) betroffen; kann Teil der Neurofibromatose (Von-Recklinghausen-Erkrankung) sein (S. 711). Kann sich sarkomatös verändern. Therapie: Exzidieren Sie mit schmalem Randsaum.

Neurilemmom (Schwannom, Neurinom): Dieser Tumor besteht aus Schwann-Zellen.

Granularzell-Myoblastom ist ein seltener Tumor histiozytären Ursprungs, der gewöhnlich als Knoten auf der Zunge vorkommt. Therapie: Exzidieren Sie mit einem ausreichenden Randsaum.

Ossifizierendes Fibrom: Kann eine Neoplasie oder eine entwicklungsbedingte Anomalie sein. Es handelt sich um eine gut abgegrenzte fibroossäre Veränderung der Kiefer. Es stellt sich als schmerzlose, langsam wachsende Schwellung im Bereich der bukkalen und lingualen Kortikalis dar. Das Röntgenbild zeigt einen transluzenten Bereich, der von einem radioopaken Rand umgeben ist. Die Histologie gleicht der fibrösen Dysplasie. Therapie: Enukleation oder konservative Resektion. Eine ebenfalls benigne Version mit schnellerem Wachstum tritt bei Kindern auf.

Odontogene Tumoren

Viele von diesen sind echte Raritäten. Nur die wichtigeren werden beschrieben.

Ameloblastom: Einer der häufiger vorkommenden odontogenen Tumoren. Am häufigsten bei Männern und Afrikanern, meistens im Kieferwinkelbereich des Unterkiefers lokalisiert. Man unterscheidet klinisch drei Basistypen: monozystisch, polyzystisch und peripher. Der monozystische Typ ist der am wenigsten aggressive, die polyzystischen und peripheren Typen zeigen eine Tendenz zur Infiltration in das umgebende Gewebe, wohingegen der monozystische Typ nur verdrängt. Metastasen sind sehr selten. Histologisch unterscheidet man 2 Typen: plexiform und follikulär. Therapie: monozystische Ameloblastome können enukleiert werden, vorausgesetzt, die angrenzende Knochenschicht wird ebenfalls entfernt, die anderen Typen bedürfen der Resektion des umgebenden Knochens mit einem Sicherheitsabstand.

Adenoameloblastom: Tritt meist bei Frauen im anterioren Oberkiefer auf. Therapie: Konservative Exzision, da ein Rezidiv kein Problem darstellt.

Kalzifizierender epithelialer odontogener Tumor (Pindborg Tumor): Charakteristisch ist eine Radioluzenz auf dem Röntgenbild mit verstreuten Radioopazitäten. Therapie: Resektion mit Entfernung der angrenzenden Knochenschichten.

Myxom: Kann sowohl in Hart- als auch in Weichgeweben auftreten. Die Tumoren, die im Kiefer entstehen, sind odontogenetisch mesenchymalen Ursprungs. Es ist ein Tumor des jungen Erwachsenen, der seinen Ursprung im Knochen hat und weit in das umgebende Weichgewebe hineinwachsen kann. Charakteristisch ist die „Seifenblasen"-Struktur im Röntgenbild. Die Histologie zeigt Spindelzellen in schleimiger Grundsubstanz. Therapie: Diese Tumoren erfordern die Entfernung mit einem Rand von sie umgebendem, normalem Knochen.

Ameloblastisches Fibrom: Selten, befällt junge Erwachsene, verursacht eine schmerzlose Auftreibung der Kiefer und erscheint auf dem Röntgenbild als unilokuläre Radioluzenz. Therapie: Enukleation führt gewöhnlich zur Ausheilung.

Odontome sind keine wirklichen Neoplasmen, sondern Fehlbildungen der Zahnhartgewebe. Klassisch werden sie als zusammengesetzt bezeichnet, wenn sie aus multiplen kleinen „Zähnen" in einer fibrösen Kapsel bestehen, und als komplex, wenn sie aus irregulär geformten Massen von Zahnhartsubstanzgeweben bestehen. Sie werden am besten als nicht durchgebrochene, fehlstehende oder impaktierte Zähne angesehen und, wenn erforderlich, mit den Standardmethoden der dentoalveolären Chirurgie entfernt (s. S. 374).

Störungen der Zahnentwicklung können zu isolierten Mißbildungen von Schmelz, Dentin oder Zement führen. Die Zementome sollten noch erwähnt werden, denn sie bereiten bei der Zahnentfernung enorme Schwierigkeiten. Dens in dente siehe S. 72.

Die Kieferhöhle

Die Kieferhöhlen sind die größten der vier paarig angelegten paranasalen, luftgefüllten Hohlräume, eine in jeder Hälfte der Maxilla zwischen Alveolarfortsatz kaudal, der Nasenhöhle medial und der Orbita kranial gelegen.

Pathologie der Kieferhöhle: Sie imitiert oft Symptome, die von den Zähnen des Oberkiefers auszugehen scheinen. Die Diagnose erfolgt durch Ausschluß von dentalen pathologischen Prozessen und nasalen Eiterungen oder durch das Auftreten eines dumpfen Spannungsgefühls im Bereich der Wange und zunehmenden Schmerzen bei Bewegungen des Kopfes. Eine okzipito-mentale Röntgenaufnahme (NNH, 15° und 30°) läßt eine Verschattung, einen Flüssigkeitsspiegel oder Fraktur im Bereich der Kieferhöhlen erkennen (s. S. 462). Um einen Flüssigkeitsspiegel nachzuweisen, wiederholen Sie die Aufnahme mit zur Seite geneigtem Kopf. Andere Röntgenbilder: OPG bei Zysten und verlagerten Wurzeln, seitliche Schädelaufnahme bei verlagerten Wurzeln, Tomogramm bei Frakturen und ein CT bei Tumoren.

Extraktionen und Kieferhöhle: Die Nähe der Oberkiefer-Seitenzähne zum Kieferhöhlenboden führt leicht zur Dislokation von Wurzeln und sogar Zähnen in die Kieferhöhle. Oft liegt hier auch die Ursache für Alveolarfortsatzfrakturen bei der Extraktion von Oberkiefer-Molaren. In die Kieferhöhle luxierte Wurzeln können durch einen erweiterten transalveolären Zugang, ähnlich dem für die Entfernung von Wurzelresten (nützlich, wenn die Wurzel direkt unter der Kieferhöhlenschleimhaut liegt), oder durch den Zugang der *Caldwell-Luc*-Operation wieder entfernt werden.

Sinusitis maxillaris

Akute Sinusitis folgt gewöhnlich einer viralen Infektion des oberen Respirationstraktes und wird durch eine bakterielle Superinfektion verursacht (gewöhnlich gemischt; Anaerobier, Hämophilus, Staphylokokken und Streptokokken). Seltener sind Fremdkörper die Ursache, z. B. Wurzeln, Wasser. Mangelnde Drainage durch das Ostium naturale verschlimmert den Zustand. Diagnose wie oben beschrieben. Therapie: 500 mg Erythromycin 4mal täglich per os oder 100 mg Doxycyclin täglich per os (am 1. Tag 2 × 100 mg!) oder 960 mg Cotrimoxazol zweimal täglich per os. Abschwellende Medikamente, z. B. Nasentropfen, Menthol-Inhalationen. Eine **chronische Sinusitis** kann sich besonders bei Fremdkörpern in der Kieferhöhle oder mangelnder Drainage entwickeln. Die auskleidende Mukosa hypertrophiert, und es kann zur Bildung von Polypen kommen. Häufiges Zeichen ist eine Schleim-Eiter-Straße an der Rachenhinterwand. Therapie: Ziel ist die Wiederherstellung regelrechter Belüftungsverhältnisse der Kieferhöhle. Fremdkörper, wenn vorhanden, sollten über einen Zugang in der Fossa canina (oberhalb der Prämolaren) mit Schaffung eines Knochenfensters in der medialen Kieferhöhlenwand entfernt werden (Caldwell-Luc). Die Belüftung wird durch transnasale Eröffnung der Kieferhöhle über den mittleren Nasengang oder (ideal) durch endoskopische

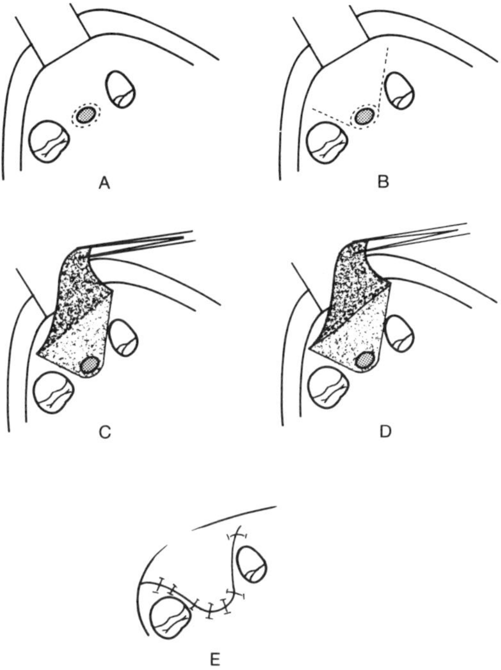

Der bukkale Mukoperiostlappen mit Periostschlitzung (nach Rehrmann)

Vorgehen:
- A Exzidieren Sie den Fistelgang, am einfachsten mit der Klinge Nr. 11.
- B Verlängern Sie die Inzision zu einem bukkalen Mukoperiostlappen
- C Präparieren Sie den Lappen von der Unterlage ab und schlitzen Sie (nur!) das Periost. Dies ermöglicht es Ihnen, den Lappen zu mobilisieren.
- D Dehnen Sie den Lappen, um beurteilen zu können, ob die Mobilisierung ausreicht. Schlitzen Sie evtl. persistierende Periostfasern.
- E Der Lappen wird über die Fistel geschlagen und mit der palatinalen Schleimhaut *auf knöcherner Unterlage* vernäht.

Erweiterung des Osteum naturale und, abhängig vom Einzelfall, Drainage der anterioren Ethmoidalzellen verbessert.

Mund-Antrum-Fistel

Sie ist eine pathologische, epithelausgekleidete Verbindung zwischen Mundhöhle und Kieferhöhle. Sie entsteht meist nach Extraktion einzelstehender Molaren. Der Reflux von Flüssigkeiten über die Nase oder Nasenbluten nach Extraktion sind ein diagnostisches Zeichen. Prüfen Sie stets, indem Sie den Patienten bei zugehaltener Nase in die Nase blasen lassen (Nasenblasversuch); es entweichen Luftblasen durch eine vorhandene Fistel in die Mundhöhle. Gelegentlich prolabiert antrale Schleimhaut durch die Alveole in die Mundhöhle. Therapie: Viele kleine Fisteln sind asymptomatisch, bleiben unentdeckt und schließen sich spontan. Der Verschluß ist angezeigt, wenn die Diagnose zum Zeitpunkt der Extraktion gestellt wird – verschließen Sie die Alveole durch Naht oder bilden Sie einen bukkalen Mukoperiostlappen mit Periostschlitzung, geben Sie Antibiotika und abschwellende Nasentropfen wie oben beschrieben und instruieren Sie den Patienten, nicht die Nase zu schneuzen.

Verschließen Sie die Mund-Antrum-Perforation, wenn die Diagnose <2 Tage nach Extraktion gestellt wird – verordnen Sie für 2 Wochen ein Antibiotikum und kontrollieren Sie nach 6 Wochen die Region. Viele Mund-Antrum-Fisteln werden sich geschlossen haben. Wenn nicht, revidieren Sie mit:

1 Bukkaler Verschiebelappen (nach Rehrmann): Exzidieren Sie die Fistel so, daß die Naht auf knöcherner Unterlage zu liegen kommt und bilden Sie einen bukkalen Mukoperiostlappen mit breiter Basis. Schlitzen Sie das Periost, um den Lappen über die Alveole dehnen und die Perforation so **auf knöcherner Unterlage** mit vertikalen Matratzennähten verschließen zu können. Verordnen Sie ein Antibiotikum etc., und entfernen Sie die Nähte nach 10 Tagen. *Nachteile:* Das dünne Gewebe kann zerreißen, abgeflachtes Vestibulum, die Entfernung eines Nachbarzahnes kann erforderlich sein, um Platz für den Lappen zu schaffen.

2 Palatinaler Rotationslappen: Exzidieren Sie die Fistel wie oben beschrieben. Lösen Sie einen palatinalen Mukoperiostlappen, an der A. palatina gestielt, ab, rotieren Sie ihn über die Alveole, und vernähen Sie diesen in ähnlicher Weise. *Nachteile:* denudierter Knochen im Bereich des Gaumens, der der Granulation überlassen werden muß.

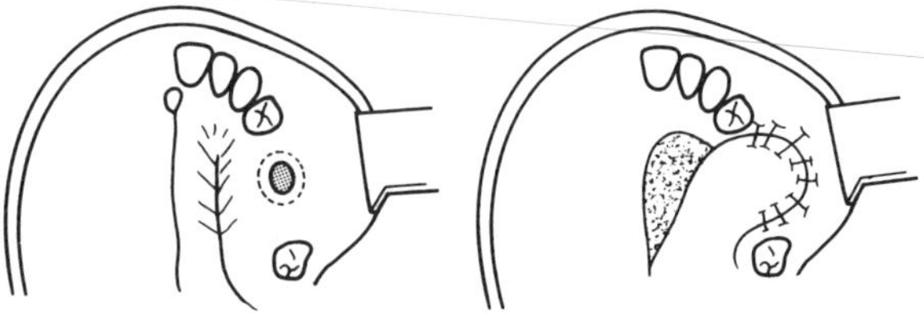

Der palatinale Rotationslappen (nach Ashley)

A Exzision der Fistel, Ablösen des palatinalen Lappens, der an der A. palatina major gestielt ist.

B Mobilisieren und rotieren Sie den Lappen, vernähen Sie sein Ende mit der bukkalen Schleimhaut auf knöcherner Unterlage. Überlassen Sie die Spenderregion unter einem Zahnfleischverband oder einer Tamponade (evtl. mit Gaumenschutzplatte) der Granulation.

Präprothetische Chirurgie

Nach Zahnextraktionen atrophiert der Alveolarknochen. Deshalb sollte das Ziel sein, wann immer möglich Alveolarknochen entweder durch Vermeidung von Zahnextraktionen oder durch die Anwendung von minimal traumatisierenden Techniken zu bewahren.

Bei der Extraktion bleibender Zähne gehen Sie vorsichtig vor, Kompression der Alveole, Entfernung kleiner, nicht fixierter Knochenfragmente, Bedecken jeder exponierten Stelle des Knochens mit Schleimhautlappen und chirurgische Entfernung von Wurzeln *nur*, wenn notwendig (infiziert, Größe mehr als ⅓ der Wurzellänge, zystische Aufhellungen). Ziehen Sie die interseptale Alveolotomie in Betracht, wenn der Kieferkamm prominent und sehr untersichgehend ist (z. B. Klasse II). Sie besteht aus der Bildung eines Lappens aus bukkaler Mukosa und daran gestieltem Knochen, nachdem man die knöchernen Septen durchtrennt und die Osteotomie in der 3er-Region nach bukkal geführt hat. Anschließend wird der präparierte Teil palatinal fixiert. Prominente Bändchen sollten einfach exzidiert werden. Es wurde durch Belassen von Wurzeln unter dem Mukoperiostlappen oder Implantation von Hydroxylapatitkegeln in die leeren Alveolen versucht, die Alveolarkammresorption zu verringern.

Probleme bei Prothesenträgern

- ▶ Wenden Sie die Chirurgie nur an, wenn Fehler an den Prothesen und psychogene Störungen ausgeschlossen worden sind. Überprüfen Sie die Kiefer anhand eines OPG.

Belassene Wurzelreste und Knochensequester werden durch den standardisierten transalveolaren Zugang entfernt mit Ausnahme retinierter Eckzähne im Oberkiefer, die mittels osteoplastischem Lappen entfernt werden (wobei der Knochen am Mukoperiostlappen gestielt abgehoben wird).

Kleine Knochenunregelmäßigkeiten können mit einer Fräse geglättet werden, denken Sie aber bei ausgedehntem Befund an eine Kieferkammaugmentation.

Schlotterkamm: Entfernen Sie ihn durch Abheben eines Lappens aus Gingiva propria, mit dem Sie später den entstehenden Defekt abdecken, Exzision des verbleibenden Weichgewebskamms und Ersatz durch den zuvor gebildeten Lappen. Tuberfibrome können ähnlich behandelt werden.

Fibröse Bänder und durch Irritation bedingte Hyperplasien sollten exzidiert werden. Die Ergebnisse werden verbessert, wenn Schleimhauttransplantate vom harten Gaumen verwendet werden, um den entstandenen Defekt abzudecken und die Narbenbildung zu minimieren.

Tori können mit einer Fräse unter Bildung eines örtlichen Lappens reduziert werden. Tori mandibulae können mit einem Meißel entfernt werden – dies ist bei palatinalen Tori riskanter.

Muskelansätze an der Crista mylohyoidea oder Spina mentalis können durch Ablösen des Knochens vom Unterkiefer mit einem Meißel und Abtrennen der Muskelansätze versetzt werden. Der M. genioglossus und geniohyoideus sollten am lingualen Sulcus wieder fixiert werden.

Kieferkammaugmentation (S. 470): Das subperiostale Einbringen von porösem Hydroxylapatit im Rahmen einer ambulanten Operation unter LA hat der Augmentation, die aufgrund der raschen Resorption der herkömmlichen Knochenauflagerungsplastiken in Verruf geriet, einige Beachtung eingebracht. Hierbei wird ein subperiostaler Tunnel entlang des Kieferkammes präpariert und mit einem Brei aus Hydroxylapatit und physiologischer Kochsalzlösung gefüllt. Der Erfolg ist sehr von der Form des Kieferkammes abhängig, und die besten Ergebnisse werden bei konkaven Kämmen erzielt, im Gegensatz zu den öfter auftretenden schmalen, spitz zulaufenden Alveolarkämmmen. *Probleme:* Wanderung der Partikel nach Periostablösung.

Vestibulumplastik (Relative Kieferkammerhöhung) (S. 470): Wenn eine adäquate vertikale und horizontale Knochenbasis besteht, der Kieferkamm zu flach oder das Angebot an Gingiva propria zu gering ist, kann dieses Vorgehen helfen. Es besteht aus: (a) Ablösen der beweglichen Schleimhaut vom Periost und Präparation eines nicht mit Epithel bedeckten neuen Sulkus; (b) Auskleiden des neuen Sulkus mit Haut oder Schleimhaut; (c) Sichern des neu geschaffenen Vestibulums mit einer Prothese oder Verbandplatte, die mit Gewebe-Conditioner oder Abformmassse unterfüttert ist und durch Nylonfäden für 10–14 Tage in situ gehalten wird, dann sofort durch eine neue Prothese mit einem weichbleibenden Funktionsrand im Bereich des neuen Sulkus ersetzt und innerhalb der ersten 3 Monate ständig getragen wird.

Der „einschraubbare Zahn“ könnte endlich Realität werden!

Geschichtliches: Zahlreiche Methoden für orale Implantate, subperiostale, enossale und submuköse Implantate eingeschlossen, sind beschrieben worden. Alle wurden energisch durch Gruppen von Enthusiasten propagiert und haben eines gemeinsam – den Mißerfolg. Grundlegende Fortschritte in diesem Bereich wurden durch einen wesentlichen Beitrag von Brånemark erzielt – die „Osseointegration“.

Osseointegration ist die direkte Anlagerung von Knochen auf der Implantatoberfläche, so daß im Elektronenmikroskop Osteoblasten, die direkt auf der Implantatoberfläche wachsen, zu erkennen sind. Zusätzlich ist ein straffes, fibrös/epitheliales Attachment oberhalb des Limbus alveolaris zwischen Gingiva und Implantat wesentlich. Schließlich muß das Implantat eine Form aufweisen, die eine Dislokation verhindert und okklusale Belastungen gleichmäßig auf den umgebenden Knochen verteilt.

Implantattypen: Als Materialien werden Titan, Hydroxylapatitbeschichtetes Titan und Keramiken verwendet. Die Implantate können als sofort transgingival oder zweizeitig eingesetzt werden.

Indikationen: Zahnlose Kiefer, die einer Prothese keinen Halt mehr bieten, teilbezahnte Kiefer zur Aufnahme von Brückenkonstruktionen und Epithesen nach Tumoroperation oder Trauma. Keramikimplantate sind als Sofortimplantat nach Zahnextraktion verwendet worden. Wenn die Implantate die ersten 2 Jahre überleben, besteht eine 98%ige Erfolgsrate im weiteren Verlauf, mit dramatischer Verbesserung aller funktioneller Parameter[3].

Technik: Die gemeinsame Planung durch Oralchirurg und Prothetiker ist für den Erfolg entscheidend. Zunächst sollten alle Möglichkeiten der konventionellen Prothetik ausgeschöpft worden sein, eine balancierte Okklusion und eine gute Mundhygiene bestehen. Das operative Vorgehen ist stark von der Ausrüstung abhängig, und der Chirurg muß im für das System spezifischen Vorgehen trainiert sein. Am häufigsten ist das Vorgehen wie folgt:

1 Einbringen des Implantats. Es werden ein lingual gestielter Mukoperiostlappen und mit entsprechenden Spiralbohrern ein das Implantat aufnehmendes Knochenfach präpariert. Es folgt die Versenkbohrung, das Schneiden des Gewindes und das Eindrehen des Implantats. Der Lappen wird am Ende der Operation wieder reponiert und vernäht. Beim Setzen von mehreren Implantaten ist es wichtig, eine Schablone zu benutzen, damit die Implantate eine parallele Einschubrichtung aufweisen. Eine Überhitzung des Knochens muß vermieden werden. Im Unterkiefer ist eine Einheilungsphase von 4 und im Oberkiefer von 6 Monaten empfohlen.

2 Nach der Einheilungsphase wird durch eine Stanzinzision die das Implantat bedeckende Schleimhaut entfernt und nach Entfernung der Verschlußschrauben der Pfeiler für die Suprakonstruktion aufgesetzt. Postoperativ wird gewöhnlich ein Zahnfleischverband appliziert, und die prothetische Behandlung beginnt etwa 2 Wochen nach dem Einbringen der Stützpfeiler.

9 Mund-, Zahn- und Kieferkrankheiten

Hauptquellen:
Sehr wichtig ist bei den Erkrankungen der Mundhöhle das klinische Erkennen der Läsionen. Ein Farbatlas der Mundschleimhauterkrankungen ist unverzichtbar, z. B.:
Tyldesley, W. R.: A Color Atlas of Oral Medicine. Wolfe 1980.
Zu den Lehrbüchern gehört:
Tyldesley, W. R.: Oral Medicine. Oxford University Press 1989.

9 Mund-, Zahn- und Kieferkrankheiten

Bakterielle Infektionen in der Mundhöhle

Karies (S. 24), Parodontalerkrankungen (S. 200), odontogene Entzündungen (S. 386). Dieses Kapitel befaßt sich vorwiegend mit Infektionen der Mundschleimhaut.

Scharlach: Diese Kinderkrankheit wird durch ein Erythrotoxin ausgelöst, das von bestimmten Stämmen beta-hämolysierender Streptokokken produziert wird. Gewöhnlich entsteht eine Entzündung der oberen Atemwege. Die Halsschmerzen gehen mit einem Hautausschlag, Unwohlsein und Fieber einher. Die Mundschleimhaut ist gerötet, und die Zunge weist krankhafte Veränderungen auf; auf dem Zungenrücken bildet sich ein weißer Belag, aus dem helle, geschwollene Papillae fungiformes hervorragen – die „Erdbeerzunge" des Scharlachs. Später wird der weiße Belag abgestoßen, und der Zungenrücken wird glatt und rot bei vergrößerten Papillae fungiformes – die „Himbeerzunge". Die Therapie mit hochdosiertem Penicillin richtet sich gegen die Grunderkrankung. Die Erscheinungen in der Mundhöhle gehen innerhalb von 14 Tagen zurück.

Tuberkulose: Der orale Befall mit Mycobacterium tuberculosis oder atypischen Mykobakterien ist äußerst selten, und dann handelt es sich in aller Regel um eine sekundäre Infektion bei einer bestehenden offenen Lungentuberkulose. Die orale Läsion besteht aus einem tiefen, schmerzhaften Ulkus, das langsam größer wird. Alle Teile der Mundschleimhaut können befallen werden, allerdings ist der hintere Zungenrücken am häufigsten betroffen. Die Histopathologie zeigt ein zentral verkäsendes Granulom mit Riesen- und Epitheloidzellen, und eine Ziehl-Nielson-Färbung stellt die Mykobakterien dar. Die Behandlung gehört in die Hände eines Lungenspezialisten.

Syphilis: Alle drei Stadien bilden auch Läsionen in der Mundhöhle.

Primärstadium (S. I): Ein hartes, ulzerierendes Knötchen (harter Schanker, Ulcus durum) bildet sich am Infektionsort, gewöhnlich Lippen oder Zunge. Diese Läsion ist hochinfektiös, und der Erreger, *Treponema pallidum*, läßt sich leicht nachweisen. In der Regel besteht eine deutliche Lymphadenopathie, die sich nach 1–2 Monaten spontan zurückbildet.

Sekundärstadium (S. II): 2–4 Monate nach der Erstinfektion folgen ein Hautausschlag und Ulzerationen der Mundschleimhaut. Diese treten unabhängig vom Infektionsort auf. Die oberflächlichen, gräulichen Ulzera heißen Plaques muqueuses. Sie sind ebenfalls hochansteckend, und auch hier ist der Erregernachweis leicht möglich. In diesem Stadium fällt die Syphilisserologie positiv aus. Normalerweise heilen die Ulzera innerhalb weniger Wochen ab, können allerdings rezidivieren.

Tertiärstadium (S. III): Dieses tritt nach einigen Jahren auf und wird durch die Bildung von Gummen gekennnzeichnet. Eine Gumma ist ein Granulom, das gewöhnlich auf Gaumen oder Zunge entsteht, sich vergrößert, ulzeriert und schließlich zur Perforation des Gaumens führen kann.

In der Vergangenheit wurde die Syphilis mit der Entstehung von Präkanzerosen, besonders Leukoplakien, in Verbindung gebracht.

Es ist nicht ganz klar, ob die Ursache hierfür in der Krankheit selbst oder ihrer Therapie lag.

Gonorrhoe: Diese Krankheit ist die Folge eines oro-genitalen Kontaktes mit einem infizierten Partner und äußert sich als unspezifische Stomatitis oder Pharyngitis mit zahlreichen oberflächlichen Ulzerationen. In Abstrichen können gramnegative intrazelluläre Diplokokken nachgewiesen werden. Die Therapie erfolgt mit hochdosiertem Penicillin.

Virusinfektionen in der Mundhöhle

Herpes simplex: Obwohl orale Infektionen mit dem Herpes-simplex-Virus Typ 1 und Typ 2 vorkommen, ist Typ 1 der vorherrschende Erreger. Nahezu alle Erwachsenen haben Antikörper, die auf eine überstandene Infektion hinweisen. Es gibt zwei orale Manifestationsformen:

Gingivostomatitis herpetica: Der Verlauf kann sehr unterschiedlich sein (schwerer mit zunehmendem Alter). Bei Kleinkindern wird sie oft als „Zahnen" verkannt. Sie wird durch eine ausgedehnte Stomatitis mit der Bildung von Blasen geprägt, die aufbrechen und zu flachen, schmerzhaften Ulzera werden. Während 10–14 Tagen bestehen schmerzhaft vergrößerte Halslymphknoten, Fieber und ein allgemeines Krankheitsgefühl. In der Regel bleibt die Infektion örtlich beschränkt, jedoch gehört zu den selten auftretenden Komplikationen auch eine Enzephalitis. Die *Diagnose* stützt sich auf das klinische Erscheinungsbild und die Anamnese; das Virus kann auch auf Zellkulturen angezüchtet werden. Mikroskopisch findet sich eine blasige Degeneration von Epithelzellen mit intranukleären viralen Einschlußkörpern, den „Lipshutzkörpern". Ein vierfacher Anstieg des Antikörpertiters während der Rekonvaleszenz bestätigt ebenfalls die Diagnose. *Therapie:* Lokale und systemische Analgesie (Xylocain-Salbe, Paracetamol), weiche oder flüssige Kost bei erhöhter Flüssigkeitszufuhr und die Vorbeugung gegen eine Superinfektion (Mundspülung mit Chlorhexidin) reichen bei Patienten mit normaler Abwehrlage in der Regel aus. Schwerkranke oder immunsupprimierte Patienten sollten systemisch Acyclovir erhalten.

Rekurrierende Herpes-simplex-Erkrankungen (Herpes labialis, Fieberbläschen) entstehen durch eine Reaktivierung der Primärinfektion, von der man annimmt, daß sie im Ganglion trigeminale fortbesteht. Auslöser für die Aktivierung sind unter anderem Traumen und eine geschwächte Abwehrlage, seltener auch Sonnenlicht, Streß oder eine andere Erkrankung. Die Bläschen treten in der Regel im Ausbreitungsgebiet eines Trigeminusastes auf der Haut von Lippen und Nase auf, typischerweise am Übergang zwischen Haut und Schleimhaut, selten intraoral. Die Läsionen können auf örtliche Behandlung mit Alkohol, Idoxuridin oder Acyclovir ansprechen. Bei Immunsupprimierten sollte eine systemische Gabe von Acyclovir erwogen werden.

Varizella-Zoster-Virus: Ruft Windpocken als Primärinfektion und Gürtelrose bei einer Reaktivierung hervor.

Windpocken: Im klassischen Fall ein juckender Hautausschlag mit Bläschen, der in seltenen Fällen auch die Schleimhaut betreffen kann.

Gürtelrose / Zoster beschränkt sich auf das Innervationsgebiet eines Nerven, wobei sich der Virus entweder in dem Spinalganglion eines peripheren Nerven oder im Ganglion trigeminale aufhält. Der Zoster tritt immer einseitig auf und überschreitet nie die Mittellinie. Faziale oder orale Läsionen können sich in den von den Ästen des Trigeminus versorgten Gebieten bilden. *Diagnose:* Schmerzen als erstes Symptom, gefolgt von der Bildung schmerzhafter Bläschen auf Haut oder Schleimhaut. Diese platzen auf und hinterlassen Ulzera und schließlich überkrustete Hautwunden. Sie heilen üblicherweise in 2–4 Wochen ab, aber der scheinbaren Heilung folgen oft schwere, Jahre andauernde Neuralgien. *Therapie:* Symptomatisch bei Windpocken. Es gibt Hinweise, daß der frühe, aggressive Einsatz von Acyclovir bei Zoster die Häufigkeit und Stärke der postherpeutischen Neuralgien vermindern kann.

Coxsackie-Virus: Dieses RNA-Virus verursacht zwei Krankheiten:

Herpangina: Wird durch Coxsackie-Virus A4 verursacht, kommt nur bei Kindern vor und führt zu zahlreichen kleinen Ulzera auf der Schleimhaut, Fieber und einem generellen Krankheitsgefühl. Es können Halsschmerzen und eine Konjunktivitis vorausgehen. Auch die Herpangina kann als „Zahnen“ verkannt werden. Sie heilt in 10–14 Tagen aus.

Hand-Fuß-Mund-Krankheit: Kommt ebenfalls nur bei Kindern vor und wird durch Coxsackie-Virus A16 hervorgerufen. Ein papulöses, vesikuläres Erythem bildet sich an Händen und Füßen in Verbindung mit einer Schwellung der Nasenschleimhaut und der Bildung von Bläschen auf der Mundschleimhaut. Diese platzen auf und hinterlassen besonders am Gaumen schmerzhafte, oberflächliche Ulzera. Die Gingiva ist selten betroffen. Therapie wie bei der Stomatitis herpetica.

Masern: Die Prodromalphase kann durch das Auftreten von kleinen weißen Flecken mit erythematösem Rand auf der Wangenschleimhaut geprägt sein, die sog. Koplick-Flecken.

Pfeiffer-Drüsenfieber: Kommt hauptsächlich bei Kindern und jungen Erwachsenen vor und wird durch infizierten Speichel übertragen. Die Krankheit kann sehr unterschiedlich schwer verlaufen. Symptome sind Halsschmerzen, allgemeine Lymphadenopathie, Fieber, Kopfschmerzen, Unwohlsein und oft auch ein Exanthem. Eine Hepatosplenomegalie kann auftreten. Die oralen Erscheinungen können eine Gingivostomatitis herpetica nachahmen, mit Ulzerationen und evtl. petechialen Blutungen. Meist ist das Epstein-Barr-Virus der Erreger, aber auch das Zytomegalievirus oder der Erreger der Toxoplasmose können ein sehr ähnliches Krankheitsbild hervorrufen. *Diagnose:* Zu Beginn Monospot-Test, Paul-Bunell-Reaktion, um das Epstein-Barr-Virus auszuschließen, und Titerbestimmungen für Zytomegalie und Toxoplasmose. *Therapie:* symptomatisch wie bei Herpes; bei Toxoplasmose Gabe von Cotrimoxazol für 10 Tage. NB Ampicillin sollte Patienten mit Halsschmerzen bei Verdacht auf Drüsenfieber nicht gegeben werden, da es stets unerwünschte Nebenwirkungen hervorruft, die von einem Hautausschlag bis zu einem anaphylaktischen Schock reichen können.

Reiter-Syndrom: Ursache unbekannt. Symptome sind Urethritis, Arthritis und Konjunktivitis; orale Ulzera oder Erosionen können auftreten. Befällt vornehmlich junge Männer, die Träger des erblichen Faktors HLA B27 sind.

Orale Kandidainfektionen (Kandidiasis)

Candida albicans ist eine Pilzart, die in der physiologischen Mundhöhlenflora des Menschen vorkommt. Eine Kandidainfektion kann bei Vorliegen von lokal oder systemisch prädisponierenden Faktoren auftreten, daher muß das Ziel der Behandlung sein, diese Faktoren zu finden und zu eliminieren. Die Kandidainfektionen werden eingeteilt in:

Akute Kandidainfektionen

Soor: Am häufigsten bei Kleinkindern, alten oder immunsupprimierten Menschen (z. B. wegen Radio- oder Chemotherapie, Kortikoidgabe, Diabetes, Krebs, HIV, Blutkrebs). *Diagnose:* weißliche, leicht adhärente Plaques auf einer geröteten Mundschleimhaut, gewöhnlich im Bereich der Wangen, des Gaumens oder des Oropharynx. Meist treten Beschwerden beim Essen, gelegentlich aber auch gar keine Symptome auf. Die Flecken sind abwischbar und hinterlassen wunde Stellen. In dem abgewischten Material können mit einer Gramfärbung Hyphen dargestellt werden. Bei Kleinkindern kann ein ausgedehnter Soor im Mund mit einem lividen Gesichtsausschlag und einem Windelexanthem einhergehen. Die Besiedelung der Brustwarzen einer stillenden Mutter kann zu einer gegenseitigen Reinfektion führen. *Therapie:* Nystatin-Suspension oder Nystatin-Pastillen für 10 Tage sind billige und in der Regel erfolgreiche Maßnahmen. Mundspülungen mit Chlorhexidin unterstützen die Therapie. Amphotericin und Miconazol sind teurere (und als Antagonisten wirkende) Alternativen.

Akute atrophische Kandidiasis: Dabei handelt es sich um eine opportunistische Infektion, die nach der Anwendung von Breitspektrumantibiotika, manchmal auch nach der Inhalation von Kortisonpräparaten auftreten kann. Sie ist schmerzhaft und exazerbiert nach dem Genuß heißer oder stark gewürzter Speisen. Die Mundschleimhaut hat ein rotes, glänzendes und atrophisches Aussehen, und es können auch Stellen mit Soor auftreten. Therapie: Beseitigung der Ursache (falls Folge einer Inhalation von Kortisonpräparaten: nach der Anwendung des Präparates den Mund ausspülen), sonst wie bei Soor.

Chronische Kandidainfektionen

Chronische atrophische Kandidiasis (Prothesenstomatitis) siehe S. 120.

Anguläre Kandidacheilitis: Dies ist eine Mischinfektion des Mundwinkels mit Staphylokokken, Streptokokken und Candida, wobei oft ein prädisponierender Faktor, wie etwa eine Eisenmangelanämie, vorliegt. Daher sollte ein großes Blutbild angefertigt werden. Es wurde auch beschrieben, daß eine zu niedrige Bißhöhe prädisponierend wirken kann, aber die Korrektur der Bißhöhe wird allein nicht zur Heilung führen. Kommt oft gemeinsam mit der chronischen atrophischen Kandidiasis vor. Klinisch sieht man rote, aufgesprungene, mazerierte Haut im Bereich der Mundwinkel, oft mit goldgelben Krusten. Die Erreger können mit Abstrichen der befallenen Hautbereiche abgenommen und in Kulturmedien angezüchtet werden, jedoch wird die Diagnose in der Regel rein klinisch gestellt. Die Therapie mit Miconazol-Salbe wirkt gegen alle drei Erreger. Die Behandlung muß bis zu 10 Tage nach Abklingen der Symptome fortgeführt werden. Gleichzeitig müssen die prädisponierenden Faktoren beseitigt werden.

Glossitis rhombica mediana: Sie wird nicht mehr als anatomische Besonderheit, sondern als Sonderform einer den Zungenrücken betreffenden chronischen atrophischen Kandidiasis eingestuft. Häufig bei Patienten, die kortisonhaltige Medikamente inhalieren. Therapie nur bei Beschwerden, da diese durch die lokale Anwendung von Fungiziden gebessert werden können, das Aussehen jedoch nicht.

Chronische hyperplastische Kandidiasis (Kandidaleukoplakie): Verursacht weiße, nicht abwischbare hyperkeratotische Flecken auf der Mundschleimhaut, die auch multifokal vorkommen können. Sie wird oft mit einer Leukoplakie verwechselt. Obwohl das Risiko der malignen Entartung leicht erhöht ist, besteht die Therapie nach mikrobiologischer und histopathologischer Sicherung der Diagnose nur in der Bekämpfung der Kandidainfektion. In den oberflächlichen Schichten der Epidermis befinden sich Candidahyphen, was einer der Gründe für die große Therapieresistenz ist. Therapie: Systemische Fungizide wie Fluconazol und Ictraconazol sind zwar teuer, aber notwendig, um den Erreger vollständig zu eliminieren. Kommt oft bei Eisen- und Vitamin-B12-Mangel vor, was dann ebenfalls behandelt werden sollte.

Chronische mukokutane Kandidamykosen: Zu diesem Komplex von seltenen Syndromen mit mehreren Untergruppen gehören: **Kandidamykose bei Endokrinopathie**, wobei Herde auf der Haut und im Mund zusammen mit endokrinen Störungen auftreten, **granulomatöse Hautkandidamykose**, eine **late onset predominantly male group** und eine **AIDS associated group**. Therapie: Ketoconazol, Fluconazol und Ictraconazol (S. 588).

Histoplasmose: Diese und andere seltene Pilzinfektionen manifestieren sich gelegentlich im Bereich der Mundhöhle, spielen aber in Westeuropa eine untergeordnete Rolle.

Aphthen

Dies ist die Bezeichnung, unter der man eine recht gut abgegrenzte Gruppe von Erscheinungsbildern zusammenfaßt, die durch das Auftreten von Ulzera in der Mundhöhle gekennzeichnet sind. Es gibt drei Untergruppen, von denen jede gemeinsam mit Läsionen der Konjunktiven oder im Genitalbereich als Teil des Morbus Behçet auftreten kann.

Kleine Aphthen: Sie sind sehr häufig und in allen Altersstufen anzutreffen. Frauen sind öfter betroffen als Männer. Gewöhnlich erscheinen gleichzeitig 1–6 Ulzera unterschiedlicher Größe (normalerweise 2–5 mm). Nach etwa 10 Tagen heilen sie ohne Narbenbildung ab. Sie treten hauptsächlich auf der bukkalen oder labialen Schleimhaut, auf Mundboden oder Zunge auf, sehr selten auch im Bereich der attached Gingiva oder des harten Gaumens. Den schmerzhaften Ulzera kann ein unangenehmes Gefühl vorausgehen. Oft werden sie durch Streß, ein lokales Trauma oder das Einsetzen der Menstruation ausgelöst, und sie können auf das Vorliegen eines Folsäure-, Vitamin-B12- oder Eisenmangels hinweisen. In einigen Fällen können Aphthen auch als eine Manifestationsform des Morbus Crohn, der Colitis ulcerosa oder einer glutensensitiven Enteropathie auftreten. Die Ätiologie ist nicht ganz geklärt, beruht aber höchstwahrscheinlich auf einer Autoimmunreaktion. Therapie: Vermeidung einer Superinfektion mittels Mundspülungen mit Chlorhexidin und Schmerzlinderung (leichte Analgetika, Benzydamin-Mundspülung). Lokale Anwendung von Tetrazyklinen oder Kortisonpräparaten ist manchmal von Nutzen (S. 576). Es ist wichtig, zugrunde liegende Krankheiten zu erkennen und zu behandeln.

Riesenaphthen: Eine schwererwiegende Variante mit weniger, aber dafür größeren Ulzera (bis zu 10 mm), die 5–10 Wochen bestehen bleiben. Sie führen zur Zerstörung des Gewebes und zur Narbenbildung und können an jeder Stelle im Mund oder Oropharynx vorkommen. Riesenaphthen sind noch häufiger mit dem Vorkommen gastrointestinaler oder hämatologischer Störungen assoziiert, treten jedoch selten zyklisch auf. Therapie: Wie bei kleinen Aphthen, darüber hinaus lokale oder systemische Anwendung von Kortikoiden (S. 576).

Herpetiform gruppierte Ulzera: Dies ist ein beschreibender Name, da diese Ulzera nichts mit einer Herpesinfektion zu tun haben. Ein Häufchen kleiner aber schmerzhafter Ulzera bildet sich meist am Mundboden, der Spitze oder den seitlichen Rändern der Zunge und bleibt für 1–2 Wochen bestehen. Die Ulzera heilen ohne Narbenbildung und können sowohl auf keratinisiertem als auch auf nicht keratinisiertem Epithel vorkommen. In seltenen Fällen fließen sie zu einem großen Ulkus zusammen, das dann Narben hinterläßt. Therapie: Wie bei kleinen Aphthen.

Morbus Behçet: Jeder der oben beschriebenen Typen von Aphthen kann im Rahmen dieser Krankheit auftreten. Sie befällt Mund, Haut, genitale Schleimhaut, Augen, Herz, Blutgefäße, Thorax, Gelenke und Nervensystem. Es handelt sich um eine schwere und gefährliche Krankheit, die häufiger bei Männern auftritt und die nicht allein aufgrund des oralen Erscheinungsbildes diagnostiziert werden kann. Sie ist zwar mit dem Vorkommen bestimmter HLA-Typen assoziiert, es gibt aber keine spezifischen Tests für diese Krankheit, so daß die Diagnose als Ausschlußdiagnose erfolgt. Therapie: Die Schwere der Erkrankung macht in der Regel eine Immunsuppression mit Kortikoiden oder anderen Immunsuppressiva notwendig. Thalidomid wurde mit einigem Erfolg eingesetzt (nur in Verbindung mit einer sicheren Schwangerschaftsverhütung).

Orale Ulzerationen: Siehe S. 452.

Blasenbildende Erkrankungen – intraepithelial

Ein *Vesikel* ist ein kleines, wenige Millimeter im Durchmesser messendes Bläschen.

Eine *Bulla* ist eine größere Blase.

Intraepithelial gelegene Blasen entstehen durch einen Verlust der Haftung zwischen den einzelnen Zellen (Akantholyse).

Subepithelial gelegene Blasen liegen zwischen Epithel und Korium.

Ein *Ulkus* ist ein tiefer Defekt der Haut oder Schleimhaut.

Eine *Erosion* ist ein oberflächlicher Defekt der Haut oder Schleimhaut.

Da die blasenbildenden Erkrankungen eine umschriebene Gruppe mit einigen unterschiedlichen Erkrankungen darstellen, sind sie ein beliebtes Prüfungsthema. Eine der möglichen Einteilungen der Gruppe berücksichtigt die Lage der Blasen: intra- oder subepithelial.

Pemphigus ist eine chronische Erkrankung, die auch die Schleimhäute befällt. Durch Akantholyse kommt es oberhalb der Basalzellschicht zur Ablösung von Teilen des Epithels, und durch Flüssigkeitsaustritt in diesen Raum entsteht eine oberflächliche, leicht platzende und mit Flüssigkeit gefüllte Blase. Die rupturierte Blase hinterläßt eine großflächige, oberflächliche Erosion, die sehr anfällig gegenüber Infektionen ist. Die ersten identifizierbaren Läsionen sind oft im Mund, besonders am Gaumen, zu finden, wobei diese als Erosionen imponieren, da die Blasen sehr schnell platzen. Der Pemphigus ist eine Erkrankung der mittleren Altersgruppen und kommt gehäuft bei Juden vor. *Diagnose:* Ein Streichen über die Schleimhaut ruft eine Blase hervor (Nikolsky-Phänomen), aber dadurch würde man um der Diagnose willen einen Schaden setzen. Eine andere Möglichkeit ist der Einsatz der direkten oder indirekten Immunofluoreszenz (das Biopsiematerial muß dafür unmittelbar nach der Entnahme eingefroren werden). Therapie: Systemische Gabe von Kortisonpräparaten.

Benigner familiärer chronischer Pemphigus: Im Unterschied zum oben Beschriebenen zeichnet sich diese Erkrankung durch familiäre Häufung und eine frühere Manifestation (junge Erwachsene) aus.

Virusinfektionen siehe S. 412.

Blasenbildende Erkrankungen – subepithelial

Benignes Schleimhautpemphigoid: Betrifft in über 60% der Fälle Frauen. Auf der Schleimhaut entstehen Blasen, die bald platzen und unter Narbenbildung abheilen. Nur selten sind Blasen auf der Haut zu sehen. Auch die Konjunktiven können betroffen sein, wodurch es bei Narbenbildung zur Erblindung kommen kann. Daher sollten orale Läsionen als Warnung vor einem möglichen Augenschaden Beachtung finden. Typisch ist eine lange Anamnese mit aktiven und inaktiven Perioden; die Krankheit kann auch jahrelang ruhen. Sie ist häufiger als der Pemphigus und das Pemphigoid. *Diagnose:* Auch hier direkte und indirekte Immunofluoreszenzmikroskopie; die Antikörper befinden sich hier direkt an der Basalmembran. Die Blasen sind prall und mit Blut gefüllt und können in Gemeinschaft mit einer atrophischen Gingivitis auftreten (S. 204). Therapie: lokale Anwendung von Kortikoiden.

Pemphigoid: Tritt bei über 60jährigen auf. Man findet subepitheliale Blasen, die robuster sind und nicht so schnell wie die des Pemphigus aufplatzen. Die Mundschleimhaut ist nur in 20% der Fälle betroffen. Kann auch als Paraneoplasie auftreten.

Dermatitis herpetiformis Duhring: Das ist eine seltene, chronische Erkrankung unbekannter Ätiologie, obwohl sie oft zusammen mit einer glutensensitiven Enteropathie auftritt. Sie kommt am häufigsten bei Männern mittleren Alters vor und befällt sowohl die Haut als auch die Schleimhäute, wobei die Blasen im Mund platzen und großflächige Erosionen hinterlassen können. Therapie: Dapson kann sowohl diagnostisch als auch therapeutisch eingesetzt werden.

Lichen ruber planus: Befällt Haut und Schleimhäute. Bei der seltenen erosiven Form bilden sich großflächige Erosionen. Siehe auch S. 438.

Epidermolysis bullosa: Dies ist eine seltene Hautkrankheit, die in zahlreichen verschiedenen Formen vorkommt. Die autosomal rezessiv vererbte Epidermolysis dystrophica äußert sich am häufigsten mit oralen Läsionen und manifestiert sich kurz nach der Geburt. Geringste mechanische Traumen führen zu einer Blasenbildung auf der Haut oder den Schleimhäuten, und die rupturierten Blasen lassen schmerzhafte Erosionen zurück, die unter Narbenbildung abheilen. Da das Narbengewebe die Beweglichkeit einschränkt, kommt es zu Behinderungen beim Essen, Sprechen und Schlucken. Beteiligung der Haut führt zur Zerstörung der Extremitäten, ja sogar zur Entwicklung von Karzinomen. Es ist eine wirklich schreckliche Krankheit, die zur Zeit nicht geheilt werden kann.

Erythema multiforme: Unter diesem Begriff wird eine Gruppe von Erscheinungsbildern unterschiedlicher Ätiologie zusammengefaßt. Die schwerste Form ist das Stevens-Johnson-Syndrom (S. 713). Es tritt in der Regel bei jungen Männern auf, beginnt plötzlich und befällt Haut und Schleimhäute. Wahrscheinlich beruht die Krankheit auf einer Ablagerung von Immunkomplexen. Bei dafür empfänglichen Personen besteht ein Zusammenhang mit der Einnahme bestimmter Medikamente oder einer Infektion mit bestimmten

Erregern. *Diagnose:* Beruht auf dem klinischen Erscheinungsbild mit den typischen, kokardenartigen Herden, also konzentrisch angeordnete rötliche Ringe auf den Handflächen, Beinen, Gesicht und Nacken. Die Mundschleimhaut ist mit leicht platzenden Blasen übersät, auf Lippen und Gingiva finden sich schmerzhafte Erosionen. In der Regel besteht Fieber. Die Krankheit heilt in 3–4 Wochen von alleine aus, aber die Patienten benötigen eine symptomatische Behandlung, die von der Schmerzlinderung und der Vermeidung einer Superinfektion bis zur intravenösen Flüssigkeitszufuhr und einer systemischen Gabe von Kortikoidpräparaten reichen kann. Wenn die schuldige Substanz ausfindig gemacht werden kann (z. B. Tetrazykline), sollte der Patient ihr auch zu diagnostischen Zwecken nicht wieder ausgesetzt werden.

Weiße Flecken

Zahlreiche Krankheitsbilder manifestieren sich als weiße Flecken auf der Mundschleimhaut, von denen einige nur kurzzeitig existieren, wie etwa bei Soor oder Verätzungen, die Mehrzahl jedoch länger bestehen bleibt. Die Terminologie in bezug auf die weißen Flecken ist nicht eindeutig.

Weißer Schleimhautnävus: Dies ist eine seltene, gutartige, dominant vererbte Schleimhautveränderung. Sie besteht aus einer ausgedehnten, weichen, unebenen Verdickung der obersten Schichten der Epidermis. Die Veränderung ist typischerweise nicht klar abgegrenzt und kann in jedem Teil der Mundhöhle auftreten. Histologisch finden sich eine Hyperkeratose und eine Akanthose. Therapie: nicht notwendig.

Traumatische Hyperkeratose: Diese wird durch eine chronische Traumatisierung der Schleimhaut verursacht und bildet sich in der Regel nach Beseitigung der Ursache vollständig zurück. Bleibt sie dennoch bestehen, ist eine Biopsie angebracht.

Raucherleukokeratose: Typisch ist eine weiße Verfärbung im Bereich des dem Rauch exponierten Gaumens. Die geschwollenen Ausführungsgänge der kleinen Speicheldrüsen treten als zahlreiche rote Pünktchen hervor. Die Ursache ist wahrscheinlich eine Kombination von geringfügigen Verbrennungen und einer chemischen Irritation durch den Rauch. Es gibt kaum Anlaß zur Vermutung, daß es sich um eine Präkanzerose handelt. Die Läsion verschwindet, wenn das Rauchen eingestellt wird.

„Syphilitische Leukoplakie": Ein weißer Fleck auf dem Zungenrücken ist eines der klassischen Symptome im Tertiärstadium der Syphilis (S. 410). Bei Vorliegen einer aktiven Syphilis muß diese behandelt werden, was aber nicht zum Verschwinden der Leukoplakie führt. Diese zeigt eine gewisse Tendenz zur malignen Entartung.

Chronische hyperplastische Kandidiasis, Kandidaleukoplakie siehe S. 414.

Lichen ruber planus siehe S. 438.

Leukoplakie siehe S. 424.

Panorale Leukoplakie: Die gesamte Mundschleimhaut ist hyperplastisch verändert. Hat eine ungünstige Prognose.

Mundhöhlenkarzinome: Gelegentlich kann sich ein Mundhöhlenkarzinom als weißer Fleck darstellen, im Unterschied zu einer Leukoplakie, die maligne entartet.

Skin grafts: Hauttransplantate können als weißer Fleck in der Mundhöhle erscheinen.

Präkanzerosen

Es gibt eine Anzahl von Erscheinungsbildern, die ein erhöhtes Risiko der malignen Entartung aufweisen. Obwohl diesen Präkanzerosen große Aufmerksamkeit geschenkt werden sollte, so sollte nicht vergessen werden, daß zum einen nicht jedem Karzinom eine Präkanzerose vorangeht, zum anderen aber auch nicht jede Präkanzerose maligne entartet: Aus der Mehrzahl der Präkanzerosen wird sich nie ein Karzinom entwickeln. Um die Entwicklung eines lebensbedrohlichen Karzinoms zu verhindern, muß dem erhöhten Entartungsrisiko mit einer exakten Diagnose, einer frühzeitigen Therapie und einer engmaschigen Langzeitkontrolle Rechnung getragen werden.

Leukoplakie: „Ein weißer, nicht abwischbarer Fleck, der keiner anderen Krankheit zugeordnet werden kann" (nach Pindborg). Die Histopathologie der Läsionen kann von einer gutartigen Veränderung bis zum Carcinoma *in situ* reichen. Sie werden durch eine dicke, oberflächliche Keratinschicht in Verbindung mit einer verdickten Stachelzellschicht, Akanthose und einer Einwanderung von Plasmazellen in das Korium geprägt. Der ausschlaggebende Faktor ist jedoch das Vorhandensein atypischer Epithelzellen. Worauf man achten muß: hyperchrome Zellkerne, eine vergrößerte Kern-Plasma-Relation, Zell- und Kernpleomorphie, vermehrte oder atypische Mitosen, Verhornung einzelner Zellen und lokale Veränderungen der Gewebearchitektur und der Haftung der Zellen untereinander. Einer der wichtigsten Schritte im Rahmen der Behandlung einer Leukoplakie ist die Beurteilung des Dysplasiegrades. Am zweitwichtigsten ist die Einteilung nach der Lage: So weisen z. B. Leukoplakien am Mundboden und am Zungenrand ein besonders hohes Entartungsrisiko auf. Drittens muß die Ursache herausgefunden werden, z. B. das Kauen von Betelnüssen, da eine Leukoplakie auf dem in diesem Fall bevorzugt betroffenen Planum buccale ein hohes Entartungsrisiko aufweist, wenn nicht auf das Genußmittel verzichtet wird.

Im Durchschnitt beträgt das Entartungsrisiko einer Leukoplakie etwa 5%.

Gefleckte Erythroplakie: Dies ist im Grunde eine Mischform zwischen Leukoplakie und Erythroplakie. Erhöhtes Entartungsrisiko.

Erythroplakie: Es handelt sich um einen gut abgegrenzten, samtartigen, roten Fleck auf der Schleimhaut, der histologisch deutliche Zellatypien, eine gewisse Atrophie des Epithels und keine Verhornung aufweist. Die meisten dieser Läsionen enthalten ein Carcinoma *in situ* oder bereits ein richtiges Karzinom.

Lichen ruber planus, erosive Form: Eine relativ seltene Variante des Lichen ruber planus, die einige Autoren für eine Präkanzerose halten. Die normalen Formen des Lichen ruber bergen kein erhöhtes Entartungsrisiko.

Submuköse Fibrose: Kommt besonders bei Indern vor und wird als Folge des Betelnuß- oder Kautabakkauens (ohne den Zusatz von Tabak) angesehen. Manche Kulturen benutzen einen Priem aus Betelblättern, Betelnüssen und Kalkleim, was die submuköse Fibrose hervorruft; andere Kulturen fügen dieser Mischung Tabak hinzu, was zur Bildung von Karzinomen führt. Die Mukosa wirkt blaß und ist mit Fasern durchsetzt. Die Fibrose der Submukosa führt zu einer Bewegungseinschränkung von Lippen und Wangen und schließlich zu einem Trismus. Histologisch erkennt man eine Hyalinisierung und ein dichtes, zellarmes Fasergewebe mit verengten Blutgefäßen und einem lymphozytären Infiltrat. Die Epidermis ist atrophisch und weist Zellatypien auf.

Patterson-Brown-Kelly-Syndrom (Plummer-Vinson-Syndrom) siehe S. 712.

Vorgehen bei Präkanzerosen: Lage und Größe festhalten, am besten photographisch. Lage und Histologie der Läsion, Alter und Gesundheitszustand des Patienten müssen zusammen mit den ätiologischen Faktoren abgewogen werden, um eine Entscheidung zwischen Langzeitkontrolle und einem aktiven Vorgehen zu ermöglichen. Die Langzeitkontrolle kann aus regelmäßigen klinischen Untersuchungen in Verbindung mit zytologischen Untersuchungen (obwohl die Zytologie insgesamt eher enttäuschende Ergebnisse lieferte) oder – bei Eintreten einer Veränderung – einer Biopsie bestehen. Therapiemöglichkeiten: Kryotherapie, chirurgische Entfernung, lokale Anwendung von Bleomycin. Alle drei Monate Kontrolle.

▶ Es ist nicht möglich, das Verhalten einer Leukoplakie präzise vorherzusagen.

Maligne Tumoren in der Mundhöhle

In Nordeuropa und den USA sind die malignen Tumoren der Mundhöhle zu etwa 2% an der Gesamtzahl der malignen Tumoren beteiligt, in Indien dagegen zu etwa 30–40%. Über 90% dieser Tumoren sind Plattenepithelkarzinome.

Lage: Der Mundboden ist am häufigsten betroffen, und wenn auch der Sulcus glosso-alveolaris und die Zungenunterseite einbezogen werden, entsteht ein hufeisenförmiges Areal, in dem etwa 75% der in Nordamerika oder Europa auftretenden Mundhöhlenkarzinome zu finden sind. Männer erkranken häufiger als Frauen, wobei sich der Unterschied – wahrscheinlich aufgrund der veränderten Rauchgewohnheiten – stets verkleinert. 98% der Patienten sind älter als 40 Jahre.

Ätiologie: Bei den Lippenkarzinomen ist ebenso wie beim Hautkrebs das Sonnenlicht der wichtigste Auslösefaktor. Man schätzt, daß sich das Risiko eines Lippenkarzinoms alle 250 Meilen in Richtung Äquator verdoppelt. Bei den Mundschleimhautkarzinomen werden ein exzessiver Alkohol- und Tabakgenuß verantwortlich gemacht. Der vielleicht am besten belegte Auslöser ist das Kauen eines Tabak- und Betelpriems. Syphilis im Endstadium spielt heute kaum noch eine Rolle.

Klinisches Bild: Am häufigsten bietet sich das Bild eines schmerzlosen Ulkus, aber auch hinter einer Schwellung, einer Leukoplakie, einer Erythroplakie oder einer Erythroleukoplakie kann sich ein Karzinom verbergen. Darüber hinaus kann es sich auf dem Boden eines gutartigen Tumors und selten auch in einem Zystenbalg bilden. Schmerzen sind in der Regel ein spätes Symptom und treten beim Genuß stark gewürzter Speisen oder als Folge einer Superinfektion auf. Häufig strahlen die Schmerzen ins Ohr aus. Das Ulkus besitzt einen wallartigen, verhärteten Rand und einen ebenfalls verhärteten, entzündeten Geschwürsgrund. Es ist auf der Unterlage nicht verschieblich.
Meist wird die TNM-Klassifikation benutzt.

T Primärtumor
T1 <2 cm in der größten Ausdehnung
T2 2–4 cm
T3 >4 cm
T4 Übergreifen auf benachbarte Strukturen

N Lymphknoten
N0 keine Lymphknoten
N1 ein einzelner, ipsilateraler Lymphknoten <3 cm
N2 mehrere ipsilaterale Lymphknoten <3 cm oder ein einzelner Lymphknoten von 3–6 cm
N3 bilaterale Lymphknoten oder ipsilaterale Lymphknoten >6 cm

M Fernmetastasen
M0 keine
M1 Fernmetastasen vorhanden

Prognose: Hängt ab von der Lage, dem Tumorstadium und dem Alter des Patienten. Das Fehlen oder Vorhandensein von befallenen Lymphknoten ist der prognostisch wichtigste Einzelfaktor.

Histopathologie: Es handelt sich fast immer um ein Plattenepithelkarzinom. Charakteristisch sind eine Infiltration der tieferen Gewebeschichten, Zellpleomorphien und eine verstärkte Anfärbbarkeit der Zellkerne. Der Befall von Lymphknoten ist ebenso wie die Art des Wachstums (verdrängend oder infiltrierend) für die Prognose von Bedeutung. Die Ausbreitung kann durch lokale Infiltration, lymphogene oder hämatogene Metastasierung erfolgen.

Papillomatöses Karzinom: Es handelt sich um ein Plattenepithelkarzinom der Mundschleimhaut, das sich durch ein langsames, exophytisches und lokal invasives Wachstum auszeichnet. Das Epithel ist gefaltet und hyperplastisch und weist einen geringeren Dysplasiegrad auf. Die Therapie der Wahl ist die chirurgische Entfernung, da berichtet wird, daß eine Radiotherapie ein noch aggressiveres Verhalten des Tumors bewirkt.

Andere Tumoren: Bösartige Bindegewebstumoren (Sarkome) sind in der Mundhöhle selten, jedoch können bei Kindern Fibrosarkome und Rhabdomyosarkome vorkommen. Osteosarkome des Kieferknochens haben eine etwas bessere Prognose als die der langen Röhrenknochen.

Speicheldrüsentumoren, S. 476. Malignes Melanom, S. 516.

Behandlung maligner Tumoren in der Mundhöhle siehe S. 480.

Fehlbildungen von Lippen und Zunge

Während viele Mundschleimhauterkrankungen auch Lippen und Zunge befallen, gibt es eine Reihe von Erscheinungsbildern, die ganz spezifisch die Lippen und die Zunge betreffen und zum Teil Folge der hohen Spezialisierung sind: Der muskulöse Zungenkörper ist mit einem sensorischen Epithel bedeckt, und die Lippen bilden den Übergang zwischen Haut und Schleimhaut.

Die Zunge

Ankyloglossie: Ist die häufigste Fehlbildung der Zunge und kann zusammen mit einer Mikroglossie auftreten. Therapie: Frenektomie.

Makroglossie: Dies kann die Folge einer Entwicklungsstörung sein, ist jedoch häufig mit einer systemischen Erkrankung assoziiert, z. B. Akromegalie.

Faltenzunge (Lingua plicata): Tiefe Falten auf dem Zungenrücken sind an sich nicht pathologisch (sie kommen bei 3% der Zungen vor), in ihnen können sich jedoch pathogene Mikroorganismen festsetzen. Die unterschiedlichen Faltenmuster haben zum Teil lustige Namen, wie etwa Skrotalzunge. Beim Melkerson-Rosenthal-Syndrom finden sich neben einer Faltenzunge noch rezidivierende Schwellungen im Bereich der Lippen, des Gesichts und der Mundhöhle, sowie Fazialisparesen.

Haarzunge (Lingua pilosa): Beruht auf einer Verlängerung der Papillae filiformes. Ätiologie unbekannt. Es können auch Verfärbungen auftreten.

Glossitis mediana rhombica siehe S. 415.

Landkartenzunge (Lingua geographica, Glossitis migrans): Diese gutartige Veränderung auf dem Zungenrücken und den Zungenrändern ist durch das schnelle Auftreten und Verschwinden atrophischer Areale mit einer abgegrenzten, weißen Randzone geprägt. Es entsteht der Eindruck, daß die Areale wandern. Die Ursache ist ein vorübergehender Verlust der Papillae filiformes. Es gibt verschiedene Varianten.

Glossitis atrophicans: Tritt bei einer Reihe von hämatologischen Erkrankungen oder Mangelzuständen auf.

Zungenbrennen (Glossodynie): Kann mit oder ohne klinische Veränderungen auftreten; allerdings sollte bedacht werden, daß das Vorhandensein einer Glossitis die Beschwerden nicht unbedingt erklären muß. Hauptursachen einer Glossitis sind: Eisenmangelanämie, perniziöse Anämie, Kandidainfektionen, Vitamin-B-Mangel und Lichen ruber planus. Ein Zungenbrennen bei klinisch normal erscheinender Zunge ist häufig psychogen verursacht, jedoch müssen im Rahmen der Behandlung zuerst die möglichen Ursachen ausgeschlossen werden, wie etwa Mangelzustände oder Unverträglichkeiten gegenüber selbst oder von ärztlicher Seite verabreichten Medikamenten oder Mundspülungen.

Lippen

Cheilitis granulomatosa: Sie wird durch eine Schwellung – besonders der Unterlippe – geprägt und gleicht histologisch dem Morbus Crohn (die Granulome werden mittels Biopsie untersucht).

Persistierende mediane Fissur: Sie kann als einfache Fehlbildung auftreten, ist aber meist sekundär infiziert, was dann sehr schwierig zu behandeln ist. Kann zusammen mit der Cheilitis granulomatosa auftreten.

Cheilitis actinica: Die Schädigung der Haut der Unterlippe durch Sonneneinstrahlung verursacht eine Hyperkeratose und eine erhöhte Zellteilungsrate in der Basalzellschicht. Es handelt sich um eine Präkanzerose. Der Gebrauch von Sun-Blockern ist anzuraten.

Trockene, aufgesprungene Lippen: Wenn nicht Begleitsymptom einer Cheilitis, handelt es sich um einen völlig harmlosen Zustand, der sich mit Salben leicht beheben läßt. Häufige Ursachen sind Lippenlecken oder die Einwirkung von Wind und Sonne. Tritt auch bei Viruserkrankungen auf.

Peutz-Jeghers-Syndrom siehe S. 712.

Speicheldrüsenerkrankungen – 1

Es gibt die großen, paarigen Speicheldrüsen (Glandula parotis, Glandula sublingualis, Glandula submandibularis) und zahlreiche kleine Speicheldrüsen, die überall in der Schleimhaut verteilt sind, jedoch in besonders großer Zahl im Bereich des hinteren Gaumens und der Lippen vorkommen.

Xerostomie: Ein trockener Mund kann sowohl eine eigenständige Erkrankung als auch ein Symptom sein. Bemerkenswert ist, daß manche Menschen über Mundtrockenheit klagen, wenn objektiv ausreichend Speichel vorhanden ist. Echte Xerostomie wirkt prädisponierend für Entzündungen der Mundschleimhaut, des Pharynx, der Speicheldrüsen und für Karies. Häufige Ursachen sind Bestrahlungen im Kopf-Halsbereich, Angstzustände und das Sjögren-Syndrom. Therapie: Zielt auf die Beseitigung der Ursachen ab. Eine symptomatische Therapie mit Carboxymethylcellulose-Speichel, z. B. Glandosane Spraylösung, mildert die Beschwerden. Wichtig ist ein optimaler pH-Wert.

Sialorrhoe ist selten, wobei eine scheinbare Sialorrhoe bei Entzündungen in der Mundhöhle oder neurologischen Erkrankungen mit Behinderung des Schluckens auftreten kann. Seltene Ursachen sind Quecksilbervergiftung oder Tollwut. Bei Schluckbeschwerden können die Ausführungsgänge der großen Speicheldrüsen chirurgisch verlegt werden.

Sialadenitis ist eine Entzündung einer der – meist großen – Speicheldrüsen. Die **akute bakterielle Sialadenitis** macht sich durch eine schmerzhafte Schwellung mit eitrigem Ausfluß aus dem Ausführungsgang der betroffenen Drüse bemerkbar. Sie kann auch durch Exazerbation einer **chronischen bakteriellen Sialadenitis** entstehen, die oft als Komplikation bei einer Obstruktion des Ausführungsganges vorkommt. Beide Formen sind fast immer auf eine Seite beschränkt; häufige Erreger sind orale Streptokokken, orale Anaerobier und *Staph. aureus*. Therapie: Ausschluß oder Beseitigung eines den Gang obstruierenden Steines (S. 478). Erregerkultur (eitriger Ausfluß) und aggressive Antibiotikatherapie (Amoxycillin, Clavulanat und Metronidazol). Anregung des Speichelflusses durch Kauen oder Massage. In seltenen Fällen macht eine Stauung des Eiters eine Inzision und Drainage notwendig. Nach Abklingen der akuten Symptomatik ist eine Sialographie indiziert, mit deren Hilfe das Gangsystem dargestellt werden kann und die auch therapeutisch wirksam sein kann. Andere Therapiemöglichkeiten beinhalten Spülungen der Drüse mit Antibiotika oder Kortikoiden. In seltenen Fällen stellt eine rezidivierende chronische Sialadenitis eine Indikation zur Entfernung der Drüse dar (S. 478). Die **virale Sialadenitis**, in der Regel Mumps, befällt vorwiegend die Parotis. Die Übertragung geschieht durch direkten Kontakt mit infiziertem Speichel. Es erkranken hauptsächlich Kinder und junge Erwachsene. Die Krankheit beginnt plötzlich mit Fieber, Schmerzen und einer Schwellung der Parotis. Im klassischen Fall ist zuerst eine Seite betroffen, die Regel ist jedoch eine beidseitige Schwellung. Bei Erwachsenen verläuft die Krankheit schwerer und ist häufiger mit Komplikationen, etwa einer Orchitis, verbunden. Schutz vor

der Krankheit bietet die kombinierte Masern-/Mumps-/Röteln-impfung.
Selten kann eine Sialadenitis auch als Manifestationsform einer Allergie gegen bestimmte Medikamente, Nahrungsmittel oder Metalle auftreten.

Sialolithiasis siehe S. 478.

Speichelfisteln: Nach einer Operation oder einem Trauma können Verbindungen zwischen dem Parenchym oder dem Ausführungsgang einer Drüse und der Haut oder Mundschleimhaut auftreten. Eine Rekonstruktion des Ganges oder eine Exzision der Drüse können notwendig sein.

Mukozele, Ranula siehe S. 393.

Speicheldrüsenerkrankungen – 2

Sialadenosen sind Schwellungen der großen Speicheldrüsen, in der Regel der Parotis und beidseitig, die weder auf Entzündungen noch auf eine Neoplasie zurückzuführen sind. Die Ätiologie ist unbekannt, es besteht allerdings eine Verbindung zu endokrinen Erkrankungen, Mangelernährung und Alkoholmißbrauch. Die Sialographie ist im wesentlichen unauffällig. Die Histologie zeigt eine Hypertrophie der Azinuszellen. Die Behandlung hat die Beseitigung eventueller Ursachen zum Ziel.

Sjögren-Syndrom (sekundäres Sjögren-Syndrom) umfaßt eine Xerostomie, eine Keratokonjunktivitis und eine Bindegewebserkrankung, gewöhnlich eine rheumatoide Arthritis. Fehlt die Bindegewebserkrankung, wird die Erkrankung **primäres Sjögren-Syndrom** genannt. Die Ätiologie beruht wahrscheinlich auf einer Autoimmunreaktion, und es besteht ein erhöhtes Entartungsrisiko des lymphatischen Gewebes in den befallenen Drüsen. Die Diagnose erfolgt mittels Schirmertest (Messung von Tränenfluß und Speichelproduktion der Parotiden), Sialographie (um Gangektasien festzustellen) und einer Biopsie der labialen Speicheldrüsen (suchen Sie nach Anzeichen eines lymphozytären Infiltrats). Zu den Therapiemaßnahmen zählen die Verhütung einer Kandidainfektion, Gabe von künstlichem Speichel und künstlicher Tränenflüssigkeit, Kontrolle der Mundhygiene und regelmäßige Kontrolluntersuchungen mit Hinblick auf das erhöhte Entartungsrisiko. Siehe auch S. 713.

Speicheldrüsentumoren: 80% sind gutartig, 80% sind in der Parotis lokalisiert, 80% davon im oberflächlichen Lappen. Die meisten Tumoren sind **pleomorphe Adenome**, die histologisch eine Vielfalt an Zellarten aufweisen. Obwohl gutartig, besteht eine große Rezidivgefahr, wenn der Tumor einfach mit seiner Kapsel herausgeschält wird, da außerhalb der Kapsel Satellitenzellen liegen können. Die Therapie besteht in der konservativen Parotidektomie (S. 478). Bei Kindern sind die häufigsten Speicheldrüsentumoren **Hämangiome und Lymphangiome**. Das **Adenolymphom** kommt fast ausschließlich in der Parotis vor, das **adenoidzystische Karzinom** dagegen häufiger in den kleinen Speicheldrüsen. Tumoren der Glandula submandibularis, der Glandula sublingualis und der kleinen Speicheldrüsen sind zu einem höheren Prozentsatz bösartig als die der Parotis. Anzeichen einer malignen Entartung von Speicheldrüsentumoren sind: Fixierung an der Unterlage, Nervenschädigungen (bes. des N. facialis in der Parotis), Schmerzen, schnelles Wachstum und eine Lymphadenopathie. Therapie siehe S. 478.

Benigne lymphoepitheliale Läsion (Mikulicz-Krankheit): Im wesentlichen eine aggressive Form des Sjögren-Syndroms ohne Bindegewebskomponente. Unter dem Mikulicz-Syndrom versteht man eine Vergößerung der Speicheldrüsen im Rahmen einer Systemerkrankung.

Frey-Syndrom siehe S. 709.

Durch Medikamente verursachte Erscheinungen in der Mundhöhle

Man kann lokale und systemische Reaktionen auf Medikamente unterscheiden.

Lokale Reaktionen

Verätzungen, z. B. durch eine neben einen schmerzenden Zahn in die Umschlagfalte gelegte Aspirintablette, kommen noch immer vor und lassen einen manchmal schier verzweifeln. Die Verätzungen führen zu einer oberflächlichen Nekrose des Epithels, die vorübergehend als weißer Fleck erscheinen kann. Therapie: Aufklärung und Entfernung des auslösenden Agens.

Schädigung der physiologischen Mundflora: Längere oder wiederholte Einnahme von Antibiotika, besonders ihre lokale Anwendung, kann zu einer Überwucherung der Mundflora durch dagegen resistente Keime, bes. Candida albicans, führen. Kortikoide können durch die Immunsuppression ähnliche Folgen haben.

Systemische Reaktionen

Störung der Knochenmarksfunktion: Viele Medikamente können einige oder alle Zelltypen des blutbildenden Systems beeinträchtigen und dadurch wiederum die Mundschleimhaut schädigen, z. B. Phenytoin. Eine langfristige Einnahme kann zu Folsäuremangel und makrozytärer Anämie führen, wodurch eine schwere Stomatitis aphthosa ausgelöst werden kann. Chloramphenicol und bestimmte Analgetika können eine Agranulozytose bewirken, die zu starken Ulzerationen in der Mundhöhle führen kann. Chloramphenicol kann außerdem eine aplastische Anämie induzieren, die die Blutgerinnung beeinträchtigt, wobei es jedoch selten zu einer spontanen oralen Purpura oder Blutungen kommt.

Immunsuppression: Kortikoide und andere Immunsuppressiva wirken für Virus- und Pilzinfektionen prädisponierend.

Lichenoide Effloreszenzen: Im klassischen Fall bei der Anwendung von Gold in der Therapie der rheumatoiden Arthritis (S. 510).

Erythema multiforme (Stevens-Johnson-Syndrom) siehe S. 713.

Fixes Arzneimittelexanthem: Es handelt sich um rezidivierende, scharf begrenzte Läsionen, die sich bei Einnahme eines bestimmten Medikamentes meist an derselben Stelle bilden. Sehr selten auf der Mundschleimhaut.

Stomatitis exfoliativa ist eine orale Manifestation einer sehr gefürchteten Arzneimittelreaktion mit dem Namen Dermatitis exfoliativa, bei der die Haut abgestoßen wird. Auch hier wird Gold verantwortlich gemacht.

Gingivahyperplasie ist häufig bei Patienten, die Phenytoin, Cyclosporin A, Nifedipin und bestimmte andere Kalziumantagonisten einnehmen. Sie wird zwar durch eine Verbesserung der Mundhygiene positiv beeinflußt, entsteht aber auch trotz einer optimalen Mundhygiene.

Pigmentierungen: Ein schwarzer Saum entlang des Zahnfleischrandes gilt als Zeichen einer schweren Metallvergiftung. Chlorhexidin verursacht ebenso wie einige Antibiotika eine schwarze oder braune Verfärbung des Zungenrückens.

Xerostomie siehe S. 430.

Allergische Reaktionen: Penicillin ist ein häufiger Auslöser von Allergien.

Es gibt eine ganze Reihe von Veränderungen der Mundschleimhaut, die durch Nebenwirkungen von Medikamenten entstehen. Die Erkennung dieser Veränderungen ist natürlich wichtig, aber man muß beachten, aus welchem Grund das Mittel eingenommen wurde, und es kann sein, daß kleinere Nebenwirkungen in Kauf genommen werden müssen, wenn auf das Medikament zur Therapie einer schweren Erkrankung nicht verzichtet werden kann.

Gesichtsschmerz

Schmerz ist ein komplexes und vielschichtiges Symptom und wird in mehreren Kapiteln dieses Buches besprochen. Die häufigste Ursache für Schmerzen im Kiefer-Gesichtsbereich ist die entzündete Pulpa. Dieses Kapitel beschäftigt sich mit Schmerzen, die nicht Folge von Erkrankungen der Zähne oder des Kieferknochens sind.

Trigeminusneuralgie ist eine sehr quälende Erkrankung und betrifft vorwiegend die über 50jährigen. Blitzartig schießen Schmerzen ein („wie bei einem Elektroschock"), die nur kurz andauern und oft durch die Berührung eines Triggerpunktes ausgelöst werden. Zu Beginn der Erkrankung können prodromale Schmerzen bestehen, die nicht unbedingt dem klassischen Bild entsprechen, wodurch die Diagnose erschwert sein kann. Bei dem Versuch, die Schmerzen zu lindern, werden den Patienten oft mehrere Zähne gezogen. Die Trigeminusneuralgie wird für eine Art Epilepsie der sensiblen Nervenzellen gehalten. Die Diagnose wird aufgrund der Anamnese gestellt, und Karbamazepine können sowohl therapeutisch als auch diagnostisch eingesetzt werden. Mit Lokalanästhesie kann die Auslösung eines Schmerzes verhindert werden, was auch diagnostisch genutzt werden kann. Mittels Kryotherapie läßt sich eine längere Analgesie erreichen, die Durchtrennung des Nervs hilft dagegen nur selten.

Neuralgie des N. glossopharyngeus: Ähnlich wie die Trigeminusneuralgie, jedoch seltener. Befällt den N. glossopharyngeus und führt zu plötzlich beim Schlucken einschießenden Schmerzen, die ins Ohr ausstrahlen können. Auch hier ist Karbamazepin das Mittel der Wahl.

- ▶ Patienten, die jünger als 50 Jahre sind und die Symptome einer Neuralgie eines Hirnnerven aufweisen, müssen zum Ausschluß eines Hirntumors einer vollständigen neurologischen Untersuchung unterzogen werden.

Arteriitis temporalis: Kommt bei älteren Menschen vor. Die Schmerzen sind in der Frontal- und Temporalregion lokalisiert und werden meist als starker Dauerschmerz beschrieben, obwohl sie auch anfallsartig auftreten können. Die betroffene Region ist berührungsempfindlich. Es handelt sich um eine wahrscheinlich allergisch-hyperergisch bedingte Entzündung der Aa. temporales, und das Hauptrisiko besteht im Übergreifen der Entzündung auf die Arteria centralis retinae, wodurch es zur Erblindung kommen kann. Auch eine Zungennekrose als Folge einer Beteiligung der A. lingualis ist beschrieben worden. Diagnose: Pulslosigkeit der Aa. temporales, Schmerzen in der typischen Lokalisation und eine erhöhte Blutsenkungsgeschwindigkeit. Therapie: Schmerzbekämpfung und die Verhütung einer Erblindung mittels systemischer Gaben von Kortikoiden, je nach Symptomen und der Blutsenkungsgeschwindigkeit.

Migräne siehe S. 513.

Erythroprosopalgie: Ähnliche Ätiologie wie bei Migräne, aber mit einem anderen klinischen Erscheinungsbild. Periodisch treten starke, einseitige Schmerzattacken auf, die bis zu 30 min andauern können und in der Gegend der Augen lokalisiert sind. Oft treten die

Anfälle während der Nacht zu einer bestimmten Zeit auf (morgendliches Erwachen „wie vom Wecker geweckt"). Sie werden von einer verstopften Nase und einem Tränen der Augen begleitet. Oft treten sie innerhalb einer bestimmten Zeitspanne gehäuft auf, worauf dann eine längere anfallsfreie Periode folgt. Die meisten Patienten bemerken eine Alkoholunverträglichkeit. Therapie: Spricht auf Ergotamin an. Pizotifen wird zur Prophylaxe angewendet.

Schmerzen in Verbindung mit Herpes zoster siehe S. 412.

Glaukom führt zu starken, einseitigen, über dem Auge lokalisierten Schmerzen. Der Bulbus ist prall und hart. Die Ursache ist ein erhöhter Augeninnendruck. Es gibt akute und chronische Formen; die akute Form geht mit Schmerzen einher und spricht auf Azetazolamid an. Die Behandlung durch einen Augenarzt ist unumgänglich.

Herzinfarkt und Angina pectoris: Die Schmerzen können mitunter bis in den Kieferbereich ausstrahlen.

Multiple Sklerose: Kann eine Trigeminusneuralgie nachahmen oder zu Gefühlsstörungen führen. Auch Augenschmerzen (retrobulbäre Neuritis) treten auf. Diagnose: An unterschiedlichen Lokalisationen treten zeitweise multiple, fokale neurologische Läsionen auf.

Atypischer Gesichtsschmerz: In diese Gruppe kann ein großer Teil der Patienten eingeordnet werden, die sich mit Gesichtsschmerzen vorstellen. Üblicherweise sind ihre Schmerzen nicht auf das Versorgungsgebiet bestimmter Nerven beschränkt und lassen sich keinem pathologischen Prozeß zuordnen. Auf der Suche nach einer Diagnose und Linderung der Schmerzen waren die Patienten oft schon bei mehreren Spezialisten verschiedener Fachrichtungen. Die Diagnose „atypischer Gesichtsschmerz" dient als Sammelbecken für eine große Gruppe von Patienten, bei denen eine psychogene Ursache für die Schmerzen vermutet wird. Der Patient kann in psychiatrischer Behandlung sein oder an einer noch unerkannten Depression leiden; oder aber er reagiert unverhältnismäßig stark auf eigentlich nur geringfügige Beschwerden. Vielleicht kommt er auch mit dem Leben generell nicht zurecht und hat vor kurzem die körperlichen Beschwerden als Ausdrucksmittel für diese Schwierigkeiten entdeckt. Indizien für eine psychogene Ursache sind: Eine ungenaue Lokalisation der Schmerzen, oft beidseitig und „im ganzen Gesicht". Seltsame oder stark übertriebene Beschreibung der Schmerzen. Die Schmerzen werden als über lange Zeit gleichmäßig anhaltend beschrieben, und die üblichen erleichternden oder auslösenden Faktoren spielen keine Rolle. Die Patienten geben an, daß die meisten Analgetika wirkungslos seien, obwohl viele gar keine adäquaten Analgetika ausprobiert haben. Es lassen sich objektiv keine Symptome nachweisen und alle Untersuchungen verlaufen im wesentlichen ergebnislos. Nach Ausschluß aller möglichen organischen Ursachen kann die Gabe eines Antidepressivums eine dramatische Besserung der Beschwerden herbeiführen.

Bell-Lähmung: Obwohl das Leitsymptom eine Lähmung der mimischen Muskulatur ist, treten in etwa 50% der Fälle vorher oder gleichzeitig im Ohr oder um das Ohr herum Schmerzen auf, die oft in den Kiefer ausstrahlen.

Orale Manifestationen von Hautkrankheiten

Lichen ruber planus ist eine Krankheit, die sowohl die Haut als auch die Schleimhäute befällt. Oft ist die Mundschleimhaut isoliert oder noch vor der Haut betroffen. Die Ätiologie ist unbekannt, allerdings gibt es wahrscheinlich eine autoimmunologische Komponente, und die „lichenoiden Effloreszenzen" sind möglicherweise die unerwünschte Nebenwirkung einiger Medikamente. Kommt bei Erwachsenen und dort häufiger bei Frauen vor. Meist beginnt er schleichend auf der Wangenschleimhaut, aber auch an Zunge, Lippen, Gingiva, Mundboden oder Gaumen. Als häufigste orale Läsion bilden sich weiße Papeln mit einem samtartigen, netzförmigen Muster, als Varianten kommen eine bullöse und eine erosive Form vor. Die Hauterscheinungen sind auf den Beugeseiten der Arme, der Handgelenke und der Beine, besonders an den Schienbeinen, lokalisiert und äußern sich als dunkelrote, von feinen weißen Streifen (Wickham-Streifen) überlagerte Papeln. Histologisch finden sich eine Hyperkeratose, eine verdickte Körnerschicht, eine Akanthose und eine Verflüssigung der Basalzellschicht. In der Regel liegt direkt unter der Epidermis eine dichte Ansammlung von Lymphozyten. Es handelt sich um eine chronische Erkrankung, die Monate oder Jahre andauern kann. Meist kann sie klinisch (und immer histologisch) von einer Leukoplakie abgegrenzt werden. Die Veränderung ist gutartig. Therapie: Oft reichen der Ausschluß einer Leukoplakie und eine Aufklärung des Patienten aus. Werden Medikamente als Auslöser verdächtigt, sollten diese nach Möglichkeit gemieden werden. Bei der erosiven Form sollte einer Superinfektion vorgebeugt werden. Gelegentlich sind bei besonders störenden Stellen lokale Kortikoide, bei der erosiven Form in manchen Fällen auch die systemische Gabe von Kortikoiden, indiziert.

Dyskeratosis congenita: Eine seltene Erkrankung, die durch das Auftreten von Leukoplakien der Mundschleimhaut, dystrophischen Veränderungen der Nägel und einer Hyperpigmentierung der Haut geprägt wird. Die oralen Veränderungen besitzen ein erhöhtes Entartungsrisiko.

Blasenbildende Erkrankungen siehe S. 418.

Orale Manifestationen von Bindegewebserkrankungen

Ehlers-Danlos-Syndrom ist eine seltene Erbkrankheit, die sich in der Haut und anderen Bindegeweben manifestiert und zu einer erhöhten Verletzbarkeit und Elastizität der Haut, einer verstärkten Bildung von Hämatomen und Blutungen führt. Zu den oralen Symptomen gehören das Vorkommen von Pulpasteinen und gelegentlich eine Hypermobilität der Kiefergelenke. Aus praktischer Sicht bedeutsam sind Blutungen bei chirurgischen Eingriffen, das Ausreißen von Nähten und Schwierigkeiten bei der Wurzelbehandlung.

Rheumatoide Arthritis (S. 510): Führt am häufigsten zum Sjögren-Syndrom und zum Befall des Kiefergelenks (in 10% der Fälle), was Schmerzen, Schwellungen und eine eingeschränkte Beweglichkeit zur Folge haben kann. In seltenen Fällen bildet sich im Gelenk ein Pannus.

Systemischer Lupus erythematodes ist eine systemische Erkrankung unbekannter Ätiologie, die mit dem Vorkommen antinukleärer Antikörper assoziiert ist. Sie führt zu Hautveränderungen, dem klassischen Schmetterlingserythem und in 10–20% der Fälle zu Mundschleimhautveränderungen, unter anderem Ulzerationen oder einer Purpura.

Lupus chronicus discoides: Bei dieser Erkrankung beschränken sich die Läsionen auf die Haut und Schleimhaut. Im Mund kann sie zur Bildung scheibenförmiger, weißer Flecken führen, und sie kann in einen SLE übergehen, obwohl dies selten ist. Meist bleibt sie als chronisch rezidivierende Erkrankung bestehen. Veränderungen an den Lippen bei Frauen können maligne entarten.

Progressive (systemische) Sklerodermie: Diese chronische Erkrankung wird durch eine diffuse Sklerose des Bindegewebes geprägt. Frauen erkranken häufiger. Die Krankheit beginnt schleichend, und oft tritt im frühen Stadium das Raynaud-Syndrom auf (bei Kälte schmerzhafte, reversible Ischämie der Finger). Typisch ist ein wachs- und maskenartiges Aussehen des Gesichtes. Infolge der Gewebsverhärtung wird die Nahrungsaufnahme erschwert, und durch Beteiligung des Ösophagus kommt es zu Schluckbeschwerden.

Periarteriitis nodosa: Wird durch die Entzündung und Nekrose kleiner und mittlerer Arterien geprägt. Die Nekrosen können überall auftreten und erscheinen in der Mundhöhle als Ulzera.

Dermatomyositis ist eine entzündliche Erkrankung der Haut und Muskeln. In 15% der Fälle handelt es sich um eine Paraneoplasie bei einem malignen Tumor im Körper. Schmerzen, Empfindlichkeit und Schwäche der Zunge können Frühsymptome sein.

Reiter-Syndrom siehe S. 511.

Orale Manifestationen von Erkrankungen des Gastrointestinaltraktes

Patterson-Brown-Kelly-Syndrom siehe S. 712.

Einheimische Sprue: Diese häufige Form einer intestinalen Malabsorption kann sich bei Erwachsenen auch lediglich durch Ulzerationen im Mund bemerkbar machen. Obwohl diese Ulzerationen auch bei Kindern auftreten, bestimmen hier eher Gewichtsverlust, Schwäche und Entwicklungsstörungen das Bild. Daneben können noch eine Glossitis, eine Stomatitis oder eine anguläre Cheilitis auftreten.

Colitis ulcerosa: Führt gelegentlich zu einer Pyostomatitis vegetans, wobei es zu einer Nekrose der Mundschleimhaut kommt. Häufiger entstehen jedoch Ulzera, die von Aphthen nicht zu unterscheiden sind.

Morbus Crohn: Eine chronisch entzündliche Erkrankung, die alle Teile des Verdauungstraktes vom Mund bis zum After betreffen kann, meist jedoch im terminalen Drittel des Ileums vorkommt. In etwa 1% der Fälle gehen der Erkrankung orale Ulzerationen voraus. Diese treten besonders auf der Gingiva, dem Planum buccale und auf den Lippen als dunkelrote, nicht hämorrhagische Schwellungen, linear angeordnete Ulzera oder Granulome in Erscheinung. Die granulomatöse Cheilitis ist wahrscheinlich eine Variante dieser Erkrankung. Die schmerzhaften oralen Läsionen scheinen sich durch eine einfache Exzision gut behandeln zu lassen, aber die eigentliche Therapie gilt der zugrunde liegenden systemischen Erkrankung.

Gardener-Syndrom siehe S. 710.

Peutz-Jeghers-Syndrom siehe S. 712.

Leberzirrhose: Bei 50% der Patienten tritt eine Glossitis auf. Sialosen kommen ebenfalls gehäuft vor.

Orale Manifestationen von hämatologischen Erkrankungen

Anämie: Alle Mangelzustände, die mit einer Anämie einhergehen, wie Eisen-, Vitamin-B_{12}- und Folsäuremangel, führen zur Bildung von **rezidivierenden Ulzerationen** in der Mundhöhle (S. 417), sogar wenn keine eindeutige Anämie besteht. Früher war die **Glossitis atrophicans** das häufigste Symptom einer Mangelkrankheit, sie wird jedoch heute seltener gesehen. Rote Linien oder Flecken auf einer brennenden, aber ansonsten normal erscheinenden Zunge können auf Vitamin-B_{12}-Mangel hinweisen. **Kandidainfektionen** können durch eine Anämie, besonders bei Eisenmangel, ausgelöst werden oder exazerbieren, und auch die **anguläre Cheilitis** ist ein hierfür anerkanntes Symptom. Ein **Zungenbrennen** ohne klinische Veränderungen der Zunge kann ebenfalls ein Zeichen für eine Anämie sein oder dieser vorausgehen.

Patterson-Brown-Kelly-Syndrom siehe S. 712.

Leukämie: Diese und andere maligne Erkrankungen des blutbildenden Systems bewirken eine erhöhte Anfälligkeit gegenüber Infektionen. Die Mundhöhle kann entweder sekundär durch diese erhöhte Infektionsanfälligkeit oder direkt durch Infiltration der Gewebe mit Tumorzellen betroffen sein. Die durch die Leukämie verursachten oralen Läsionen sind schmerzhaft und können zu Schluckbeschwerden führen. Von echtem Nutzen sind die Vorbeugung vor einer Superinfektion der Läsionen mittels Chlorhexidinspülungen und die adäquate, aggressive Behandlung bereits bestehender Infektionen. Es besteht eine erhöhte Blutungsneigung, die sich durch feine petechiale Blutungen oder die Entstehung von Hämatomen im Bereich des Mundes äußert, und die Gingiva blutet schon bei geringsten Traumen. Die Behandlung der erhöhten Blutungsneigung erfolgt durch die Therapie der Grunderkrankung. Zu den lokalen Maßnahmen gehören die Vermeidung von Extraktionen und die Anwendung von lokal blutstillenden Techniken (S. 368). Spontanes Zahnfleischbluten kann unter Kontrolle gebracht werden, indem man eine Abformung als genau passenden Druckverband verwendet.

Zyklische Neutropenie: Diese Erkrankung kann sich äußern durch Ulzerationen der Mundschleimhaut, eine akute Exazerbation einer Parodontalerkrankung oder eine ANUG.

Myelom: Gelegentlich tritt eine Makroglossie auf.

Orale Manifestationen von Erkrankungen des Endokriniums

Akromegalie: Zu den oralen Symptomen einer Akromegalie gehören die Vergrößerung von Zunge und Lippen, die Entstehung von Lücken zwischen den Zähnen und ein Wachstum der Kieferknochen, besonders des Unterkiefers, wodurch es zu einer Klasse III Dysgnathie kommt. Manchmal treten Schmerzen im Kieferknochen auf, die evtl. durch die Behandlung der Grunderkrankung (ein Hypophysentumor, der Wachstumshormon produziert) beseitigt werden können.

Addison-Krankheit (Unterfunktion der Nebennierenrinde): Verursacht im typischen Fall eine melanotische Hyperpigmentierung der Mundschleimhaut, meist in der Wangengegend.

Cushing-Syndrom: Die häufigsten Symptome dieses Syndroms im Kopf-Hals-Bereich sind die orale Kandidainfektion und die Bildung eines „Mondgesichts“.

Hypothyreose: Bei einer angeborenen Schilddrüsenunterfunktion kommt es zur Vergrößerung der Zunge und der Lippen und zu einem verzögerten Zahndurchbruch. Bei Erwachsenen wirken Gesicht und Lippen ebenfalls aufgedunsen, aber es gibt keine spezifischen Veränderungen in der Mundhöhle.

Hyperthyreose: Verursacht keine oralen Veränderungen.

Hypoparathyreose: Verursacht keine oralen Veränderungen.

Hyperparathyreose tritt selten auf. Die Ursache besteht in einer Hyperplasie oder einem Adenom der Nebenschilddrüsen. Durch den erhöhten Parathormonspiegel wird Kalzium aus den Knochen mobilisiert, und der Plasmaspiegel des Kalziums steigt an. Im Kieferknochen macht sich die Erkrankung durch einen Abbau der Lamina dura und eine erhöhte Strahlentransparenz bemerkbar. In den Knochen können sich Zysten bilden, die ein dunkel gefärbtes Gewebe enthalten, die sogenannten braunen Tumoren, die sich histologisch nicht von einem Riesenzellgranulom unterscheiden (S. 394).

Diabetes: Ruft keine *spezifischen* Veränderungen in der Mundhöhle hervor, allerdings findet sich bei einem schlecht eingestellten Diabetes eine erhöhte Infektionsanfälligkeit, wodurch es zu schweren Erkrankungen des Parodontiums kommen kann. Xerostomie und Durst sind Leitsymptome einer Ketoazidose. Als Spätfolge eines Diabetes tritt manchmal eine Sialose auf. Ein Symptom des Diabetes kann Mundbrennen sein, und Gefühlsstörungen im Gesicht oder in der Mundhöhle können die Folge einer durch den Diabetes verursachten peripheren Neuropathie sein. Es besteht eine Tendenz zur verzögerten Wundheilung.

Geschlechtshormone: Es ist allgemein bekannt, daß während der Schwangerschaft und während der Pubertät eine erhöhte Anfälligkeit für eine Gingivitis besteht. Manche Frauen leiden unter Aphthen, deren Auftreten eindeutig mit dem Menstruationszyklus korreliert ist, und einige Erscheinungen, wie etwa Zungenbrennen oder eine übermäßige Empfindlichkeit von Zunge und Mundschleimhaut, werden mit der Menopause in Verbindung gebracht. Allerdings sollte man bedenken, daß die Frauen in diesem Lebensabschnitt auch unter starken psychischen Schwankungen leiden und die Beschwerden ebensogut eine Manifestation des atypischen Gesichtsschmerzes darstellen können, anstatt eine direkte Folge der hormonellen Veränderung zu sein. Eine Hormonsubstitution scheint nicht zu helfen.

Orale Manifestationen von neurologischen Erkrankungen

Untersuchung der Hirnnerven, S. 512. Grundzüge neurologischer Erkrankungen, S. 514. Die meisten Krankheitsbilder im Bereich des Kiefers, der Mundhöhle und des Gesichtes sind auf Erkrankungen des N. trigeminus zurückzuführen.

N. trigeminus: Schädigungen des N. ophthalmicus können zu Gefühlsstörungen der Haut im Bereich von Stirn, Nasenrücken, Oberlidern und Konjunktiven führen. Schädigungen des N. maxillaris betreffen die Haut der Wange, der Nasenflügel und der Oberlippe, ferner die Nasenschleimhaut, die Schleimhaut im Bereich des Gaumens und der Lippen und die Oberkieferzähne mit Gingiva. Der Würgereflex (hinterer Teil des Gaumens) kann verlorengehen. Schädigungen des N. alveolaris inferior betreffen die Haut des Untergesichts, ferner Unterkieferzähne mit Gingiva, die Zunge und den Mundboden. Der Geschmack wird in diesen Fällen nicht beeinträchtigt, wohl aber alle anderen sensiblen Fähigkeiten der Zunge. Die Untersuchung der Funktion der Nerven geschieht, indem der Patient bei geschlossenen Augen zwischen der Berührung mit einem Wattepellet (stumpf) und einer Sonde (spitz) unterscheiden muß. Der motorische Anteil wird getestet, indem man den Patienten den Unterkiefer gegen einen Widerstand bewegen läßt. Ein Berühren der Cornea mit Watte sollte ein Blinzeln auslösen (Corneareflex).

N. facialis: Er innerviert die mimische Muskulatur, den M. stapedius, mit seinen sekretorischen Anteilen die Glandulae submandibulares und sublingualis und versorgt sensorisch über die Chorda tympani die vorderen zwei Drittel der Zunge. Die Funktionsprüfungen sind: Heben der Augenbrauen, Blinzeln, Pfeifen, Lächeln und Zeigen der Zähne. Man kann hohe und tiefe Fazialisschädigungen unterscheiden, da die Stirn zu einem gewissen Grad von beiden Seiten innerviert wird und ihre Beweglichkeit bei hohen Schädigungen relativ wenig beeinträchtigt ist. Der Geschmack kann mit sauren, salzigen, süßen und bitteren Flüssigkeiten getestet werden. Ist der Geschmackssinn intakt, kann die Speichelproduktion der Glandula submandibularis mittels einer Stimulation durch einen gustatorischen Reiz beurteilt werden. Die Funktion des Stapedius kann mit einem Hörtest geprüft werden.

Neurologisch bedingter Gesichtsschmerz und Schmerz in der Mundhöhle siehe S. 436.

Neurologische Ursachen für Gefühlsstörungen: 1. Lokale Ursachen, z. B. operative Entfernung eines Weisheitszahnes, lokale Tumoren, selten auch Virusinfektionen wie etwa Herpes zoster. 2. Zentrale Ursachen, z. B. Multiple Sklerose (kann Gefühlsstörungen im Gesicht hervorrufen), intrakraniale Tumoren (Differentialdiagnose bei Trigeminusneuralgie!), seltener auch Systemischer Lupus erythematodes, Polyarteriitis nodosa oder Dermatomyositis.

Neurologische Ursachen von Lähmungen des Gesichtes: Es können die oberen oder die unteren Motoneurone betroffen sein. Die oberen Motoneurone werden meist durch einen Hirninfarkt geschädigt. Kombinierte Schädigungen können durch eine myotrophische Lateralsklerose hervorgerufen werden. Eine Lähmung der unteren Motoneurone kann durch eine Bell-Lähmung, Trauma, Infiltration durch maligne Tumoren, Ramsey-Hunt-Syndrom und Guillain-Barré-Syndrom (postvirale Polyneuritis, kann sogar bilateral auftreten) entstehen. Eine scheinbare Lähmung kann bei Myasthenia gravis auftreten, wobei eine abnorme Schwäche der quergestreifen Muskulatur eine Ptosis und eine Diplopie (herabhängendes Augenlid bzw. Doppeltsehen) hervorrufen kann.

Neurologische Ursachen für abnorme Muskelbewegungen: Eine wichtige Ursache für abnorme Muskelkrämpfe ist die Tetanusinfektion. Eine Muskeldystrophie kann sich durch eine Ptosis und eine Gesichtslähmung bemerkbar machen. Halbseitig auftretende Gesichtskrämpfe oder -zuckungen können durch einen Tumor im Kleinhirn-Brückenwinkel hervorgerufen werden. Bei orofazialen Dyskinesien kann es sich um eine Manifestation der Parkinson-Krankheit oder um eine unerwünschte Nebenwirkung eines starken Tranquilizers handeln. Phenothiazine und Metoclopramide sind bekannt dafür, bei jungen Frauen und Kindern Dystonien hervorzurufen. Metoclopramid wird für das anfallsartige Auftreten von seltsamen Trismen, die auf Krämpfen des Masseters beruhen, verantwortlich gemacht.

Orale Manifestationen von AIDS

AIDS ist das Endstadium einer Infektion mit dem Human Immundeficiency Virus HIV, von dem man weiß, daß er Mutationen unterliegt. Die Krankheit wird ausführlich auf S. 522 beschrieben. Die der Krankheit zugrunde liegende schwere Immunschwäche führt zu einer Reihe von oralen Veränderungen, die zwar nicht pathognomonisch für AIDS sind, einen aber doch an die Möglichkeit einer HIV-Infektion denken lassen sollten. Dazu zählen:

Kandidainfektionen (S. 414): Ein schwer zu therapierender Soor in der Mundhöhle und/oder dem Ösophagus ist besonders häufig, ebenso wie die anguläre Cheilitis.

Herpes: Infektion im Bereich der Mundhöhle und des Gesichtes sowohl mit Herpes simplex als auch mit Herpes zoster.

Haarleukoplakie: Vorwiegend an den Zungenrändern zu finden, kann aber auch auf der Schleimhaut vorkommen.

Orale Ulzerationen: Schwere orale Ulzerationen können auf AIDS hinweisen, unterscheiden sich aber weder im klinischen Erscheinungsbild noch in der Therapie von den rezidivierenden Aphthen (S. 416).

Akute ulzerierende Gingivitis (S. 210): AIDS hat die Bedeutung der Immunantwort auf diese durch Anaerobier verursachte Infektion deutlich gemacht.

Kaposi-Sarkom: Ein seltener maligner Tumor des Gefäßendothels, der vor dem Auftreten von AIDS nur gelegentlich bei Juden und bei Patienten mit außergewöhnlichen Immundefekten zu beobachten war. Meist tritt er als schmerzlose, dunkelrote bis violette Erhebung auf der Haut in Erscheinung. Im Mund ist der Gaumen am häufigsten betroffen.

Persistierende, generalisierte Lymphadenopathie: Nicht durch andere Ursachen erklärbare Lymphadenopathie mit länger als drei Monate bestehenden und an mindestens zwei extrainguinalen Lokalisationen tastbaren Lymphknoten, die >1 cm sind. Die Halslymphknoten sind besonders häufig betroffen. Die Lymphadenopathie kann Teil der Krankheit sein oder ihr vorausgehen.

Seltenere Erscheinungen sind: Intraoral: schwere Gingivitis mit RPP (rapidly progressive periodontitis) und Mundgeruch. Extraoral: Molluscum contagiosum, Parotitis (besonders bei Kindern), Vergreisung, seborrhoisches Ekzem, Lymphom (viral ausgelöst), Hautkrebs, Sinusitis und durch Thrombozytopenie verursachte Purpura.

Therapie bei AIDS: Die Krankheit ist unheilbar; Zidovudin wirkt möglicherweise lebensverlängernd. Die Forschung beschäftigt sich im Augenblick mit dem Einsatz von Kohlenwasserstoffen, die die Fähigkeit des Virus, in das Immunsystem einzudringen, beeinträchtigen sollen. Es gibt eine Reihe von Therapiemöglichkeiten für die durch die Immunschwäche enstehenden Erkrankungen, z. B. die Gabe von Co-trimoxazol bei Pneumozystenpneumonie, wodurch das Leben der Patienten verlängert und die Lebensqualität verbessert werden können.

Zahnärztliche Versorgung von Patienten mit AIDS: Dabei bestehen zwei Gefahren: 1. Infektionsrisiko für das Personal. Die Patienten haben eine ansteckende Infektionskrankheit, die nicht heilbar ist und durch Blut und Blutprodukte übertragen wird. Da es nicht möglich ist, alle HIV-Infizierten als solche zu erkennen, sind heutzutage routinemäßige Maßnahmen zur Infektionsverhütung notwendig. 2. Da diese Patienten unter einer Immunschwäche leiden, sollten alle Maßnahmen, die ein erhöhtes Infektionsrisiko bergen, wie etwa Extraktionen, unter antibiotischer Abdeckung erfolgen; chirurgische Eingriffe sind möglichst schonend durchzuführen. Auch kann bei diesen Patienten eine leichte Störung der Blutgerinnung bestehen, so daß lokal blutstillende Maßnahmen (S. 368) erforderlich werden können.

Lymphadenopathien im Kopf-Hals-Bereich

Einen normalen Lymphknoten kann man nicht tasten, daher muß ein tastbarer Lymphknoten krankhaft sein. Der wichtigste Schritt ist die Unterscheidung zwischen einer normalen Reaktion des Lymphknotens auf eine Entzündung und einer wirklich pathologischen Veränderung.

Vorgehen bei der Untersuchung: Routinemäßige extra- und intraorale Untersuchung zum Ausschluß der häufigsten Ursachen: apikale und parodontale Abszesse, Dentitio difficilis, Tonsillitis, Otitis, usw. Die Säulen der Untersuchung sind die Anamnese und die Palpation.

Anamnese: Fragen nach Schmerzen oder Schwellungen im Bereich des Mundes, des Halses, der Ohren, der Kopfhaut oder des Gesichts. Lag irgendeine Allgemeinerkrankung vor, als der Knoten oder die Schwellung auftrat? Ist er ständig gewachsen, oder war eine Fluktuation zu bemerken? Ist er schmerzhaft, und seit wann besteht er?

Palpation: Man muß den Hals ganz freimachen und von hinten tasten, wobei der Patient den Kopf leicht nach vorne beugt, um die Halsmuskulatur zu entspannen. Systematisch werden nun die einzelnen Regionen abgetastet: Man überprüft die submentalen, die fazialen, die in der Parotisloge gelegenen, die aurikulären und okziptalen Lymphknoten, die tiefen Halslymphknoten, die supraklavikulären Lymphknoten und die Lymphknoten im hinteren Halsdreieck. Die Unterscheidung zwischen der Glandula submandibularis und einem Lymphknoten kann manchmal problematisch sein, ist jedoch bei bimanuellem Vorgehen recht einfach: Man kann die Speicheldrüse zwischen dem äußeren und dem inneren Finger durchgleiten fühlen. Supraklavikuläre Lymphknoten weisen eher auf einen Tumor in der Lunge oder im oberen Gastrointestinaltrakt hin, während Lymphknoten im hinteren Halsdreieck eher hämatologischen Ursprungs sind.

Kann man einen Lymphknoten tasten, muß man seine Konsistenz, Größe und Lage festhalten und aufschreiben, ob er schmerzhaft oder etwa mit der Umgebung verbacken ist.

Akut entzündete Lymphknoten sind in der Regel groß, schmerzhaft, weich und frei beweglich.

Chronisch entzündete Lymphknoten sind weich bis fest in der Konsistenz und weniger schmerzhaft.

Lymphknotenmetastasen sind meist hart und mit der Umgebung verbacken.

Bei einem Lymphom kann man die Lymphknoten als gummiartig beschreiben, und sie besitzen eine eigenartige, feste Konsistenz.

Weiterführende Untersuchungen: Untersuchung der axillären und inguinalen Lymphknoten, der Leber und der Milz. Durchführung eines großen Blutbildes (Suche nach einer Leukozytose) und eines Monospot-Tests (Ausschluß eines Drüsenfiebers). Liegt keine Infektion als Ursache zugrunde, muß – soweit möglich – ein verborgener maligner Tumor im Kopf-Hals-Bereich ausgeschlossen werden. Am besten geschieht dies durch eine Untersuchung in Narkose, Endoskopie und Röntgen des Thorax.

Steht die Diagnose dann noch nicht fest, ist eine Exzision zur histologischen Untersuchung des Lymphknotens angebracht, wobei auch das Vorliegen einer Tuberkulose durch den Versuch einer Anzüchtung der Erreger ausgeschlossen werden sollte. Zu den weiteren Untersuchungsmethoden gehören Ultraschall, CT, Kernspintomographie und die Feinnadelbiopsie (sie sollte nur zum Einsatz kommen, wenn adäquate zytologische Untersuchungen durchgeführt werden können und die Technik regelmäßig angewendet wird).

Häufige Ursachen für vergrößerte Lymphknoten: odontogen bedingte Abszesse, Dentitio difficilis, Tonsillitis, Drüsenfieber, Lymphom, Lymphknotenmetastasen maligner Tumoren.

Seltene Ursachen: Brucellose, atypische Mykobakterien, TBC, AIDS, Toxoplasmose, Aktinomykose, Sarkoidose, Katzenkratzkrankheit, Syphilis. Andere Knoten im Bereich des Halses siehe S. 482.

Die Beurteilung von Ulzera in der Mundhöhle

Ulzerationen sind die wahrscheinlich häufigsten Veränderungen der Mundschleimhaut, hinter ihnen können sich auch die schwersten Erkrankungen verbergen. Daher ist es wichtig, daß man sich die richtige Vorgehensweise für die Beurteilung von Ulzerationen in der Mundhöhle fest einprägt.

Dauer: Seit wann besteht das Ulkus?

▶ Besteht es länger als 3 Wochen, ist eine Überweisung zur Durchführung einer Biopsie angebracht.

Falls es erst vor kurzem aufgetreten ist, sollte man fragen, ob dem Ulkus eine Blase vorausgegangen ist. Liegen mehrere Ulzera vor? Sind auch andere Teile des Körpers betroffen, und sind ähnliche Ulzera schon früher aufgetreten? Dann sollte man sich die Lokalisation und/oder Verteilung der Veränderungen ansehen.

Blasenbildung: Dem Ulkus vorausgehende Blasen sprechen für eine blasenbildende Erkrankung (S. 418). Blasenbildung und Läsionen an anderen Stellen des Körpers sprechen für ein Erythema multiforme oder die Hand-Fuß-Mund-Krankheit.

Verteilung: Bei Begrenzung auf die Gingiva ist eine ANUG wahrscheinlich (S. 210). Einseitiges Auftreten spricht für einen Herpes zoster (S. 412). Bei Lage unter einer Prothese oder einer anderen Apparatur ist eine traumatische Genese anzunehmen.

Rezidivierendes Auftreten der Ulzera nach einer scheinbar vollständigen Remission ist typisch für die rezidivierenden Aphthen (S. 416).

Schmerzen: Das Vorhandensein oder Fehlen von Schmerzen ist diagnostisch nicht allzu aussagekräftig, die Art der Schmerzen kann jedoch bei der Diagnose weiterhelfen. Schmerzen sind oft ein Spätsymptom bei Mundhöhlenkarzinomen, Schmerzfreiheit schließt jedoch ein Mundhöhlenkarzinom *niemals* aus.

Bei den meisten kurzfristig entstandenen, aber auch bei einigen schon länger bestehenden Ulzera kann ein Therapieversuch zur Diagnosefindung beitragen. Das gilt besonders für rezidivierende Ulzerationen, Virusinfektionen (wo die Therapie im wesentlichen symptomatisch erfolgt) und bei Veränderungen, die wahrscheinlich durch eine lokale Traumatisierung der Schleimhaut verursacht wurden (hier besteht die Therapie in der Beseitigung der mutmaßlichen Ursache und Kontrolle nach einer Woche).

Zu den Ulzerationen, bei denen eine frühzeitige Diagnose wichtig ist, gehören:

Herpes zoster: Hier kann eine frühzeitig einsetzende Therapie mit Acyclovir zur Vermeidung oder Milderung posttherapeutischer Neuralgien beitragen.

Erythema multiforme: Hier gilt es, einen erneuten Kontakt mit dem Antigen zu vermeiden.

Erosive Form des Lichen ruber: Die systemische Gabe von Kortikoiden kann Abhilfe schaffen.

Plattenepithelkarzinome: Aus naheliegenden Gründen.

10 Kiefer-Gesichtschirurgie

Im allgemeinen ist Kiefer-Gesichtschirurgie Gegenstand einer Facharztausbildung, die sich aus der Oralchirurgie, mit Wurzeln in der Medizin, der Zahnmedizin und der Chirurgie entwickelt hat. Dies hier ist als Einführung für Studenten, als Erinnerungshilfe für Berufsanfänger, und Anhalt für diejenigen, die Patienten überweisen, zu verstehen.

Hauptquellen:

Rowe, N.: Maxillofacial Injuries. Churchill Livingston 1985.
Moore, J. R.: Surgery of the Mouth and Jaws. Blackwell Scientific 1985.
Shah, J.: Color Atlas of Head and Neck Surgery. Wolfe 1990.

10 Kiefer-Gesichtschirurgie

Erstversorgung von Verletzungen im Kiefer-Gesichtsbereich

Zuerst wird beurteilt, ob der Patient schwere Verletzungen erlitten hat, die multiple und lebensbedrohende Konsequenzen haben können, oder, was häufiger der Fall ist, eine einfache, auf das Gesicht begrenzte Verletzung vorliegt. Im ersten Fall gilt das Hauptanliegen der Vitalerhaltung des Patienten, und die Behandlung der Verletzung im Kiefer/Gesichtsbereich kann aufgeschoben werden. Lebensbedrohende Umstände finden sich bei: Obstruktion der Atemwege, Kopfverletzungen, Brust- oder Bauchtraumata, Rükkenmarksverletzungen, Frakturen der langen Röhrenknochen oder des Beckens, verbunden mit größeren Blutungen. Es ist zu beachten, daß isolierte Gesichtsverletzungen selten ernsthafte Blutungen verursachen, die einen hypovolämischen Schock induzieren. Schock bei einem Patienten mit einer Gesichtsverletzung ist normalerweise ein Hinweis auf eine andere Verletzung, die höchster Aufmerksamkeit bedarf.

Atemwege: Das Gehirn kann Sauerstoffmangel nur für circa 3 Minuten tolerieren. Die meisten Patienten, die bei Bewußtsein sind, können eine ausreichende Atmung aufrecht erhalten, wenn der Oropharynx frei ist und wenn sie in vorgebeugter Haltung sitzen oder sich in stabiler Seitenlage befinden. Initial sollte allen Patienten Sauerstoff gegeben werden. Orale Intubation wird selten toleriert. Nasopharyngealtuben sind nur dann von Nutzen, wenn sie sicher eingeführt und durchgängig gehalten werden. Wenn der Patient bewußtlos ist und die Atemwege verlegt sind, sollte er intubiert werden. Falls dies nicht möglich ist, kann ein Notfall-Luftweg durch eine Punktion des Krikothyroids mit einer weitlumigen Kanüle aufrecht erhalten werden. Eine langfristige Sicherstellung der Atemwege kann durch eine Trachiostomie erreicht werden. Diese sollte nicht durch einen Ungeübten durchgeführt werden, sondern beim vorbereiteten Patienten als dringender Elektiveingriff durchgeführt werden.

Verletzungen der Halswirbelsäule: Bis dies durch eine Röntgenaufnahme der lateralen HWS ausgeschlossen werden kann, sollte der Patient eine die Halswirbelsäule immobilisierende Halskrause tragen.

Blutungen: Wie oben. Schußverletzungen und Verletzungen der A. maxillaris sind Ausnahmen, die schwerste Blutungen verursachen können, aber meist ist der Schock Folge einer anderen Verletzung. Deshalb sollte ein i.v.-Zugang mit einer 2 × 16 g Kanüle gelegt werden, die Blutgruppe bestimmt und die Kreuzreaktion durchgeführt und chirurgische Hilfe geholt werden.

Liquorfluß: Frakturen des Viszero- und Neurokraniums können Duraeinrisse verursachen. Trotz kontroverser Meinungen werden zur Prophylaxe Antibiotika normalerweise empfohlen.

Hochdosiert Penicillin plus entweder 4 × täglich 500 mg Sulfodiazin i.m. oder p.o., oder täglich 600 mg Rifampicin p.o., da Penicilline die intakte Blut-Hirnschranke nicht in ausreichenden Dosen überwinden.

Tetanusimmunität: Im Zweifelsfall gibt man Tetanustoxoid und Tetanusantitoxin simultan.

Analgetika sind nicht erforderlich. Opioide sind zu vermeiden. Bei Bedarf verwendet man 2 × täglich 75 mg Diclofenac i.m., oder 60 mg Codeinphosphat i.m. alle 4 h.

Stationäre Aufnahme des Patienten: Bei Gefährdung der Atemwege, Frakturen des Hirnschädels, Anamnese mit Bewußtlosigkeit, retrograder Amnesie, Blutungen, Mittelgesichtsfrakturen, UK-Frakturen (mit Ausnahme sehr einfacher Frakturen), Frakturen des Jochbein/Jochbogenkomplexes, wenn eine Beeinträchtigung des Auges vorliegen kann, Kinder, und Patienten mit häuslichen oder sozialen Problemen. Im Zweifelfall immer stationäre Aufnahme. Zu Beginn sollte wenigstens stündlich eine neurologische Untersuchung durchgeführt werden (meistens sind ¼stündliche Untersuchungen notwendig). Ein i.v.-Zugang ist zu erwägen. Falls keine stationäre Aufnahme erfolgt, ist dem Patienten ein ärztlicher Kurzbericht mitzugeben.

Röntgenaufnahmen siehe S. 460, S. 462, S. 464.

Beurteilung von Schädelverletzungen

▶ Bei allen Patienten mit einer Gesichtsverletzung, die eine stationäre Aufnahme rechtfertigt, ist wenigstens eine anfängliche Beurteilung notwendig, ob eine Schädelverletzung vorliegt.

Eine Änderung des Bewußtseinszustands ist das früheste und wertvollste Anzeichen einer Schädelverletzung.

Im allgemeinen wird eine Kombination des folgenden Schemas verwendet.

Glasgow-Koma-Schema

Augenöffnung

• spontan	4
• auf Zuruf	3
• auf Schmerz	2
• öffnen nicht	1

verbale Reaktion

• orientiert	5
• verwirrt	4
• unpassend	3
• unverständlich	2
• keine	1

motorische Reaktion

• befolgt Anweisungen	6
• lokalisiert Schmerz	5
• normale Flexion	4
• abnorme Flexion	3
• Extension	2
• keine	1

Puls und Blutdruck: Ein fallender Puls und ein steigender Blutdruck sind späte Anzeichen eines steigenden intrakraniellen Drucks.

Beweglichkeit der Extremitäten

Indikatoren normal
leichte Schwächung
starke Schwächung
Extension
keine Reaktion

bei Armen und Beinen (falls Unterschied vorhanden, getrenntes Protokollieren von rechts und links).

Computertomographie ist die genaueste Untersuchungsmethode. Jedoch darf ein Patient niemals vor Behandlung der Hypoxie und der Hypovolämie verlegt werden.

Unterkieferfrakturen

UK-Frakturen sind die häufigsten Frakturen des Gesichtsschädels. Meist sind sie das Resultat tätlicher Auseinandersetzungen und von Verkehrsunfällen (erstere scheinen zuzunehmen, während letztere als Folge von Sicherheitsgurten etc. abzunehmen scheinen). Selten können sie mit dem Verlust von Hart- und Weichgewebe einhergehen, z. B. bei Schußwunden.

Klassifikation: Die gebräuchlichste basiert auf der Lokalisation der Verletzung, dentoalveolär, am Kondylus, Koronoid, am Ramus, im Kieferwinkelbereich, im Kieferkörper, im Bereich der Symphyse oder parasymphysal. Weitere Subklassifikationen in unilateral, bilateral, multipel, oder in Zusammenhang mit der Behandlungsplanung. Ebenso wie alle Frakturen können sie in einfache (geschlossene lineare Fraktur), offene (offen zur Mundhöhle oder zur Haut des Gesichts), pathologische (Fraktur durch einen geschwächten Bereich, oder andere pathologische Erscheinungen), oder Trümmerfrakturen eingeteilt werden; was wieder die Behandlung beeinflußt.

Muskelzug: Zug auf die Fraktursegmente beeinflußt die Fraktur günstig oder ungünstig, dies hängt davon ab, ob die Frakturlinien den Distraktionskräften widerstehen oder nicht. Jedoch ist dies weniger wichtig als das Erkennen der Fraktur und die mit ihr verbundenen Verletzungen.

Häufige Frakturen: Kollumfrakturen sind die häufigsten und erfordern normalweise die am wenigsten invasive Therapie. Sie kommen häufig zusammen mit Frakturen des Kieferwinkels oder der Eckzahnregion der anderen Kieferseite vor. Selten tritt eine bilaterale Condylarfraktur mit einer Fraktur der Symphyse auf, „guardsman's fractures", so benannt nach dem Sturz auf diesen Punkt des Kinns. Frakturen im Bereich des Kieferwinkels verlaufen gewöhnlich durch die Alveole des Weisheitszahns, Frakturen im Bereich des Kieferkörpers durch die Alveole des Eckzahns.

Diagnose: Anamnese des Traumas. Es muß abgeklärt werden, ob der Patient die Zähne in gewohnter Weise zusammenbeißen kann. Wenn dies nicht der Fall ist und ein linguales Mukosahämatom vorliegt, ist dies ein Zeichen für eine Unterkiefer-Fraktur. Normalerweise fällt beim Betrachten des Gesichts eine Schwellung und Quetschung, manchmal auch eine Lazeration auf der Frakturseite auf. Im Fall einer Dislokation der Fraktur kann es zum Klaffen im Bereich der Seitenzähne und einem Offenstehen des Mundes kommen. Gewöhnlich ist der Speichel blutvermischt. Der Patient kann über Parästhesien im Ausbreitungsgebiet des N. alveolaris inferior klagen. Vorsichtige Palpation des Unterkiefers wird Knochenstufen, Krepitation und Schmerzen aufzeigen.

Untersuchung der Mundhöhle: Kann frakturierte Zähne sowie Zahnersatz, der entfernt werden muß, ersichtlich machen. Der Mund sollte ausgespült werden, um Blutkoagel zu entfernen und um den lingualen und bukkalen Sulkus untersuchen zu können. Es sollte untersucht werden, ob Okklusionsstufen vorliegen, auch die Zähne sollten untersucht werden. Der bukkale und linguale Sulkus sollte nach Knochenstufen palpiert werden. Bei unsicherer Diagnose ist manchmal der Versuch sinnvoll, durch leichten Druck eine abnorme Beweglichkeit auf der im Verdacht stehenden Seite auszulösen. In Fällen, in denen man sich sehr unsicher ist, kann man jeweils eine Hand auf den Kieferwinkel legen und leichten Druck ausüben, dies wird im Falle einer Fraktur, und selbst wenn es sich nur um einen Haarriß handelt, eine Schmerzempfindung auslösen. Dies sollte niemals durchgeführt werden, falls auf andere Art und Weise eine Fraktur nachgewiesen werden konnte. Röntgenaufnahmen: OPG und p.a.-Schädel-Aufnahmen sind die wesentlichen. Falls ein OPG nicht angefertigt werden kann, können seitliche UK-Aufnahmen gemacht werden. Rotierte p.a.-Aufnahmen (hilfreich bei Frakturen zwischen Symphyse und Eckzahnregion), intraorale Zahnfilme, Aufbisse, Sinus-OPGs, reverse Kiefergelenkaufnahme nach Townes und alle nachgeordneten Untersuchungen können hilfreich sein.

Vorläufige Notbehandlung: Die meisten Patienten werden zur Beobachtung stationär aufgenommen, aufrecht sitzend und nach vorne gelehnt, weil dies die angenehmste Position ist. Kopfverbände sind Zeitverschwendung. Nichts im Mund behalten. Bei offenen Frakturen Antibiotikaprophylaxe.

Mittelgesichtsfrakturen

Das Skelett des Mittelgesichts stellt einen komplexen Aufbau aus feinen fragilen Knochenstrukturen dar, die selten isoliert frakturieren. Sie bilden ein pufferndes System, um das Gehirn vor Traumen zu schützen. Schwere Traumen können das komplette Mittelgesicht rückwärts und abwärts entlang der Schädelbasis absprengen, so daß das Gesicht verlängert erscheint und die Atemwege obstruiert werden können (Blutkoagel und Schwellungen verschlimmern dies). Die meisten sich bei Bewußtsein befindenden Patienten können dies jedoch kompensieren. Frakturen der Lamina cribrosa des Os ethmoidale können zu Duraeinrissen und Liquorfluß führen.

Orbita: Der Bulbus und der N. opticus sind durch das Knochengerüst der Orbita gut geschützt. Die meisten Frakturen verlaufen durch das Foramen opticum, jedoch können Schwellungen eine Protrusio bulbi verursachen. Späte Veränderungen beinhalten Einklemmungen und Exophthalmus. *Retrobulbäre Hämorrhagie* stellt eine arterielle Blutung hinter dem Bulbus dar. Eine Protrusio bulbi mit sich verschlechternder Sehschärfe stellt einen chirurgischen Notfall dar. Das Hämatom muß entlastet und ausgeräumt werden. Medikamentöse Behandlung mit Mannitol, Steroiden und Azetazolamiden kann, während der Operationssaal vorbereitet wird, hilfreich sein.

Blutungen: Schwere Blutungen sind selten, aber schwere Mittelgesichtstraumen können den dritten Abschnitt der A. maxillaris verletzen, was zu profunden Blutungen in den Nasopharynx führen kann, welche eine anteriore und posteriore Nasentamponade sowie, wenn möglich, eine Ligatur des Gefäßes erfordert.

Die **Klassifikation** basiert hauptsächlich auf der experimentellen Arbeit von René Le Fort. Die Le-Fort-I-Fraktur beschreibt die Abtrennung des zahntragenden Anteils des Oberkiefers durch eine Frakturlinie, die durch den anterioren Rand der Apertura piriformes nach lateral zurück zum unteren Drittel des Processus pterygoideus verläuft. Die Le-Fort-II-Fraktur beinhaltet die Abtrennung des eigentlichen Mittelgesichts als pyramidale Aussprengung (siehe Diagramm). Die Le-Fort-III-Fraktur beschreibt die Abtrennung des kompletten Viszerokraniums von der Schädelbasis, siehe auch Diagramm.

Diagnose: Die Le-Fort-I-Fraktur kann einzeln oder gemeinsam mit anderen Gesichtsfrakturen auftreten. Der zahntragende Anteil des Oberkiefers ist mobil, sofern er nicht verkeilt ist. Bilateral im bukkalen Sulkus treten Hämatome auf, die Okklusion ist gestört, und posterior „klafft" der Biß. Man faßt den OK im anterioren Bereich zwischen Daumen und Zeigefinger, legt Daumen und Zeigefinger der anderen Hand an den supraorbitalen Rand und versucht den Oberkiefer zu bewegen, um die Mobilität zu beurteilen. Um einen palatinalen Spalt zu erkennen, dehnt man die Oberkieferzähne auseinander. Das Beklopfen der Oberkieferzähne kann einen „Schachtelton" verursachen. Le-Fort-II- und -III-Frakturen zeigen ähnliche klinische Erscheinungsbilder, nämlich ausgeprägte Ödeme der Weichgewebe, bilaterale Hämatome der Augen (Brillenhämatom), Hyposphagma, mobiles Mittelgesicht, abgeflachtes Gesicht (dish face) und exzessive Quetschung des weichen Gaumens. Man untersucht, ob Liquorfluß vorliegt und beurteilt das Sehvermögen. Le-Fort-II-Frakturen können zu Parästhesien des N. infraorbitalis und stufenförmigen Deformationen des Orbitarandes führen. Kennzeichen der Le-Fort-III-Fraktur sind die Empfindlichkeit und Separation der Sutura frontozygomatica, die bilaterale Deformation der Jochbögen und die Mobilität des kompletten Viszerokraniums.

Röntgenaufnahmen: Occipito-mental 10° und 30°, submentovertikal, laterale Schädelaufnahme, Schädel p.a.

Vorbereitende Therapie wie auf Seite 456; definitive Therapie, S. 466.

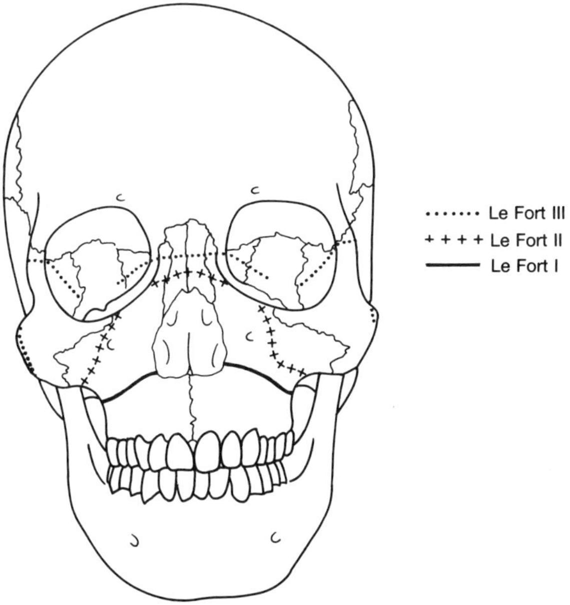

Nasen- und Jochbeinfrakturen

Jochbeinfrakturen sind eine häufig vorkommende und oft übersehene Verletzung, gewöhnlich das Ergebnis eines Schlags mit einem stumpfen Gegenstand (z. B. Faust). Das Jochbein bildet den Wangenknochen und ähnelt im Röntgenbild einem vierzackigen Stern. Der „Stern" zeigt auf die Maxilla (Processus orbitalis und laterale Antrumwand) auf das Stirnbein und das Schläfenbein. Frakturen können allein den Jochbogen oder das ganze Jochbein betreffen, das dabei disloziert werden kann oder nicht. Die Art der Dislokation nimmt auf die Behandlungsplanung Einfluß.

Diagnose: Mit Hilfe der Anamnese, der klinischen Untersuchung und der Röntgenbilder. Hämatome um das Auge mit Hyposphagma (unilateral). Diplopie, eine stufenförmige Deformation des Orbitarands, manchmal eine Parästhesie des N. infraorbitalis, Einschränkung der lateralen Exkursion des UK oder der Mundöffnung und unilaterale Epitaxis. Die intraorale Palpation der Wangenleiste ist oft schmerzhaft, und es kommt normalerweise zu einer Abflachung der Wangenprominenz.

Orbitabodenfrakturen: Charakteristika sind dieselben wie bei der Jochbeinfraktur (oder Mittelgesichtsfraktur, wenn dies die vorliegende Verletzung ist). Späte Anzeichen sind Enophthalmus und Einklemmungen des M. rectus inferior, was zur Diplopie und zu einem starr nach oben gerichteten Blick führt, ebenso bekannt als Orbita-blow-out-Fraktur, Hervortreten von Fett- und Muskelhernien durch den dünnen Orbitaboden (eine ähnliche Verletzung kann auch an der medialen Wand auftreten). Klassischerweise im Rö-Bild als „hängender Tropfen" zu erkennen (röntgendichtes Fett wölbt sich in die Kieferhöhle vor). Sicherung des Befundes mit Hilfe eines koronalen CT.

Nasenbeinfrakturen: Einfache Verletzungen der Nase werden bei einer Reihe von Frakturarten beobachtet und als eher nebensächlich eingeschätzt. Dies ist den Patienten gegenüber unfair, da im Hinblick auf die Langzeitfolgen von Nasenfrakturen eine Menge zu beachten bleibt. Nasenfrakturen sind oft mit Deviation oder Bruch des Septums, offensichtlicher Deformierung der Nase, Epitaxis, und gradueller Obstruktion der Nase assoziert. Behandlung: besteht oft in einfacher Reposition der knöchernen Nase mit dem Daumen und Fixation mit Hilfe von Gips. Diese Vorgehen läßt das Septum unbehandelt und führt zu schlechten Langzeitergebnissen, oft wird später eine Rhinoplastik notwendig.

Nasoethmoidfraktur betrifft Os nasale, Processus frontalis der Maxilla, Os lacrimalis, Lamina orbitalis ossis ethmoidalis und eine Verlagerung des medialen Augenwinkels. Diese Frakturen benötigen eine exakte Reposition, Retention und Fixation des medialen Augenwinkels.

Diagnose: Brillenhämatom, offensichtliche Nasendeformation (besonders auffällig ist der Einbruch des Nasenstegs), Septumdeviation, Epitaxis und Obstruktion. Auf austretenden Zerebrospinalliquor ist zu achten.

Septumhämatom: Vergleichweise selten auftretende Komplikation bei Nasenverletzungen, die eine sofortige Ausräumung notwendig macht, da es sonst zu einer Septumsnekrose kommen kann.

Behandlung von Frakturen im Gesichtsbereich

Umfaßt im wesentlichen die Reposition, Fixation und Immobilisation der Fraktur-Segmente. Bei Unter- und Oberkieferfraktur wird dies gewöhnlich durch intermaxilläre Fixation erreicht (IMF), d. h. durch Immobilisation der Kiefer in Okklusion. Weisheitszähne, stark frakturierte oder parodontal geschädigte Zähne im Bruchspalt sollten entfernt werden. Andererseits erlaubt eine Antibiotikaprophylaxe und eine adäquate Reposition und Retention mit guter Nachsorge (welche als nachgeordnete Behandlungsmaßnahme auch die Endodontie beinhaltet) oft die Erhaltung eines Zahns im Bruchspalt. Kürzester Immobilisationszeitraum sind 3 Wochen, bei Kindern unter Umständen weniger. Bei Zahn im Bruchspalt, bei Symphysenfraktur und bei Patienten über 40 Jahren ist jeweils eine Woche hinzuzufügen.

Bezahnter Unterkiefer: IMF entweder über Schienen oder interdentale Drahtfixation. Plattenosteosynthesen erlauben ein früheres Lösen der IMF, und der Patient kann eingeschient auf Station zurückkehren (IMF kann bei Bedarf später wieder angebracht werden), was die Wiederherstellung der Okklusion sehr erleichtert. Die Technik der Plattenosteosynthese ist dabei, die interossäre Drahtnaht zu verdrängen.

Zahnloser Unterkiefer: Das Fehlen von Zähnen in Okklusion bedingt die Anwendung modifizierter Prothesen, sogenannter Gunning-Schienen, welche mittels perimandibulärer Drahtumschlingung in die „angenommene" Okklusion gebracht wird, um die IMF anzubringen. Diese Technik ist durch die Anwendung von Platten verlassen worden, um eine starre innere Fixation zu vermeiden.

Kiefergelenkfortsatzfraktur: Kann normalerweise konservativ mit weicher Kost und Analgetika behandelt werden, vorausgesetzt die Okklusion ist nicht gestört. Bei intrakapsulären Frakturen darf das Gelenk nicht immobilisiert werden.

Mittelgesichtsfraktur: Verschiedene Methoden werden angewandt. Entweder:

Externe Fixation, z. B. Levant frame, Royal Berkshire halo, die das Mittelgesicht am Schädel fixieren, oder

interne Fixation, interossäre Drahtnaht, Plattenosteosynthese, Transfixation mit Drähten nach Kirschner.

Die meisten dieser Techniken werden in Kombination mit intermaxillärer Fixation angewandt, obwohl diese bei der Verwendung von Plattenosteosynthesen minimiert werden könnten.

Jochbeinfrakturen werden durch „Gilles temporal approach" oder mittels einzinkigem Knochenhaken perkutan reponiert und bei Bedarf mit einer der oben genannten Techniken ergänzt.

Nasenbeine werden reponiert und geschient. Es kann von Nutzen sein, kleine submuköse Resektionen des Septums vorzunehmen.

Nasoethmoidalfrakturen werden offen reponiert und mittels Drahtnaht am medialen Augenwinkel fixiert.

Frakturen bei Kindern sind erheblich seltener, Platten und Pinosteosynthesen sollten aufgrund der Gefährdung der noch nicht durchgebrochenen Zähne vermieden werden. Patienten, die jünger als 10 Jahre sind, benötigen normalerweise eine Form der Gunning-Schiene, welche an das Wechselgebiß angepaßt wird. Frakturen sind normalweise nach 3 Wochen verheilt.

Postoperative Behandlung: Antibiotikaprophylaxe und gewissenhafte Oralhygiene sind notwendig. Das Hauptproblem stellt die IMF dar, und die Patienten müssen postoperativ besonders behandelt werden (s. S. 457). Alle benötigen flüssige Kost mit mindestens 2500 Kalorien (2000 für Frauen) und 3 Liter Flüssigkeit täglich.

Komplikationen: *Unterkiefer:* Infektionen, Parästhesien, Beschädigung von Zähnen, Kiefergelenkbeschwerden, schlechte Bruchheilung, verzögerte Bruchheilung, Pseudarthrose, Infektion von Platten und Drähten. *Oberkiefer:* postoperative Deformationen, Epiphora, Diplopie, später Enophthalmus, Anosmie. Ein fehlendes Zusammenwachsen ist sehr selten, obwohl ein schlechtes Zusammenwachsen ein Problem bei unzureichender Retention oder später Reposition darstellt. *Jochbein:* Diplopie, retrobulbäres Hämatom, Enophthalmus, Parästhesien. *Nase:* Deformation, nasale Obstruktion.

Myoarthropathie (S. 266) ist im wesentlichen eine funktionelle Störung des Kiefergelenks und der umgebenden Strukturen. Invasive Untersuchungsmethoden und chirurgische Eingriffe werden *nur* angewandt, nachdem konservative Behandlungsmaßnahmen angewandt worden und fehlgeschlagen sind. Die anderen das Kiefergelenk betreffenden Leiden können ätiologisch als strukturell betrachtet werden. Sie sind viel seltener als Myoarthropathien.

Ankylose kann echt oder falsch sein. Eine echte Ankylose stellt eine Beweglichkeitseinschränkung aufgrund eines pathologischen Geschehens am Gelenk dar. In westlichen Ländern gewöhnlich traumatisch bedingt (intrakapsuläre Fraktur im Kindesalter), in den Entwicklungsländern meist aufgrund von Infektionen (TBC). Extreme Bewegungseinschränkung und Röntgenaufnahmen zeigen den Grad der knöchernen Verbindung auf. Bei fibrösen Verwachsungen sind Funktionsübungen nützlich. Bei knöcherner Verwachsung ist eine interpositionelle Arthroplastik oder eine Kondylektomie mit Rekonstruktion notwendig. Postoperative funktionelle Nachbehandlung ist entscheidend.

Falsche Ankylose: Bewegungseinschränkung, verursacht durch eine extraartikuläre Abnormität, sehr selten. Die Behandlung hängt von der Ursache ab. Trismus (Bewegungseinschränkung aufgrund eines Spasmus der Kaumuskulatur) kann mit einer Ankylose verwechselt werden, betrifft aber nicht das Gelenk. Er ist viel häufiger und verkompliziert viele oralchirurgische Eingriffe; kann auf Traumen und Infektionen folgen oder Zeichen okkulter Malignität sein.

Trauma: Kondylarfraktur, S. 460.

Intrakapsuläre Fraktur: Okklusionsstörungen können durch eine traumatische Synovitis ohne Fraktur bedingt sein. Die meisten Gelenkverletzungen werden konservativ behandelt. Im Fall einer Fraktur muß das Gelenk mobil gehalten werden, um einer Ankylose vorzubeugen.

Luxation kann bei normalen Gelenken aufgrund besonderer Umstände vorkommen, bei lockeren Gelenken wiederholt. Kann unilateral oder bilateral auftreten. Der Kondylus kann vor dem Tuberculum articulare getastet werden, Rö-Aufnahmen bestätigen diese Lage, der Mund steht offen. Behandlung: sofortige Reposition, kann in der Mehrheit der Fälle in LA mit oder ohne Sedierung durchgeführt werden. Man legt die Daumen über die Molaren und übt einen Druck nach hinten unten aus (wenn in LA vorgegangen wird, wird weniger Druck benötigt, und der Daumen kann in den bukkalen Sulkus gelegt werden, um das Risiko, gebissen zu werden, zu vermeiden). Der Kiefer soll beim Gähnen etc. abgestützt werden; dies ist gewöhnlich ausreichend, eine IMF kann vermieden werden. Bei habituellen Luxationen können die Patienten zur Selbsthilfe angeleitet werden. Funktionsübungen sind von beschränktem Nutzen, können aber chirugische Maßnahmen vermeiden. Sklerotisierende Injektionen sind unangenehm und werden nicht mehr durchgeführt. Es gibt verschiedenste Operationsmethoden; Kapselstraffung, Pins, um das Tuberculum articulare zu augmentieren, Dauntrey-Operationen (Osteotomie des os zygomaticum), Obliteration des unteren Gelenkspaltes, Abtragung des Tuberculum articulare, hohe Kondylektomie. Keine Operationsmethode hat einen überragenden Stellenwert erreicht.

Hyperplasie des Kondylus: Selten, Behandlung: hohe Kondylektomie.

Tumoren: Selten, Therapie: chirurgisch, bei Malignität zusätzlich Radiotherapie.

Arthritis: Rheumatoide, psoriatische und Gicht-Arthritiden manifestieren sich im Kiefergelenk, aber bei weniger als 15% der systemisch erkrankten Patienten. Die Symptome und Anzeichen sind Gelenksteife, Schmerz, Empfindlichkeit und Krepitation. *Diagnose:* das Wissen um die systemische Erkrankung und ihre lokalen Symptome. Therapie: Systemische Behandlung. Symptomatische Behandlung des Gelenks, Anwendung von Physiotherapie und Funktionsübungen. Die Ankylose stellt auf lange Sicht das größte Problem dar.

Osteoarthrose: Bestimmte Art von Kiefergelenkerkrankung, mit einem anderen klinischen Erscheinungsbild als in anderen Gelenken. Scheint eine degenerative Veränderung des Gelenkknorpels zu sein. *Diagnose:* Gelenkreiben, Bewegungsschmerz, Schmerzempfindlichkeit über dem Kondylus, im Rö-Bild oft Beleg für Erosionen. Die meisten Patienten haben für ca. ein Jahr Symptome mit gradueller Besserung in den nächsten zwei Jahren. Die Rö-Bilder zeigen eine Remodellation des Kondylus mit einer planen glatten Oberfläche. Die Patienten treten dann in eine lange Periode der Besserung ein. Deshalb zielt die Behandlung auf Schmerzreduktion hin, dabei werden die allgemein anerkannten Behandlungsmethoden für Myoarthropathie angewandt (S. 266). Für diejenigen, die darauf nicht ansprechen, kann die intrakapsuläre Anwendung von Steroiden nützlich sein, die vielleicht den natürlichen Umbauprozeß beschleunigt. Eine kleine Gruppe wird 3–4 Monate nach Steroidanwendung noch Schmerzen haben, gewöhnlich mit Abnormitäten im Rö-Bild. Für sie sollte ein „high condylar shave" oder eine hohe Kondylektomie in Betracht gezogen werden.

Chirurgie und Myoarthropathie: Ungefähr 20% der Myoarthropathiepatienten sprechen nicht auf konservative Behandlung an. Sie könnten von einer Arthrographie oder einer Arthroskopie sowohl als Untersuchung wie auch als Behandlung profitieren (Aufdehnung der den Gelenkspalt betreffenden Adhäsionen). Rein chirurgische Maßnahmen bei Myoarthropathiepatienten, die auf die oben beschriebene Therapie nicht ansprechen, können von Nutzen sein (wahrscheinlich, wenn man den das Gelenk versorgenden Nerv durchtrennt), obwohl das Knacken sicherlich durch Plikation des Diskus und/oder Pterygoidmyotomie ausgeschaltet werden und ein irreversibel geschädigter Diskus entfernt werden kann.

Umfangreiche präprothetische Chirurgie

Kleinere Eingriffe, S. 404, Implantate, S. 406. Das Ziel ist, dem zahnlosen Patienten ein angenehmes Leben mit funktionstüchtigen Prothesen zu ermöglichen, deshalb sind chirurgische Maßnahmen ohne Zusammenarbeit mit einem verständigen und kompetenten Prothetiker sinnlos. Alle Eingriffe, die dazu dienen, das Prothesenlager zu verbessern, hängen vom Gebrauch einer Prothese mit einer modifizierten Unterseite (Stents) ab, die während der OP eingesetzt wird und für 8 Wochen postoperativ ständig getragen werden muß, wobei die aufliegende Oberfläche in Intervallen mit weichbleibendem Kunststoff modifiziert ist. Es gibt viele, die behaupten, daß diese Vorgehensweise nicht erfolgreich ist, und in der Tat gibt es wenig wissenschaftliche Unterstützung dafür.

- ▶ Alle Patienten, die sich einem Eingriff am Unterkiefer unterziehen, sind über postoperative Schädigungen des N. mentalis aufzuklären.

Spalthauttransplantate werden grundsätzlich angewandt, wenn der Sulkus vertieft werden soll. Wichtige Punkte: sämtliche vernarbte oder hypoplastische Gewebsanteile exzidieren, alle Fasern des N. mentalis im Unterkiefer freipräparieren, den Erhalt des Alveolarfortsatzperiostes sicherstellen, darauf achten, daß das Stentsmaterial die neue Sulkustiefe extendiert und daß die Verbindungsstelle Haut/Mukosa an der labialen Oberfläche liegt.

Vorgehen nach Hopkins: Die totale Unterkiefer-Sulkusplastik stellt eine Kombination verschiedener Operationsmethoden dar, nämlich labiale Vestibulumplastik, submuköse bukkale Vestibulumplastik, bilaterale Mylohyoid-Kantenresektion, und Hauttransplantat auf der labialen Oberfläche.

Kombination aus Mukosalappen und Hauttransplantat ist normalerweise im Oberkiefer aufgrund des höheren Retentionspotentials für Prothesen ausreichend.

Reposition des N. mentalis: Die Kompression des N. mentalis durch einen Prothesenrand als Folge der alvaolären Resorption ist ein häufiges Problem, das zu einer Empfindung wie ein elektrischer Schlag, aber auch zu einem Hintergrundschmerz, der sich tagsüber verschlimmert und nachts verbessert, führt. Das Weglassen der Prothesen für einige Tage vermindert den Schmerz. Der N. mentalis wird repositioniert, indem ein neues Foramen unterhalb des jetzigen geschaffen wird oder bei stark atrophierten Unterkiefern der komplette Nerv lateral in das Weichgewebe verlagert wird.

Augmentation des Alveolarfortsatzes: Schwierigkeiten von seiten der Morbidität der Knochenspender und der Länge des Eingriffs bei älteren Patienten haben diese Operationen um die Gunst gebracht. Die Anwendung von „Sandwich"-Methoden (bei denen das augmentierende Material buchstäblich wie ein Sandwich zwischen die horizontal osteotomierten Kiefer gelegt wird), verbunden mit einem effektiven Knochenersatz und einer Tunnelierungsmethode, haben Augmentationen, selbst bei vergleichsweise älteren, gebrechlichen Menschen, eine viel bessere Prognose ergeben. Jüngere gesunde Patienten mit starker Kieferathrophie oder diejenigen mit beginnender oder momentan pathologischer Fraktur können weiterhin von einer Knochentransplantation profitieren. Die Augmentation des Kieferkamms im Oberkiefer ist selten nötig, aber wenn doch, kann sie durch die Interposition von Material vom Beckenkamm oder eines Hydroxylapatittransplantats via Le-Fort-I-Osteotomie gesichert durch interne Fixation erreicht werden.

Spalten und kraniofaziale Anomalien

▶ 20% der Fälle kongenitaler fazialer Mißbildungen werden von einer zweiten oder dritten systemischen Mißbildung begleitet.

Lippen und Gaumenspalten

Siehe auch S. 190.

▶ Das Ziel ist, anatomische Strukturen in ihre korrekte Lage zurückzuversetzen, der Preis ist eine Narbenbildung, die das Wachstum in gewissem Grad behindern wird. Es ist wichtig, sich bewußt zu sein, daß die Folgen durch den chirurgischen Eingriff mit dem Wachstums des Patienten zunehmen. Durch mangelhafte chirurgische Eingriffe sind mindestens soviele Mißgestaltungen verursacht worden, wie durch die Spalte selbst.

Verschluß der Lippe im Alter von 3 Monaten oder früher. *Unilateral:* Lippenplastik nach Millard („cut as you go flap", Modifikationen sind möglich) ist am beliebtesten. Wiedervereinigt Schleimhaut, Muskulatur und Haut (Problem: die Narbe ist gewöhnlich kurz). *Bilateral:* gewöhnlich wird bei der Methode nach Millard eine Muskelschlinge aus den lateralen Anteilen der Lippe gebildet. Um den anterioren Anteil des Aloveolarkamms zu verschließen, werden zunehmend Vomer-flaps angewandt.

Verschluß des Gaumens: Extensive chirurgische Maßnahmen behindern das Wachstum der Maxilla, deshalb sollten nur ganz einfache Eingriffe zur Vereinigung der palatinalen Muskelschlinge durchgeführt werden (von Langenbeck oder Delaire).

Ohren: Vor der Einschulung Audiologie veranlassen. Fast alle werden ein Hörgerät benötigen.

Mißbildungen der Nase sind vielleicht die größte chirurgische Herausforderung. Kontroverse Ansichten über frühzeitige oder späte Korrektur.

Sekundäre chirurgische Eingriffe: Revision der Lippe (einfach oder komplex). Wird manchmal vor der Einschulung notwendig.

Sekundäres Knochentransplantat siehe S. 191.

Sprache, Endoskopie der Nase, Pharynxplastik: Alle Patienten mit Gaumenspalten haben eine schlechte Sprache. Die Endoskopie der Nase mit Hilfe einer Fiberglasoptik erlaubt die Darstellung des Gaumens beim Sprechen und hilft bei der Beurteilung. Eine Pharynxplastik verengt die Velopharyngealöffnung und vermindert die hypernasale Sprache.

Chirurgische Kieferorthopädie siehe S. 474.

Kraniofaziale Anomalien

Sie stellen eine große Gruppe von Zuständen dar, die den kraniofazialen Breich betreffen. Eine einfache Einteilung ist:

Kongenital
- Mißbildungen der Orbita (Hypertelorismus, orbitale Dystopie)
- Kraniosynostosen (Fusion kranialer Suturen)
- Kraniofaziale Synostosen (Crouzon, Apert-Syndrom)
- Enzephalopathien
- andere (Treacher-Collins, Microsomia hemifacialis, hemifaziale Hypertrophie oder Atrophie)

Erworben
- Tumoren (benigne oder maligne)
- Dysplasien (osseo-fibrös)
- Neurofibromatose
- Posttraumat. Mißbildungen

Diese Patienten benötigen ein Team für kraniofaziale Chirurgie (Minimum: Kieferchirurg, Neurochirurg und Anästhesist). Bilaterale Lappenbildung, um den Skalp abzulösen, stellt den meistverwandten Zugangsweg dar, gefolgt von einer Kraniotomie und Osteotomie, wenn notwendig. Die größten Risiken stellen ein zerebrales Ödem, Infektionen, Beschädigung des N. opticus oder der orbitalen Gefäße, bei Neugeborenen und Kindern die kindliche Flüssigkeitsbalance dar.

Chirurgische Kieferorthopädie

Hierunter versteht man die chirurgische Behandlung von Mißbildungen des Gesichtsschädels, sie geht in die Spalt- und kraniofaziale Chirurgie über. Die Primärindikationen sind funktionell: Sprachfunktion und Nahrungsaufnahme. Sekundäre Indikationen sind ästhetischer Natur.

▶ Patienten mögen diese Indikationen vielleicht nicht ganz so voneinander trennen. Ihre Gründe und Motive, sich einer chirurgischen Therapie zu unterziehen, müssen verstanden werden, und die Grenze des chirurgisch Machbaren muß ganz klar dargestellt werden, bevor mit der langwierigen und komplexen Behandlung begonnen wird.

Diagnose und Behandlungsplanung siehe S. 188.

Eingriffe am Unterkiefer

Umfaßt Ramus, Korpus, Alveolarfortsatz oder Kinn.

S-förmige Osteotomie nach Wassmund wird angewandt, um den UK nach hinten zu verschieben. Der extraorale Zugang gilt als obsolet. Der intraorale Zugang ist unkompliziert und wird über einen erweiterten Schnitt, wie er für die Entfernung dritter Molaren verwandt wird, erreicht. Die Durchtrennung des Knochens erfolgt mit einer rechtwinkligen oszillierenden Säge von der Incisura semilunaris zum unteren Rand.

Saggitale Spaltung erlaubt den UK vor und zurück zu bewegen. Die intraorale Schnittführung gleicht der oben beschriebenen. Die Durchtrennung des Knochens wird von oberhalb der Lingula, durch den retromolaren Bereich bukkal abwärts auf den unteren Rand zu geführt. Die saggitale Spaltung wird mit einem Knochenmeißel durchgeführt. Die größte Komplikation stellt die Parästhesie des N. alveolaris inf. dar.

Bogenförmige Osteotomie nach Köle: Normalerweise intraoraler Zugang. Wird selten angewandt, ermöglicht eine Verlängerung des Ramus, wenn ein Knochentransplantat verwandt wird.

Osteotomie des Kieferkörpers verkürzt den UK-Körper. Auf kieferorthopädischem Weg oder durch Extraktion von Zähnen muß Platz gewonnen werden. Der N. mentalis ist zu beachten.

Segmentosteotomie wird angewandt, um dentoalveoläre Segmente zu verschieben. Technisch schwieriger durchzuführen als es erscheint. Die Vitalität der Zähne ist gefährdet.

Kinnplastik: Die Kinnspitze kann nach fast überall hin verlagert werden, wichtig ist dabei, den gleitenden Kontakt zwischen Knochen und muskulärer Aufhängung zu bewahren.

Eingriffe am Oberkiefer

Segmental: Dabei kann es sich um einen einzelnen Zahn oder Knochenanteil oder einen Block von Zähnen handeln, z. B. die Operation nach Wassmund, die tunnelierende Inzisionen im bukkalen Sulkus und Gaumen beinhaltet, um Schneide- und Eckzähne zu bewegen. Die Probleme liegen darin, Platz für den Knochenschnitt zu finden und eine Beschädigung der Zähne zu vermeiden.

Le Fort I: Meist angewandte Methode. Der Standardzugang ist das „Herunterbrechen“ durch eine hufeisenförmige bukkale Schnittführung und eine Knochendurchtrennung in der Le-Fort-I-Ebene, und eine Segmentspaltung am Gaumen. Die gelöste Maxilla kann in jede Richtung bewegt werden. Im Fall einer Gaumenspalte ist eine adäquate Blutversorgung des Gaumens von Belang, was zu einer tunnelierenden bukkalen Schnittführung, zur Durchführung des Knochenschnitts geführt hat, womit ein Teil der Blutversorgung der Maxilla erhalten werden kann.

Le Fort II: Wird normalerweise zur Vorverlagerung des Mittelgesichts verwandt. Bilaterale kanthale und vestibuläre Schnittführung erlaubt eine Knochendurchtrennung in der Le-Fort-II-Ebene.

Le Fort III: Stellt ein wahre subkraniale kraniofaziale Operation dar, wobei ein bicoronaler Lappen plus eine vestibuläre und orbitale Schnittführung angewandt wird, um das komplette Mittelgesicht und den Jochbeinkomplex zu verlagern.

Jochbeinosteotomie: Wird oft bei posttraumatischen Mißbildungen angewandt. Zugang über die laterale Augenbraue und eine vestibuläre Schnittführung. Gefährdung des N. infraorbitalis durch den maxillären Knochenschnitt.

Rhinoplastik ist die Korrektur einer isolierten Deformation der Nase. Wird normalerweise von intranasal durchgeführt, ergänzt durch einen winzigen Schnitt über dem Nasenbein, um Osteotomien zu ermöglichen. Die „Offene Rhinoplastik“, die ein Entblößen des Nasenskeletts beinhaltet, ist beliebt geworden.

Stabilität: Die vermehrte Anwendung von Miniplatten zur Fixation der osteotomierten Segmente hat das Vertrauen in Knochentransplantate vermindert. Die präoperative Anwendung von kieferorthopädischen Apparaturen (S. 188), hat einen signifikanten Beitrag zur Senkung der Rezidivrate gebracht.

Speicheldrüsentumoren

Erkrankungen siehe auch S. 430.
WHO-Klassifizierung in epitheliale, nicht epitheliale, und unklassifizierte Tumoren.

Häufige benigne Tumoren: *Pleomorphes Adenom* (S. 432), *Monomorphes Adenom* (Adenolymphom) befällt Männer häufiger als Frauen, selten bei Patienten unter 50 Jahren, unterliegt keiner malignen Transformation. Fühlt sich weich und zystisch an.

Karzinome sind selten. *Adenoid zystisches Karzinom* hat ein charakteristisches histologisches Erscheinungsbild wie ein „Schweizer Käse". Breitet sich lokal entlang den Perineuralscheiden aus. Kann mit einem langen Überleben vereinbar sein, wenn auch die Erkrankung selten, wenn überhaupt, geheilt wird. *Adenokarzinome:* Es gibt ein großes Spektrum dieser malignen Tumoren, rangierend von höchst aggressiv bis relativ indolent. Von essentieller Wichtigkeit ist die frühe Durchführung einer adäquaten histologischen Untersuchung (beziehen sich auf die pathologische Einteilung der Speicheldrüsentumoren). Andere Karzinome sind selten, können sich aber in vorher bestehenden pleomorphen Adenomen oder de novo entwickeln. 5-Jahres-Überlebensrate ungefähr 30%.

Andere epitheliale Tumoren beinhalten *Azinuszelltumor* und *Epidermoidtumor*. Beide zeigen ein variables nicht vorhersehbares Verhalten, können lokal rezidivieren und metastasieren, können in jedem Alter auftreten. Im Durchschnitt haben beide eine Überlebensrate von circa 80%.

Nichtepitheliale Tumoren beinhalten Hämangiome, Lymphangiome und Neurofibrome. Machen ungefähr 50% der Speicheldrüsentumoren bei Kindern aus.

Unklassifizierte Gruppe: Sie umfaßt Lymphome, Metastasen und Lipome.

Parotis: Anamnese und klinische Untersuchung sind die primären diagnostischen Schritte. Eine lange Anamnese, Schmerzlosigkeit, keine Beteiligung des N. facialis legen einen benignen Tumor nahe. Eine Lähmung des Gesichts, Schmerzen und schnelles Wachstum weisen auf Malignität hin. Der Palpationsbefund ist für viele Tumoren charakteristisch. CT und Sialogramme sind manchmal hilfreich; jedoch zieht die Behandlung fast immer eine Parotidektomie nach sich, und die meisten Untersuchungen verschleppen dies einfach.

Gl.-submandibularis-Tumoren sind weniger häufig. Pleomorphe Adenome sind am häufigsten. Maligne Tumoren machen circa 30% aus. Die Behandlung besteht meist in der Exzision der Drüse durch einen Hautfaltenschnitt am Hals. Eine radikale Neck-dissection kann bei Tumoren, die sich unterhalb der Drüse ausbreiten, notwendig werden.

Gl. sublingualis und kleine Speicheldrüsen: Mehr als 50% der Tumoren sind maligne, (meist adenoid zystische Karzinome) und machen extensive chirurgische Maßnahmen notwendig.

Chirurgie der Speicheldrüsen

Die chirurgische Behandlung der großen Speicheldrüsen kommt in erster Linie bei Tumoren und Obstruktionen, und weniger häufig bei Entzündungen in Betracht. Die kleinen Speicheldrüsen werden meist aufgrund von Mukozelen entfernt und seltener wegen Tumoren. Mit Ausnahme der Lymphome sollten alle Speicheldrüsentumoren, soweit der Patient dies zuläßt, primär chirurgisch angegangen werden.

Parotidektomie: Grundzüge sind die vollständige Exzision des Tumors mit Rändern in gesundem Gewebe und Erhalt des N. facialis. Klinisch benigne Tumoren im Oberlappen verlangen eine oberflächliche Parotidektomie, im Unterlappen eine totale konservative Parotidektomie. Bei möglicherweise malignen Tumoren kann ein Gefrierschnellschnitt bei der Entscheidung, ob der N. facialis erhalten werden kann, hilfreich sein. Maligne Tumoren erfordern eine radikale Exzision und Rekonstruktion mit oder ohne Radiotherapie.

Speichelsteine: Anamnestisch rezidivierend auftretende Schmerzen und Schwellung der obstruierten Drüse, besonders vor und während der Mahlzeiten. Seitliche Unterkiefer-Rö-Bilder (schräg von unten für Gl. submandibularis, an der Wange für Gl. parotis) zeigen röntgendichte Steine, aber schließen radioluzente Steine und Schleimpropfen nicht aus. Die Sialographie zeigt Strikturen und Obstruktionen. Diese sind im Gang der Gl. submandibularis am häufigsten. Therapie: Bei Steinen im anterioren Bereich des Ductus submandibularis wird durch Anbringen einer Naht ein weiteres Abrutschen in den Gang verhindert, Präparation des Gangs von intraoral und Herausheben des Steins, entweder Marsupialisation oder Rekonstruktion des Gangs. Bei Steinen im posterioren Bereich des Gangs – Exstirpation des Gangs und der Drüse. Therapie: Gang der Gl. parotidea: Freilegen des Gangs von intraoral her, bei anterior liegenden Steinen oder bei posterioren Steinen über einen kleine Hautschnitt auf eine im Gang liegende Sonde zu. Andererseits stellt die oberflächliche Parotidektomie den einzig sicheren Zugang dar.

Rezidivierende Sialadenitis: Rezidivierende schwere Entzündungen der Gl. parotidea oder submandibularis führen zu einer Dilatation und Aussackung der Gänge und Azini, zur sogenannten Sialektasie. Die Sialographie ist die Untersuchungsmethode der Wahl, und häufig therapeutisch wirksam, da sie zu langdauernden Remissionen zwischen den Entzündungszuständen führt. *Konservative Therapie* beinhaltet die Spülung der Drüse mit Tetrazyklinlösung. Falls der Remissionszeitraum kurz oder intolerabel ist oder der Patient eine definitive Therapie fordert, stellt die Exstirpation der Gl. submandibularis oder die totale konservative Parotidektomie mit Entfernung von 90% des Gangs die Therapie der Wahl dar.

Mukozelen siehe S. 392

Maligne Tumoren der Mundhöhle

Ätiologie, Epidemiologie, Diagnose und Staging, S. 426, Tumoren der Halsregion, S. 482, Speicheldrüsentumoren, S. 476.

Verschiedene Parameter, wie die Patienten selbst, ihre Allgemeingesundheit, das Verständnis für Ihre Erkrankung, die Tumor-Lokalisation, soziale und häusliche Bindungen beeinflussen oft die Wahl der Behandlung von Patienten mit Tumoren in der Mundhöhle. Klassischerweise beruhen umfassende Therapiemaßnahmen auf Tumorstaging mit Hilfe der TNM-Klassifikation (S. 426) und der Operierbarkeit des Patienten (was impliziert, daß wenn ein chirurgischer Eingriff nicht mehr durchgeführt werden kann, eine Radiotherapie versucht werden kann, was nicht immer der Fall ist). In vielen Fällen fortgeschrittener Krebserkrankungen stellt eine Kombination von chirurgisch/radiologischer Behandlung die beste Therapie dar.

Empfohlener Behandlungsplan (wird von Chirurg zu Chirurg variieren).

1 Erstellen einer Verdachtsdiagnose, Anamnese, Untersuchung und Kennenlernen des Patienten. Blutbild, ESR, BSG, Harnstoff und Elektrolyte, Leberfunktionstests (inklusiv Albumin), Enzyme des Knochenstoffwechsels, VLDL, Blutgruppenbestimmung, Rö-Thorax, EKG, OPG. Eine Knochenszintigraphie ist zu erwägen.

2 Durchführen einer histologischen Untersuchung. Am besten wird dies mit einer ITN erreicht, wobei eine geometrische Biopsie entnommen wird und die Tumorgrenzen tätowiert werden (zur späteren Orientierung, wenn eine präoperative Radiatio angewandt wird). Durchführen einer Pharyngo-Ösophagoskopie, Laryngoskopie (wenn leicht möglich Bronchoskopie), und Untersuchung des Nasenrachenraums. Dies dient dem Ausschluß gleichzeitig auftretender Primärtumoren im Bereich der oberen Luftwege (kommen in mindestens 15% der Fälle vor). Durchpalpieren des Halses nach Lymphknoten. Tumorstaging (TNM).

3 Sofern der Patient nicht auffällig gezeigt hat, daß er seine Diagnose nicht wissen will, ist er zuerst entsprechend zu informieren und dann die Angehörigen.

- T1 N0: Operation oder Radiatio ermöglichen gleiche Heilungsrate.
- Wenn der Tumor knochennah liegt und eine Radiatio durchgeführt wird, ist die Entfernung der dazugehörigen Zähne am sichersten, um einer Osteoradionekrose vorzubeugen.
- T2 und T3: mehr als 50% der Patienten haben okkulte Metastasen, es ist daher entweder abzuwarten oder eine prophylaktische Radiatio (wirkungsvoll bei okkulten Metastasen, aber nicht bei manifest vergrößerten Lymphknoten), oder eine prophylaktische funktionelle oder radikale Neck-dissection durchzuführen.
- Bei großen Tumoren kann die Radiatio prä- oder postoperativ durchgeführt werden.
- Resektionen sollten en bloc durchgeführt werden; wenn Lymphknoten betroffen sind, ist dies ein „Muß“ (Resektion plus Neck-dissection).

- Ein übersichtlicher Zugang für eine Resektion wird durch eine Osteotomie des UK erreicht (zuvor wird eine Platte positioniert).
- Anteriore Mundbodenkarzinome können auf die bilateralen Lymphknoten streuen, das Material der bilateralen Neck-dissection muß auf positiven Befall hin nachuntersucht werden.

5-Jahres-Überlebensrate: 90% für T1 N0, nur 30% bei T2/3 N1 und am schlechtesten für T4; dies bedeutet jedoch nicht, daß extensive Kombinationstherapie und Rekonstruktion bei Fällen von ausgedehnten malignen Tumoren im Mundhöhlenbereich sinnlos ist. Man kann auf viele Arten sterben, doch ist der Tod durch ein sich unkontrolliert ausbreitendes malignes Geschwulst im Kopf/Halsbereich einer der unangenehmsten. Der Versuch einer chirurgischen „Heilung", die die lokalen Krankheitssymptome mindert und dem Patienten ermöglicht, ein paar Jahre länger zu leben und ein allmählicheres Eintreten des Todes aufgrund der Karzinomerkrankung oder einer anderen Krankheit erlaubt, ist von allen Gesichtspunkten aus lohnenswert.

Chemotherapie: Bis jetzt ist der Einfluß von Zytotoxinen bei Mundhöhlenkarzinomen, außer in seltenen Fällen der Palliativtherapie, nicht bewiesen.

Tumoren im Halsbereich

- Eine chronische zervikale Lymphadenopathie darf nicht undiagnostiziert bleiben.
- Vor einer Biopsie muß ein Primärtumor im Kopf/Halsbereich ausgeschlossen werden.

Kinder bilden eine Ausnahme, Entzündungen sind häufig und Tumoren selten, eine abwartende und beobachtende Haltung ist insofern vernünftig.

Diagnose: Entstehungsgeschichte, Begutachtung des Patienten und des Tumors sowie Palpation. Wenn nötig, Durchführung einer kompletten Kopf/Halsuntersuchung, die meisten Diagnosen werden aufgrund dieser erstellt.

Untersuchungsmethoden: Ultraschall, Aspirationszytologie, Biopsie.

Ursachen: Es ist an die (a) Anatomie, (b) Pathologie und an (c) Abnormitäten zu denken.

Haut: Die Läsionen liegen oberflächlich.

Talgzyste: Man sucht nach einem in der Haut liegenden Punkt. Exzision.

Lipom: weich, oft gelblich. Exzision.

Sublinguale Dermoidzyste: Liegt im Mundboden, oft unterhalb des M.mylohyoideus. Entwickelt sich aus versprengten Epithelien der Embryonalentwicklung, enthält Keratin. Therapie: Radikale Exzision.

Lymphknoten in der Hauttiefe

Entzündung (S. 450): Die Knoten sind groß und weich. Ursachen: viral (z. B. Drüsenfieber, HIV), bakteriell (z. B. mycobakteriell, Aktinomykose) oder reaktiv auf andere Kopf/Halsinfektionen.

Malignome: Metastasen entweder von Primärtumoren im Kopf/Halsbereich (harte, steinharte Knoten) oder Lymphomen/Leukämien (groß, gummiartig), S. 450.

Drüsen: Anatomie beachten.

Speicheldrüsen (S. 478): Submandibularis, unterer Parotispol – Abszeß, Sialadenitis, Obstruktion, Sarkoidose, Sjögren-Syndrom. Sublingualis – Ranula, Tumor.

Thyroidea: Benigne und maligne Tumoren, Struma, Thyroglossuszyste (kann überall zwischen dem Foramen caecum der Zunge und der Schilddrüse liegen, Gang kann hinter dem Hyoid liegen, bewegt sich beim Schlucken).

Arteriell: Keine Biopsie!

Karotisaneurysma (pulsierend).

Karotiskörpertumor (Polkörperchentumor, Karotisglomustumor) kommt im oberen ⅓ des M. sternocleidomastoideus vor. Normalerweise fest, nicht hormonell aktiv., 5% maligne. Therapie: wenn Symptome vorhanden sind, Exzision.

Pharynx

Divertikel (oder Pharynxbeutel): Füllt sich beim Schlucken.

Larynx

Laryngozele.

M. sternocleidomastoideus

„Sternomastoid-Tumor“ (congenitale ischämische Fibrose, die einen Tortikollis verursacht).
Reine Muskeltumoren selten.

Knochen

Halsrippe, prominentes Hyoid.

Infektionen (siehe auch S. 386): Angina Ludovici, submasseterischer Abszeß, Retropharyngealabszeß, parapharyngeale Zellulitis, Halskragenabszeß.

Abnormitäten

Branchialzyste: Entweder ein Überrest des zweiten und dritten Kiemenbogens oder degeneriertes Lymphgewebe. Es ist eine epithelial ausgekleidete Zyste, welche sich als tief liegende Schwellung äußert, die anterior des M. sternocleidomastoideus oder über dem Niveau des Hyoids liegt. Neigt zur Infektion. Therapie: Totale Exzision.

Branchialfistel: Eine Fistel, die von der Tonsillarbucht zur äußeren Haut geht, die über dem anterioren unteren Drittel des M. sternocleidomastoideus liegt. Tritt zum Geburtszeitpunkt auf, entleert sich sofort. Therapie: totale Exzision des Gangs.

Hygroma cysticum colli kommt in der Kindheit vor und ist eine Lymphangiomform, die sich als epithelausgekleidete multilokuläre, mit Lymphe gefüllt Zyste darstellt. Kommt hinter dem unteren Anteil des M. sternocleidomastoideus vor. Kann sich bei Einblutung oder Ruptur plötzlich vergrößern. Therapie totale Exzision (in praxi, Exzision so weit als möglich), sobald das Kind operabel ist.

Freie und gestielte Transplantate

Ein freies Transplantat (graft) ist ein transplantiertes Gewebe, dessen Überleben von den Kapillaren der Spenderseite abhängig ist.

Es stellt die Möglichkeit einer funktionellen Rekonstruktion im Kopf/Halsbereich verbunden mit der Chance auf Heilung dar, das die Verstümmelung durch radikale chirurgische Eingriffe bei Malignomen im Breich der Mundhöhle rechtfertigt; jedoch wird die Rekonstruktion im Kopf/Halsbereich nicht nur nach onkologisch-chirurgischen Eingriffen angewandt, und die Anwendung in anderen Aspekten der Kiefer-Gesichtschirurgie nimmt zu.

Freies Schleimhauttransplantat, S. 230, gestieltes Schleimhauttransplantat, S. 231.

Freies Hauttransplantat kann Vollhaut oder Spalthaut sein. Spalthaut (kann mit dem Skalpel oder Dermatom vom Oberschenkel oder der Innenseite des Arms entnommen werden) paßt sich dem feuchten Milieu der Mundhöhle an. Sie werden an der neuen Lokalisation vernäht. Vollhaut (subklavikulär oder postaurikulär) ermöglicht ein gutes farbliches Ergebnis bei der Rekonstruktion von Hautdefekten im Gesicht.

Freies Knochentransplantat aus der Rippe, dem Beckenkamm, oder dem Kalvarium. Rippe, die im Abstand von 1 cm gespalten wird, kann gebogen werden, um die Form des Unterkiefers zu bilden. Beckenkamm liefert Kortikalis oder Spongiosa und kann mit einer Schablone herausgesägt werden, dies beinhaltet ein höheres Risiko einer DVT. Es gibt verschiedene synthetische Meshcontainer zur Aufnahme von Knochenmaterial.

Lippenersatzplastik nach *Estlander*: Oberhalb und seitlich der Oberlippe gestielter Lappen, brauchbarer kleiner lokaler Lappen. Muß später durchtrennt werden.

Zungenlappen: Gestielter Lappen zur Rekonstruktion von Lippe und Gaumen. Muß später durchtrennt werden.

Stirnlappen: Gestielt am anterioren Ast der A. temporalis superficialis, sehr sicherer Lappen. Die volle Länge der Stirn kann entnommen werden, hinterläßt aber Entnahmenarbe. Muß später durchtrennt werden.

M.-masseter-Lappen: Begrenzte Größe, kann intraoral verwendet werden.

Temporalislappen: Am Unterrand an tiefen Ästen der A. maxillaris gestielt. Kann zur intraoralen Rekonstruktion bis in die Eckzahnregion verwendet werden.

Deltopectoralislappen: An perforierenden internen Mamillargefäßen gestielt. Die dünne Haut ist zum Ersatz von Haut oder Schleimhaut geeignet. Wird normalerweise geteilt und nach drei Wochen inseriert.

Pectoralis-major-Myokutanlappen wird auch mit knöchernem Anteil beschrieben, aber der Knochen ist ein echtes freies Rippentransplantat. Ist an der A. und V. thoracoacromialis gestielt. Wird normalerweise tunnellierend nach Neck-dissection angewandt. Sehr umfangreicher Lappen, bei der Deckung von umfangreichen Defekten sehr hilfreich.

Latissimus-dorsi-Myokutanlappen: Sehr umfangreicher, an den subskapulären Gefäßen gestielter Lappen. Muß durch die Achsel tunnelliert werden; kann jedoch auch als freies Transplantat entnommen werden.

Freie Gewebetransplantate durch mikrovaskuläre Reanastomosierung stellen in jüngerer Zeit den größten Fortschritt im Bereich der Rekonstruktionschirurgie dar. Die folgenden Lappen sind am nützlichsten und am weitesten verbreitet.

Unterarmlappen = Chinese flap: Dieser ist ein an der A. radialis gestielter Fasziokutanlappen. Die zur Verfügung stehende Haut ist weich und dünn und kann der komplexen Anatomie der Mundhöhle angepaßt werden (die Haut ist oft haarlos, was ein großer Vorteil ist). Ein Segment von bis zu 10 cm Durchmesser kann für knöcherne Rekonstruktionen transferiert werden.

Tiefer Spina-iliaca-circumflexa-Lappen ist am tiefen Anteil der A. iliaca circumflexa gestielt, jedoch sollte die A. iliaca circumflexa superficialis ebenfalls mit einbezogen werden. Dieser Lappen bietet die suffiziente Möglichkeit der Rekonstruktion des ganzen Unterkiefers, technisch anspruchsvoll, die größten Probleme liegen auf der Entnahmeseite.

11 Für die Zahnmedizin relevante medizinische Aspekte

11 Für die Zahnmedizin relevante medizinische Aspekte

Hauptquellen
Scully, C.: Medical Problems in Dentistry. Wright 1987.
Hope, R., Oxford Handbook of Clinical Medicine. Oxford University Press 1989.

Weitere im Text zitierte Literatur:
1 Chamberlain, D. A.: Brit Med J 299, 466 (1989).

Anämien

Unter Anämie versteht man eine Verminderung des im Blutkreislauf zirkulierenden Hämoglobins unter den für das Alter und das Geschlecht des Patienten physiologischen Wert. Sie ist Symptom einer zugrunde liegenden Erkrankung. Deshalb sollte die Ursache einer Anämie diagnostiziert sein, bevor eine Behandlung begonnen wird.

▶ Bei Patienten mit chronischer Anämie sollte man nie voreilig eine Bluttransfusion durchführen. Auf einen elektiven chirurgischen Eingriff bei Patienten mit einem Hb < 10 g/dl sollte verzichtet werden.

Klinisches Erscheinungsbild der Anämie: sehr variabel; umfaßt: Schwäche, Schwindel, Herzinsuffizienz, Angina pectoris bei Belastung (auf die Konjunktiven und die Falten der Handinnenflächen achten), brüchige Nägel ± Löffelnägel (Koilonychia), orale Beschwerden ± Ulzerationen, Glossitis und charakteristischerweise Mundwinkelrhagaden. Vgl. Plummer-Vinson-Syndrom S. 712.

Formen der Anämie

Mikrozytäre Anämie (MCV < 76 fl): Eisenmangelanämie ist bei weitem die häufigste Form. Ursachen: unausgewogene Ernährung, chronischer Blutverlust (gastrointestinal oder Regelblutungen). Blutbild und biochemische Analysen zeigen eine mikrozytäre, hypochrome Anämie mit niedrigem Serumeisengehalt und hoher totaler Eisenbindungskapazität. Thalassämie und sideroachrestische (=sideroblastische) Anämie sind seltenere Ursachen für Mikrozytose.

Normozytäre Anämie: Normalerweise Anämien bei chronischen Krankheiten. Andere Ursachen: Schwangerschaft, internistisch-hämolytische Anämie und aplastische Anämie. Wenn eine Schwangerschaft ausgeschlossen werden kann, muß eine hämatologische Untersuchung folgen. Die Eisenbindungskapazität ist üblicherweise herabgesetzt.

Makrozytäre Anämie (MCV > 96 fl): Niedriger Vitamin-B_{12}- und/oder niedrige Folsäurespiegel sind normalerweise die Ursachen. Vitamin B_{12} ist bei perniziöser Anämie herabgesetzt (verminderter Intrinsic-Faktor), bei Alkoholabusus, Darmerkrankungen und chronischer Exposition gegenüber Lachgas. Ein niedriger Folsäurespiegel ist normalerweise ernährungsbedingt, kann aber auch durch Medikamente, wie Phenytoin, Methotrexat und Cotrimoxazol oder durch Zöliakie verursacht werden.

Behandlung: Auf jeden Fall muß nach der Ursache gesucht werden, was evtl. das Hinzuziehen eines Internisten, bzw. Hämatologen erforderlich macht. Medikamente, die bei Eisenmangel verabreicht werden, sind z. B. Eisensulfat 3 × 200 mg/d [A. d. Ü.: In Deutschland wird eine Eisentherapie teilweise mit Eisensulfat, sehr häufig aber auch mit Komplexen zweiwertigen Eisens durchgeführt, jedoch üblicherweise in niedriger Dosierung (2 × 100 mg/d)]. Transfusion von Erythrozytenkonzentraten sind selten erforderlich. Eine lebenslange i.m.-Gabe von 1 mg Hydroxycobalamin alle 3 Monate wird bei Vitamin-B_{12}-Mangel und die Gabe von 1 × 5 mg/d Folsäure bei Folsäure-Mangel eingesetzt.

▶ Man sollte nie Folsäure alleine einsetzen, um eine makrozytäre Anämie zu therapieren.

Sichelzellenanämie: Eine homozygote, hereditäre Erkrankung, die eine sichelförmige Verformung der Erythrozyten bei niedrigem Sauerstoffpartialdruck zur Folge hat. Daraus resultieren Knochen- und Hirninfarkte. In der heterozygoten Form der Sichelzellenanämie sind die Zellen weniger anfällig und „sicheln" nur bei schwerer Hypoxie.

Vorgehen: Personen mit schwarzer Hautfarbe, bei denen eine Vollnarkose geplant ist, auf Sichelzellenanämie untersuchen lassen. Lachgasanästhesien in der Praxis vermeiden.

Maligne Bluterkrankungen

Leukämie: Eine neoplastische Proliferation der weißen Blutzellen. Akute Leukämien sind charakterisiert durch das Ausschwemmen unreifer Vorstufen der Leukozyten (Blasten) in das periphere Blut. Sie umfassen 50% aller bösartigen Erkrankungen im Kindesalter. Die Akute Lymphatische Leukämie (ALL), die häufigste Leukämie im Kindesalter, hat jetzt eine 5-Jahresüberlebensrate von 50%. Die Akute Myeloische Leukämie (AML) ist die häufigste akute Leukämie im Erwachsenenalter. Obwohl eine Remissionsrate von 80% erreichbar ist, kann die Remission selten erhalten werden. Bei chronischen Leukämien ähneln die Zellen den gesunden Blutzellen. Die Chronische Lymphatische Leukämie (CLL) ist die häufigste Form und hat eine 5-Jahresüberlebensrate von >50%. Die Chronische Myeloische Leukämie (CML) ist charakterisiert durch das Vorhandensein des „Philadelphia-Chromosoms". Die Krankheit tritt im Alter >40 auf und wenn auch Remissionen häufig sind, kommt es irgendwann zu einer tödlichen Blastenkrise.

Myeloproliferative Erkrankungen: Proliferationen nicht-leukozytärer Knochenzellen, die bezüglich ihres Erscheinungsbildes und Verlaufs sehr variabel sind.

Monoklonale Gammopathien, wie z. B. das Plasmozytom sind B-Lymphozyten-Krankheiten, die durch die Produktion eines bestimmten Immunglobulins durch Plasmazellen charakterisiert sind. Das Plasmozytom ist außerdem eine Differentialdiagnose bei osteolytischen Prozessen, vor allem im Bereich des Schädeldaches.

Lymphome entstehen aus lymphatischem Gewebe; sie werden unterteilt in Hodgkin- und Non-Hodgkin-Lymphome. An Lymphome muß immer gedacht werden bei der Differentialdiagnose von Halsschwellungen.

Zytostatische Chemotherapie gegebenenfalls mit zusätzlicher Strahlentherapie ist bis heute die Hauptstütze der Therapie dieser Tumoren (vor Knochenmarkstransplantation ebenfalls Bestrahlung). Es ist wichtig, daran zu denken, daß jeder Patient, der diese Medikamente erhält, sowohl ein geschwächtes Immunsystem als auch eine erhöhte Blutungsneigung haben kann.

Hinweis: Bei malignen hämatologischen Erkrankungen sind Anämie, Blutungen und Infektionen die überwiegenden Risiken. Achten Sie auf Anämien und behandeln Sie dementsprechend. Acetylsalicylsäure (z. B. Aspirin), andere nicht steroidale Antiphlogistika (NSAR), traumatisierende Behandlungen und i.m.-Injektionen sind zu vermeiden. Verhindern Sie Sepsis; falls sie dennoch eintritt, agressiv mit den in Ihrem Haus empfohlenen Antibiotika und Antimykotika, z. B. Azlocillin 5 g und Gentamycin 80 mg i.v. 3 ×/d plus Fluconazol bis zu 200 mg/d behandeln.

Weitere hämatologische Erkrankungen

Maßnahmen zur Stillung einer Blutung siehe S. 368.

Blutgerinnungsstörungen

Thrombozytenstörungen: Sie können in Form von Nasenbluten, Purpura und/oder Nachblutungen nach Zahnextraktionen sichtbar werden. Krankheiten wie das Von-Willebrand-Jürgens-Syndrom (konstitutionelle Thrombopathie), die idiopathische thrombozytopenische Purpura (ITP, Morbus Werlhof) und die viral bedingte (vor allem HIV) thrombozytopenische Purpura gehören ebenso dazu wie die Thrombozytopenie bei Leukämie und Zytostatikagabe oder als Medikamentennebenwirkungen, vor allem durch Acetylsalicylsäure (z. B. Aspirin) [A. d. Ü.: Durch Aspirin wird keine Thrombopenie, sondern eine Thrombozyten-Funktionsstörung verursacht] und Chloramphenikol.

Behandlung: Bei allen chirurgischen Maßnahmen, die über eine einfache Extraktion oder Lokalanästhesie hinausgehen, muß ein Thrombozytenspiegel von mindestens 50×10^9/l (50 000/μl), besser 75×10^9/l (75 000/μl) bestehen. Zur Blutstillung ist eine Kombination lokaler Maßnahmen (S. 368) mit der Gabe von Tranexamsäure und Thrombozytentransfusion indiziert. Thrombozytentransfusionen halten in ihrer Wirkung nur kurz an und müssen, wenn sie prophylaktisch erfolgen, unmittelbar vor dem chirurgischen Eingriff gegeben werden. Die Qualität der Präparate ist von Ort zu Ort verschieden.

Koagulopathie (plasmatische Gerinnungsstörungen): Treten durch verlängerte Blutung aus Wunden und/oder Gelenkergüsse zutage. Zu den Ursachen zählen die Hämophilien, gerinnungshemmende Medikamente, Lebererkrankungen und das Von-Willebrand-Jürgens-Syndrom.

Weitere seltene Blutungsursachen sind hereditäre Teleangiektasie (Morbus Osler, Osler-Rendu-Weber-Syndrom), aplastische Anämie, chronische Niereninsuffizienz, Myelome, systemischer Lupus erythematodes, disseminierte intravasale Gerinnung (DIC, „Verbrauchskoagulopathie") und Mangel einzelner Gerinnungsfaktoren.

Hämophilie A (Faktor-VIII-Mangel): Häufigste Gerinnungsstörung. Sie wird geschlechtsgebunden (X-chromosomal) rezessiv vererbt. Daher sind fast ausschließlich Männer davon betroffen; sehr selten tritt bei weiblichen Merkmalsträgern eine Blutungsneigung auf. Alle Töchter erkrankter Männer sind Konduktorinnen. Normalerweise tritt die Erkrankung bereits in der Kindheit in Form von Einblutungen in Gelenke (Hämarthros) auf. Bei Verletzungen scheint die Blutung zunächst zu stehen, aber nach etwa einer Stunde beginnt eine schwer zu behandelnde Sickerblutung. Das Ausmaß der Blutung hängt von der Faktor-VIII-Aktivität und dem Grad der Verletzung ab.

Hämophilie B (Faktor-IX-Mangel): Klinisch identisches Erscheinungsbild wie bei der Hämophilie A. Sie wird auch als „Christmas-Krankheit" bezeichnet.

Von-Willebrand-Jürgens-Syndrom: Eine kombinierte Thrombozytenfunktions- und Faktor-VIII-Störung, die gleichermaßen bei Männern und Frauen auftritt. Purpura der Schleimhaut ist häufig, Gelenkseinblutungen sind seltener. Das Krankheitsbild variiert stark. Kann sich unter Umständen während einer Schwangerschaft und/oder mit zunehmendem Alter verbessern.

Behandlung: Hämophilien und Von-Willebrand-Jürgens-Syndrom sollten stets in spezialisierten Zentren therapiert werden. Lassen Sie sich immer den Gerinnungsausweis des Patienten zeigen, und nehmen sie im Zweifel Kontakt mit dem behandelnden Arzt auf.

Antikoagulantien

Heparin wird üblicherweise hochdosiert i.v., bzw. „low dose" i.m. zur therapeutischen oder präventiven Antikoagulation eingesetzt. Die Wirkung klingt nach ca. 8 h ab. Sie kann aber im Notfall durch Protaminsulfat aufgehoben werden. Messung über PTT und/oder PTZ.

Phenprocoumon (Markumar) [A. d. Ü.: In der Originalausgabe wird an dieser Stelle das im englischen Sprachraum üblicherweise verwendete Warafin genannt, das dem in Deutschland gebräuchlichen Phenprocoumon weitgehend entspricht] wird oral verabreicht. Die Wirkung tritt nach 48 h ein. Die Dosierung wird in Abhängigkeit von der Thromboplastinzeit (Quick-Wert) festgesetzt. Kleinere chirurgische Eingriffe sind normalerweise bei einem Quick-Wert von >30% problemlos durchzuführen. Wenn eine Reduktion der Antikoagulation wegen des Risikos für den Patienten auch für einen kurzen Zeitraum nicht erfolgen kann, muß unter stationärer Aufnahme auf Heparin umgestellt werden. Antagonistische Vitamin-K-Gaben nur im äußersten Notfall und nicht ohne den Grund für die antikoagulative Therapie berücksichtigt zu haben.

Acetylsalicylsäure wird zunehmend zur Herzinfarktprophylaxe eingesetzt. Nach Rücksprache mit dem behandelnden Arzt sollte das Medikament 1 Woche vor einem größeren chirurgischen Eingriff abgesetzt werden.

Kardiovaskuläre Erkrankungen

Sie sind die häufigste Todesursache in Großbritannien.

Klinik

Herzversagen (Herzinsuffizienz) ist das Ergebnis einer Vielzahl von Ursachen, von denen nicht alle kardiovaskulären Ursprungs sind. Das Herz ist nicht mehr in der Lage, den Kreislaufbedürfnissen des Körpers nachzukommen. Bei Rechtsherzinsuffizienz prägen dadurch verursachte Ödeme und venöse Stauung das klinische Bild. Bei Linksherzinsuffizienz ist Atemnot das Leitsymptom. Die beiden sind oft miteinander vergesellschaftet. Das Risiko, ein Herzversagen auszulösen, besteht auch bei gut kompensierten Patienten immer, z. B. durch zu große Flüssigkeitsbelastung oder exzessive körperliche Belastung.

Koronare Herzkrankheit (KHK): Hierbei ist die Blutversorgung von Teilbereichen des Herzens durch Obliteration einer oder mehrerer Koronararterien, normalerweise aufgrund von Atheromen vermindert. Dadurch wird der typische Schmerz einer Angina pectoris ausgelöst. Wenn ein kompletter Verschluß eintritt, ist die Folge ein Myokardinfarkt (S. 528).

Hypovolämischer Schock: Zusammenbruch der peripheren Durchblutung infoge einer plötzlichen Reduktion des zirkulierenden Volumens. Wenn dies nicht ausgeglichen wird, kann dadurch eine Mangelversorgung der lebensnotwendigen Organe resultieren, die zu Herzversagen, Niereninsuffizienz und Bewußtlosigkeit bis hin zum Tode führen kann.

Bluthochdruck: Ständig erhöhter Blutdruck (> 160/95 für einen erwachsenen Mann). Stellt einen Risikofaktor für KHK, zerebrale Durchblutungsstörungen und Nierenversagen dar. In ca. 80% der Fälle ist keine Ursache erkennbar – essentielle Hypertonie. Ca. 20% der Fälle sind Folge einer anderen Erkrankung, wie z. B. Nierenerkrankungen oder endokrine Störungen.

Herzgeräusche entstehen durch Störungen des Blutflusses, die bei Auskultation hörbar sind. Sie können funktionell bedingt sein oder strukturelle Veränderungen des Herzens anzeigen. Sie sind von großer Bedeutung für Zahnärzte, weil sie vor der Gefahr hämatogener bakterieller Besiedelungen von vorgeschädigten Herzklappen warnen. Eine Bakteriämie wird oft durch zahnärztliche Maßnahmen ausgelöst. Maßnahmen, die dies unter Umständen verursachen können, müssen durch prophylaktische Antibiotika-Gabe abgeschirmt werden (S. 560). Die Besiedelung von Klappen kann zu einer möglicherweise tödlichen subakuten bakteriellen Endokarditis führen (Endokarditis lenta).

Konsequenzen für den Zahnarzt

Endokarditis-Prophylaxe steht an oberster Stelle. Patienten mit rheumatischem Fieber in der Anamnese haben mit sehr großer Wahrscheinlichkeit einen Klappenfehler, meistens an der Mitralklappe. Sie sollten antibiotisch abgeschirmt werden, sofern ein

Herzklappenfehler nicht von einem Kardiologen ausgeschlossen wurde. Bei Patienten mit vorgeschädigtem kardiovaskulären System besteht immer das Risiko, ein Herzversagen oder einen Myokardinfarkt auszulösen. Diesem Risiko sollte man durch Vermeidung von Vollnarkosen, vor allem innerhalb von 6 Monaten nach einem Myokardinfarkt, und durch angemessene Lokalanästhesie in Verbindung mit einer Sedierung, sofern dies erforderlich ist, Rechnung tragen. Vermeiden Sie hohe Adrenalindosen. Berücksichtigen Sie mögliche Wechselwirkungen zwischen Medikamenten (S. 594) und denken Sie daran, daß einige dieser Patienten antikoaguliert sind.

Unter Umständen werden ihnen Patienten, die einer Hochrisikogruppe in bezug auf Bakteriämien angehören, z. B. Herztransplantationspatienten, Patienten mit schweren Herzklappenfehlern oder Klappenersatz oder solche mit einer Endokarditis-Anamnese, zum Ausschluß und erforderlichenfalls zur Beseitigung septischer Foci überwiesen. Man sollte bei diesen Patienten eher zu vorsichtig sein, und einige von ihnen bedürfen zahnärztlicher Behandlung.

Erkrankungen des respiratorischen Systems

Diese Erkrankungen sind ein alltägliches Problem in Großbritannien. Die Hauptsymptome sind Husten, produktiv oder nicht produktiv, Dyspnoe und pathologische Auskultationsbefunde. Bluthusten (Hämoptysis) erfordert den Ausschluß einer malignen Erkrankung.

Klinik

Infektionen der oberen Atemwege umfassen Erkältungskrankheiten, Sinusitis und Pharyngitis/Tonsillitis (die sowohl viraler als auch bakterieller Genese sein können), Laryngotracheitis und akute Epiglottitis. Alle diese Erkrankungen sind im akuten Stadium Kontraindikationen für eine elektive Vollnarkose. Sinusitis S. 400. Penicillin ist das Medikament der Wahl bei einer Streptokokkenangina. Amoxycillin und Ampicillin sind zu vermeiden, da bei Pfeiffer-Drüsenfieber die gleichen Symptome auftreten und diese Antibiotika hierbei Exantheme unterschiedlicher Ausprägung auslösen können. Eine Epiglottitis ist ein Notfall. Besteht Verdacht auf eine Epiglottitis, sollte der Larynx nie untersucht werden, wenn nicht die Möglichkeiten zur sofortigen Notintubation besteht.

Infektionen der unteren Atemwege: Sowohl virale als auch bakterielle Infektionen der unteren Atemwege führen zu einer Schwäche des Organismus und haben als Kontraindikation für elektive chirurgische Eingriffe zu gelten. Denken Sie an Tuberkulose und atypische Bakterien wie z. B. Legionella, Mycoplasma und Coxiella. Offene Tuberkulose ist hochinfektiös, und vorbeugende Maßnahmen zur Vermeidung einer Infektionsübertragung sind unverzichtbar (s. S. 700).

Chronisch obstruktive Atemwegserkrankungen: Eine weit verbreitete Erkrankung, die üblicherweise durch eine Kombination von Bronchitis (exzessive Schleimproduktion, ständiger produktiver Husten länger als 3 Monate jährlich über einen Zeitraum von mindestens 3 Jahren) und Lungenemphysem (Überdehnung und Zerstörung von Alveolen) verursacht wird. Rauchen ist die Hauptursache und muß aufgegeben werden, damit die Behandlung langfristig von Erfolg ist.

Asthma: Reversible Bronchokonstriktion verursacht ein typisches Atemgeräusch (Giemen) und Atemnot. Die Patienten klagen über ein Engegefühl des Brustkorbes. Über 2% der Bevölkerung sind betroffen. Oft existiert eine allergische Komponente. Vorsicht bei der Wahl der Medikamente, da Allergien auf Penicillin und Unverträglichkeit von Acetylsalicylsäure häufig sind. Behandlung akuter Asthmaanfälle s. S. 540.

Mukoviszidose: Erbkrankheit, bei der die Viskosität des Schleims steigt. Die Patienten leiden an einer Insuffizienz des exkretorischen Pankreas und rezidivierenden Atemwegsinfektionen. Die Diagnosestellung erfolgt durch Anamnese und Bestimmung des Natriumgehalts im Schweiß.

Bronchial-Karzinom: Am weitesten verbreitete Krebserkrankung bei Männern in Großbritannien. Hauptursache ist das Rauchen.

Zunehmend bei Frauen. Symptome sind ständiger Husten, Hämoptysis und rezidivierende Atemwegsinfektionen. Die 5-Jahres-Überlebensrate beträgt nur 8%. Das Pleura-Mesotheliom ist in den meisten Fällen asbestinduziert und in Deutschland eine anerkannte Berufskrankheit.

Sarkoidose (Morbus Boeck) zeigt sich meist als hiläre Lymphadenopathie bei jungen Erwachsenen. Orale Läsionen können auftreten. Sie ist häufig mit einem Erythema nodosum vergesellschaftet.

Zahnmedizinische Konsequenzen

Vollnarkosen vermeiden! Benutzen Sie Analgetika und Sedativa mit Vorsicht, da viele atemdepressiv wirken. Weisen Sie die Patienten an, mit dem Rauchen aufzuhören; hören Sie selbst damit auf, falls Sie es sich angewöhnt haben. Überweisen Sie den Patienten, wenn ihnen etwas verdächtig erscheint, vor allem aber bei gesicherter Hämoptysis.

Erkrankungen des Gastrointestinaltraktes

Der Mund und seine Schleimhauterkrankungen sowie Erkrankungen der Speicheldrüsen sind in Kapitel 9 behandelt.

Vom **Ösophagus** können Symptome ausgehen, die mit Symptomen bei Erkrankungen des Mundraumes verwechselt werden können. Hier ist in erster Linie die Schluckstörung (Dysphagie) zu nennen. Schwierigkeiten beim Schlucken können durch Veränderungen im Mund (z. B. Ulzerationen), im Pharynx (z. B. Fremdkörper), gutartige oder bösartige Veränderungen des Ösophagus, Kompression durch angrenzende Strukturen (z. B. Lymphknoten im Mediastinum) oder durch neurologische Veränderungen verursacht sein. Schluckbeschwerden sind ein Symptom, das ernst genommen werden muß. Auf die Abklärung mittels Thoraxröntgen, Kontrastmittelaufnahmen („Ösophagusbreischluck") und/oder Endoskopie kann nicht verzichtet werden. Die Reflux-Ösophagitis ist eine häufige Folge eines insuffizienten Kardia-Verschlusses. Sie ist nicht Ursache von Mundhöhlenerkrankungen.

Der **Magen** zeigt zwei hauptsächliche und relativ verbreitete Erkrankungsformen: peptische Ulzera und Magenkarzinome. Erstere sprechen meist auf medikamentöse Therapie an, während letztere chirurgische Eingriffe erfordern und eine schlechte Prognose haben. Epigastrische Beschwerden sollten daher, eventuell mittels Endoskopie, abgeklärt werden. Benigne Ulzera können im Duodenum (epigastrische Schmerzen, schlimmer bei Nacht, Linderung bei Nahrungsaufnahme) oder im Magen (epigastrische Schmerzen, bei Nahrungsaufnahme verstärkt, schlimmer tagsüber) lokalisiert sein: bei beiden können als Komplikationen Erbrechen, Bluterbrechen oder Teerstuhl (Melaena) auftreten. Nicht steroidale Antirheumatika (NSAR) sind eine mögliche Ursache peptischer Ulzerationen. Das Vorhandensein von Ulzera ist daher eine Kontraindikation für ihre Anwendung. Die Therapie basiert hauptsächlich auf der Gabe von H_2-Antagonisten, Cimetidin und Ranitidin + Antazida.

Im **Dünndarm** gibt es eine Vielzahl von Erkrankungen, die sich meist in ähnlicher Weise äußern, nämlich als Malabsorptions-Syndrome, Diarrhoe, Steatorrhoe, Bauchschmerzen und chronische Mangelerscheinungen. Zöliakie und Morbus Crohn sind die bekanntesten Erkrankungen. Zöliakie ist eine chronische Darmerkrankung mit Malabsorption infolge Glutenüberempfindlichkeit und wird durch das strikte Vermeiden von Glutenaufnahme therapiert. Eine Reihe oraler Beschwerden hängt damit zusammen (z. B. Glossitis oder Aphthen). Morbus Crohn kann jeden Teil des Gastrointestinaltraktes befallen, tritt aber gehäuft im Ileo-Zökal-Bereich auf. Es handelt sich um eine chronische granulomatös-entzündliche Erkrankung, die alle Schichten der Schleimhaut befällt und zur Fistelbildung führen kann. Colitis ulcerosa wird zunächst oft mit Morbus Crohn verwechselt, befällt aber ausschließlich den Dickdarm.

Dickdarm: Die Dickdarm-Divertikulose ist eine Erkrankung mit multiplen sackartigen Ausstülpungen der Mukosa, die sich entzünden können (Divertikulitis). Das irritable Kolon (Reizkolon) ist eine Motilitätsstörung des Dickdarms, die abdominelle Schmerzen unterschiedlichen Ausmaßes, Verstopfung oder Diarrhoe verursachen kann. Eine psychische Überlagerung ist möglich. Das Kolon-Karzinom ist häufig bei älteren Patienten. Es kann mit Anämie und der Symptomatik der Stenose, wie Stuhlunregelmäßigkeiten bis hin zum Ileus bei komplettem Verschluß, einhergehen. Es wird chirurgisch therapiert und hat eine 30%ige 5-Jahres-Überlebensrate. Die familiäre multiple Polypose ist eine heterozygote, autosomal-dominant vererbte Erkrankung des Kolons, bei der multiple Polypen im Kolon und im Rektum gefunden werden. Das Gardner-Syndrom (S. 710) stellt eine Variante der familiären Polypose dar und tritt zusammen mit Desmoidtumoren, Osteomen des Schädels oder der Mandibula und seborrhoischen Zysten auf. Die pseudomembranöse Kolitis wird verursacht durch das Überwachsen der Darmflora mit toxinproduzierenden Bakterien der Gattung Clostridium difficile nach Gabe von Antibiotika wie z. B. Ampicillin oder Clindamycin. Sie spricht auf orale Gabe von Vancomycin oder Metronidazol an.

Pankreas: Das Pankreas-Karzinom ist schwierig zu diagnostizieren, schwierig zu therapieren und hat eine schlechte Prognose. Die akute Pankreatitis ist oft die Folge von Alkoholabusus oder Obstruktion der distalen Gallenwege. Die Ätiologie ist noch nicht vollständig geklärt. Es verursacht akute abdominale Schmerzen. Erhöhte Amylase-Spiegel im Serum sind ein guter Hinweis, aber nicht völlig zuverlässig. Sensitiver sind Lipase im Serum und Amylase im Sammelurin. Die Patienten benötigen eine massive Flüssigkeitszufuhr, sowie Kontrolle und Ausgleich der Elektrolyte und Analgesie zur Schmerzlinderung.

Lebererkrankungen

Die Hauptprobleme bei Patienten mit Lebererkrankungen sind: Die Gefahr einer verstärkten Blutungsneigung, Störungen des Abbaus und der Ausscheidung vieler häufig verwendeter Medikamente. Bei Hepatitiden besteht Infektionsgefahr. Außerdem ist die Leber häufig Sitz von Metastasen maligner Tumoren. Patienten mit Lebererkrankungen, bei denen ein chirurgischer Eingriff unter Vollnarkose erforderlich ist, sind eine Hoch-Risiko-Gruppe. Das Vorgehen sollte mit Spezialisten abgestimmt werden.

Ikterus (Gelbsucht) ist das Leitsymptom von Lebererkrankungen. Man versteht darunter eine gelbe Verfärbung der Haut (am besten zu erkennen bei Tageslicht in der Sklera). Er wird durch die Unfähigkeit der Leber verursacht, Bilirubin, das Abbauprodukt des Hämoglobins, weiter zu verstoffwechseln. Er tritt auf entweder bei einer übermäßig anfallenden Menge von Bilirubin („indirektes" Bilirubin, prähepatischer Ikterus) oder bei behinderter Galleausscheidung (intrahepatische oder extrahepatische Cholestase, „direktes" Bilirubin). Die intrahepatische Cholestase ist Zeichen einer Hepatozytenschädigung; dies zeigt sich durch erhöhte Transaminasen-Spiegel im Serum. Es kommt auch zu einer Erhöhung des Plasmabilirubins und der alkalischen Phosphatase im Serum. Zu den Ursachen zählen Alkoholabusus und andere chronische Noxen sowie bakterielle und virale Infektionen. Diese Faktoren führen zu Hepatitiden verschiedenen Schweregrades. Im Gegensatz dazu führen anabole Steroide und die primäre biliäre Zirrhose zu einer intrahepatischen Cholestase ohne Hepatitis.

Die extrahepatische Cholestase ist verursacht durch eine Obstruktion der abführenden Gallenwege z. B. durch Gallensteine, Tumoren und Strikturen. Karzinome des Pankreaskopfes und Schwellung angrenzender Lymphknoten können ebenfalls den Ductus choledochus einengen.

Chirurgische Eingriffe bei Patienten mit Lebererkrankungen

- Vergewissern Sie sich, daß eine Ursache diagnostiziert wurde. Wenn Hepatitis B, dann HIV-Test. Infektionsprophylaxe!
- Gerinnungsstatus erheben (Gerinnungslabor). Bei Bedarf Korrektur durch Gabe von Frischplasma oder Vitamin K.
- Immer den Anästhesisten informieren, da die Wahl des Anästhetikums durch die Lebererkrankung beeinflußt wird!
- Durch aggressive intravenöse Flüssigkeitszufuhr und gegebenenfalls Gabe von z. B. Mannit genügende Diurese sicherstellen, um ein hepatorenales Syndrom zu verhindern (Cave Herzinsuffizienz!).
- Elektrolyt-Entgleisung vermeiden. Vorsicht bei Kochsalzgabe.

Patienten mit Lebererkrankungen in der Zahnarztpraxis

- Bringen Sie in Erfahrung, mit welcher Erkrankung Sie es zu tun haben. Wenn Hepatitis B, dann streng auf Infektionsprophylaxe achten.
- Vorsicht bei der Medikamentenverordnung (Literatur!).
- Auf Vollnarkosen verzichten.
- Zusätzlich lokale Vorkehrungen gegen postoperative Blutungen

nach Extraktion (S. 368). Ein Gerinnungsstatus muß für jeden weitergehenden Eingriff und bei Patienten mit schwerer Lebererkrankung erhoben werden.

Nierenerkrankungen

Die häufigsten Probleme des Urogenitaltraktes, Infektionen, spielen nur bei stationären Patienten eine Rolle. Seltenere Erkrankungen, wie z. B. Nierenversagen oder Zustand nach Transplantation sind von größerem Interesse, weil diese Patienten einem erhöhten Infektions- und Blutungsrisiko sowie der Gefahr einer Medikamentenüberdosierung während der Routinebehandlung unterliegen.

Urin: Wird bei allen stationären Patienten untersucht. Teststreifen zeigen Glykosurie (Diabetes mellitus, Schwangerschaft, Infektion), Proteinurie (Diabetes mellitus, Infektionen, nephrotisches Syndrom), Ketonkörper (diabetische Ketoazidose), Hämaturie (Infektionen, Tumoren), sowie Bilirubinurie und Urobilinogenurie (cholestatischer Ikterus) an.

Infektionen des Urogenitaltraktes sind die häufigste Ursache toxisch bedingter Verwirrungszustände bei älteren stationären Patienten, vor allem bei Frauen. Mittelstrahlurin zur Resistenzbestimmung einsenden, dann die Therapie mit Cotrimoxazol 2 × 200 mg/d p.o. oder Ampicillin 4 × 250 mg/d p.o. beginnen und eine hohe Flüssigkeitsaufnahme sicherstellen (Cave Herzinsuffizienz!). Basis-Untersuchungen der Nierenfunktion sind Harnstoff/Kreatinin und zusätzlich Elektrolyte.

Nephrotisches Syndrom: Syndrom mit Proteinurie (>4 g/d), Hypoalbuminämie und generalisiert auftretenden Ödemen. Ödeme im Gesicht sind auffällig. Die häufigste Ursache ist eine Glomerulonephritis (Entzündung der Glomeruli nach Ablagerung von Immunkomplexen). Die Untersuchungen sollten von einem nephrologisch interessierten Internisten durchgeführt werden.

Akutes Nierenversagen: Notfall, der einen schnellen Anstieg von Serumharnstoff und -kreatinin verursacht. Es kann als Folge eines chirurgischen Eingriffs oder eines schweren Traumas auftreten und ist normalerweise gekennzeichnet durch die Unfähigkeit, Harn auszuscheiden. *Achtung:* Die Hauptursache für ein postoperatives Versiegen der Harnausscheidung sind mangelnde Flüssigkeitszufuhr und Harnverhalt. Therapie: Je nach Ursache ausreichend Flüssigkeit i.v. zuführen oder katheterisieren (S. 554). Weitere Diagnostik: Ultraschall. Wenn akutes Nierenversagen vermutet wird, dringend Harnstoff/Kreatinin, Elektrolyte und Blutgase bestimmen sowie EKG veranlassen. Die Unterstützung eines Internisten anfordern! Die Kontrolle und Therapie der Hyperkaliämie, des Flüssigkeitshaushaltes, der Azidose und des Bluthochdrucks müssen sofort erfolgen.

Chronisches Nierenversagen: Verursacht durch die progrediente Zerstörung des Nierengewebes mit dem Endstadium der Urämie, meist ausgelöst durch Glomerulonephritis, interstitielle Nephritiden (kleine vernarbte Nieren), oder polyzystische Nieren (kongenitale Zysten der Nieren). Es entwickelt sich eine Reihe verschiedenartiger Symptome, beginnend mit nächtlichem Wasserlassen (Nykturie) und Appetitlosigkeit, fortschreitend mit Bluthochdruck und Anämie bis hin zu Multi-Organversagen. Die Therapie basiert auf der Hämodialyse – ggf. Peritonealdialyse – und der Nierentransplantation.

Für die Zahnmedizin relevante Aspekte
- Vermehrte Infektionsanfälligkeit, verstärkt durch Immunsuppression;
- erhöhte Blutungstendenz;
- verminderte Medikamentenausscheidung;
- Venen sind sakrosankt, nie den „Shunt" benutzen;
- Knochenläsionen der Kiefer (renale Osteopathie, sekundärer Hyperparathyreoidismus);
- generalisierte Wachstumshemmung bei Kindern;
- mögliche Hepatitis B- und HIV-Infektion.

Nierentransplantation: Verbreitete Behandlung von terminalem Nierenversagen. Wenn sie erfolgreich ist, kann die Nierenfunktion danach nahezu normale Werte erreichen. Die Patienten sind immunsupprimiert und daher verstärkt infektionsgefährdet. Dazu können die Probleme des chronischen Nierenversagens hinzukommen, je nach der Funktionstüchtigkeit des Transplantats.

Hinweise
- Infektionsprophylaxe!
- Alle Infektionen aggressiv behandeln und Antibiotika-Prophylaxe erwägen [A. d. Ü.: In Deutschland wird üblicherweise nach Nierentransplantation vor chirurgischen Eingriffen oder Zahnsteinentfernung generell eine Antibiotika-Prophylaxe durchgeführt].
- Zusätzliche lokale Maßnahmen zur Blutstillung anwenden (S. 368).
- Vorsicht beim Verschreiben von Medikamenten (S. 570).
- Nie eine Vollnarkose bei diesen Patienten in der Praxis durchführen.
- Denken Sie daran: Venen sind kostbar.

Endokrine Erkrankungen

Addison-Krankheit (primäre chronische Nebennierenrindeninsuffizienz): Die Atrophie der Nebennierenrinde verursacht eine zu geringe Kortisol- und Aldosteronsekretion. Weit häufiger ist die sekundäre Nebennierenrindeninsuffizienz Folge einer Steroid-Therapie oder eines ACTH-Mangels (S. 564).

Conn-Syndrom: Primärer Hyperaldosteronismus verursacht Hypokaliämie und Hypernatriämie mit Bluthochdruck.

Cushing-Syndrom: Folge einer überschießenden Kortikosteroid-Produktion. Man unterscheidet 1. das primäre Cushing-Syndrom aufgrund eines Nebennierenrindenadenoms und 2. das sekundäre Cushing-Syndrom aufgrund einer Nebennierenrindenhyperplasie durch erhöhten ACTH-Spiegel. Klassische Symptome sind Stammfettsucht, Vollmondgesicht, Büffelnacken, Osteoporose, Hautatrophie und Hypertonie.

Diabetes insipidus: Polyurie mit Ausscheidung großer Mengen hypotonen Urins als Folge eines Abfalls der ADH-Sekretion oder fehlender Ansprechbarkeit der Niere auf ADH. Kann vorübergehend nach Kopfverletzungen auftreten.

Diabetes mellitus: Anhaltende Blutzuckererhöhung (Hyperglykämie) als Folge eines absoluten oder relativen Insulinmangels.

Hypophysärer Gigantismus/Akromegalie: Überschießende Produktion von Wachstumshormonen vor bzw. nach Schluß der Epiphysenfugen.

Struma: Große Schilddrüse ohne Berücksichtigung der Ursache.

Zungengrundstruma: Unter Umständen das einzige funktionsfähige Schilddrüsengewebe, das der Patient hat; nicht leichtfertig entfernen.

Hyperthyreose: Wärmeintoleranz, Gewichtsverlust und Schwitzen treten auf. Weitere Symptome sind Tachykardie (u. U. Vorhofflimmern), Zurückbleiben des Oberlids beim Senken des Blickes (Graefe-Zeichen), Exophthalmus und Tremor. Ursache ist vor allem die Basedow-Krankheit, verursacht durch Antikörperbildung gegen TSH-Rezeptoren (TRAK), oder hormonaktive Adenome.

Hypothyreose kann primär Folge einer Schilddrüsenerkrankung und sekundär Folge einer Störung des Hypothalamus oder der Hypophyse sein. Die primäre Form ist oft eine Autoimmunerkrankung. Symptome sind Kälteintoleranz, Haarausfall, Gewichtszunahme, Inappetenz, Gedächtnisstörungen, Bradykardie und Heiserkeit.

Hyperparathyreoidismus: Der primäre Hyperparathyreoidismus ist durch ein Adenom verursacht. Der sekundäre Hyperparathyreoidismus ist die Antwort auf einen niedrigen Serum-Ca^{2+}-Spiegel, z. B. bei Niereninsuffizienz. Der tertiäre Hyperparathyreoidismus folgt auf den sekundären, wenn die Hormonproduktion der Nebenschilddrüsen nach Normalisierung des Serum-Ca^{2+}-Spiegels weiterhin erhöht bleibt.

Hypoparathyreoidismus: Gewöhnlich die Folge einer Schilddrüsenoperation, bei der aufgrund der anatomischen Nähe die Nebenschilddrüse unbeabsichtigt mitentfernt wurde. Als Folge des zu niedrigen Serum-Ca^{2+}-Spiegels sind Tetanien möglich. Das Chvostek-Zeichen ist positiv, wenn Spasmen der mimischen Muskulatur nach Beklopfen des N. facialis auftreten.

Hypopituitarismus: Die Unterfunktion des Hypophysenvorderlappens kann u. a. zu sekundärer Hypothyreose oder sekundärer Nebennierenrindenunterfunktion führen.

Syndrom der inadäquaten ADH-Sekretion (Schwarz-Bartter-Syndrom): Verursacht u. a. durch bestimmte Tumoren (z. B. Bronchial-Karzinom), Schädel-Hirn-Traumen und medikamentös. Hyponatriämie, Wasserintoxikation und Verwirrtheitszustände treten auf.

Phäochromozytom: Sehr seltener Tumor, der in der Regel im Nebennierenmark lokalisiert ist und Adrenalin und Noradrenalin produziert. Das Hauptsymptom ist die anfallsartig auftretende oder persistierende Hypertonie. Weitere Symptome sind rezidivierende Palpitationen, Kopfschmerzen, Schweißausbrüche bei gleichzeitig weißer und feuchtkalter Haut.

Hypophysentumoren können die Sella turcica erodieren (sichtbar in der seitlichen Röntgenaufnahme des Schädels) und durch Kompression des Chiasma opticum zur Erblindung führen.

Seltene endokrine Tumoren

Glukagonom: Glukagonproduzierender Tumor mit dem Leitsymptom Diabetes mellitus.

Insulinom: Sezerniert Insulin und kann dadurch Hypoglykämien verursachen.

Gastrinom: Sezerniert Gastrin und verursacht Magen-Darm-Ulzera und Diarrhoe (Zollinger-Ellison-Syndrom).

Multiple endokrine Neoplasie (MEN-Syndrome I, II und III): Eine Gruppe von verschiedenen aber gemeinsam auftretenden endokrinen Tumoren. MEN III umfaßt das medulläre Schilddrüsen-Karzinom, das Phäochromozytom und multiple Neurinome der Schleimhäute, auch an Lippen und Zunge.

Weitere endokrine Probleme

▶ Stellen Sie sich immer die Frage: Ist sie schwanger oder könnte sie schwanger sein?

Schwangerschaft: Relative Kontraindikation für Vollnarkosen und eine absolute Kontraindikation für die Mehrzahl aller Medikamente (S. 570) und für Röntgenaufnahmen. Die Gefahr von Schädigungen ist im ersten Trimenon am höchsten. Für eine eventuell erforderliche Therapie ist das mittlere Trimenon die beste Zeit.

Menopause: Die letzte Regelblutung und damit das Ende des fertilen Abschnitts im Leben der Frau. Sie geht oft einher mit Hitzewallungen und anderen Befindlichkeitsstörungen. Emotionale Probleme können hinzutreten und die Inzidenz psychiatrischer Erkrankungen steigt in dieser Phase.

Cholinesterasemangel: Etwa eine von 3000 Personen hat einen Defekt der Serumcholinesterase. Dadurch wird der Abbau von Succinylcholin, einem in der Anästhesie häufig verwendeten Medikament, stark verzögert. Wird die Substanz bei diesen Patienten verabreicht, müssen die Patienten bis zum Nachlassen der Wirkung künstlich beatmet werden.

Maligne Hyperthermie: Eine seltene akute Narkose-Komplikation, die durch Narkosemittel und Muskelrelaxantien ausgelöst werden kann, ohne daß zur Zeit ein spezielles Medikament dafür verantwortlich gemacht werden kann. Dantrolen i.v. sowie massive fiebersenkende Maßnahmen sind lebensrettend.

Knochenerkrankungen

Die Pathologie der Knochen des Gesichtsschädels wird in Kapitel 8 behandelt.

Osteogenesis imperfecta (Glasknochenkrankheit): Autosomal dominant vererbter Typ-1-Kollagen-Defekt. Multiple Frakturen bereits bei leichten Traumata mit schneller aber deformierender Heilung sind charakteristisch. Vergesellschaftet mit blauen Skleren, Taubheit, und Dentinogenesis imperfecta. Eine besondere Frakturanfälligkeit der Kiefer bei Zahnextraktionen besteht nicht.

Osteopetrose (Marmorknochenkrankheit): Erhöhung der Knochendichte, Verminderung des blutbildenden Knochenmarks. Anfällig für Infektionen, die schwer beherrschbar sind. Knochenschmerzen, Frakturen und Nervenkompression (Hirnnerven!) können auftreten. Anämie ist eine Komplikation der schweren Erkrankungsform. Charakteristische Veränderungen des Gesichtsschädels sind beulenartige Vorwölbungen der Stirn und Hypertelorismus.

Achondroplasie: Meist autosomal dominant vererbter Defekt der chondralen Ossifikation. Zwergenwuchs mit Schädeldeformationen. Viele Patienten haben keine weiteren Symptome.

Dysostosis cleidocranialis: Üblicherweise autosomal dominant vererbtes Mißbildungssyndrom mit Störung fast aller knochenbildenden Zentren. Folge ist eine Hypoplasie vornehmlich der bindegewebig angelegten Teile der Schlüsselbeine, Hypoplasie des Gesichtsschädels, kleiner Oberkiefer und Progenie des Unterkiefers. Multiple retinierte Zähne bereits in der ersten Dentition sind charakteristisch.

Störungen des Knochenmetabolismus

Rachitis/Osteomalazie: Störung der Knochenmineralisation bei Kindern/Erwachsenen. Kann verursacht werden durch Mangel, Malabsorption, Synthesestörung oder Störung des weiteren Stoffwechsels von Vitamin D und ebenso des Phosphatstoffwechsels. Typische Veränderungen der Zähne sind Schmelzhypoplasien und Mißbildungen (Tonnenzähne).

Osteoporose: Eine Verringerung der absoluten Knochengewebsmasse mit normaler Mineralisation. Wichtigste Ursachen sind Steroidtherapie, postmenopausale Hormonumstellungen, Immobilisation und endokrinologische Erkrankungen. Hormonsubstitution bei Frauen in der Postmenopause scheint hilfreich.

Fibröse Dysplasie (Osteodystrophia fibrosa disseminata): Ersatz von Teilen eines oder mehrerer Knochen durch fibröses Gewebe, verbunden mit Schwellung. Beginnt normalerweise im Kindesalter und kommt mit Abschluß des Skelettwachstums zum Stillstand. Man unterscheidet die mono-ostotische Form (1 Knochen befallen), poly-ostotische Form (>1 Knochen befallen) und das Albright-Syndrom, wenn zusätzlich Pubertas praecox und Pigmentstörungen der Haut (Café-au-lait-Flecken) auftreten.

Cherubismus ist eine beidseitige Variante der fibrösen Dysplasie mit beidseitigen, meist symmetrischen Auftreibungen des Ober- und Unterkiefers oder des Unterkiefers allein.

Osteodystrophia deformans (Morbus Paget): Verbreitete Störung bei älteren Menschen, wobei der normale, regelgerechte Knochenumbau gestört ist und eine neue, chaotische Knochenstruktur entsteht, die Auftreibungen und Deformierungen verursacht. Hände und Füße sind ausgespart. Komplikationen umfassen Frakturen, Knochenschmerzen, Kompression der Hirnnerven oder, seltener, Herzinsuffizienz oder Osteosarkome.

Erkrankungen des Bindegewebes, der Muskeln und der Gelenke

Bindegewebserkrankungen

Dies sind hauptsächlich Vaskulitiden (Gefäßentzündungen).

Arteriitis temporalis (Horton-Riesenzell-Arteriitis): Riesenzellvaskulitis des kraniofazialen Gebietes. Symptome sind unilateral auftretende, hämmernde Kopfschmerzen. Weiter findet man eine hohe Blutsenkung und eine pulslose, druckempfindliche, schmerzhafte Arterie. Hauptkomplikation der Arteriitis temporalis ist die Erblindung aufgrund einer ischämischen Neuritis des N. opticus. Sofortige hochdosierte Kortikoid-Gabe (60 mg Prednisolon 1/d) und Verlaufskontrolle mittels Blutsenkung.

Polymyalgia rheumatica: Ausgedehntere Vaskulitis, die vor allem die Nacken-, Schulter- und Beckenmuskulatur befällt. Sie ist in der Regel mit der Arteriitis temporalis assoziiert.

Muskelerkrankungen

Muskeldystrophie umfaßt eine Reihe von vererbten Erkrankungen, die durch Muskeldegeneration charakterisiert sind.

Störungen des Muskeltonus sind gekennzeichnet durch verzögerte Muskelentspannung nach Kontraktion. Sie sind auf komplexe Weise genetisch determiniert (in der Regel autosomal dominant vererbt mit geringer Penetranz).

Polymyositis: Generalisierte entzündliche Autoimmunerkrankung der Muskeln. Wenn ein charakteristisches Exanthem auftritt, wird die Erkrankung als Dermatomyositis bezeichnet. Sie tritt als paraneoplastisches Syndrom auf [A. d. Ü.: Sehr selten, außerdem häufige Überlappung mit anderen Kollagenosen].

Gelenkerkrankungen

Arthrosis deformans (Polyarthrose, engl.: Osteoarthritis): Degenerative Erkrankung. Mechanische Fehlbeanspruchung, metabolische oder endokrinologische sowie idiopathische Faktoren werden für Entstehung und Fortschreiten verantwortlich gemacht. Auf dem Boden eines pathologischen Abbaus von Gelenkknorpel führt dies zu Schmerzen und zunehmender Gelenkversteifung. Weitere charakteristische Veränderungen sind Osteophytenbildung, Gelenkreiben und subchondrale Knochenzysten. Die Therapie beruht hauptsächlich auf Physiotherapie, mechanische Entlastung durch Gewichtsabnahme und Analgesie.

Rheumatoide Arthritis (Primär Chronische Polyarthritis, PCP): Immunvermittelte Krankheit, bei der Gelenkschmerzen und -schäden die Hauptsymptome sind. Morgensteifigkeit der Hände und Füße, gewöhnlich symmetrisch, ist charakteristisch. Ulnardeviation der Finger ist pathognomonisch. Erhaltung der Beweglichkeit durch eine Reihe von Maßnahmen ist das Hauptziel der Therapie. Trockene Augen und Mundtrockenheit können mit rheumatoider Arthritis einhergehen (Sjögren-Syndrom S. 432). Kiefergelenksymptome treten bei rheumatoider Arthritis selten auf, obwohl bis zu 15% der Patienten röntgenoloische Veränderungen der Kiefergelenke aufweisen.

Juvenile rheumatoide Arthritis (Still-Syndrom): Seltene Form der chronischen Polyarthritis, die Kinder befällt. Kann viel schwerer verlaufen als beim Erwachsenen und Kiefergelenksankylosen verursachen.

Psoriasis-Arthritis (Psoriasis arthropathica): Bei bis zu 5% der Patienten mit Psoriasis (seltener als Erstmanifestation) auftretende, z. T. verstümmelnde Polyarthritis mit typischem Befall der Fingergelenke „im Strahl", sowie der meisten übrigen Gelenke einschließlich der Wirbelsäule und des Beckens. Verläuft milder als die rheumatoide Arthritis und weist meist keine serologischen Abnormitäten auf. Das Kiefergelenk kann betroffen sein, aber die Symptome sind gering, sieht man von einzelnen gegenteiligen Fallberichten ab.

Gicht: Harnsäurekristalle werden in den Gelenken abgelagert und verursachen plötzlich auftretende, starke Gelenkschmerzen oft in der großen Zehe. Befallene Gelenke sind gerötet, geschwollen und sehr schmerzhaft.

Spondylitis ankylosans (Bechterew-Strümpell-Marie-Krankheit) befällt die Wirbelsäule, üblicherweise bei jüngeren Männern. Die Entzündung betrifft die Ansätze von Bändern und Sehnen. Die Erkrankung ist sehr eng mit dem Nachweis von HLA-B27 assoziiert.

Reiter-Syndrom: Arthritis, Urethritis und Konjunktivitis, normalerweise als Folge einer Infektion. Orale Läsionen sind häufig.

Neurologische Erkrankungen – 1

Hirnnerven

I N. olfactorius: Der Geruchssinn wird selten getestet, obwohl Schädigungen nach Schädel- und/oder Mittelgesichtstraumen häufig sind.

II N. opticus: Untersuchen Sie die Pupillen sowohl auf direkte, als auch auf konsensuelle Reaktionen; bestimmen Sie das Gesichtsfeld und untersuchen Sie den Fundus mit einem Ophthalmoskop (S. 12).

III N. oculomotorius: Versorgt motorisch die extraokulären Muskeln außer den Mm. rectus lateralis und obliquus superior. Er versorgt den M. ciliaris und den M. constrictor pupillae. Ein Defekt verursacht daher eine Einschränkung der Aufwärts-, Abwärts und Innenbewegung des Auges, verbunden mit Doppelbildern, Ptosis des oberen Augenlids und fehlenden direkten und konsensuellen Reflexen.

IV N. trochlearis: Versorgt den M. obliquus superior. Sein Ausfall verursacht Doppelbilder, vor allem bei Blick nach unten und innen.

V N. trigeminus: Der wichtigste sensorische Nerv des Gesichtes, der oralen, nasalen, konjunktivalen Schleimhäute, der Schleimhaut der Nasennebenhöhlen und eines Teils des Trommelfells. Er versorgt motorisch die Kaumuskulatur. Störungen werden durch Prüfung der Oberflächensensibilität (durch leichtes Berühren und Nadelstiche) abgegrenzt. Motorische Störungen werden am besten durch seitliche Abweichung des Unterkiefers von der Mittellinie bei der Mundöffnung festgestellt.

VI N. abducens: Versorgt den M. rectus lateralis. Ein Defekt verursacht eine Lähmung der Augenabduktion.

VII N. facialis: Versorgt motorisch die mimische Muskulatur. Innerviert sensorisch die vorderen ⅔ der Zunge (Geschmack, via Chorda tympani) und sekretorisch die Tränen-, Sublingual- und Submandibulardrüsen. Er innerviert den M. stapedius im Mittelohr. Der untere Teil des Gesichtes wird vom kontralateralen motorischen Cortex innerviert während der obere Teil des Gesichts bilateral versorgt ist. Wird dadurch untersucht, daß man den Patienten mimische Bewegungen ausführen läßt.

VIII N. vestibulocochlearis: Der sensorische Nerv für Gleichgewicht und Hörvermögen. Taubheit, Schwindel und Ohrgeräusche (Tinnitus) sind die Hauptsymptome bei Schädigung.

IX N. glossopharyngeus: Versorgt sensibel und sensorisch das hintere Drittel der Zunge, innerviert motorisch den M. stylopharyngeus und sekretorisch die Parotis. bei Schädigung ist der Würgereflex gestört.

X N. vagus: Hat Anteil an der motorischen Versorgung der palatinalen, pharyngealen und laryngealen Muskulatur. Bei einer Schädigung treten gestörter Würgereflex, Heiserkeit und Deviation des Gaumensegels zur gesunden Seite auf. Über den Vagus werden die inneren Organe des Thorax und des Abdomens parasympathisch versorgt.

XI N. accessorius: Innerviert motorisch den M. sternocleidomastoideus und den M. trapezius. Bei Schädigung ist der Patient nicht mehr in der Lage, die Schultern anzuheben und den Kopf von der erkrankten Seite wegzudrehen.

XII N. hypoglossus: Motorische Innervation der Zunge. Läsionen verursachen Dysarthrie (Sprachstörungen) und beim Herausstrekken der Zunge eine Deviation zur erkrankten Seite.

Kopfschmerzen

Die weit überwiegende Mehrheit von Kopfschmerzen ist gutartig. Das Geheimnis ist, herauszufinden welche nicht; bitte weiterlesen.

Spannungskopfschmerz: Verbreitetster Typ. Folge von muskulären Verspannungen. Werden gewöhnlich im Laufe des Tages stärker, können sich anfühlen, wie wenn ein Band um den Kopf gelegt wäre. Sprechen auf Beruhigung, Anxiolytika und Analgetika an.

Migräne: Definiertes Krankheitsbild, das durch eine vorangehende visuelle Aura (gezackte, sternförmige Lichtsensationen) und starke, meist halbseitige Kopfschmerzen mit Lichtscheu, Übelkeit und Erbrechen charakterisiert ist. Als Ursache wird eine zerebrale Vasokonstriktion, gefolgt von einer reflexbedingten Vasodilatation vermutet (letzteres ist die Ursache der Schmerzen). Bei frühzeitiger Gabe unterbricht Ergotamin eine Attacke. Zur Prophylaxe gibt man u. a. Pizotifen. Tritt bei Frauen häufiger auf als bei Männern, die Einnahme oraler Kontrazeptiva ist ein Kofaktor. Es gibt viele Varianten der klassischen Migräne.

Cluster-Kopfschmerz (Bing-Horton-Kopfschmerz): Seltener als Migräne und verursacht lokalisierte Schmerzen, meist im Bereich des Auges; zusätzlich verstopfte Nase. Bei Männern häufiger als bei Frauen. Typisches Auftreten aus dem Nachtschlaf heraus, zieht sich über mehrere Wochen hin: „Cluster". Alkohol kann ein auslösender Faktor sein. Ergotamin und Pizotifen können die Beschwerden lindern.

Intrakranieller Druck: Verursacht Kopfschmerzen und bedarf dringend weiterer Abklärung. Hinweise sind Kopfschmerzen, die sich beim Aufwachen verstärken, Gereiztheit, Erbrechen, zunehmende Bewußtseinstrübung, verzögerte oder fehlende Pupillenreflexe, Stauungspapille, ansteigender Blutdruck und verlangsamter Puls.

Neurologische Erkrankungen – 2

ZNS-Infektionen

Bakterielle Meningitis: Muß bei Kopfschmerzen mit Lichtscheu und Nackensteife als Differentialdiagnose in Betracht gezogen werden. Erreger sind Haemophilus influenzae, Neisseria meningitidis (Meningococcus), Streptococcus pneumoniae und Neisseria gonorrhoeae. Bei Kindern ist Neisseria meningitidis besonders wichtig und ist bei der typischen Verlaufsform mit einer Purpura assoziiert. Dies ist eine der wenigen Indikationen für den sofortigen blinden Einsatz von Antibiotika (parenterale Gabe von Penicillin).

Virale Meningitis: Verläuft normalerweise mild und limitiert sich selbst. Differentialdiagnose zur bakteriellen Meningitis erfolgt durch Lumbalpunktion.

Herpes-Enzephalitis: Eine seltene Manifestation einer Infektion mit Herpes-simplex-Viren. Kann von Trunkenheit und Demenz aufgrund der Anamnese und dem akuten Beginn abgegrenzt werden. Parenterale Acyclovir-Gabe kann heilend wirken.

ZNS-Tumoren: Die meisten Hirntumoren sind Metastasen. Primäre Tumoren des ZNS sind sehr selten. Trotzdem sind Hirntumoren unter den Krebserkrankungen im Kindesalter nach Leukämie die zweithäufigste Todesursache.

Epilepsie ist eine sich wiederholende paroxysmal auftretende Störung der Hirnfunktion, die plötzliche kurz andauernde Perioden mit veränderter Bewußtseinslage sowie motorischen und sensorischen Störungen verursacht. Meistens ist die Ursache idiopathisch, aber wenn der Erkrankungsbeginn im Erwachsenenalter liegt, muß das Vorliegen einer zerebralen Erkrankung ausgeschlossen werden. *Grand-Mal*-Anfälle sind charakterisiert durch Aura, Bewußtlosigkeit und Stürze, die von tonischen und klonischen Krämpfen gefolgt sind. Unkontrollierter Urin- und Stuhlabgang kann auftreten. Der Anfall dauert selten >5 min. Wenn die Anfälle dicht aufeinanderfolgen, ohne daß der Patient dazwischen wieder das Bewußtsein erlangt, besteht ein Status epilepticus (S. 536).

Petit Mal sind epileptische Attacken, meist bei Kindern, z. B. in Form kurzer Absencen [A. d. Ü.: Absencen treten in reiner Form eher selten auf. Daneben gibt es eine Vielzahl anderer Erscheinungsformen, die z. T. charakteristisch für bestimmte Altersabschnitte sind], die mit dem Erlöschen von Aufmerksamkeit, Sprache und Bewegung einhergehen.

Temporallappen-Epilepsie: U. a. durch Halluzinationen bestimmter Sinnesorgane charakterisiert.

Lokalisierte (Jackson-) Anfälle betreffen einzelne Glieder mit Muskelzuckungen oder Mißempfindungen, die sich auf benachbarte Bezirke ausbreiten.

Bei Patienten mit Epilepsie muß, sobald jede anderweitig therapierbare Ursache ausgeschlossen wurde, gewährleistet sein, daß der Serumspiegel der Medikamente im Wirkbereich liegt.

Febrile Krämpfe sind Anfälle, die gewöhnlich bei Kindern unter 5 Jahren als Folge von Fieber auftreten.

Apoplex (Schlaganfall): Häufige Todesursache bei älteren Menschen. Bei einem Schlaganfall gehen infolge einer zerebralen Ischämie Teile des Gehirns zugrunde. Klinisch ist es oft schwierig, die verschiedenen Typen von Schlaganfällen zu unterscheiden. Unter den Differentialdiagnosen sind Thrombosen und Embolien von Subarachnoidalblutungen, epi- und subdurale Hämorrhagien abzugrenzen. Die Computertomographie ist neben anderen Methoden (wie z. B. Lumbalpunktion, NMR und Angiographie) von diagnostischem Wert.

Multiple Sklerose: Diese Erkrankung ist gekennzeichnet durch Demyelinisierung in multiplen „Plaques“ im gesamten ZNS. Symptome sind vielfältig und variieren in ihrem zeitlichen Auftreten stark. Sie ist die häufigste neurologische Erkrankung bei jungen Erwachsenen. Die Erkrankung ist zwar unheilbar, die Verläufe sind jedoch sehr unterschiedlich und können lange Remissionen enthalten.

Myasthenia gravis: Eine Muskelschwäche, die auf einer Störung der Überleitung an der motorischen Endplatte beruht. Bei 80% der Fälle können Antikörper gegen Acetylcholin-Rezeptoren nachgewiesen werden. Die äußeren Augenmuskeln sind häufig zuerst befallen. Die Diagnosestellung erfolgt u. a. mittels Tensilon-Test.

Parkinson-Krankheit: Eine degenerative Erkrankung der Basalganglien, die mit einem lokalen Dopamin-Mangel einhergeht. Sie ist charakterisiert durch einen Tremor („Pillendreher“), einen Rigor („Zahnradsteifigkeit“) und eine Akinese (z. B. schlurfender Gang).

Neoplasien der Haut

▶ Die Gesichtshaut ist die häufigste Lokalisation heilbaren Hautkrebses.

Basalzellkarzinom (Basaliom, Epithelioma basocellulare, Ulcus rodens) ist ein nicht schmerzender Hautkrebs praktisch ohne Metastasierungstendenz. Wenn es tödlich verläuft, dann aufgrund lokaler Destruktionen. Sonnenlichtexposition ist ein wichtiger ätiologischer Faktor. Es gibt viele verschiedene Formen, die häufigste ist ein ulzerierender Knoten mit prominentem, geperltem Rand und Teleangiektasien auf der Oberfläche. Therapie: Exzision, Strahlentherapie (vor allem Elektronenbestrahlung), Kryotherapie, Kürettage und Elektroverödung.

Plattenepithelkarzinom stellt sich als ulzerierende Läsion mit prominenten Rändern dar. Verhornungen können vorhanden sein, und es kann in Hautarealen auftreten, die zuvor durch Sonnenlichtexposition oder Ulcus cruris geschädigt wurden. Chirurgische Exzision und Strahlentherapie sind die Therapie der Wahl.

Malignes Melanom: Diese Erkrankung wird zunehmend diagnostiziert. Die Inzidenz hat sich in den vergangenen 20 Jahren verdoppelt. Die Prognose hängt hauptsächlich von der Tiefe des Tumors ab (Breslow-Dicke, je dicker der Tumor, desto schlechter die Prognose). Frühe Metastasierung! Sonnenlicht ist ein hauptsächlicher ätiologischer Faktor. Verdächtig ist, wenn ein pigmentiertes Areal sich schnell vergrößert, blutet, ulzeriert oder die Farbe ändert. Sofortige Überweisung in die Behandlung eines Spezialisten ist erforderlich.

Dysplastische Nävi sind prämaligne Veränderungen, die oft bei Patienten mit malignen Melanomen gefunden werden. Sie sollten exzidiert werden, und den Patienten sollte geraten werden, eine Sonnencreme mit hohem Lichtschutzfaktor zu verwenden.

Lentigo maligna (Melanosis circumscripta praeblastomatosa) ist eine melanotische Präkanzerose bei älteren Menschen.

Carcinoma in situ ist ein Karzinom, das noch nicht die Basalmembran durchbrochen hat.

Bowen-Krankheit: Carcinoma in situ der Epidermis. Zeigt sich in Form einer schuppigen roten Plaque.

Aktinische Keratose (Keratoma senile): Durch andauernde Sonnenlichtexposition geschädigte Hautareale, auf deren Boden ein Karzinom entstehen kann.

Mykosis fungoides ist ein Lymphom der Haut, das im Frühstadium der Psoriasis ähnelt. Die Krankheit verläuft tödlich.

Hautmetastasen gehen am häufigsten von Tumoren der Mamma, der Niere und der Lunge aus. Hautmetastasen von Mundkrebs treten vermehrt auf. Das Kaposi-Sarkom ist ein purpurfarbener Tumor an Haut und Schleimhäuten vor allem bei AIDS.

Psoriasis ist eine weit verbreitete, rezidivierende, proliferativ entzündliche Hauterkrankung. Sie tritt in Form von scharf begrenzten erythematösen, zuweilen juckenden Herden auf, die mit silbrigen Schuppen bedeckt sind. Hauptsächlicher Befall der Streckseiten der Ellbogen- und Kniegelenke, es kann aber jede andere Stelle ebenfalls betroffen sein. Sie kann mit systemischen Manifestationen einhergehen, im besonderen mit Arthropathien (S. 510). Die Therapie erfolgt hauptsächlich topisch; Steroide, Teersalbe und/oder UV-B-Bestrahlung oder Psoralen-verstärkte UV-A-Bestrahlung (PUVA). Selten wird Methotrexat eingesetzt.

Ekzeme: Auch Dermatitis genannt. Es gibt verschiedene Varianten, entsprechend der Ätiologie.

Atopisches Ekzem: Beginnt im 1. Lebensjahr mit einem roten, symmetrischen, schuppenden Ausschlag. Fettende Salben helfen Rißbildungen der Haut vorzubeugen, Steroide sind manchmal zusätzlich erforderlich. Bis zu 90% der Fälle heilen spontan bis zum Alter von 12 Jahren aus.

Exogenes Ekzem: Kann sich bei jedem entwickeln, der mit einer auslösenden Substanz in Kontakt gerät. Meistens sind die Hände mit blasenbildenden Erythemen und Hautrissen befallen.

Allergisches Kontaktekzem: Echte allergische Reaktion, z. B. auf Nickel.

Seborrhoisches Ekzem befällt bei Säuglingen hauptsächlich den behaarten Kopf (Kopfschorf, Gneis). Beim Erwachsenen sind alle talgdrüsenreichen Hautareale prädisponiert (Superinfektion mit Bakterien und/oder Pilzen).

Hautinfektionen: Pilzinfektionen sind besonders verbreitet und verursachen z. B. die anguläre Cheilitis, Fußpilz, Paronychie (Nagelfalzentzündung), Vaginitis etc. Furunkel sind einschmelzende Haarbalgentzündungen durch Staphylokokken. Das Erysipel ist eine streptokokkeninduzierte Entzündung der Haut und des Unterhautzellgewebes. Viren verursachen z. B. Zoster und Herpes simplex, Molluscum contagiosum und Warzen.

Parasitärer Befall der Haut bringt die meisten Menschen zum Erschauern, aber dem Risiko eines Parasitenbefalls ist jeder ausgesetzt, der Patienten bei geringem Körperabstand behandelt. Kopfläuse reagieren u. a. auf Malathion. Durch Flohstiche, die ohnehin schon unangenehm sind, können Pest und andere ernsthafte Erkrankungen übertragen werden. Skabies (Krätze) ist ein Befall mit einer Milbe, die charakteristische juckende Gänge in der Haut zwischen den Fingern anlegt.

Akne: Akne vulgaris beruht auf einer gesteigerten Talgproduktion und ist durch schwarze Mitesser (Komedonen) charakterisiert, die sich entzünden. Sie ist hormonabhängig, aber eine Sekundärinfektion mit Aknebakterien (Corynebacterium acnes) ist ein zusätzlicher fördernder Faktor. Sie neigt zur Narbenbildung. Wenn die Therapie mit Externa nicht ausreicht, helfen niedrig dosiert Tetrazykline.

Die Haut und innere Erkrankungen

Die Haut, ebenso wie der Mund, ist ein äußerer Indikator für viele innere Erkrankungen.

Erythema nodosum: Schmerzhafte, rote, noduläre Knoten der Haut.

Erythema exsudativum multiforme (Scheibenrose): Runde, zielscheibenförmige Läsionen.
Dies sind nichtspezifische Hinweise auf eine Reihe von Erkrankungen.

Vitiligo: Autoimmun-induzierte Hypopigmentierung der Haut. Kann mit anderen Autoimmunerkrankungen assoziiert sein.

Pyoderma gangraenosum: Bläulich begrenzte Ulzera, besonders an den Beinen; ist assoziiert mit Colitis ulcerosa und Morbus Crohn.

Granuloma annulare, subkutane kreisförmige Verdickungen, und **Necrobiosis lipoidica**, gelbe Plaques auf den Schienbeinen, die oft mit Diabetes mellitus assoziiert sind.

Dermatitis herpetiformis Duhring: Hautausschlag mit Bläschenbildung an Knie, Ellbogen und behaartem Kopf. Bei 75–90% der Patienten mit Gluten-sensitiver Enteropathie (Zöliakie, einheimische Sprue) assoziiert.

Myxödema praetibiale symmetricum: Rote Schwellung kranial der Sprunggelenke. Assoziiert mit Hyperthyreose.

Hauterkrankungen, die mit malignen Grunderkrankungen einhergehen, sind **Acanthosis nigricans** (rauhe, pigmentierte, verdickte Areale der Haut in der Achselhöhle oder der Leiste) und **Thrombophlebitis migrans** (wandernde Entzündungen einzelner Venenstränge).

Psychiatrie

Psychiatrische Krankheitsbilder, die dem Zahnarzt meist wenig geläufig sind, lassen sich in verschiedene Klassen unterteilen. Dazu zählen u. a. die sog. organischen (= exogenen) Störungen, die „endogenen" Störungen (Psychosen) und die psychogenen Störungen.

Organische (exogene) Störungen

Dies sind akut oder chronisch ablaufende psychische Erkrankungen mit organischen Ursachen.

Akute organische Psychose (Beispiel: Delir, toxisch bedingter Verwirrtheitszustand). Hauptsymptome sind Bewußtseinseintrübungen, Verwirrtheit und inkohärentes Denken sowie Desorientiertheit bezüglich Ort und Zeit, vielfach verbunden mit Ratlosigkeit und wahnhaftem Erleben. Häufig kommt es zu optischen Halluzinationen, die bei anderen psychiatrischen Erkrankungen eher selten zu verzeichnen sind.

- ▶ Die Erkrankung ist auf eine äußere Ursache, z. B. pharmakologisch-toxischer Art (Zufuhr oder Entzug von Medikamenten, Drogen, Alkohol) oder infektiöser Art (Meningitis, Enzephalitis) zurückzuführen. Andere Ursachen sind z. B. Hirntumoren oder verletzungsbedingte Läsionen. Die Behandlung besteht in der Suche und – falls möglich – der Elimination der Ursache. Bis die Diagnostik abgeschlossen ist, müssen ggf. Sedativa eingesetzt werden.

Chronisch organischer Abbau (organisches Psychosyndrom) (Beispiel: Alzheimer-Demenz). Bei der chronischen Erkrankungsform kommt es zu einer globalen intellektuellen Leistungsminderung, die sich initial in einer Verschlechterung des Kurzzeitgedächtnisses manifestieren kann. Die Diagnose der Demenz sollte erst nach Ausschluß anderer Erkrankungen (z. B. Pseudodemenz = Melancholie, siehe unten) gestellt werden. Bei der Alzheimer-Demenz gibt es keine direkte kausale Therapie, aber effektive psychosoziale Stützmaßnahmen und Hilfestellungen, die die soziale Einbindung und damit die Lebensqualität erheblich steigern können.

Geistige Behinderung siehe S. 48.

„Endogene" Störungen (Psychosen)

Die „endogenen" Psychosen sind seelische Störungen, die einen charakteristischen Verlauf haben und die zu einer qualitativen Änderung des Erlebens führen. Sie sind – im Gegensatz zu den psychogenen Störungen (siehe unten) – aus der Lebensgeschichte und der Persönlichkeit der betroffenen Person zu einem wesentlichen Teil nicht unmittelbar verstehbar. Es handelt sich hier nicht in erster Linie um Erkrankungen des Gehirns, sondern der Person in ihrer Leib-Seelischen Ganzheit. Oft geht der Kontakt mit der Realität verloren, und „normale" geistige Prozesse funktionieren nicht. Folgende Hauptformen sind anzuführen:

Die **Schizophrenie** ist eine „Krankheit des Ich". Es liegt eine

Desintegration elementarer seelischer Funktionen im Denken, Handeln und Fühlen vor. Daraus resultiert eine Unsicherheit des eigenen Selbst bis hin zum Verlust der Ich-Identität. Wichtige Symptome sind Denkstörungen und Wahnvorstellungen mit Gedankeneingebung, Gedankenausbreitung und -entzug, Halluzinationen.

Bei der **Affektiven Psychose** sind die Emotionalität und das Antriebserleben gestört. Bei der häufig vorkommenden bipolaren Form der Erkrankung wechseln Melancholie („endogene" Depression) und Manie. Die *Melancholie* äußert sich in einem schwer charakterisierbaren „Leer- oder Versteinertsein" und einer gestörten Emotionalität, die dazu führt, daß die betroffenen Personen Gefühle nicht mehr wie gewohnt empfinden können (sie können „nicht traurig oder fröhlich sein"). Die *Manie* ist durch Antriebssteigerung, Rededrang, Ideenflucht, Gereiztheit und inadäquate „Hochstimmung" gekennzeichnet.

Die Behandlungsprinzipien der schizophrenen und affektiven Psychosen bestehen u. a. in der psychiatrischen Intervention, medikamentöser Therapie und begleitenden/stützenden psychosozialen Maßnahmen.

Psychogene Störungen

Es kann zwischen Neurosen und sog. Persönlichkeitsstörungen (Psychopathien) differenziert werden. Es handelt sich um Störungen, die – im Gegensatz zu den „endogenen" Psychosen – aus der Lebensgeschichte und der Persönlichkeit in einem wesentlichen Anteil verstehbar sind. Es liegen seelische Fehlhaltungen aufgrund unbewältigter oder fehlerhaft bewältigter Konfliktsituationen vor. Häufig damit verbunden sind neurotische Depressionen, Angstzustände, Phobien, Zwangsvorstellungen und -handlungen. Auch psychogene Eßstörungen **(Anorexia/Bulimia nervosa)** sind in diese Kategorie einzuordnen. Bezüglich der dentalen Folgen dieser Erkrankungen siehe S. 290.

Die Behandlung besteht neben der psychiatrischen Intervention vorwiegend in psychotherapeutischen und begleitenden Maßnahmen und weniger in der Gabe von Medikamenten.

Von **Persönlichkeitsstörungen** spricht man, wenn eine Persönlichkeitsstruktur durch eine starke Ausprägung bestimmter Merkmale so akzentuiert ist, daß sich hieraus ernsthafte Leidenszustände oder soziale Anpassungsdefizite ergeben. Es gibt eine Vielzahl von Persönlichkeitsstörungen (z. B. depressive, anankastische, hysterische, asthenische oder sensitive Persönlichkeiten). Persönlichkeitsstörungen bestehen häufig auch bei sozial auffälligen Individuen (Soziopathie/antisoziale Persönlichkeitsstörung), die keine Vorstellung von Zuneigung, Scham oder Schuld haben und die durch ein dissoziales Verhalten gekennzeichnet sind. Je nach Art der Persönlichkeitsstörung können diese Personen z. B. haltschwach oder gemütsarm sein. Da sie einsichtsfähig sind, können sie für ihre Handlungen verantwortlich gemacht werden („bad not mad").

Der immungeschwächte Patient

Es gibt eine Gruppe von Patienten, bei denen durch die Grunderkrankungen oder die therapeutisch induzierte Unterdrückung ihres Immunsystems spezielle Probleme aufgeworfen werden.

Die Hauptfolge der Immunsuppression ist ein Anstieg der Infektionsanfälligkeit, oft mit opportunistischen Keimen als Auslöser. Jede Veränderung im Wirtsorganismus zugunsten der opportunistischen Erreger (z. B. chirurgische Eingriffe, Breitbandantibiotika) kann zu einer Infektion mit seltenen, normalerweise unschädlichen Keimen führen, die möglicherweise tödlich verläuft.

Medikamente, die die Immunreaktion unterdrücken, wie z. B. Kortikosteroide, Cyclosporin A, Azathioprin, Zytostatika, sind heute in der Therapie allgemein üblich. Vorkehrungen zum Schutz vor Infektionsübertragung und antimikrobielle Prophylaxe sind erforderlich (S. 560).

Angeborene Immundefekte: Ca. 20 verschiedene Typen. Am häufigsten tritt der isolierte IgA-Mangel auf, wobei ca. 1:600 Menschen betroffen sind. Große Bandbreite in der Erscheinungsform, können auch symptomlos verlaufen.

Erworbene Immundefekte

Autoimmunerkrankungen, wie z. B. systemischer Lupus erythematodes oder rheumatoide Arthritis, verursachen nur einen geringen Anstieg an Infektionsanfälligkeit.

Chronisches Nierenversagen (S. 502): Mäßiger Anstieg der Infektionsanfälligkeit.

Mangelzustände, z. B. Anämie (S. 488), verursachen einen mäßigen Anstieg der Infektionsanfälligkeit.

Diabetes mellitus verursacht einen mäßigen Anstieg des Infektionsrisikos.

Infektionen: Schwere virale Infektionen, Tuberkulose, AIDS.

Neoplasien: Alle hämatologischen Malignome haben einen Anstieg des Infektionsrisikos zur Folge.

AIDS

Eine zunehmend verbreitete Erkrankung, die durch das Human Immunodeficiency Virus (HIV, verschiedene Untertypen) verursacht wird. T-Lymphozytendefekt, gefolgt von einem Zusammenbruch der hauptsächlich zellvermittelten Immunität. Obwohl HIV-Exposition zur Ausbildung von Antikörpern führt, bleibt das Virus auch bei Antikörperbildung dennoch infektiös. Daher muß das Vorhandensein von Antikörpern als Zeichen der Infektiosität betrachtet werden. Das Fehlen von HIV-Antikörpern garantiert jedoch nicht, daß die Person nicht mit HIV infiziert ist. Patienten mit HIV-Antikörpern können jederzeit AIDS entwickeln. Die HIV-Infektion durchläuft mehrere Stadien, zu denen die akute Infektion (mononukleose- oder grippeähnliches Bild), eine asymptomatische Latenzphase, das Stadium der generalisierten Lymphadenopathie und schließlich das manifeste AIDS gehören [A. d. Ü.: Seit 1986 wird die Einteilung der Erkrankungsstadien in Verschiedene Klassifikationen empfohlen. Die bekanntesten sind die Einteilungen des Walter Reed Army Institute of Research (WR-Stadien I-VI) und der amerikanischen Gesundheitsbehörde CDC (I-IVa-e)]. Nicht jeder Patient durchläuft alle Stadien. Der „AIDS-related-complex" (ARC) umfaßt u. a. Symptome und Befunde wie Fieber, Gewichtsverlust, Verminderung der T-Helfer-Zellen. AIDS-typische Infektionen sind Pneumocystis-carinii-Pneumonie und disseminierte Infektionen mit Mykobakterien. Das Kaposi-Sarkom ist der Tumor, der am häufigsten mit AIDS assoziiert ist. Der Übertragungsweg – für diejenigen, die hinter dem Mond leben – ist sexuell (vor allem bei traumatisierenden Praktiken) oder über kontaminiertes Blut oder kontaminierte Blutprodukte. Die Hauptrisikogruppen sind daher männliche Homosexuelle (obwohl die Übertragung in der heterosexuellen Bevölkerung zunimmt), i.v.-Drogenabhängige, Transfusionsempfänger und Hämophile.

Es gibt keine Heilung oder Impfung. Die Vorbeugung besteht in der Überprüfung von Blutkonserven und dem Vermeiden ungeschützter sexueller Praktiken, sowie dem gemeinsamen Benutzen von Injektionskanülen. Orale Manifestationen von AIDS S. 448. Praktisches Vorgehen zur Kontrolle und Infektionsprophalyxe S. 700.

Notfall-Ausrüstung

Jede Praxis sollte ein Gerät besitzen, mit dem Sauerstoff oder zumindest Luft appliziert werden kann. Zusätzlich sollte die Möglichkeit gegeben sein, ein Lachgas-Sauerstoff-Gemisch z. B. über ein Gerät zur Inhalationsanästhesie zu applizieren.

Folgendes sollte griffbereit sein:

- Güdel-Tubus, vorzugsweise in Verbindung mit Maske und Beutelsystem, z. B. Ambu-Beutel.
- Leistungsfähige Absaugungsanlage.
- Einmalspritzen (2 ml, 5 ml und 10 ml), Kanülen (19G und 21G) und ein Stauschlauch. Butterflykanülen und Venenverweilkanülen sind von großem Vorteil für den, der mit ihrem Gebrauch vertraut ist.

Medikamente:

- Adrenalin-Lösung 1:1000 (z. B. Suprarenin, 1 ml-Ampullen).
- Kortikosteroid (als Na-Succinat oder Na-Phosphat, z. B. Solu-Decortin-H, Ampullen zu 50 mg oder 250 mg).
- Benzodiazepine, z. B. Diazepam in Fettemulsion oder Midazolam (z. B. Dormicum, 5 mg/1 ml-Ampullen).
- Glucose in 20% oder 50%iger Lösung.
- Clemastin (z. B. Tavegil), 2 mg/5 ml-Ampullen.
- Flumazenil (z. B. Anexate) 0,5 mg/5 ml-Ampullen.
- NaCl-Lösung (0,9%), 500 ml-Infusionslösung.
  Praxen, die für Vollnarkosen ausgestattet sind, müssen besondere Voraussetzungen erfüllen, einschließlich derer, die auf S. 618 aufgelistet sind.

Ohnmacht

Ohnmacht (vasovagale Synkope) ist harmlos, vorausgesetzt sie wird bemerkt. Sie ist sicherlich die häufigste Ursache eines plötzlichen Bewußtseinsverlusts. Bis zu 2% aller Patienten erleiden vor oder während der zahnärztlichen Behandlung eine Ohnmacht.

Prädisponierende Faktoren sind Schmerz, Angst, Müdigkeit, Fieber und leerer Magen. Charakteristische Symptome sind Schwindel und Übelkeit, blasse, kalte und feuchte Haut, ein langsamer, dünner, fadenförmiger Puls, der in einen schnellen Puls umschlagen kann, und Bewußtlosigkeit mit Hinstürzen des Patienten, wenn er nicht aufgefangen wird.

Eine Ohnmacht kann viel ernstere Krankheiten vortäuschen, von denen viele durch Kenntnis der Anamnese des Patienten ausgeschlossen werden können. Dazu zählen Schlaganfall, Nebennierenrindeninsuffizienz, Medikamentenneben- und -wechselwirkungen, epileptische Anfälle, Erregungsleitungsstörungen des Herzens, Hypoglykämie und Myokardinfarkt.

Prävention

- Prädisponierende Faktoren vermeiden.
- Am liegenden Patienten behandeln, wenn dies nicht aus anderen Gründen kontraindiziert ist.

Behandlung

- Kopf auf oder unter Herzniveau bringen. Wird am besten durch flaches Hinlegen des Patienten erreicht.
- Kleidung lockern (in Anwesenheit eines Zeugen).
- Puls beobachten. Wenn der Patient nicht schnell wieder zu sich kommt, dann die Diagnose überdenken.
- Den auslösenden Faktor herausfinden und in Zukunft vermeiden.

Akute Thoraxschmerzen

Akute Thoraxschmerzen können Folge einer myokardialen Mangeldurchblutung sein. Häufig liegt jedoch auch ein vertebragener, muskulärer, knöcherner, bzw. neuralgischer Schmerz („BWS-Syndrom") vor. Zusätzlich gibt es eine ganze Reihe seltenerer Ursachen. Sind die Thoraxschmerzen kardialen Ursprungs, gibt es zwei Hauptdifferentialdiagnosen: Angina pectoris und Myokardinfarkt. Bei beiden treten starke retrosternale Schmerzen auf, die als schwer, drückend oder bandförmig beschrieben werden. Typischerweise gehen ihnen Anstrengung, Erregung oder Aufregung voraus. Sie können in Arm, Nacken, Kiefer und gelegentlich in Rücken oder Abdomen ausstrahlen. Ruhe und die sublinguale Gabe von 0,5–1,5 mg Nitroglycerin (z. B. Nitrolingual-Zerbeißkapseln oder Nitrolingual-Spray, 1–2 Sprühstöße), das die meisten Patienten mit Angina pectoris bei sich haben, schaffen schnell Erleichterung.

Führen diese Maßnahmen nicht zum Abklingen der Schmerzen und treten begleitend Atemnot, Übelkeit, Erbrechen und Bewußtlosigkeit ein mit schwachem oder unregelmäßigem Puls, besteht der Verdacht auf einen Infarkt.

Die Behandlung hängt von den gegebenen medizinischen Möglichkeiten ab. Besteht Atemnot oder ein Lungenödem, muß der Patient in halbsitzender oder sitzender Position gelagert werden. Bei kardiogenem Schock kann Schocklage erforderlich sein.

Behandlung

In der Zahnarztpraxis – Notruf (Krankenwagen): Analgetika verabreichen. Am geeignetsten ist, sofern die Praxis über die entsprechenden Einrichtungen verfügt, die Applikation von Lachgas. Nicht den Kopf verlieren. Seien sie auf einen Herz-Kreislaufstillstand vorbereitet.

Im Krankenhaus: – Sauerstoff zuführen. Einen i.v.-Zugang legen und zur Analgesie Opioide verabreichen, sofern vorhanden (z. B. Pentazocin (Fortral) 30 mg langsam i.v. Cave weitere Kreislaufdepression bei schneller Injektion! Blutdruckkontrolle!). Hilfe herbeirufen; in zahnärztlichen Abteilungen, die in Allgemeinkliniken integriert sind, ist der diensthabende Internist am besten über die Personenrufanlage oder die Telephonzentrale zu erreichen.

Herz-Kreislauf-Stillstand

▶ Nicht untätig auf Hilfe warten. HANDLE!

90% der Todesfälle durch Herzstillstand, die außerhalb des Krankenhauses auftreten, sind Folge eines Kammerflimmerns. Dies ist unter Umständen reversibel. Die am häufigsten zugrundeliegenden Ursache ist die Koronare Herzkrankheit (KHK), aber auch andere Ursachen, vor allem bei jüngeren Personen, kommen in Betracht, z. B. akutes Asthma, Anästhesie, Drogen und/oder Medikamentenüberdosierung, Elektrochirurgie, Ertrinken oder Hypothermie. Unter Umständen kann eine korrekt durchgeführte kardiopulmonale Reanimation den Patienten eine Stunde am Leben erhalten, während die zugrunde liegende Erkrankung behandelt wird.

Diagnose: Plötzlicher Bewußtseinsverlust, fehlende Atmung, fehlender Puls.

Behandlung:

- Sicherstellen, daß sofortige fachkundige Hilfe beigerufen wird.
- Bei *selbst beobachtetem* oder während Monitorüberwachung aufgetretenem Stillstand ist ein einzelner scharfer Schlag auf das Herz (präkordialer Schlag) sinnvoll[1].
- **Atemwege:** Oropharynx reinigen, Hals überstrecken und Unterkiefer nach vorne ziehen.
- **Beatmung:** Thoraxbewegungen beobachten. Auf Atemgeräusche hören oder versuchen, den Atem mit dem Handrücken zu spüren oder mit Hilfe eines Spiegels sichtbar zu machen. Wenn kein Atem feststellbar ist, mit der Beatmungsmethode beginnen, mit der sie vertraut sind. Die Basisbeatmung beginnt Mund zu Mund oder Mund zu Nase. Wenn Sie Hilfsmittel benützen wollen, wie Tubus, Atemmaske, Ambu-Beutel etc., stellen Sie sicher, daß sie funktionieren und daß Sie sie anwenden können. Beginnen Sie mit 2 langsamen Atemspenden, die den Brustkorb des Patienten anheben.
- **Kreislauf:** Falls 5 Sekunden lang kein Carotis-Puls tastbar ist, mit externer Herzdruckmassage beginnen. Der richtige Druckpunkt auf dem Sternum und die korrekte Kompressionstechnik sind für das Überleben des Patienten entscheidend und lassen sich nicht aus einem Buch lernen. Lassen Sie es sich demonstrieren und üben Sie an einer Reanimations-Puppe.

Kompressions-/Beatmungsfrequenzen:

- Bei reiner Beatmung (guter Herzfunktion) 12–15 Atemzüge/min.
- Kardiopulmonale Reanimation nach der Ein-Helfer-Methode: 2 initiale Beatmungen, dann 15 Kompressionen auf 2 Beatmungen.
- Kardiopulmonale Reanimation nach der Zwei-Helfer-Methode: 2 initiale Beatmungen, dann 5 Kompressionen auf 1 Beatmung. Ca. 60–80 Kompressionen/min anstreben.

Leider sind nur wenige Zahnärzte in der intratrachealen Intubation geübt, und der erste Herzstillstand ist nicht der beste Zeitpunkt, es zu lernen! Es ist daher sicherer, ohne Intubationsversuche mit der kardiopulmonalen Reanimation fortzufahren und Hilfe abzuwarten.

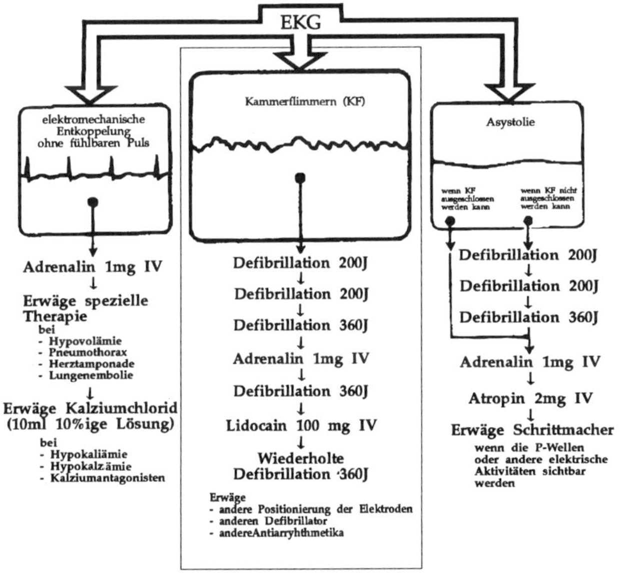

Kardiopulmonale Reanimation nach jedem Medikament für 2 Minuten fortsetzen. Kardiopulmonale Reanimation nicht für mehr als 10 Sekunden unterbrechen, außer für die Defibrillation. Wenn ein i.v.-Zugang nicht gelegt werden kann, dann erwäge die Applikation der doppelten Dosis an Adrenalin, Lidocain oder Atropin über einen Endotrachealtubus.

REANIMATION ÜBER EINEN LÄNGEREN ZEITRAUM	NACH DER REANIMATION
Alle 5 Minuten 1 mg Adrenalin i.v. Erwäge die Gabe von Natriumbicarbonat (50 mmol einer 8,4%igen Lösung oder entsprechend der Blutgaswerte).	Überprüfung der – Arteriellen Blutgase – Elektrolyte – Thorax-Röntgen Monitor überwachen und den Patienten auf die Intensivstation verlegen.

Anaphylaktischer Schock und andere unerwünschte Reaktionen auf Medikamente

Penicilline sind die häufigsten Auslöser, aber man sollte nicht vergessen, daß bei 10% der Fälle eine Kreuzallergie zwischen Penicillinen und Cephalosporinen besteht.

Eine anaphylaktische Reaktion ist nicht eine Alles-oder-nichts-Antwort. Es treten unterschiedliche Schweregrade auf. Im allgemeinen beginnt die Reaktion einige Minuten nach parenteraler Injektion und nicht sofort, wie das bei einer einfachen Ohnmacht der Fall ist. Obwohl die anaphylaktische Reaktion in der Regel um so heftiger verläuft, je schneller sie eintritt, sollte man trotzdem vorsichtig sein und sich nicht darauf verlassen.

Leitsymptome sind Rötung der Gesichtshaut, Juckreiz, Benommenheit, kalte Extremitäten, Übelkeit und manchmal abdominale Schmerzen. Weitere Symptome umfassen Bronchialspasmen (Giemen) und Anschwellung des Gesichtes, kalte feuchte Haut und ein dünner fadenförmiger Puls. Es kann zur Bewußtlosigkeit kommen und sich eine extreme Blässe entwickeln, die zur Zyanose fortschreitet, wenn sich ein Atemstillstand entwickelt.

Maßnahmen bei Schock

- Allergenzufuhr unterbrechen, sofern möglich.
- Den Patienten flach lagern (Aspirationsgefahr bei Erbrechen), Beine hoch.
- i.v.-Zugang legen. Volumen zuführen (z. B. 0,9% NaCl).
- Adrenalin 0,25–1 mg (z. B. Suprarenin 1 mg in 10 ml 0,9% NaCl) langsam i.v. Gegebenenfalls alle 10 Minuten wiederholen bis es wirkt.
- Bis zu 500 mg Hydrokortison i.v. [A. d. Ü.: In Deutschland wird überwiegend Prednisolon (z. B. Solu-Decortin-H) in entsprechender Dosierung eingesetzt].
- Sauerstoff über die Maske.
- Als weitere Maßnahme bis zu 4 mg Dimetinden (z. B. Fenistil, 1 Ampulle zu 4 ml) langsam i.v. (sofern vorhanden) [A. d. Ü.: Vorsicht! Nicht alle Sprays sind zur Akuttherapie von Asthma geeignet. Die prophylaktisch wirksamen Substanzen haben im akuten Fall keine ausreichende Wirkung].

Andere Medikamentenneben- und -wechselwirkungen

Obwohl es eine Vielzahl von Medikamentenwechselwirkungen gibt, deren sich der Zahnmediziner bewußt sein muß, wenn er Medikamente verordnet, sind es jedoch Lokalanästhetika, die bei Applikation am ehesten einen Zwischenfall auslösen können.

Obwohl es möglich ist, toxische Spiegel von Lidocain, Adrenalin, Prilocain oder Felipressin ohne intravaskuläre Injektion zu erzielen, so ist dazu schon eine sehr sorglose Einstellung zur Applikation von Lokalanästhetika erforderlich. Wenn eine toxische Menge appliziert wurde, dann in der Regel durch intravaskuläre Injektion. Verwirrtheit, Schläfrigkeit, Erregung, Krampfanfälle oder Bewußtseinsverlust können auftreten. Setzen Sie nie mehr als 500 mg Lidocain ein. In der Praxis werden diese Werte selten erreicht werden.

Maßnahmen bei Lokalanästhetikaintoxikation

- Patienten auf den Rücken legen (bei Bewußtlosigkeit stabile Seitenlage).
- Atemwege freihalten, Sauerstoff applizieren.
- Spontane Erholung abwarten. Dauert die Bewußtlosigkeit länger als 5 Minuten an oder treten Komplikationen ein (z. B. Krampfanfall oder Myokardinfarkt), dann Notarzt rufen.

Kollaps eines Patienten mit Kortikosteroidmedikation

Die Einnahme von Kortikosteroiden aus therapeutischen oder anderweitigen Gründen kann die Reaktion der Nebennierenrinde auf Streß unterdrücken. Je länger der Behandlungszeitraum und je höher die Dosierung, desto wahrscheinlicher tritt dies auf.

Das primäre Ziel ist es, dem Auftreten eines streßinduzierten Kollapses vorzubeugen; daher sollten Patienten, die im vergangenen Jahr Steroide eingenommen haben oder zur Zeit einnehmen, mit 100 mg Hydrokortison i.v. 30 Minuten vor elektiven, Streß auslösenden Maßnahmen, wie z. B. Anästhesie oder Traumata, abgedeckt werden [A. d. Ü.: Das in der englischen Originalausgabe genannte Pheniramin ist in Deutschland nur in Tablettenform erhältlich]. Stationäre Patienten, die akute Beschwerden haben, müssen sofort behandelt werden. Wenn bei einem solchen Patienten ein Kollaps eintritt, kann die Diagnose anhand der Blässe, des schnellen, dünnen Pulses bei starkem und plötzlichem Blutdruckabfall und Bewußtseinsverlust gestellt werden.

Maßnahmen

- Patienten flach auf dem Rücken lagern (bei Bewußtlosigkeit stabile Seitenlage).
- Sofortige Gabe von bis zu 500 mg Hydrokortison[10] i.v.
- Atemwege freihalten und Sauerstoffgabe, sofern möglich.
- Sicherstellen, daß Hilfe (z. B. ein Krankenwagen) angefordert wurde.
- Andere mögliche Ursachen des Kollaps beachten.

Zerebrale Krampfanfälle

Die Mehrzahl der epileptischen Anfälle bedarf keiner aktiven Intervention, da die Anfälle in der Regel spontan sistieren. Lediglich das vorsichtige Lagern des Patienten ist erforderlich, um den Patienten vor Verletzungen während des Anfalls zu schützen. Bei Patienten mit zerebralem Anfallsleiden können Anfälle durch Hunger, flackerndes Licht (z. B. defekte Neonröhre), Menstruation oder bestimmte Medikamente und Drogen, wie z. B. Methohexital, trizyklische Antidepressiva oder Alkohol ausgelöst werden. Außerdem können sie als Folge einer tiefen Ohnmacht auftreten.

Diagnose: Viele Epileptiker haben eine dem Anfall vorangehende Aura, gefolgt von einem schlagartigen Bewußtseinsverlust mit zunächst tonischer Streckung der Extremitäten und des Rückens, gefolgt von generalisierten klonischen Zuckungen. Häufig kommt es zu Urin- und Stuhlabgang und zu Zungenbiß. Nach dem langsamen Erwachen fühlen sich die Patienten schläfrig und benommen.

▶ Sollten die Anfälle sich wiederholen, ohne daß der Patient dazwischen das Bewußtsein wiedererlangt, liegt ein Status epilepticus vor. Dies ist ein Notfall und erfordert dringend Überwachung und Therapie.

Maßnahmen: Bei einem einfachen Grand-Mal-Anfall sollte der Patient wenn möglich in die stabile Seitenlage gebracht werden, und er sollte die Möglichkeit haben, sich zu erholen. Wenn ein Status epilepticus eintritt, durchbricht normalerweise eine i.v.-Gabe von 10–20 mg Diazepam (vorzugsweise als Lipid-Emulsion) den Status. Unter Umständen sind höhere Dosierungen erforderlich. Überwachen Sie Atmung und Kreislauf; reinigen Sie die Atemwege und halte Sie sie offen; verabreichen Sie Sauerstoff, sofern die Möglichkeit besteht. Man sollte sich bei einem Epileptiker, der nicht optimal eingestellt ist, vor Behandlungsbeginn überlegen, ob nicht prophylaktisch eine Venenverweilkanüle gelegt werden sollte, da Streß ein wesentlicher auslösender Faktor ist. Ein Status epilepticus muß so schnell wie möglich beendet werden, da die Mortalitätsrate und die Gefahr permanenter Hirnschäden mit der Dauer des Status zunehmen.

Maßnahmen in der Klinik: Nach der i.v.-Gabe von Benzodiazepin muß die Atmung überwacht und die Atemwege offengehalten sowie ein i.v.-Bolus von bis zu 50 ml 20–50%iger Dextrose gegeben werden. Man lege eine Infusion von 0,9%iger Kochsalzlösung und wiederhole die Benzodiazepin-Gabe, sofern erforderlich (Cave Atemdepression). Wenn der Anfall nicht unter Kontrolle zu bringen ist, kann es notwendig sein, eine Phenytoininfusion anzulegen und bei weiterer Erfolglosigkeit Barbiturate (z. B. Thiopental) einzusetzen. Hilfe sollte dann bereits angefordert sein.

Hypoglykämie

Die Hypoglykämie ist der diabetische Notfall, mit dem der Zahnarzt am ehesten konfrontiert wird. Sie ist eine akute und gefährliche Komplikation bei Diabetes mellitus und kann durch eine ausgelassene Mahlzeit, Insulinüberschuß oder gesteigerten Kalorienbedarf durch körperliche Anstrengung oder Streß verursacht sein. Die meisten Diabetiker sind in der Lage, eine beginnenden Hypoglykämie zu erkennen; dennoch kann diese Fähigkeit verlorengehen, vor allem nach der Umstellung von Schweineinsulin auf Humaninsulin. Das Erkennen des Zustands der Hypoglykämie ist von lebenswichtiger Bedeutung und **bei einem akut kollabierten Diabetiker sollte so lange von einer Hypoglykämie ausgegangen werden, bis das Gegenteil nachgewiesen ist**, z. B. durch Teststäbchen oder die Bestimmung des Blut-Glukose-Spiegels.

Diagnose: Desorientiertheit, Reizbarkeit, zunehmende Benommenheit, Erregung oder Aggression bei bekannten Diabetikern lassen auf eine Hypoglykämie schließen. Die Patienten erscheinen dann oft wie betrunken.

Behandlung:
- Bei ansprechbaren Patienten sollte sofort oral Glucose verabreicht werden, in jeder verfügbaren Form.
- Bei Bewußtlosigkeit Atemwege freihalten, in stabiler Seitenlage lagern, i.v.-Zugang legen und bis zu 50 ml 40%iger Dextrose verabreichen. Wenn vorhanden, kann 1 mg Glucagon i.m. gegeben werden. Sicherstellen, daß ein Notarzt angefordert wurde.

Akutes Asthma

Ein akuter Asthma-Anfall kann bei einem zu Bronchospasmen neigendenden Patienten ausgelöst werden durch Allergene, Schmerzmittel, Infektionen, Erkältung oder Kälte, körperliche Anstrengung oder Aufregung. Charakteristisch sind Klagen über ein Engegefühl des Brustkorbs und Atemnot. Die Untersuchung zeigt eine Dyspnoe in Verbindung mit charakteristischen Atemgeräuschen (Giemen und Brummen). Die Atemhilfsmuskulatur wird eventuell zur Unterstützung der Atmung eingesetzt. Ist der Patient nicht mehr in der Lage zu sprechen, handelt es sich um einen lebensbedrohenden Notfall.

Maßnahmen: Benutzen Sie die antiasthmatischen Medikamente des Patienten, z. B. Salbutamol-Sprays (Cave Überdosierung) oder eines der zahlreichen ähnlichen Präparate. Idealerweise sollte es mittels eines Spacers als Sprühnebel in einer Mischung von Sauerstoff und zerstäubtem Salbutamol verabreicht werden. Ein solcher Spacer kann schnell hergestellt werden, indem man die Sprayflasche des Patienten durch den Boden eines Pappbechers stößt. Wiederholte Sprühstöße erzeugen ein Aerosol innerhalb des Pappbechers, das der Patient inhalieren kann. Das lindert die meisten reversiblen Atemwegsobstruktionen. Steroide sollten in Form von Hydrokortison bis zu 200 mg i.v. gegeben werden. Diese Kombination von Salbutamol, Kortikosteroiden und Sauerstoff beendet die Attacke oft vollständig; bei Patienten, die darauf nicht ansprechen, ist eine sofortige Überweisung in ein Krankenhaus erforderlich. Bei Patienten, die nur teilweise ansprechen, müssen zugrundeliegende Faktoren (z. B. Bronchitis) ausgeschlossen oder bei Bedarf behandelt werden.

Maßnahmen in der zahnärztlichen Praxis:
- Oberkörper hochlagern.
- Salbutamol verabreichen entweder direkt aus der Sprühflasche oder mittels eines Spacers.
- Sauerstoff verabreichen.
- Kortikosteroide verabreichen.

Wenn es zur kompletten Rückbildung des Anfalls gekommen ist, ist es sinnvoll, den Patienten nach Hause gehen zu lassen. Beim geringsten Zweifel sollte man die Vorstellung des Patienten in der nächstgelegenen Notfallambulanz veranlassen.

Maßnahmen im Krankenhaus:
- Oberkörper hochlagern.
- Bis zu 2,5 mg Salbutamol alle 2 h als Aerosol verabreichen.
- i.v.-Zugang schaffen und bis zu 200 mg Hydrokortison verabreichen.
- Arterielle Blutgase und Bronchialobstruktion mittels „peak flow“ überwachen.
- Thoraxröntgen.
- Wenn die Therapie nicht vollständig anspricht, eher Hilfe anfordern, als sich auf Therapie-Alternativen z. B. mit Theophyllin oder Ipratropium einzulassen.

Aspiration von Fremdkörpern

Die Kombination kleiner Instrumente und Werkstücke mit der liegenden Position des Patienten steigert bei vielen zahnmedizinischen Arbeiten unvermeidbar das Risiko, daß der Patient einen Fremdkörper aspiriert. Grundsätzlich gibt es zwei Möglichkeiten, je nach dem, ob der Gegenstand sich in den oberen oder unteren Atemwegen befindet.

Obere Atemwege: Durch den Fremdkörper wird ein Hustenreflex ausgelöst, der in der Regel ausreicht, um eine Obstruktion zu beseitigen. Der Patient sollte nach vorne gebeugt werden, um ihm das Husten zu erleichtern. *Nicht* auf den Rücken schlagen. Wenn das aspirierte Objekt nicht ausgehustet wird, kann der Heimlich-Handgriff angewandt werden. Der Patient wird von hinten unterhalb des Thorax mit beiden Armen umschlungen, und das Epigastrium wird mit einem kräftigen Ruck komprimiert. Die Kraft ist nach oben und hinten gerichtet und erzeugt einen „unterstützten Husten", wodurch der aspirierte Gegenstand ausschleudert wird [A. d. Ü.: Sehr umstritten, da die Gefahr von inneren Verletzungen, wie z. B. Leber-, Milz-, Magen- oder Aortenruptur sehr groß ist. Bei Schwangeren und adipösen Patienten darf der Heimlich-Handgriff nicht angewandt werden]. Wenn das nach mehrfachem Versuch nicht zum Erfolg führt und der Patient zyanotisch wird, sollte eine Koniotomie mit Hilfe einer großlumigen Kanüle oder einem vergleichbaren Instrument (z. B. zur Not auch eine Kugelschreiberhülse, sofern nichts geeigneteres (Sterilität!) zur Hand) erfolgen. Wenn die Obstruktion oberhalb dieses Niveaus liegt, ist diese Maßnahme lebensrettend.

Untere Atemwege: Da nur ein Segment der Lungen okkludiert ist, ist der Zustand nicht so akut. Er kann daher auch leichter übersehen werden. Klassischerweise betrifft dies einen Zahn oder ein Zahnfragment, das aus der Zange springt und aspiriert wird. Ist der Patient dabei in halb aufrechter Lage, landet das Objekt im rechten posterobasalen Segment. Falls dies eintritt, sollte der Patient aufgeklärt und baldmöglichst ein Thoraxröntgenbild veranlaßt werden. Wenn sich der aspirierte Gegenstand in der Lunge befindet, ist die Entfernung durch einen Pneumologen mittels Bronchoskopie erforderlich, da sonst unvermeidlich Kollaps und Entzündung der distal der Obstruktionsstelle liegenden Lungenareale die Folge sind.

Wenn Zweifel bestehen

Wenn man mit einem plötzlich kollabierten Patienten konfrontiert wird, ist das Wichtigste, die eigene Reaktion zu kontrollieren. *Nicht in Panik geraten.* Man ist nur dann von Nutzen für den Patienten, wenn man rational handeln kann. Ist man mit einem Fall plötzlicher Bewußtlosigkeit ohne klar ersichtliche Diagnose konfrontiert, sollten die folgenden Schritte eingehalten werden.

- **Patienten flach auf den Rücken legen**. Wenn der Patient nur eine Ohnmacht hat, wird er sofort wieder zu sich kommen.
- **Atemwege freihalten** und Sauerstoff geben sofern vorhanden.
- **Carotis-Puls fühlen**. Fehlt er, besteht wahrscheinlich ein Herzstillstand. Wenn Puls vorhanden, dann:
- **i.v.-Zugang legen und bis zu 20 ml 40%iger Dextrose i.v. verabreichen.**
- **Bis zu 200 mg Hydrokortison i.v. verabreichen.**

Durch diese Maßnahmen werden die meisten Zustände plötzlicher nicht traumatischer Bewußtlosigkeit beseitigt.

Wenn der Zustand des Patienten sich akut verschlechtert und Atemnot besteht, sollte er mit dem Oberkörper in eine aufrechte Position gebracht werden und Sauerstoff erhalten, während man versucht zwischen Asthmaanfall und Herzversagen zu differenzieren und dann entsprechend behandelt.

Immer sicherstellen, daß notärztliche Hilfe angefordert wurde oder, im Krankenhaus, daß Kontakt zum zuständigen Notfallmediziner aufgenommen wurde.

Sofort nach einem Notfall sollte man sich die eigenen Maßnahmen noch einmal vor Augen führen und sorgfältig dokumentieren, was vorgefallen ist. Wurde der Patient in ein Krankenhaus oder in eine andere Abteilung verlegt, muß eine kurze leserliche Aufzählung der durchgeführten Maßnahmen mitgegeben werden. Sie sollte vor allem die verabreichten Medikamente, ihre Dosierung und die Zeit, zu der sie gegeben wurden, enthalten. Versuchen Sie sicherzustellen, daß ein Freund oder Verwandter des Patienten über die Situation informiert ist.

Behandlung stationärer Patienten

Die überwiegende Mehrzahl stationärer Patienten hat beträchtliche Angst vor einer Operation, auch wenn es sich um einen Routineeingriff handelt. Da Zahnärzte in der medizinischen Anamneseerhebung und Untersuchung sowie der Stationsarbeit wenig Übung haben, besteht zusätzlich die nicht zu unterschätzende Gefahr, die ohnehin schon belastende Situation durch eine übermäßige eigene Anspannung zu verschärfen. Durch gute Vorbereitung reduzieren! Informieren Sie sich vor Antritt der Stelle über die Station(en), auf denen Sie arbeiten werden. Zögern Sie nicht, das Pflegepersonal zu fragen, wenn Sie unsicher sind, und versuchen Sie immer einen Tag im voraus zu wissen, was für Fälle aufgenommen werden.

Operationsvorbereitung

Alle Patienten, die als stationäre Patienten vor einer Operation stehen, müssen (a) untersucht und aufgenommen sein und (b) der Operation zugestimmt haben. Zusätzlich wird oft eine Vielzahl präoperativer Untersuchungen gefordert. Dies variiert stark je nach Chefarzt, also machen Sie sich mit den örtlichen Gepflogenheiten vertraut. Die üblicherweise durchgeführten Untersuchungen und ihre Indikationen sind unten aufgeführt. Probenentnahmetechniken S. 548, Untersuchungen S. 16.

(a) Aufnahme und Untersuchung des Patienten. Sie umfaßt grundsätzlich eine komplette medizinische und zahnmedizinische Anamnese einschließlich aller Medikamente, die zur Zeit eingenommen werden (die Weiterführung dieser Medikation darf während des stationären Aufenthaltes nicht vergessen werden. In die Patientenkurve eintragen!), eine Familienanamnese in bezug auf hereditäre Erkrankungen und eine soziale Anamnese in bezug auf Rauchen, Alkohol, Medikamenten-, bzw. Drogenabusus und die Fähigkeit, postoperativ nach der Entlassung zu Hause zurechtzukommen. Auf die Anamnese folgt eine systematische klinische Untersuchung (S. 10). Alle erforderlichen weiterführenden Untersuchungen werden anschließend veranlaßt, und Sie sollten die Ergebnisse gesehen haben, bevor der Patient operiert wird. Jedes nicht gelöste Problem muß dem Anästhesisten mitgeteilt werden, da er allein in der Lage ist, zu sagen, ob der Patient narkosefähig ist oder nicht. Jedes prä-, peri- oder postoperativ verordnete Medikament wird schriftlich vermerkt (S. 570).

(b) Einverständnis: Jeder Patient, bei dem eine Behandlung unter Vollnarkose vorgesehen ist, muß sein Einverständnis nach erfolgter Aufklärung schriftlich bestätigen. Bei Patienten, bei denen eine Sedierung vorgenommen werden soll, wird oft empfohlen, ebenfalls ein schriftliches Einverständnis einzuholen. Jedes Krankenhaus hat sein eigenes Formblatt für die Einverständniserklärung, das ausgefüllt und ergänzt werden muß. Nachdem dem Patienten das Vorgehen und die möglicherweise vorhandenen Risiken erklärt wurden, unterschreibt er ebenfalls den Aufklärungsbogen. Es ist sehr wichtig, daß Sie sich der Aufgabe gewachsen fühlen und daß ihnen klar ist, welche Konsequenzen die Operation nach sich zieht; im Zweifel fragen! Niemand sollte mit verdrahteten Zähnen oder einer Tracheotomie aus der Narkose erwachen, ohne darauf vorbereitet gewesen zu sein.

Untersuchungen (S. 16)

Blutbild: Ältere Patienten, bei Verdacht auf Anämie.

Sichelzelltest: Alle Personen mit schwarzer Hautfarbe, bei denen eine Vollnarkose geplant ist.

Harnstoff / Kreatinin und Elektrolyte: Bei allen Patienten, die Infusione oder Diuretika erhalten, oder bei denen eine Nierenerkrankung vorliegt. Beim geringsten Zweifel diese Untersuchung durchführen.

Gerinnungsstatus: Bei allen großen chirurgischen Eingriffen, jedem anamnestischen Hinweis auf erhöhte Blutungsneigung und Lebererkrankungen.

Leberwerte: Lebererkrankungen, Alkoholanamnese, große chirurgische Eingriffe.

Blutgruppentestung / Kreuzprobe: Große chirurgische Eingriffe, Trauma, Schock, Anämie.

EKG: Herzerkrankungen, bei jedem größeren chirurgischen Eingriff, bei den meisten Patienten über 50.

Thoraxröntgen: Trauma, aktive Erkrankungen des Brustraums, mögliche Metastasen.

Hepatitis-B- und HIV-Nachweis: Variiert; normalerweise nur bei Risikogruppen (Einverständnis des Patienten einholen).

Postoperative Behandlung

Direkt nach der Operation kommen die Patienten im Aufwachraum, der dem Op angeschlossen ist, wieder zu Bewußtsein, wobei Herz- und Atemfunktionen überwacht werden. Wenn die Patienten sich stabilisiert haben, werden sie auf die Station zurückgebracht, es sei denn, sie bedürfen der Überwachung auf der Intensivstation. Bei allen Patienten sicherstellen, daß die Atemwege offen sind. Berücksichtigen Sie folgendes:

Analgesie kann in Form von LA (sollte nach Einleiten der Anästhesie, aber vor Beginn der Operation verabreicht werden), oraler oder parenteraler Gabe nichtsteroidaler entzündungshemmender Medikamente (NSAR) sowie oraler oder parenteraler Gabe von Opioiden erfolgen. Sofort nach der Operation werden Analgetika am besten parenteral gegeben. *Antiemetika*, wie z. B. 10 mg Metoclopramid i.m. oder i.v. (z. B. Paspertin), sollten bei Übelkeit oder Erbrechen gegeben werden.

Antibiotika werden in Übereinstimmung mit dem zuvor geplanten Regime gegeben (S. 560). Patienten, die zu Schwellungen neigen, profitieren möglicherweise von der prä- und postoperativen Gabe von Kortikosteroiden; die Dosierungen variieren.

Ernährung ist vor allem bei Patienten, die sich einer großen Tumoroperation an Kopf oder Hals unterziehen mußten, ein Problem (S. 480), aber es lohnt sich, das Pflegepersonal daran zu erinnern, für alle Patienten nach oralchirurgischen Eingriffen, die noch essen können, passierte Kost anzufordern und für Patienten mit intermaxillärer Fixierung einen Mixer bereitzuhalten.

Flüssigkeitshaushalt wird auf S. 550 behandelt. Besonderer Aufmerksamkeit bedürfen Patienten mit intermaxillärer Fixierung und mit Tracheotomien. Obwohl dank der Einführung der Miniplattenosteosynthese die Zahl der sofort postoperativ intermaxillär fixierten Patienten gesunken ist, kann auf sie nicht ganz verzichtet werden. Diese Patienten bedürfen besonderer Betreuung und Überwachung. Während der ersten 12–24 Stunden muß eine Schwester ausschließlich nach diesem Patienten schauen. Beleuchtung, Absaugung und die Möglichkeit, den Patienten in die Kopftieflage zu bringen für den Fall, daß er erbrechen sollte, sind obligatorisch. Drahtscheren und andere Werkzeuge zur Entfernung der intermaxillären Fixierung müssen vorhanden sein, obwohl die Entfernung der intermaxillären Fixierung u. U. nicht schnell genug erfolgen kann, um das Leben des Patienten zu retten. Alternativen sind eine Zungennaht, transnasale Magensonde, verlängerte Liegezeit des Nasopharyngealtubus, elektive verlängerte Intubation und Tracheotomie. Zur Vermeidung dieser Situation s. S. 467. Die Tracheotomie ist eine zuverlässige Möglichkeit, um die Freihaltung der Atemwege zu gewährleisten, aber sie ist außerordentlich unbequem für den Patienten und hat ihre eigenen Komplikationen. Wenn sie indiziert ist, ist es unbedingt erforderlich, den Tubus abzusaugen und die Atemluft anzufeuchten, damit die Durchgängigkeit des Tubus sichergestellt ist.

Venenpunktion und Punktion von Arterien

Venenpunktion: Um sich Geschick bei der Punktion von Venen zu erwerben, muß man diese „Kunst" in allen Variationen üben. Um Geschick beim Legen von i.v.-Kanülen zu entwickeln, sollten sie die Beziehung zu einem verständnisvollen Anästhesisten pflegen, da anästhesierte Patienten weite Venen haben und keinen Schmerz fühlen. Beim erstmaligen Legen von Kanülen und arteriellen Zugängen bei einem Patienten auf Station hilft die Applikation eines kleinen subkutanen Depots von 2%igem Lidocain mit einer feinen Nadel sowohl die eigene Gewissensruhe als auch den Komfort des Patienten sicherzustellen.

„Werkzeug": Stauschlauch, Gaze- oder Zellstoff-Tupfer, Hautdesinfektionsmittel. Nadeln und Butterflies der Größe G21 sind weit verbreitet. Manchmal sind feinere Nadeln oder Butterflies erforderlich, z. B. der Größe G23. Patienten, bei denen das Legen von Kanülen Schwierigkeiten bereitet, können Flüssigkeit und bestimmte Medikamente durch dünne G20- oder sogar G22-i.v.-Verweilkanülen erhalten; meistens werden G18-Verweilkanülen verwendet. Bei Patienten im Schock oder bei Patienten, bei denen Bluttransfusionen erforderlich sind, sollten mindestens G17-, besser G16- oder G14-Verweilkanülen gelegt werden. Denken Sie daran, daß die Farbkodierung der Durchmesser bei Nadeln und Verweilkanülen nicht einheitlich sind.

Ort der Punktion

Zur Entnahme: Erste Wahl ist die Ellenbeuge. Inspizieren und palpieren; Venen, die man fühlen kann, sind besser als solche, die man nur sehen kann. Die Nadel in einem Winkel von 30–40° zur Haut und parallel zur Vene einführen. Wenn in der Ellenbeuge keine Venen zu finden sind, versuchen Sie es am Handrücken (evtl. mit einem Butterfly) und gehen entsprechend vor. Die Venen am Fußrücken sind die letzte Möglichkeit vor der Femoralvene, die medial der Arteria femoralis in der Leistenbeuge verläuft.

Zur Infusion: Für einzelne Bolusinjektionen ist eine G21-Butterfly zu benutzen, die in einer Vene des Handrückens liegt.

Für i.v.-Infusionen oder mehrfache i.v.-Injektionen legen Sie eine G18-Verweilkanüle in ein gerades Segment einer Vene des Unterarms, der Hand oder der anatomischen Tabatière. Vermeiden Sie die Nähe von Gelenken, da es schneller zur Thrombophlebitis der Vene und zu Paravasaten kommt, wenn die Verweilkanüle wiederholten Bewegungen ausgesetzt ist. Beim Einführen der Kanüle darauf achten, daß die Haut über der Vene durch Fingerdruck fixiert ist; penetrieren Sie die Haut und bewegen Sie den Mandrin entlang der Vene vorwärts, bis sie in die Vene eintritt und Blut durch die Kanüle fließt. Sobald die Spitze in die Vene eingedrungen ist, ziehen Sie den Mandrin zurück in die Kanüle, um das Risiko der Venenperforation zu mindern. Führen Sie die volle Länge der Verweilkanüle in die Vene ein und sichern Sie sie. Mit steriler Kochsalzlösung spülen.

Arterienpunktion: Verzichten Sie erst dann auf LA, wenn Sie wirklich sehr gut sind. Die Kanüle und die Spritze muß mit Heparin gespült werden. Benutzen Sie die A. radialis, brachialis oder femoralis. Palpieren Sie, desinfizieren Sie die Haut und führen Sie die Nadel im Winkel von 30–40° durch die Haut ein. Sobald die Nadel in die Arterie eingedrungen ist, pulsiert Blut aus der Kanüle. Nur 1–2 ml werden benötigt. Ziehen Sie die Nadel wieder heraus. Die Bestimmung der Blutgase muß zügig erfolgen, um eine Verfälschung der Werte zu vermeiden. Die Punktionsstelle muß für mindestens 2–3 Minuten kräftig komprimiert werden, um der Bildung eines schmerzhaften Hämatoms vorzubeugen.

Intravenöse Infusionen

Grundregeln: Deckung des täglichen Flüssigkeitsbedarfs und der Ersatz von Flüssigkeitsverlusten, normalerweise durch Infusion isotoner Lösungen. Der normale Bedarf liegt bei 2,5–3 l in 24 h. Dies wird über den Urin (normale Nierenfunktion bedarf eines absoluten Minimums von 30 ml/h, aber anzustreben sind 60 ml/h), den Stuhlgang und das Schwitzen ausgeschieden. Wenn der Patient trinken kann, sollte die orale Flüssigkeitsgabe bevorzugt werden; i.v.-Gabe ist erst die zweitbeste Möglichkeit.

Übliche i.v.-Dosierungen: 1 l isotone Kochsalzlösung (0,9%) und 2 l 5%ige Dextrose in 24 h, oder 3 l Dextrose/Kochsalzlösung in 24 h. Nach 36 h wird Kaliumchlorid zugesetzt. Die Dosierung richtet sich nach den Harnstoff/Kreatinin- und Elektrolytwerten.

Erhöhung der Dosierungen bei abnormem Flüssigkeitsverlust, Verbrennungen, Fieber, Dehydratation, Polyurie und bei Hämorrhagien oder Schock.

Faustregeln:

- Bei Verbrennungen Humanalbumin verwenden.
- Bei Fieber isotone Kochsalzlösung verwenden.
- Bei Dehydratation oder Polyurie 5%ige Dextrose verwenden, es sei denn, es liegt eine Hyponatriämie vor. Ausnahme bei Ketoazidose – isotone Kochsalzlösung verwenden.
- Blutverlust erfordert Vollbluttransfusion (S. 552), sofern vorhanden; Erythrozytenkonzentrate sind die zweitbeste Möglichkeit [A. d. Ü.: In Deutschland werden überwiegend Erythrozytenkonzentrate transfundiert]. Schock muß entsprechend der Ursache behandelt werden. Infusionen von Kolloiden, Plasma oder Bluttransfusionen können erforderlich werden. Lassen sie sich durch Puls, Blutdruck, Urinausscheidung, Hämoglobin, Hämatokrit, zentralen Venendruck (ZVD), Harnstoff/Kreatinin und Elektrolyte leiten.

Reduzieren Sie die Dosierung und vermeiden Sie Kochsalzlösung bei Herzinsuffizienz. Schock und Dehydratation sind seltene Komplikationen bei Mittelgesichtsfrakturen oder anderen Erkrankungen, mit denen der Zahnarzt konfrontiert wird, daher sollte man bei ihrem Auftreten an Schäden anderer Organsysteme denken und um fachkundige Hilfe bitten.

Polyurie ist postoperativ normalerweise die Folge einer Überinfusion. Überprüfen Sie das Anästhesieprotokoll und, falls die Überinfusion die Ursache ist, beobachten Sie und gegebenenfalls katheterisieren.

Oligurie ist postoperativ normalerweise die Folge einer Unterinfusion oder eines bereits präoperativ bestehenden Flüssigkeitsmangels. Zuerst den Patienten katheterisieren, um Harnretention auszuschließen und eine engmaschige Überwachung des Flüssigkeitshaushaltes zu gewährleisten. Dann die Infusionsmenge steigern (max. 1 l/h), es sei denn der Patient hat eine Herzinsuffizienz oder blutet. Im ersten Fall ist die Hilfe eines Spezialisten erforderlich, im zweiten Fall Bluttransfusionen. Wenn dies bei einem ansonsten gesunden Patienten nicht zu einer minimalen Urinausscheidung von 30 ml/h führt, kann ein Diuretikum (20–40 mg Furosemid p.o./i.v., z. B. Lasix) versucht werden. Bei Flüssigkeitsgabe ist große Vorsicht geboten, da der Patient bei einer renalen Ursache der Anurie/Oligurie schnell überwässert werden kann. Verfolgen Sie den Flüssigkeitshaushalt über mehrere Tage, damit Sie einen Überblick haben, und erwägen Sie die Gabe von Albumin, damit genügend zirkulierendes Protein zur Verfügung steht.

Bluttransfusion

Bluttransfusionen können bei Patienten mit akuten Verletzungen erforderlich sein (z. B. nach Trauma). Elektive Indikationen sind (z. B. perioperativ) während größerer Eingriffe oder zum Ausgleich einer chronischen Anämie (S. 488).

Vollblut ist indiziert bei Patienten, die mehr als 20% ihres Blutvolumens verloren haben oder die die Symptome eines hypovolämischen Schocks zeigen.

▶ Denken Sie daran, daß Verletzungen des Mittelgesichts allein nur selten einen solchen Blutverlust verursachen (S. 456).

Bei schwer traumatisierten Patienten muß immer Blut zur Blutgruppenbestimmung entnommen und Kreuzproben durchgeführt werden, sobald die Bluttransfusion aufgrund des klinischen Zustandes oder des Hämoglobingehalts angezeigt ist. Warten Sie immer die Kreuzprobe ab, außer in äußersten Notfällen. Dann die Blutgruppe 0, Rhesusfaktor negativ benutzen. Massiv-Transfusionen haben Probleme mit Hyperkaliämie, Thrombozytopenie und niedrigen Spiegeln von Gerinnungsfaktoren zur Folge. Daher sind bei Patienten mit schwerem Blutverlust gleichzeitige Gaben von Frischplasma und Thrombozyten erforderlich.

Autologes Blut ist Blut, das vom Patienten selbst vor einem elektiven Eingriff gespendet wurde, um bei ihm eingesetzt zu werden.

Erythrozytenkonzentrate werden zur Korrektur von Anämien eingesetzt, wenn diese nicht mehr durch die Gabe von Eisen ausgeglichen werden können, oder wenn eine Bluttransfusion als präoperative Maßnahme indiziert ist, die Flüssigkeitsbelastung des Patienten aber klein gehalten werden soll. Bei älteren Patienten und Patienten mit Herzinsuffizienz kann die Transfusion mit 40 mg Furosemid p.o. oder i.v. abgedeckt werden.

Hilfreiche Tips:

- Die Kreuzprobe immer nur bei einem Patienten durchführen (Verwechslungsgefahr) und sich mit den örtlichen Gegebenheiten vertraut machen.
- Das Pflegepersonal wird regelmäßig Temperatur, Puls, Atmung und Urinausscheidung während der Transfusion überprüfen – Achten Sie auf die Werte!
- Außer bei Schock langsam transfundieren (1 Einheit über 2–4 h; nach 4 h beginnt die Kanüle zu verstopfen).
- 1 Einheit erhöht den Hb-Wert um ca. 1 g/dl = 3% Hämatokrit.

Komplikationen:

- AB0-Inkompatibilität. Verursacht Anaphylaxie; entsprechend handeln (S. 532).
- Infektionsübertragung.
- Durch zu schnelles Transfundieren kann eine Herzinsuffizienz ausgelöst werden.
- Geringe allergische Reaktionen auf die Transfusion sind die am häufigsten auftretenden Probleme. Therapie durch Verlangsamung der Transfusion. Wenn die allergischen Reaktionen fortschreiten oder Temperaturen $>40\,°C$ auftreten ist die Transfu-

sion zu beenden. Hydrokortison 100 mg i.v. und ein Antihistaminikum sind nützliche Medikamente.

- Toxische Wirkungen durch Zitrat sind ein Risiko von Massiv-Transfusionen und können durch Gabe von 10 ml Kalziumglukonat nach jeder zweiten Einheit abgefangen werden.

Katheterisierung

Das ist ein Thema, das normalerweise nicht in einem zahnmedizinischen Kompendium behandelt wird, aber der Zahnarzt wird eventuell, wenn er auf einer kieferchirurgischen Station arbeitet, mit einem Patienten konfrontiert, der einen Blasenkatheter benötigt. Die einzige Maßnahme, die beherrscht werden sollte, ist das Legen eines Harnröhrenkatheters. Dies ist indiziert bei Harnverhalt (nahezu immer postoperativ), zur exakten Überwachung des Flüssigkeitshaushaltes oder seltener als Ersatz von Bettpfannen oder Urinflaschen.

Vermeiden Sie Katheterisierungen, wenn die Anamnese einen Beckenbruch aufweist. Dazu ist ein Spezialist (Urologe) erforderlich. Bei katheterisierten Patienten besteht eine hohe Inzidenz von Harnwegsinfektionen. Eine bestehende Infektion des Urogenitaltraktes ist eine relative Kontraindikation.

Material: Katheter sind auf den meisten Stationen vorhanden; fragen sie danach und stellen sie sicher, daß eine Assistenz zur Verfügung steht. Das Instrumentarium sollte eine Spritze mit Lokalanästhetikumgel, eine Schale mit wässeriger Chlorhexidin-Lösung, Tupfer, ein wasserdichtes Tuch mit einem Loch in der Mitte, sterile Handschuhe, eine Spritze, die mit 10 ml sterilem Wasser gefüllt ist und ein Drainage-Set umfassen. In den meisten Fällen genügt ein 14–16 Charrière-Nélaton-Katheter. Wenn der Katheter länger als ein paar Tage liegen bleiben soll, sollte man einen Nélaton-Silikonkatheter benutzen.

Vorgehen: Erklären Sie, was Sie tun werden und warum. Wenn postoperativ zur Bestimmung des Flüssigkeitshaushalts katheterisiert werden soll, dann den Katheter im Anästhesieraum nach der Intubation legen (zuerst den Anästhesisten fragen!). Die Prozedur kann aseptisch elegant durchgeführt werden, wenn man zwei Paar Handschuhe trägt, von denen ein Paar entfernt wird, sobald die Anästhesie durch Instillation von Lidocaingel (dient auch als Gleitmittel) erzielt wurde. Drücken Sie unter Verwendung des mitgelieferten Ansatzstückes den Inhalt der Spritze in die Harnröhrenöffnung. Bei Frauen besteht das einzige Problem im Auffinden der Öffnung. Meistens werden Frauen von Krankenschwestern katheterisiert. Bei Männern ist es erforderlich, das Gel über die gesamte Länge des Penis in die proximalen Abschnitte der Urethra hochzumassieren und einige Minuten einwirken zu lassen, bevor man fortfährt. Wenn einmal die Analgesie erreicht ist, ist die weibliche Harnröhre leicht zu katheterisieren. Wenn man den Meatus zur Instillation des Lokalanästhetikums nicht findet, sollte man nicht weitermachen, sondern Hilfe herbeirufen. Bei Männern hält man den Penis aufrecht und führt die Spitze des Katheters ein, schiebt sie vorsichtig vorwärts bis zur penoskrotalen Grenze. Dann zieht man den Penis nach unten, so daß er zwischen den Oberschenkeln des Patienten zu liegen kommt, dadurch werden die Windungen der Urethra begradigt, und schiebt die Spitze weiter in die Harnblase, bis Urin abfließt.

Wenn Urin abgeflossen ist, kann der Katheter geblockt werden. Dies sollte dem Patienten keine Schmerzen bereiten; andernfalls ist der Katheter neu zu positionieren. Den Drainagebehälter anschließen. Zur Vermeidung einer Paraphimose muß die Vorhaut über die Glans penis zurückgezogen werden.

▶ Wenn man trotz adäquater Lokalanästhesie nicht in der Lage ist, den Katheter durchzuschieben, sollte man nicht fortfahren, sondern Hilfe herbeirufen.

Ernährung von Patienten, bei denen eine natürliche Nahrungsaufnahme nicht möglich ist

Im Bereich der Zahnmedizin spielt diese Form der Ernährung am häufigsten eine Rolle bei der Pflege geschwächter Patienten und bei Patienten, die sich einer Tumoroperation im Kopf- oder Halsbereich unterziehen mußten. Daher sind zumindest Grundlagenkenntnisse auf diesem Gebiet erforderlich.

Bei der **enteralen Ernährung** wird der Kranke mit Flüssigkeit und einer Basisernährung versorgt, entweder (1) durch den Mund oder (2) häufiger durch eine dünne Nasen-Magen-Sonde. Eine Reihe von Marken-Fertigpräparaten ist auf dem Markt. Wenn man selbst über keine Erfahrung verfügt, empfiehlt es sich, mit einem Diätassistenten zusammenzuarbeiten. Das Hauptproblem bei enteraler Ernährung ist das Auftreten der osmotischen Diarrhoe. Die Häufigkeit kann durch die initiale Gabe von 1:4 verdünnten Lösungen gesenkt werden.

Dünnlumige Nasen-Magen-Sonden werden meist zur enteralen Ernährung von Patienten nach oropharyngealchirurgischen Eingriffen eingesetzt.

Technik: Tragen Sie Handschuhe. Erklären Sie dem Patienten das Vorgehen und setzen Sie ihn aufrecht, Kinn auf die Brust. Streichen Sie eine kleine Menge Lidocaingel in das ausgewählte Nasenloch, nachdem überprüft wurde, daß es durchgängig ist. Halten Sie etwas Wasser bereit. Wählen Sie eine Sonde aus. Wenn die Sonde einen Führungsdraht hat, muß darauf geachtet werden, daß der Führungsdraht nicht vorsteht. Wenn ein Tracheotomie-Tubus liegt, kann der Cuff entblockt werden, damit die Sonde leichter passieren kann. Man versieht die Sonde ebenfalls mit etwas Lidocain und führt sie in das Nasenloch ein; entlang des Nasenbodens schiebt man die Sonde weiter. Normalerweise spürt man einen kleinen Widerstand, wenn der Tubus den Nasopharynx erreicht; schieben Sie weiter und bitten Sie den Patienten zu schlucken (geben Sie ihm das Wasser zu trinken, um ihm das Schlucken zu erleichtern). Der Tubus sollte nun leicht den Ösophagus passieren und nach ca. 40 cm den Magen erreichen. Sichern Sie den Tubus an der Nase oder der Wange mit Pflaster und entfernen Sie einen eventuell vorhandenen Führungsdraht, wobei die Augen des Patienten sorgfältig geschützt werden müssen. Anschließend bläst man mit Hilfe einer passenden Spritze Luft in die Sonde und auskultiert die dadurch entstehenden „blubbernden" Geräusche im Magen. Kontrollieren Sie die Lage der Sonde mit Hilfe eines Thoraxröntgenbildes, das das obere Abdomen und den Magen einbeziehen sollte.

Probleme:

- *Schlechte Durchgängigkeit der Nase:* Man wählt das weniger enge Nasenloch, benutzt ein Lidocaingel als Gleitmittel und setzt, sofern nötig, eine dünnere Sonde und lokale Vasokonstriktoren ein.
- *Würgen / Erbrechen:* Weiterschieben; alle Sphinkteren sind weit offen (Cave Aspiration!).
- *Die Sonde windet sich im Mund:* Das Lagern der Sonden im

Kühlschrank macht sie steifer und hilft oft. Wenn das nicht hilft, kann eine lokale Schleimhautanästhesie und Sichtkontrolle mittels Laryngoskopie erforderlich sein, während die Assistenz die Sonde weiterschiebt.

- *Sonde vom Patienten herausgezogen:* Neue Sonde legen und besser fixieren.

Langfristige **parenterale Ernährung** ist riskant und extrem teuer. Sie erfordert einen zentralvenösen Zugang und beträchtliche Erfahrung. Solange wie möglich vermeiden.

Lokalanästhesie (S. 602); relative Analgesie (S. 606); i.v.-Sedierung (S. 610); Kryoanalgesie (S. 390) und TENS (S. 603).

Ziel der Schmerztherapie ist, Symptome zu lindern, bis man die Ursache gefunden und beseitigt hat. Ausnahmen sind Fälle, bei denen die Ursache nicht therapierbar ist, wie z. B. bei Tumoren im Endstadium. In diesem Fall besteht das Ziel darin, die Symptome zu behandeln, um den Patienten bis zum Ende ihres Lebens die Lebensqualität möglichst zu erhalten.

Akute und postoperative Schmerzen sind oft mit Lokalanästhesie gut beherrschbar (S. 600); trotzdem ist es häufig notwendig, systemische Analgetika einzusetzen. Hier sind Acetylsalicylsäure und Paracetamol wirksam. Beide Wirkstoffe können mit Codein kombiniert werden. Ebenso nichtsteroidale Antirheumatika, wie z. B. Ibuprofen und Diclofenac. Diese Medikamente sind alle sogenannte einfache Schmerzmittel und besitzen, mit Ausnahme von Paracetamol, eine entzündungshemmende Wirkung. Dies ist mindestens genauso wichtig, wie ihr analgesierender Effekt. Bei *postoperativen* Schmerzen sind Opioide hilfreich, wenn sie parenteral und nur für einen kurzen Zeitraum eingesetzt werden.

Schmerzen nach Mittelgesichtsfrakturen stellen ein Problem dar, da die Patienten neurologisch auf Hirnverletzungen untersucht werden müssen, was eine Kontraindikation für die Verwendung von Opiaten darstellt. Unter Umständen kann die rektale oder i.m.-Gabe von Diclofenac-Natrium (Voltaren) ausreichen.

Gesichtsschmerz nicht dentalen oder iatrogenen Ursprungs ist auf S. 436 behandelt. Er erfordert oft die zusätzliche Anwendung von Medikamenten (Ko-Analgetika), wie Antidepressiva, Antiepileptika und Anxiolytika, die die Wirkung der Analgetika ergänzen und/oder verstärken.

Schmerztherapie im Endstadium von Tumorleiden: Dies ist ein wichtiges Gebiet. Zu den Merkpunkten gehören:

- Es sollte eine kontinuierliche Schmerzkontrolle durch Analgetika angestebt werden.
- Die auf den Einzelfall zugeschnittene Dosierung der Analgetika sollte regelmäßig gegeben werden, nicht erst „bei Bedarf".
- Man sollte immer die Ursache des Schmerzes diagnostizieren und entsprechende Medikamente einsetzen (z. B. Steroide bei Lebermetastasen oder gesteigertem Hirndruck, nichtsteroidale Antirheumatika und/oder Strahlentherapie bei Knochenmetastasen, Ko-Analgetika bei Schmerzen durch Reizung der Nervenwurzeln usw.).

Bei Tumorpatienten in fortgeschrittenem Stadium spielt die Opiat-Abhängigkeit keine Rolle, und die Analgetikatoleranz entwickelt sich langsam. Wenn bei einem Patienten Opiate gegeben werden, sind möglicherweise auch Laxantien (S. 580) und Antiemetika erforderlich. Mundhygiene kann für Patienten mit Tumoren in der Mundhöhle oder nach Kopf- und Hals-Chirurgie unglaublich schwierig sein. Der Einsatz von Chlorhexidindiglukonat (Corsodyl) reduziert den Mundgeruch, der infolge von Wundinfektionen oder

Pilzbesiedelung von Tumoren auftritt, auch wenn keine Möglichkeit besteht, ihn vollständig zu beseitigen.

Antibiotika-Prophylaxe

Antibiotika werden prophylaktisch eingesetzt, um dem Auftreten einer bakteriellen Infektion vorzubeugen. Dabei bestehen erhebliche Unterschiede zur Behandlung bereits eingetretener Infektionen. Es gibt zwei große Gruppen von Patienten, die einer antibiotischen Abschirmung bedürfen: (1) Patienten, die sie zur Prävention einer lokalisierten Bakteriämie erhalten, die ansonsten eine ernste, in keinem Verhältnis zu der durchgeführten Maßnahme stehende Infektion verursachen würde, z. B. Patienten mit Endokarditisrisiko oder immunsupprimierte Patienten, und (2) Patienten, die eine Antibiotika-Prophylaxe zur Prävention lokaler septischer Komplikationen des Eingriffs erhalten, z. B. Entfernung verlagerter Weisheitszähne.

Grundsätzliche Vorgehensweise: Die Dosierung sollte kurz, hoch und abgestimmt auf die wahrscheinlich zu bekämpfenden Mikroorganismen sein. Ziel ist, pathogene Keime daran zu hindern, sich in chirurgisch traumatisierten Geweben oder anderen Geweben mit erhöhtem Risiko zu etablieren. Daher muß das Antibiotikum in diesen Geweben vor Beginn der Operation oder bevor sie der Exposition der Keime ausgesetzt sind, vorhanden sein. Die Antibiotikaprophylaxe darf nicht zu lange vor dem Eingriff beginnen, da sonst die Gefahr der Resistenzbildung und der Schädigung von Kommensalen steigt. Sie sollte daher unmittelbar präoperativ (d. h. <6 h) oder perioperativ (z. B. in Verbindung mit der Anästhesieeinleitung) beginnen und bis maximal 24–48 h postoperativ fortgeführt werden. Wenn möglich, wählen Sie ein spezifisches Antibiotikum aus, das auf die lokal vorhandenen Mikroorganismen

abgestimmt ist, außer bei immunsupprimierten Patienten, bei denen die Gabe von Breitbandantibiotika indiziert ist.

Beispiele:

- *Endokarditis-Prophylaxe:* [A. d. Ü.: In Deutschland kommen häufig die Empfehlungen der Schweizer Arbeitsgruppe für Endokarditisprophylaxe oder die Empfehlungen der American Heart Association zur Anwendung, die sich von dem hier vorgestellten Schema in einigen Punkten unterscheiden.] Bei ambulanten Patienten, bei denen keine Penicillinallergie besteht, 3 g Amoxicillin p.o. 1 h vor dem Eingriff. Bei Patienten mit hohem Risiko (z. B. mit künstlichen Herzklappen) geben Sie zusätzlich 120 mg Gentamycin i.m. Falls eine Penicillinallergie vorliegt, verordnen Sie 600 mg Clindamydin p.o. 1 h präoperativ (wird jetzt anstelle von Erythromycin empfohlen). Patienten, die unter Vollnarkose behandelt werden, können auch oral abgedeckt werden, aber beginnen Sie 4 h präoperativ und geben Sie zusätzlich 3 g Amoxycillin postoperativ.

  Wenn die orale Gabe nicht möglich ist, dann setzen sie 1 g Amoxycillin i.m. (mit einem Zusatz von Lidocain 2%, weil dies sehr schmerzhaft ist) ein, gefolgt von 500 mg p.o. postoperativ. Wenn eine Allergie vorliegt, verwenden sie Vancomycin 1 g/ 500 ml Kochsalzlösung i.v. über 30 Minuten; bei Hochrisikogruppen fügen Sie 120 mg Gentamycin i.m./i.v. zu. I.v. kann anstelle der i.m.-Applikation verwendet werden und Probenecid kann zur Verlängerung der Wirkzeit der Penicilline und damit zur Vermeidung einer Nachfolgedosis dienen.

- *Immunsupprimierte Patienten* (z. B. bei schwerer Leukämie) 5 g Azlocillin plus 120 mg Gentamycin i.v. präoperativ. Drei weitere Gaben von 5 g Azlocillin plus 80 mg Gentamycin i.m. alle 8 h.
- *Dentoalveoläre Chirurgie* einfache Extraktionen erfordern keine antibiotische Abdeckung; beim Weisheitszahn empfiehlt es sich. Dosierung: Metronidazol 400 mg p.o. (500 mg i.v.) präoperativ, gefolgt von 400 mg dreimal täglich über 24 h, Amoxycillin 1 g p.o./i.v. gefolgt von 500 mg dreimal täglich über 24 h.

Prophylaktische Antikoagulation: Zur Vorbeugung tiefer Beinvenenthrombosen und/oder Lungenembolien bei Patienten, bei denen dafür ein erhöhtes Risiko besteht (z. B. Frauen, die Ovulationshemmer nehmen, lang andauernde chirurgische Eingriffe, Beckenkammplastiken) sollten 2–3 × 5000 Einheiten Heparin subkutan täglich verabreicht werden Zusätzlich sollten Anti-Embolie-Stützstrümpfe eingesetzt werden. Zur Behandlung von Lungenembolien siehe S. 566.

Behandlung von Patienten mit Diabetes mellitus, die sich einem chirurgischen Eingriff unterziehen

▶ Viele Krankenhäuser haben eine Spezialabteilung für Diabetiker, die bei der Behandlung solcher Patienten beratend helfen. Finden Sie heraus, ob das auch auf Ihr Krankenhaus zutrifft, und nutzen Sie das Angebot.

Richtlinien:

- Diabetes-Typ und Schweregrad der Erkrankung des Patienten, den man behandelt, sollten bekannt sein.
- Informieren Sie den Anästhesisten (und, falls vorhanden, die diabetische Spezialabteilung).
- Denken Sie daran, daß diese Patienten häufiger zu stummen Herzerkrankungen und Niereninsuffizienz neigen und eine geringere Widerstandskraft gegenüber Infektionen besitzen, also veranlassen Sie ein EKG, Harnstoff/Kreatinin und Elektrolyte, und stellen Sie die Indikation zur antibiotischen Abschirmung großzügiger.
- Wenn das Pflegepersonal mit dem Umgang mit Blutglukosebestimmung mittels Teststäbchen vertraut ist, reicht die Bestimmung alle 1–2 h aus, um den Blutglukosespiegel zu überwachen. Ansonsten ist die Bestimmung im Labor prä-, peri- und postoperativ erforderlich.
- Immer die Diabetiker zuerst auf dem Op-Plan haben.

Behandlung nicht insulinpflichtiger Diabetiker

Wenn mehr als nur ein kleinerer, kurzer chirurgischer Eingriff geplant ist, gehen sie wie bei einem insulinpflichtigen Patienten vor. Dies gilt auch, wenn der Blutzucker bei Routinekontrollen >15 mmol/l (entspricht 250 mg/dl).

Patienten, die unter Lokalanästhesie oder unter Lokalanästhesie in Verbindung mit Sedativa behandelt werden, sollten ihre Kohlehydrataufnahme und die Einnahme aller oralen Antidiabetika wie gewohnt fortführen. Legen sie den Operationstermin so, daß er nicht mit den gewohnten Essenszeiten kollidiert. Kohlehydrate sollten bereitstehen. Sorgen sie für postoperative Schmerzfreiheit, da Schmerzen und Kieferklemme oder eine eingeschränkte Mundöffnung die Nahrungsaufnahme beeinflussen können. Denken sie an antibiotische Abschirmung.

Vollnarkose: Die Dosierung der Antidiabetika 24 h präoperativ halbieren und am Operationstag weglassen. Blutzucker prä- und postoperativ bestimmen (bei Entgleisung eine Innere Klinik konsultieren). Halbieren Sie die Antidiabetika bis der Patient in der Lage ist, seine normale Diät wieder zu sich zu nehmen, dann zurück zur normalen Dosis. Behalten Sie die K^+ Konzentration im Auge (Elektrolyt-Kontrollen prä- und postoperativ).

Behandlung insulinpflichtiger Patienten

Untersuchen Sie den Patienten sorgfältig. Veranlassen Sie EKG, Blutbild, Harnstoff/Kreatinin und Elektrolyte und machen Sie

Blutzuckerstichproben („Blutzucker-Tagesprofil"). Achten Sie auf Erkrankungen des Herzens und des Respirationstraktes, auf Leukozytose (Hinweis auf eine Infektion), Anämie, Hypo- oder Hyperkaliämie und Niereninsuffizienz. Wenn alles im Normbereich liegt, dann langwirkende Insuline 24 h vor Operationsbeginn halbieren, ansonsten Kohlehydrat- und Insulinaufnahme weiterführen bis einschließlich des Abendessens am Tag vor der Operation. Danach sollte der Patient fasten und statt dessen eine i.v.-Infusion von Glukose (Dextrose 10%, 500 ml), Kalium (10 mmol K^+ in die Infusionsflasche injizieren) und Insulin (16 Einheiten Normalinsulin (schnell wirkend!) in dieselbe Flasche) mittels eines Infusomaten über 5 h erhalten. Diese Dosierung stabilisiert zuverlässig die meisten Diabetiker über die erforderlichen 24–48 h, erlaubt aber dennoch ein flexibles Eingreifen dadurch, daß das Insulin je nach den aktuellen Blutzuckerwerten und K^+ je nach den aktuellen Harnstoff/Kreatinin- und Elektrolytwerten erhöht oder vermindert werden kann. Mehr als 20 mmol/l K^+ pro 500 ml Infusion sollte vermieden werden. Eine Alternative ist, die Dextrose und das Kalium wie oben zu infundieren, das Insulin aber über eine Infusionspumpe entsprechend einem Dosierungsschema zu geben.

Dosierungsschema:

Blutzucker [mmol/l]	[mg/dl]	Insulin [IE/l]
>20	>360	8
14–20	250–360	6
10–14	180–250	4
6–10	100–180	2
<6	<100	stop

Behandlung von Patienten, die regelmäßig Kortikosteroide einnehmen

Grundsätzliches: Diese Patienten sind aufgrund der Schwächung oder des Fehlens ihrer Kortikosteroid-Inkretion nicht in der Lage, auf den Streß eines Operationstraumas zu reagieren.

Risikopatienten: Patienten mit Addison-Krankheit, Patienten die Kortikosteroide zur Beeinflussung ihres Immunsystems einnehmen und mißbräuchliche Anwender aus verschiedenen „Sportarten".

Patienten mit **Addison-Krankheit** sind die kleinste Gruppe, aber sie bedürfen des aggressivsten Einsatzes von Kortikosteroiden, da sie vollständig von der Zufuhr von außen abhängig sind. Kleinere chirurgische Eingriffe können zuverlässig mit der Gabe von 4×100 mg Hydrokortison i.v. oder i.m. am Tag der Operation abgedeckt werden. Größere chirurgische Eingriffe sollten nach dem gleichen Muster, aber drei Tage lang, abgedeckt werden.

Patienten, die Kortikosteroide einnehmen: Wissen Sie, weshalb diese Medikamente eingenommen werden? Überdenken Sie die zugrundeliegende Erkrankung dahingehend, ob sie Konsequenzen für ihren Behandlungsplan hat. Z. B. hat ein Patient, der Kortikosteroide als Bestandteil einer Chemotherapie erhält, eine erhöhte Blutungsneigung und neigt stärker zu Infektionen. In einem unkomplizierten Fall vor kleinen chirurgischen Eingriffen genügt eine einzige i.m.-Injektion von 100 mg Hydrokortison 30 Minuten vor dem Eingriff. Alternativ ist eine i.v.-Injektion direkt vor Operationsbeginn möglich, gefolgt von einer das Doppelte der üblichen Kortikosteroiddosis umfassenden oralen Gabe. Oder man vertraut dem Patienten und bittet ihn, die 2fache Dosis am Tag der Operation, das 1,5fache der normalen Dosis am Tag nach der Operation und das 1,25fache am dritten Tag einzunehmen und danach zur normalen Dosierung zurückzukehren. Bei Patienten, bei denen ein größerer chirurgischer Eingriff geplant ist, sollte das oben genannte Schema über 24 h oder länger beibehalten werden.

Mißbräuchliche Kortikosteroidanwender stellen ein zunehmend größeres Problem dar. Obwohl diese Medikamente wegen ihres androgenen Effektes eingenommen werden, haben wenige dieser „Sportler" Zugang zu fachmännischem Rat oder geeigneten Medikamenten, und viele Benutzer haben eine reduzierte reaktive Kortikoid-Inkretion. Es ist vielleicht das sicherste, alle Maßnahmen bei Patienten mit Kortikosteroideinnahme mit einer i.m.-Injektion von 100 mg Hydrokortison abzudecken, auch wenn dies als überzogen angesehen werden kann.

Häufige postoperative Probleme

Allgemein

Schmerz: Geeignete Analgetika sind einzusetzen (S. 574).

Übelkeit und Erbrechen: Antiemetika, z. B. Metoclopramid 10 mg (Paspertin).

Fieber: Eine geringe Erhöhung der Körpertemperatur tritt postoperativ auf. Andere Gründe: Infektionen (der Wunde, des Harntraktes, Bronchitiden und Pneumonien), Transfusionsunverträglichkeit, allergische Reaktionen.

Halsschmerzen: Häufig nach Intubation, erfordert Beruhigung des Patienten und einfache Analgesie.

Muskelschmerzen: Sind häufig die Folge von Suxamethonium, das bei der Narkoseeinleitung eingesetzt wird. Wiederum Beruhigung des Patienten und einfache Analgesie.

Niedriger Blutdruck: Normalerweise durch Gefäßerweiterung (Störung des vegetativen Nervensystems) aufgrund der Vollnarkose. Therapie durch Tieflagern des Kopfes. Wenn nötig, muß die Geschwindigkeit der i.v.-Infusion für eine kurze Zeit erhöht werden.

Pneumonien: Thoraxröntgen, Sputum-Kultur; beginnen Sie mit Ampicillin oder einem Cephalosporin, z. B. Cefuroxim, bis der Erreger bekannt ist.

Verwirrtheitszustände: Ein Symptom, suchen Sie daher nach einer Ursache, z. B. Infektion, Hypoxie, Dehydratation. Wenn es eine feststellbare Ursache gibt, korrigieren Sie sie. Erwägen sie eine Sedierung, z. B. mit 5–10 mg Haloperidol (Haldol) erst dann, wenn mit der Behandlung der Ursache begonnen wurde und der Patient Aggressionen gegenüber sich selbst oder anderen entwickelt.

Seltenere allgemeine Komplikationen

Harnverhalt: Vergleichsweise selten, auch nach großer Kiefer-Gesichts-Chirurgie. Schnelle Mobilisation und angemessene Analgesie helfen; andernfalls sollte ein temporärer Blasenkatheter gelegt werden (S. 554).

Thrombose der oberflächliche Venen ist die Folge von paravenösen Injektionen oder von irritierenden i.v.-Injektionen. Beobachten Sie die Entwicklung der Infektion und behandeln Sie die Schmerzen. Eventuell unterstützend Salben- und Alkoholverbände sowie Kompressionsverbände anlegen.

Tiefe Beinvenen: Symptome sind schmerzhafte, glänzende, rote, geschwollene Beinregionen. Üblicherweise einseitig, kann aber auch beidseitig auftreten. Ein hohes Risiko haben immobilisierte Patienten, vor allem nach Beckenchirurgie, Frauen, die Ovulationshemmer einnehmen, ältere und übergewichtige Patienten. Die Diagnostik erfolgt mittels Phlebographie oder anderer Methoden, wie z. B. Ultraschall. Präventiv wird Heparin 2–3 × 5000 IE subkutan präoperativ und 5 Tage postoperativ eingesetzt [A. d. Ü.: Seit einiger Zeit gibt es niedermolekulare Heparine, die nur einmal täglich subkutan injiziert werden]. Zusätzlich Kompressionsverbände und -strümpfe sowie Frühmobilisation. Kontrazeptiva und andere Hormonpräparate vor einem größeren chirurgischen Eingriff absetzen. Therapie besteht aus Bettruhe, Kompressionsverbänden und Hochlagern des betroffenen Beines, Analgesie und Heparinisierung (Geben sie 5000 IE als Bolus i.v., danach 25 000 IE in 50 ml isotoner Kochsalzlösung mittels Perfusor o. ä. beginnend mit 1000 IE/h (2 ml/h) und korrigieren Sie die Dosierung entsprechend den Gerinnungswerten). Das Hauptrisiko der tiefen Beinvenenthrombose ist die Entwicklung einer Lungenembolie. Dies tritt klassischerweise 10 Tage postoperativ auf, wenn der Patient beim Stuhlgang preßt. Sie kann auch dann auftreten, wenn keine Venenthrombose zu erkennen war. Symptome sind Schmerzen durch Pleurareizung, Dyspnoe, Zyanose, Hämoptysis und ein Anstieg des Venendrucks der V. jugularis. Schockzeichen treten häufig auf. Sie variieren von geringfügigen Symptomen bei jungen Patienten, die den Zustand kompensieren können, bis hin zum Herzstillstand. Üblicherweise wird die Diagnose nach erfolgter Heparinisierung, Analgesie und Sauerstoffgabe durch Thoraxröntgen, Blutgasbestimmung, Perfusionsszintigramm und/oder Pulmonalis-Angiographie gesichert. Dreimonatige Antikoagulation mit Phenprocoumon wird empfohlen, sofern keine Kontraindikationen vorliegen.

Lokale Komplikationen als Folge oralchirurgischer Eingriffe

Lokale Schmerzen, Schwellungen, Infektionen und Kieferklemme sind die häufigsten postoperativen Probleme nach oralchirurgischen Eingriffen. Nach Eingriffen im Oberkiefer können Kieferhöhlenkomplikationen auftreten. Diese werden in den entsprechenden Kapiteln behandelt.

12 Therapeutika

Relevante Kapitel und Seiten: Für die Zahnmedizin relevante medizinische Aspekte, Kapitel 11; Analgesie, Anästhesie und Sedierung, Kapitel 13; Asepsis und Antisepsis, S. 360; Antiseptika und Antibiotika bei Parodontalerkrankungen, S. 220; Fluoride, S. 30; Zuckerfreie Medikamente, S. 122.

Generic – Freiname der Substanz

Eigenname – Handelsname

In Abhängigkeit vom Patent kann eine pharmazeutische Substanz mehr als einen Eigennamen haben.

12 Therapeutika

Rezeptieren

Die folgenden Seiten sind ein kurzer Leitfaden für die klinische Anwendung der am häufigsten verwendeten und nützlichsten Medikamente in der Klinik und allgemeinzahnärztlichen Praxis.

Die Dosierungen beziehen sich auf gesunde Erwachsene.

Medikation bei älteren Menschen
Die Dosierungen sollten deutlich niedriger als bei anderen Erwachsenen liegen (oft 50%).

Medikation bei Kindern
Kinder unterscheiden sich in ihrer Reaktion auf Arzneimittel deutlich von Erwachsenen. Insbesondere in der Neugeborenenperiode sollten alle Dosierungen in Abhängigkeit vom Körpergewicht berechnet werden.

Für größere Kinder können normalerweise Verordnungen entsprechend ihrer Altersgruppe: bis zu einem Jahr, 1 bis 6 Jahre und 6–12 Jahre, getroffen werden.

Medikamente bei Lebererkrankungen (S. 500)
Vermeiden Sie möglichst eine Medikamentengabe bei Patienten mit schweren Lebererkrankungen.

Medikamente bei Nierenfunktionsstörungen (S. 502)
Die meisten Dosierungsangaben müssen reduziert werden, und einige Medikamente sind absolut kontraindiziert.

Medikamente in der Schwangerschaft (S. 506)
Nach Möglichkeit vermeiden.

Medikamente bei der Pflege im finalen Stadium (S. 558).

Analgetika in der zahnärztlichen Praxis

Siehe auch S. 570.

Die meisten Zahnschmerzen sind entzündlichen Ursprungs und sprechen daher am besten auf Medikamente mit antiinflammatorischer Komponente an, wie z. B. Aspirin und nichtsteroidale Antiphlogistika.

Aspirin wird bei leichten bis mittelstarken Schmerzen verwendet. Es ist auch ein wirksames fiebersenkendes Mittel, welches nicht bei Kindern unter 12 Jahren (infolge des seltenen aber ernsthaften Risikos eines Reye-Syndroms) Anwendung finden sollte.

Vermeidung bei Störungen der hämorrhagischen Diathese, Kontraindikation bei Ulzera und bei gleichzeitiger Therapie mit Antikoagulantien. Fragen Sie nach einer Aspirinallergie, insbesondere bei Asthmatikern. Oft verursacht es vorübergehende Darmstörungen (wie alle nichtsteroidalen entzündungshemmenden Mittel).
Dosis: 600–900 mg, 4stdl., p.o.

Ibuprofen wird auch eingesetzt bei leichten bis mittelstarken Schmerzen und hat eine mäßig fiebersenkende Wirkung.

Risiken und Nebenwirkungen sind denen bei Aspiringabe vergleichbar, jedoch irritiert es weniger den Darm.
Dosis: 400–600 mg, 4stdl., p.o.

Paracetamol: Seine schmerzstillende Wirkung ist der von Aspirin ähnlich, jedoch besitzt es keine entzündungshemmende Komponente und ist ein mäßig fiebersenkendes Mittel.

Es verursacht keine Magenstörungen und beeinflußt die Blutungszeit nicht. Überdosierung kann zum Leberversagen führen.
Dosis: 1000 mg, 4stdl., p.o.

Diflunisal besitzt ähnliche Eigenschaften und Risiken wie Aspirin.
Dosis: 250–500 mg, 2 × tgl., p.o. mit dem Essen.

Mefenaminsäure ist etwas wirkungsvoller als Aspirin, stellt jedoch bei Asthma ein größeres Risiko dar. Es löst die gleichen Nebenwirkungen im Darm aus, verursacht aber häufiger Diarrhoen. Möglicherweise besteht Nephrotoxizität.
Dosis: 500 mg, 3 × tgl., p.o. nach dem Essen.

Der Zusatz von Codein bei peripher wirkenden Schmerzmitteln, dessen Nutzen niemals nachgewiesen wurde, mag in einigen Fällen geringfügig vorteilhaft sein.

Es gibt sehr wenige Indikationen für eine Opiatanalgesie in der zahnärztlichen Praxis.

Es konnte gezeigt werden, daß **Dihydrocodein** in einigen Fällen bei Zahnschmerzen Hyperalgesien hervorruft.

Pentazocin ist ein schwaches Analgetikum und vereinigt Eigenschaften der Opiate mit denen der Opiatantagonisten. Es neigt dazu, Halluzinationen hervorzurufen und kann durch Naloxon schlecht neutralisiert werden.

Pethidin verursacht in Tablettenform eher Nebenwirkungen als Dihydrocodein.

Einige Arzneimittel von anerkanntem Nutzen:

Diclofenac ist erhältlich in Tablettenform, als i.m.-Injektion, als Suppositorium und in einmal täglich zu verabreichender langanhaltender Form. Es ist eine mittelstarke, nicht steroidale, antiinflammatorische Substanz und eine Alternative zu den leichteren nichtsteroidalen Antiphlogistika, die höher dosiert werden oder zu einem Opiat ohne entzündungshemmenden Effekt.
Dosierung: Tabletten 3 × tgl. 50 mg, nach dem Essen; i.m.-Injektionen 75 mg, 2 × tgl., maximal 2 Tage (schmerzhafte Injektion); Suppositorien 100 mg rektal, 2 × tgl.

Opiatanalgesie

Die Opiate wirken zentral, um die Schmerzwahrnehmung zu ändern, aber sie haben keine entzündungshemmenden Eigenschaften. Sie sind wertvoll bei starken Schmerzen viszeralen Ursprungs, postoperativ (teilweise sedierende Wirkung) und bei der Pflege im Endstadium. Sie alle jedoch unterdrücken die Atemfunktion und beeinflussen den Pupillenreflex. Kontraindikation besteht bei Kopfverletzungen. Alle Opiate bewirken eine Dämpfung des Hustenreizes, Harnretention, Übelkeit, Obstipation durch eine Reduktion der Darmmotilität sowie Gewöhnung und Abhängigkeit. Das Suchtrisiko wird jedoch übertrieben, sofern diese Mittel bei kurzandauernder postoperativer Analgesie oder bei der Pflege im Endstadium eingesetzt werden. Die Befürchtung, eine Sucht auszulösen, sollte Sie niemals dazu veranlassen, dem Patienten angemessene Schmerzlinderung vorzuenthalten.

Morphium in oraler Form (Tabletten, Elixir oder Tabletten mit lang andauernder Wirkung z. B. Morphinsulfat (MST)) ist das Mittel der Wahl in der Behandlung von Schmerzen bei Erkrankungen im finalen Stadium. Verschreiben Sie immer zusätzlich ein Abführmittel (z. B. Docusat 200 mg, 2 × tgl.) und ein Antiemetikum. Die Dosierung ist abhängig von der vorherigen Analgesie. Sie beginnt jedoch meist bei 10 mg Morphium 4stdl. oder 30 mg 2 × tgl. bei Substanzen mit lang andauernder Wirkung.

Papaverin ist ein gemischtes Opiumalkaloid, welches häufig verschrieben wird. Es scheint jedoch keine Vorteile gegenüber Morphium zu besitzen. Kontraindiziert bei Frauen im gebärfähigen Alter.

Buprenorphin ist ein partieller Agonist an Opiatrezeptoren mit ähnlichen Problemen wie Pethidin und Pentazocin. Es kann als einziges Mittel sublingual verabreicht werden. Dosierung: 200–400 Mikrogramm, 8stdl.

Diamorphin [A. d. Ü.: in BRD nicht zugelassen] ist das wirkungsvollste Analgetikum unter den Opiaten. Es verursacht weniger Übelkeit und Blutdruckabfall als Morphium und ist sehr gut löslich. Dies ist ein großer Vorteil, welcher die Infusion kleiner Mengen subkutan oder mit der Infusionspumpe intravenös gestattet.

Seine Fähigkeit, venöse Reserven zu mobilisieren, macht es zum Mittel der Wahl bei Myokardinfarkt und Herzversagen. Sein Antagonist ist Naloxon. Dosierung: 1–2 mg i.v. wiederholt bis max. 10 mg (wenn es nicht wirkt, haben Sie falsch diagnostiziert).

▶ Chronische und postoperative Schmerzzustände erfordern im Normalfall – nicht auf Wunsch – eine Analgesie in angemessener Menge unter Berücksichtigung der therapeutischen Halbwertszeit des Medikamentes.

Entzündungshemmende Medikamente

Sie gehören zu den Medikamentengruppen, welche entweder Analgetika oder Co-Analgetika (Medikamente, welche selbst nicht schmerzlindernd wirken, aber zur Schmerzerleichterung direkt oder indirekt beitragen können) beinhalten. Die zwei Hauptgruppen sind die nichtsteroidalen Antiphlogistika und die Kortikosteroide. Steroide werden im zahnärztlichen Bereich in vielfältiger Form angewandt: Lokal, oral, im Wundbereich und parenteral.

Lokale Steroide

Hydrocortisonpastillen 2,5 mg-Pastillen im Mund zergehen lassen, 4 × tgl.

Triamcinolon in Carboxymethylzellulosepaste. 0,1%ige Paste in dünner Schicht 4 × tgl. auftragen. Haftet nur auf trockener Schleimhaut und wird rasch von Gaumen und Zungenspitze abgetragen. Indikation: Therapie von rezidivierenden aphthösen Ulzera, Lichen ruber planus etc. Es sind schwach wirksame Steroide und die Wahrscheinlichkeit systemischer Nebenwirkungen (z. B. Exazerbation eines Diabetes, Osteoporose, Psychosen, Euphorie, peptisches Ulkus, Immunsuppression, Morbus Cushing, S. 504, oder Adreno-kortikale Suppression) ist gering.

Betamethason zubereitet als Mundspüllösung mit 0,5 mg, 4 × tgl. angewandt, oder Inhalation mit dem Betamethason-Inhalator, zur Anwendung bei Asthma entwickelt. Es kann auch als Spray bei Aphthen (1 Hub entspricht 100 Mikrogramm) benutzt werden. Wiederholung bis zu einem Maximum von 800 Mikrogramm möglich. Tropfen sind auch erhältlich.

Hydrocortison 1%ig und Oxytetrazyklin 3%ig
Salbe oder Spray (Hydrocortison 50 mg, Oxytetrazyklin 150 mg je Aerosol-Einheit) 4 × tgl., sind nützliche Therapeutika bei Aphthen und ähnlichen Krankheitsbildern, wie sie in der Klinik vorkommen.

Steroide im Wundbereich

Methylprednisolonazetat bis zu 80 mg pro Monat.

Triamincinolonhexaacetonid 2–3 mg pro Woche. Anwendung bei Cheilitis granulomatosa, Problemfällen von Lichen ruber planus und Keloidnarben.

Intraartikuläre Steroide

Verwendung zur Induktion einer chemischen Gelenkwiederherstellung bei Arthrose des temporomandibulären Gelenkes (S. 468).

Hydrocortisonazetat 5–10 mg, einmalige Injektion.

Systemische Steroide

Hauptindikation ist die Vorbeugung bei Fällen mit aktueller oder potentieller Suppression der Adrenocorticoide. Gelegentlich angewandt bei Lichen ruber planus erosivus, schwerer Aphthosis z. B. Morbus Behçet (S. 416) oder Arteriitis (S. 510).

Hydrocortison-Natriumsukzinat wird vorbeugend angewandt. Dosierung: 100 mg, i.m., 30 Min. präoperativ.

Prednisolon 30 mg, p.o., als magensaftresistente Tabletten zu den Mahlzeiten in reduzierter Dosis.
Die Dosierung ist abhängig von dem zu behandelnden Krankheitsbild.

Methylprednisolon: Verschiedene Dosierungen sind beschrieben worden zur Ödemkontrolle, nach großen chirurgischen Eingriffen.

Dexamethason: Verschiedene Dosierungen sind beschrieben worden zur Ödemkontrolle, nach kleinen chirurgischen Eingriffen.

Andere Immunsuppressiva

Azathiopin und **Thalidomid** [A. d. Ü.: in der BRD nicht im Gebrauch] werden manchmal in spezialisierten Zentren angewandt.

Antidepressiva

Dies ist eine andere Gruppe von Medikamenten, die zur Co-Analgesie Verwendung finden. In Fällen wie z. B. untypischem Gesichtsschmerz können sie als alleinige „Analgetika" benutzt werden.

In der Vergangenheit wurde beträchtlich debattiert über mögliche Interaktionen zwischen den gebäuchlichsten Antidepressiva, den trizyklischen Verbindungen, den Monoaminoxidase(MAO)-Hemmern und Adrenalin – u. a. enthalten in Lokalanästhetika (welche die häufigsten im zahnärztlichen Fachgebiet gegebenen Medikamente darstellen). Bis heute gibt es keine klinischen Anhaltspunkte für gefährliche Interaktionen zwischen Adrenalin in den vorbereiteten Lokalanästhetika-Lösungen, die üblicherweise in der Zahnmedizin eingesetzt werden und den trizyklischen Antidepressiva oder MAO-Hemmern. Die zwei gebräuchlichsten Antidepressiva in der klinischen Anwendung sind Amitriptylin (ein sedierendes trizyklisches Antidepressivum) und Dothiepin (eine verwandte Verbindung).

Amitriptylin soll mit Vorsicht angewandt werden bei Patienten mit Herzerkrankungen (da nach Einnahme Arrhythmien auftreten können). Vermeidung bei Diabetes, Epilepsie sowie in der Schwangerschaft und Stillzeit. Amitriptylin kann ein Glaukom fördern, die Alkoholwirkung verstärken und Müdigkeit verursachen (was die Fahrtüchtigkeit herabsetzt). Gemeinsam mit anderen trizyklischen Antidepressiva kann es sedierend wirken, verschwommenes Sehvermögen, Xerostomie, Obstipation, Übelkeit und Miktionsbeschwerden hervorrufen, obwohl sich bei fortdauernder Behandlung ein Gewöhnungseffekt bzgl. dieser Nebenwirkungen einstellt. Oft dauert es 2–4 Wochen, bevor ein Vertreter dieser Medikamentengruppe einen Spiegel erreicht hat, der einen klinisch sichtbaren antidepressiven Effekt zeigt. Dosierung: 50–75 mg, entweder als Einzelgabe vor dem Schlafengehen oder in Teildosen; Maximum 150–200 mg tgl. Kinder und ältere Menschen die halbe Dosis.

Dothiepin [A. d. Ü.: entspricht Dosulepin, z. B. Idom] hat vergleichbare Eigenschaften und Nebenwirkungen wie Amitriptylin. Es hat sich jedoch gezeigt, daß es nützlich sein kann zur Behandlung von „fazialen Arthromyalgien" (einer zusammengefaßten Gruppe von Patienten mit Myoarthropathien und untypischem Gesichtsschmerz). Dosierung: Initial 75 mg vor dem Schlafengehen, ansteigend bis auf 150 mg tgl. falls nötig. Halbe Dosis bei älteren Menschen.

Es gibt keine Indikationen für die Gabe von MAO-Hemmern im zahnmedizinischen Bereich; es sollte aber nicht vergessen werden, daß diese Patienten möglicherweise eine hypertone Krise durch Zusammenwirken von Nahrungsmitteln und Medikamenten (Sympathikomimetika, Opiate – speziell Pethidin – und Lebensmittel, die Tyramin enthalten, z. B. Käse, Fleisch oder Hefeextrakt) bekommen können. Als Lokalanästhesie angewandt, ist es jedoch ungefährlich.

Antiemetika

Die häufigste Indikation für Antiemetika ist die postoperative Übelkeit mit Erbrechen, infolge des durchgeführten Eingriffs, der Anästhesie, der postoperativen Analgesie, oder bedingt durch Blutungen in den Magen.

Perazin ist ein Antiemetikum der Phenothiazingruppe, welches als Dopamin-Antagonist agiert und die Triggerzone der Chemorezeptoren blockiert. Vermeiden Sie die Anwendung bei kleinen Kindern, da die Hauptnebenwirkung – die Schaffung extrapyramidaler Symptome – am häufigsten speziell in dieser Altersgruppe vorkommt. Dosierung: 12,5 mg, i.m., 6stdl.; 20 mg initial gefolgt von 10 mg, 3 × tgl. p.o.; i.v.-Injektion nicht erlaubt.

Metoclopramid hat sowohl einen peripheren als auch einen zentralen Wirkungsmechanismus. Es senkt gut die Motilität, welche zur Magenentleerung führt. Es kann – speziell bei jungen Frauen und Kindern – zu akuten dystonischen Reaktionen führen, vereinzelt ist ein akuter Trismus zu beobachten. Dosierung: 10 mg, 2 × tgl., p.o.; 10 mg, i.m., 6stdl.; hochdosierte stoßweise, sowie dauernde i.v.-Anwendung werden in speziellen Zentren, die zytotoxische Chemotherapien durchführen, zur Antiemesis eingesetzt.

Domperidon verursacht weniger häufig ungewollte zentrale Effekte, wie z. B. Sedierung und Dystonie, weil es die Blut-Hirn-Schranke nicht passiert. Es greift an der Triggerzone der Chemorezeptoren an und ist insbesondere bei Chemotherapie-Patienten indiziert. Dosierung: 10 mg, 4stdl.

Es kann als Teil einer Kombinationstherapie angewandt werden, z. B. Domperidon, Prednisolon und Nabilon (ein synthetisches Canabis-ähnliches Medikament).

Hyoscin [A. d. Ü.: entspricht Scopolamin], Antihistaminika und zentrale Tranquilizer haben alle antiemetische Eigenschaften, sind jedoch selten indiziert. Wenn das Erbrechen mit einem Mittel nicht unter Kontrolle gebracht werden kann, wenden Sie eine kombinierte Therapie in verschiedene Richtungen an, allerdings nach Ausschluß einer intestinalen Obstruktion infolge einer Obstipation, z. B. bei Opiat-Anwendung.

Anxiolytika, Hypnotika, Sedativa und Tranquilizer

Die kurzzeitige Ausschaltung von Furcht und Angst im Zusammenhang mit der zahnärztlichen Behandlung wird durch die Anwendung von Benzodiazepinen angemessen erreicht. Dies sollte nicht verwechselt werden mit der Langzeittherapie von Angstzuständen, bei der mit Abhängigkeitsproblemen und Entzugserscheinungen zu rechnen ist. Ein Benzodiazepin kann auch eine wertvolle Ergänzung bei der Therapie der Myoarthropathie sein, wo es zwei Funktionen erfüllt: Muskelrelaxierung und Anxiolyse. Intravenöse und orale Sedierungsmethoden vor chirurgischen Eingriffen (S. 610).

Diazepam hat eine lange Halbwertszeit, und bei wiederholter Einnahme muß mit Kumulation gerechnet werden. Wie alle Benzodiazepine kann es Atemdepression verursachen. Der Patient sollte gewarnt werden: Während der Medikamentenwirkung sollte er weder ein Kraftfahrzeug führen noch Maschinen bedienen. Dosierung: Bei Ängstlichkeit und Myoarthropathie 2 mg, 3 × tgl., max. 30 mg, in Einzeldosen über den Tag verteilt. Bei Kindern kann es zu einer paradoxen Enthemmung kommen; die Anwendung unter 16 Jahren ist nicht empfehlenswert. Diazepam in Fettemulsion (Diazemuls) ist das i.v.-Mittel der Wahl beim Status epilepticus (S. 536). Für die Sedierung bei Kinderbehandlung gibt es in einigen Ländern eine rektale Zubereitungsform (S. 608).

Midazolam ist ein wasserlösliches Benzodiazepin mit doppelter Wirksamkeit gegenüber Diazepam. Es wird hauptsächlich zur i.v.-Sedierung verwendet (S. 608).

Nitrazepam ist ein langwirksames Hypnotikum mit Tendenz zur Auslösung eines Hang-over-Effektes. Dosierung: 5–10 mg vor dem Schlafengehen.

Temazepam ist ein kurzwirksames Hypnotikum. Dosierung: 10–30 mg vor dem Schlafengehen. Die Hauptindikation liegt in der präoperativen Sedierung und der Prämedikation.

In der Klinik

können auch folgende Mittel eingesetzt werden:

Chlordiazepoxid wird manchmal anstelle von Diazepam bei Myoarthropathie eingesetzt. Es hat die gleichen Nebenwirkungen. Dosierung: 10 mg, 3 × tgl., bis zum Maximum von 100 mg tgl. in Einzeldosen. Es ist auch wertvoll zur Stabilisierung von alkoholabhängigen stationären Patienten.

Lorazepam wird manchmal zur Prämedikation durch den Anästhesisten benutzt. Dosierung: 2 mg vor dem Schlafengehen, 2 mg eine Stunde präoperativ.

Triazolam ist ein anderes kurzwirksames Hypnotikum. Dosierung: 125–250 Mikrogramm vor dem Schlafengehen.

Chlormethiazol ist ein Hypnotikum, welches manchmal zur Behebung einer ausgeprägten Schlafstörung beim älteren Menschen eingesetzt wird. Dosierung: 1–2 Kapseln vor dem Schlafengehen (jede

Kapsel entspricht 192 mg). Hauptindikation ist die Behandlung bei Alkoholentzug. Dosierungsplan: 1. Tag – 3 Kapseln, 4 × tgl.; 2. Tag – 2 Kapseln, 4 × tgl.; 3. Tag – 1 Kapsel, 4 × tgl. Akuter Entzug wird machmal durch i.v.-Infusion behandelt. Dies ist jedoch eine gefährliche Methode, die nicht leichtfertig durchgeführt werden sollte.

Zopiclon ist ein neues Hypnotikum, das nicht zur Benzodiazepin-Gruppe gehört. Dosierung: 7,5 mg vor dem Schlafengehen.

Haloperidol ist sehr nützlich bei der Überwachung einer akuten Psychose in einer Dosierung von 10–30 mg i.m. Es ist weniger schmerzhaft und erfüllt den gleichen Zweck wie Chlorpromazin. Das Hauptproblem sind die extrapyramidalen Nebenwirkungen.

Flumazenil ist ein spezifischer Benzodiazepin-Antagonist (S. 608). Die Dosierung sollte bei älteren Menschen reduziert werden. Die Anwendung bei Kindern ist zu vermeiden.

Antibiotika – 1

Prinzipien der Antibiotika-Anwendung

Bei der Verordnung berücksichtigen Sie a) den Patienten, b) den wahrscheinlichen Erreger, c) das beste Mittel. Patienten beeinflussen die Auswahl insofern, als sie gegen verschiedene Medikamente allergisch sein können, eventuell eine Beeinträchtigung der Leber- oder Nierenfunktion, oder eine eingeschränkte Immunabwehr haben können. Es kann eine Unfähigkeit zu schlucken vorliegen, eine Schwangerschaft bzw. Stillperiode bestehen, oder ein orales Antikonzeptivum eingenommen werden. Wägen Sie auch das Alter und die Schwere der Erkrankung ab. Der infizierende Mikroorganismus sollte idealerweise isoliert, in Kultur angelegt, sowie ein Antibiogramm erstellt werden – doch ist dies nur in der Klinik möglich. In Wirklichkeit werden die meisten Infektionen blind behandelt. Es ist wichtig, die gängigen infizierenden Organismen in unserem Bereich, sowie ihre Empfindlichkeit zu kennen. Die Wirkungsweise des Medikamentes, ungewollte Effekte, Resistenzentwicklung, Wechselwirkungen, mögliche Applikationsformen – all dies muß bedacht werden. Das beste Medikament ist unschädlich für den Patienten, erregerspezifisch und kann in einer zuverlässigen und angenehmen Form zugeführt werden. Zur Erinnerung: Eine Prophylaxe (S. 560) unterscheidet sich von einer Behandlung mit Antibiotika bei einer akuten Infektion, und Antibiotika ersetzen nicht die Drainage des Eiters bei Abszessen.

Benzylpenicillin ist inaktiv und wird ausschließlich i.m. oder i.v. angewandt. Dosierung: 600–1200 mg, i.v./i.m., 4 × tgl. Mittel der Wahl bei Streptokokken-Infektionen. Wie alle Penicilline ist es bakterizid durch Beeinflussung der Zellwandsynthese. Gute Gewebegängigkeit außer bei Liquor. Die häufigste Nebenwirkung ist eine Überempfindlichkeit, die sich üblicherweise in einer Ekzembildung, selten schwerwiegend in Anaphylaxie manifestiert. Patienten mit Allergie gegen ein Penicillin sind gegen alle Penicilline allergisch; 10% haben zusätzlich eine Cephalosporinallergie. Bei Atopikern (z. B. Asthma) erhöhtes Risiko.

Phenoxymethylpenicillin ist ein orales Äquivalent zu o. g. Mittel. Dosierung: 250–500 mg, 4 × tgl., p.o. Hat ein beschränktes Spektrum, wird heute jedoch größtenteils ersetzt durch Amoxycillin oder Tetrazyklin.

Amoxycillin besitzt ein breites Spektrum, vergleichbar mit Ampicillin. Es wird jedoch besser absorbiert und erreicht höhere Gewebskonzentrationen. Dosierung: 250–500 mg, 3 × tgl., p.o. Sowohl Ampicillin als auch Amoxycillin verursachen ein makulopapilläres Ekzem bei Patienten mit Drüsenfieber oder lymphatischer Leukämie (dies ist keine echte Penicillinallergie). Amoxycillin ist das Mittel der Wahl bei der Endokarditis-Prophylaxe (S. 360). Möglicherweise können Wechselwirkungen mit oralen Kontrazeptiva bestehen.

Tetrazyklin gehört zur Gruppe der Breitspektrumantibiotika mit dem Problem einer hohen bakteriellen Resistenzbildung. Es tendiert dazu, opportunistische Infektionen mit *Candida albicans* zu fördern, insbesondere bei lokaler Anwendung, wie sie bei der Therapie von Aphthen empfohlen wird. Andere Probleme sind die Ablagerung von Tetrazyklinen im wachsenden Knochen und Zahn, mit daraus resultierenden Fleckbildungen und Hypoplasien (zu vermeiden bei Kindern unter 12 Jahren und in der Schwangerschaft), sowie ein Erythema multiforme. Es kann wahrscheinlich auch zur Aufhebung der Wirkung antikonzeptiver Mittel führen. Dosierung: 250–500 mg, 4 × tgl., p.o. Die Aufnahme wird durch Chelatbildung mit Milch etc. gehemmt, daher sollte es ausreichende Zeit vor den Mahlzeiten eingenommen werden. Tetrazyklingabe kann bei Parodontalerkrankungen von Nutzen sein (S. 220).

Erythromycin hat ein mit Penicillin vergleichbares Spektrum, ist aber bakteriostatisch. Aktivität gegen penicillinaseproduzierende Keime. Es stellte früher eine Alternative zu Amoxycillin bei der Endokarditisprophylaxe (ersetzt durch Clindamycin) dar. Ein großes Problem ist die dabei möglicherweise auftretende Übelkeit. Dosierung: 250–500 mg, 4 × tgl., p.o./i.v.

Orale Cephalosporine haben geringen Wert in der zahnärztlichen Praxis.

Clindamycin sollte bei der Behandlung dentaler Infektionen nicht benutzt werden, da es ein hohes Risiko der durch Antibiotika induzierten Kolitis birgt. Es ist nützlich bei Osteomyelitis durch Staphylokokken in Verbindung mit Metronidazol (welches das Wachstum vom *Clostridium difficile* hemmt). Es hat Erythromycin bei der einmaligen Gabe zur Endokarditisprophylaxe abgelöst (S. 560).

Metronidazol ist ein Medikament, welches gegen Anaerobier wirksam ist. Als solches ist es einsetzbar bei vielen akuten dentalen und oralen Infektionen. Die klassische Dosierung bei ANUG beträgt 200 mg, 3 × tgl., p.o., 3 Tage. Bei anderen Infektionen durch Anaerobier wird meist die Dosis von 400 mg, 2 × tgl. oder 3 × tgl. (je nach Schweregrad) p.o. eingesetzt. Erhältlich als Tabletten, i.v.-Infusion oder Zäpfchen. Hauptprobleme sind starke Übelkeit und Erbrechen, wenn gleichzeitig Alkohol konsumiert wird (Tetraäthylthiuramidsulfid-Reaktion).

Antibiotikaanwendung in der Klinik

(Zusätzlich zu den zuvor beschriebenen Mitteln.)

Co-Amoxyclav [A. d. Ü.: in der BRD nicht als Kombinationspräparat gebräuchlich] ist Amoxycillin plus Clavulansäure: Letztere zerstört die Beta-Lactamase (Penicillinase) und ergänzt damit die Einsatzmöglichkeit von Amoxycillin insofern, als auch die Ursache für Resistenzbildung bei den häufigsten Infektionen im Kopf-Hals-Bereich eingeschlossen wird. Dosierung: 1–2 Tbl, 3 × tgl., p.o. oder 600–1200 mg, 3 × tgl., i.v. Probleme wie bei Amoxycillin.

Cefuroxim ein parenterales Breitspektrum-Cephalosporin, das oft in Kombination mit Metronidazol zur Prophylaxe bei chirurgischen Eingriffen im infizierten Kopf- und Halsbereich eingesetzt wird. Dosierung: 750–1500 mg, 3 × tgl., i.v., (500 mg, 2 × tgl., p.o.).

Doxycyclin ist ein gut resorbierbares Tetrazyklin. Dosierung: 200 mg/d am ersten Tag; danach 100 mg/d, p.o. Nützlich bei Nebenhöhlenproblemen.

Gentamycin ein bakterizides Aminoglykosidantibiotikum, wirksam hauptsächlich gegen gramnegative Erreger. Es ergänzt die Penicilline und ist in lokaler (Andwendung am Ohr) oder parenteraler Applikationsform erhältlich. Hauptproblem ist die dosisabhängige Ototoxizität und Nephrotoxizität (Blutspiegelkontrolle bei Anwendung über 24 Std.). Dosierung: Mit 80 mg, 2 × tgl./3 × tgl. beginnen.

Co-Trimoxazol hat wenige Indikationen im Kopf-Hals-Bereich, die nicht von Trimethoprim alleine (200 mg, 2 × tgl.) abgedeckt werden. Es wird jedoch eingesetzt bei Infektionen im Nebenhöhlen- sowie im Nieren-Blasen-Bereich. Kontraindikation besteht in der Schwangerschaft und bei Folsäure-Mangel (da es ein Folsäure-Antagonist ist).

Chloramphenicol wird lokal angewandt bei bakterieller Konjunktivitis (0,5%ige Augentropfen, 1%ige Augensalbe, 3stdl. auftragen). Die systemische Gabe ist stark begrenzt aufgrund der Toxizität.

Vancomycin ist ein einzigartiges bakteriozides Antibiotikum. Zwei Hauptanwendungsbereiche für die orale Gabe sind: die Behandlung der durch Antibiotika induzierten Kolitis (120 mg, 3 × tgl., 10 Tage lang, p.o.) und die Endokarditisprophylaxe bei Patienten mit hohem Risiko (S. 560). Es ist ototoxisch, nephrotoxisch, neigt dazu, Venenentzündungen an der Injektionsstelle zu verursachen und führt zu generellem Unwohlsein. Es sollte nicht leichtfertig verordnet werden.

Antimykotische und antivirale Substanzen

Mittel gegen Pilzbefall

Der häufigste pathogene Pilz in der Mundhöhle ist *Candida albicans* (S. 414).

Amphotericin B am besten angewandt als Lutschtabletten, 10 mg, langsam im Munde zergehen lassen, 4 × tgl., 10–15 Tage. Bei Bedarf Verdopplung der Dosis.

Nystatin erhältlich als Pastillen oder Mixtur. Dosis: 100 000 Einheiten, 4 × tgl., entweder durch Lutschen einer Pastille oder durch Gebrauch von 1 ml der Mixtur, die vor dem Schlucken einige Zeit im Mund behalten wird.

Miconazol ist ein nützliches Medikament, insbesondere bei der Behandlung von Cheilitis angularis, da es wirksam gegen Streptokokken, Staphylokokken und Candida ist. Miconazol als orales Gel (25 mg/ml) wird bei chronischer Candidiasis der Schleimhäute und chronisch hyperplastischer Candidiasis angewandt. Dosierung: 4 × tgl., 5–10 ml in den Mund einbringen und vor dem Schlucken nahe der betroffenen Stellen für einige Zeit halten.

Die klinische Behandlung durch den Facharzt kann auch systemische Mittel gegen Pilzbefall beinhalten. **Ketoconazol** ist wegen der Probleme aufgrund gelegentlich tödlich verlaufender Lebervergiftung verdrängt worden von **Fluconazol** (einer Triazol-Verbindung, in der BRD nicht gebräuchlich). Das Medikament ist verfügbar, sowohl für orale als auch für i.v.-Anwendung. Bei schwerer Candidiasis der Schleimhaut ist es geeignet für normale Patienten ebenso wie für Patienten mit eingeschränkter Immunabwehr, als mögliche Alternative zu den lokalen Präparaten. In der Schwangerschaft auf andere Mittel ausweichen. Dosierung: 50 mg, 1 × tgl., p.o., 7–14 Tage; 200–400 mg, i.v., 1 × tgl. **Itraconazol** [A. d. Ü.: in der BRD nicht gebräuchlich] und **Tioconazol** sind weitere neue Mittel gegen Pilzbefall.

Antivirale Medikamente

Die meisten viralen Infektionen werden symptomatisch behandelt. Es stehen zwei Medikamente für die Behandlung viraler Erkrankungen im oro-fazialen Bereich zur Verfügung:

Aciclovir, wirksam gegen Herpes simplex und zoster, ist relativ untoxisch und kann systemisch oder lokal gegeben werden. Dosierung: Herpes labialis – Aciclovir-Creme auf die beginnende oder frühe Läsion applizieren, 4stdl., 5 Tage. Stomatitis herpetica – 200 mg (bei eingeschränkter Immunabwehr 400 mg), p.o., 5 × tgl., 5 Tage. Herpes zoster – 800 mg, p.o., 5 × tgl., 7 Tage.

Idoxuridin erhältlich als Idoxuridin 5% in Dimethylsulfoxid. Indikation bei Herpes labialis. Dosierung: 4 × tgl. auftragen, 4 Tage (schmeckt scheußlich). Die Pinselung mit Idoxuridin kann die Heilung fördern und Schmerzen bei Herpes zoster mindern. Andere antivirale Medikamente enthalten: **Ganciclovir**, welches wirksam ist gegen alle Herpesviren, das Epstein-Barr-Virus und Zytomegalievirus; es ist jedoch sehr toxisch und hat keine Indikationen in der Zahnheilkunde. **Zidovudin** ist genehmigt worden für die Behandlung von Patienten mit schweren Manifestationen bei HIV-Infektionen. Es hat sich bei Patienten mit AIDS als nützlich erwiesen, da es die Symptombilder verbessern und die Lebenserwartung erhöhen kann. **Inosin pranobex** [A. d. Ü.: in der BRD: Inosin-(dimepranol-4-acetamidobenzoat)] ist genehmigt bei der Therapie von Herpes simplex der Schleimhäute in Verbindung mit Podophyllin. **Interferon** ist ein interessantes Medikament ohne Indikationen in der Zahnheilkunde.

Antihistaminika und Dekongestionsmittel

Antihistaminika

Sie werden eingesetzt in der zahnärztlichen Routinebehandlung. Manchmal sind sie angezeigt bei der Behandlung von Allergien, insbesondere Heuschnupfen, bei der Prämedikation und Sedierung von Kindern, gelegentlicher Einsatz als Antiemetika, anwendbar bei der Behandlung eines übermäßigen Würgereflexes und als Teil der Notfallbehandlung bei Angioödem und Anaphylaxie (S. 532). Die Hauptunterschiede zwischen den einzelnen Antihistaminika betreffen die Wirkungsdauer und den Grad der begleitenden Sedierung, sowie den antimuscarinischen Effekt.

Chlorpheniramin ein sedierendes Antihistaminikum. Dosierung: 4 mg, 4 × tgl.

Promethazin ist ebenso ein sedierendes Antihistaminikum. Dosierung: 10 mg, 4 × tgl., oder 20–30 mg vor dem Schlafengehen bei Anwendung als Hypnotikum. Promethazin ist erhältlich als Hypnotikum. Die sedierende Wirkung dieser Medikamentengruppe verstärkt die Alkoholwirkung und vermindert die Fähigkeit, Fahrzeuge oder Maschinen sicher zu bedienen. Es sollte bei Patienten mit Glaukom, Prostatahypertrophie und Epilepsie nicht angewendet werden.

Zu den wirksameren Antihistaminika gehören:

Terfenadin, welches eine geringere Nebenwirkungsrate (bezüglich Sedierung und Antimuscarin-Effekt) besitzt. Dosierung: 60 mg, 2 × tgl. Wahrscheinlich Mittel der Wahl zur symptomatischen Behandlung von Heuschnupfen und allergischen Hautausschlägen.

Alimemazin ein sedierendes Antihistaminikum, welches möglicherweise bei Juckreiz aufgrund Urämie indiziert ist. Es wird häufig von Anästhesisten bei der Prämedikation von Kindern eingesetzt. Die Erwachsenendosis beträgt 10 mg, 2–3 × tgl.; Dosis bei pädiatrischer Prämedikation: 5–10 mg, abhängig vom Alter.

Dekongestionsmittel

Sie sind wertvoll bei der Behandlung von Sinusitiden und insbesondere beim Verschließen von Mund-Antrum-Verbindungen.

Ephedrin-Nasentropfen verursachen eine Vasokonstriktion der Blutgefäße in der Mukosa und reduzieren die Dicke der nasalen Schleimhaut, was bei Obstruktion hilfreich ist. Zu vermeiden bei Patienten, die MAO-Hemmer einnehmen. Ein Problem ist die verlängerte Anwendung, welche zu reaktiver Vasodilatation führt und das Wiederauftreten der nasalen Schwellung begünstigt; außerdem führt Langzeitanwendung zu Gewöhnung und setzt Schäden an den Flimmerhärchen der Nasenschleimhaut. Dosierung: Ephedrin Nasentropfen 0,5–1%ig, 1–2 Tropfen in das betreffende Nasenloch, 4 × tgl., 7–10 Tage. Für die symptomatische Therapie zur nasalen Abschwellung und als Zusatz bei der Behandlung von Mund-Antrum-Verbindungen (S. 400) ist die Inhalation von **Menthol** und **Eukalyptus** sinnvoll. Dosierung: 1 TL Menthol und Eukalyptus in ein Gefäß mit heißem Wasser geben. Die warme, feuchte Luft wird mit einem Handtuch über dem Kopf inhaliert.

Xylometazolin Nasentropfen (0,1%ig) sind eine Alternative zu Ephedrin, lösen jedoch eher eine reaktive Wiederanschwellung aus. Symptomatische Mittel zum Abschwellen sind von zweifelhaftem Wert und sollten nicht verordnet werden, da sie Sympathicomimetika enthalten.

Verschiedenes

Eine Anzahl von Medikamenten, die sich in keine spezifische Kategorie einordnen lassen, ist von Bedeutung bei der Behandlung von oralen und dentalen Erkrankungen. Darunter fallen:

Carbamazepin, primär ein Antiepileptikum, mit anerkanntem Wert bei der Behandlung von Trigeminus- und Glossopharyngeus-Neuralgie. Es ist kontraindiziert bei Patienten, die überempfindlich darauf reagieren, bei Patienten mit atrioventrikulären Reizleitungsstörungen, Porphyrie. Extreme Vorsicht ist bei der Anwendung bei Patienten mit MAO-Hemmern, sowie bei Schwangeren und Patienten mit Leberfunktionsstörungen geboten. Es kann mit oralen Kontrazeptiva interferieren. Bekannte unerwünschte Nebenwirkungen sind gastrointestinale Störungen, Schwindel und Sehstörungen. Selten kommen Hautausschläge und Leukopenie vor. Eine Woche nach Beginn einer Carbamazepin-Therapie sollte ein Blutbild durchgeführt werden. Zu Dyskrasie kommt es üblicherweise in den ersten drei Monaten. Dosierung: 100–200 mg, 2 × tgl., kann bis zu 200 mg, 3–4 × tgl. gesteigert werden. Maximaldosis 1600 mg tgl., in mehreren Einzeldosen. Es ist wichtig, eine gesicherte Diagnose zu stellen, bevor eine Langzeit-Carbamazepin-Behandlung am Patienten eingeleitet wird (S. 514).

Vitamine
Es gibt keine Indikation für die primäre Behandlung mit Vitaminen in der Zahnheilkunde. Ein Mangelzustand, zurückzuführen auf inadäquate Ernährung, wird selten angetroffen. Jedoch kann er bei älteren Menschen und Alkoholikern vorkommen. Diese Personen sollten gründlich untersucht und nicht nach Erfahrungswerten behandelt werden. Ernsthafte Gingivaschwellung, Stomatitis, Glossitis oder Schmerzen sollten vollständig untersucht sein, bevor eine Vitamin-Zusatzbehandlung eingesetzt wird.

Vitamin-B-Komplex-Tabletten, eine Kombination aus Nicotinamid 20 mg, Pyridoxin 2 mg, Riboflavin 2 mg, Thiamin 5 mg. Dosierung: 1–2 Tabletten, 3 × tgl.

Künstlicher Speichel ist ein wertvolles Hilfsmittel bei der Behandlung von Xerostomie, speziell nach Röntgentherapie und beim Sjögren-Syndrom. Es ist eine leicht visköse, chemisch inaktive Flüssigkeit, welche eine Anzahl von Zusätzen enthalten kann, wie z. B. antimikrobielle Schutzmittel, Fluoride, Geschmacksstoffe etc. Vielleicht ist die zweckmäßigste Zubereitung das Markenpräparat **Glandosan**, ein Aerosol-Spray, das nach Bedarf benutzt werden kann – gewöhnlich 4–6 × tgl.

Oberflächenanästhetika: 2 Hauptanwendungsgruppen:

1 Zur Vorbereitung der Injektionsstelle vor Injektion, z. B. eines Lokalanästhetikums. **Lidocain 5%ig Salbe oder Spray** ist das gebräuchlichste.

2 Zur Erleichterung von Schmerzen bei kleineren oralen Läsionen, z. B. bei Herpes oder Aphthen. **Benzocain-Tabletten**, 10 mg, im Mund gelöst, können hilfreich sein, obwohl **Mundwasser mit Lidocain** wahrscheinlich geeigneter ist. Dieses enthält 20 mg/ml Lidocain in einer viskösen Basis. Dosierung: Mit 5 ml den Mund spülen und schlucken.

Fluoride

Fluoridergänzung ist auf S. 32 diskutiert. Es ist wichtig, bei der Anwendung von Mundspüllösungen und insbesondere bei Gelen, daß die Flüssigkeit nicht geschluckt wird, da ein Intoxikationsrisiko besteht (S. 30).

Alarmzeichen

Bei Verordnung jeglicher Medikamente, insbesondere für Patienten, die bereits durch Begleiterkrankungen oder Medikamententherapie eingeschränkt sind, ist es wichtig, mögliche Interaktionen auszuschließen.

Gebräuchliche Medikamente mit relativer Kontraindikation bei Lebererkrankungen:

Aspirin
Alle Benzodiazepine
Alle Opiate
Alle Sedativa
Alle Antihistaminika
Alle nichtsteroidalen Antiphlogistika
Erythromycin
Metronidazol (Dosis reduzieren)
Paracetamol
Tetrazykline

Gebräuchliche Medikamente mit relativer Kontraindikation bei eingeschränkter Nierenfunktion:

Aciclovir (Dosis reduzieren)
Alle Penicilline (Dosis reduziren)
Alle Opiate
Amphotericin
Cephalosporine (Dosis reduzieren)
Co-Trimoxazol
Benzodiazepine (Dosis reduzieren)
Nichtsteroidale Antiphlogistika
Tetrazykline

Gebräuchliche Medikamente mit relativer Kontraindikation in der Schwangerschaft

Aspirin
Benzodiazepine
Carbamazepin
Alle Opiate
Co-Trimoxazol
Nichtsteroidale Antiphlogistika
Metronidazol
Tetrazykline

Gebräuchliche Medikamente mit relativer Kontraindikation in der Stillzeit

Antihistaminika
Aspirin
Benzodiazepine
Carbamazepin
Co-Trimoxazol
Metronidazol
Tetrazykline

Die Liste ist nicht umfassend und einige der angegebenen Medikamente können in angemessen modifizierter Dosis oder unter bestimmten Umständen angewandt werden. Das Ziel dieser Aufstellungen ist es, erhöhte Aufmerksamkeit zu wecken und zum Nachdenken sowie Nachschlagen in der Fachliteratur anzuregen.

Unerwünschte Reaktionen

Fast jedes Medikament kann diese hervorrufen, und oftmals werden sie übersehen. Die Gabe mehrerer Medikamente gleichzeitig sollte möglichst vermieden werden. Keine Verordnung ohne die umfassende Kenntnis der Krankengeschichte und Medikation des Patienten. Der Patient sollte immer über die Einnahme von Medikamenten, einschließlich „selbstverordneter“ Präparate befragt werden.

13 Analgesie, Anästhesie und Sedierung

Relevante Seiten in anderen Kapiteln: Lokalanästhesie bei Kindern, S. 80; Notfälle in der zahnärztlichen Praxis, S. 524.

Hauptquellen

Walton: Textbook of Dental Pharmakology and Therapeutics. Oxford University Press 1989.
Department of Health Working Party on General Anaesthesia and Sedation in Dentistry 1990.
Haglund: Local Anaesthesia in Dentistry. Astra 1984.

Definition

Allgemeinanästhesie ist ein Zustand unerweckbarer Bewußtlosigkeit, zu dem Schmerzfreiheit und Muskelentspannung gehören, damit eine „ausgewogene Empfindungslosigkeit" entsteht. Analgesie bedeutet Abwesenheit von Schmerz.

13 Analgesie, Anästhesie und Sedierung

Indikationen, Kontraindikationen und Grundlagen

Bei der Anwendung von Lokalanästhesie (LA), Allgemeinanästhesie (AA) und Sedierungstechniken sind Indikationen und Kontraindikationen oft relativer Art und sollten im folgenden als Richtschnur und nicht als strenge Vorschrift angesehen werden.

LA ist die Technik der Wahl bei einfachen Behandlungen, oder wenn eine Allgemeinnarkose kontraindiziert ist. Kontraindikationen der LA:

- unkooperative Patienten (jeglicher Art);
- akute Entzündungen an der Einstichstelle;
- schwere hämorrhagische Diathesen;
- bei größeren chirurgischen Eingriffen;
- allergische Reaktion gegen das Lokalanästhetikum bedeutet eine Kontraindikation, wenn jedoch eine Allergie gegen Konservierungsstoffe in der Lösung ausgeschlossen ist, sind Allergien gegen Lokalanästhetika sehr selten.

Sedierung

Dies ist eine Erweiterung der Lokalanästhesie mit Hilfe von Medikamenten und Patientenführung. Sie ist bei ängstlichen oder unkooperativen Patienten angebracht, und eine gute Ergänzung bei Wurzelspitzenresektionen oder Extraktionen der 3. Molaren. Kontraindikationen:

- Herzkreislauf-, Nieren-, Leber- oder psychiatrische Erkrankungen;
- Patient ohne Begleitung, unkooperativer Patient (S. 611);
- eine nachgewiesene paradoxe Reaktion auf die Sedativa;
- in der Schwangerschaft sollten Benzodiazepine vermieden werden.

Allgemeinanästhesie (AA) ist indiziert, wenn eine Lokalanästhesie allein oder mit einer zusätzlichen Sedierung ineffektiv oder unangebracht ist (s. o.). Kontraindikationen:

- Alle, die für die Sedierung gelten;
- Nahrung oder Flüssigkeit im Magen (die meisten Anästhesisten fordern, daß mindestens 6 h nach der letzten Nahrungsaufnahme vergangen sein müssen).

Probleme, die eine Allgemeinnarkose in einer zahnärztlichen Praxis ausschließen, und auch im Krankenhaus besondere Aufmerksamkeit erfordern, sind:

- Kardiovaskuläre oder pulmonale Erkrankungen (besonders wenn nach einem Myokardinfarkt weniger als 6 Monate vergangen sind).
- Unbehandelte Anämie, Sichelzellanämie (Heterozygoter oder Merkmalsträger).
- Schwere Leber- oder Nierenfunktionsstörung.
- Nicht behandelte Thyreotoxikose oder Hypothyreose.
- Schlecht eingestellter Diabetes, adrenokortikale Suppression.
- Porphyrie.
- Schwangerschaft.

- Neurologische Erkrankungen, z. B. Myopathien oder Multiple Sklerose.
- Krankhafte Veränderungen der Halswirbelsäule, z. B. rheumatoide Arthritis oder zervikale Spondylose.
- Bestimmte Medikamente, z. B. Steroide, Antihypertensiva, Monoaminooxidasehemmer, Antikoagulantien.
- Betäubungsmittel, Antiepileptika (Methohexitone vermeiden), Lithium und Alkohol. Maligne Hyperthermie, Skolinapnoe und andere unerwünschte Reaktionen auf Anästhetika.
- Gründe für Obstruktionen der oberen Atemwege, wie Gefäßödeme, submandibuläre Entzündung, Ludwig-Angina und Blutungsdiathesen, die den Halsbereich betreffen. (Dies sind Indikationen, um die oberen Luftwege zu sichern.)

Vorausgegangene Narkosen und dabei aufgetretene Probleme müssen erfragt werden. Die verwendeten Medikamente sollen notiert werden, da die wiederholte Anwendung von Halothan eine Hepatitis induzieren kann. Während alle diese Umstände Probleme mit der Anästhesie schaffen können, muß eine Narkose unter Krankenhausbedingungen nicht auf jeden Fall ausgeschlossen werden. Sie weisen jedoch auf die Notwendigkeit einer sorgfältigen Einschätzung und frühzeitigen Konsultation eines Anästhesisten hin.

Lokalanästhesie – Instrumentarium

Da jedes wegwerfbare Nadel- und Spritzensystem für die Lokalanästhesie benutzt werden kann, hat die beachtliche Anzahl der in der zahnärztlichen Praxis verabreichten Lokalanästhesien (über 50 000/Zahnarzt/Lebensarbeitszeit) zu einigen sehr nützlichen Modifikationen geführt.

Karpulen mit Lokalanästhetikum: Zwei Größen, 1,8 und 2,2 ml sind vorsterilisiert im Handel. Die gebräuchlichste Lösung ist Lidocain 2% mit Adrenalin 1:80 000.

Karpulenspritzen: Verwendet mit obengenannten Karpulen, sterilisierbar und mit ultrafeinen Einmalnadeln. Hauptvorteil ist die Möglichkeit, während der Lokalanästhesie eine kontrollierte Aspiration vorzunehmen, obgleich die Zuverlässigkeit, mit der dies erreicht wird, bezweifelt worden ist.

Lidocain/Adrenalin: Die allgemein gebräuchliche Lösung macht eine wirksame Pulpaanalgesie für 1,5 h und ändert die Sensibilität der Mukosa für 3 h. Extrem sicher, Maximaldosis (Erwachsene) 500 mg (10 × 2,2 ml Karpulen).

Prilocain/Oktapressin: Ähnlich in der Wirkung, aber von geringerer Dauer und Effektivität, verglichen mit Lidocain/Adrenalin. Kann schwere Methämoglobinämien verursachen. Maximaldosis (Erwachsene) 600 mg (8 × 2,2 ml Karpulen). Tatsächlich gibt es selten einen zwingenden Grund Prilocain dem Lidocain vorzuziehen.

Mepivacain: Kurz wirkendes Lokalanästhetikum, das für zahnerhaltende Maßnahmen propagiert wird. Hat sich aber nicht wirklich durchgesetzt. Sichere Maximaldosis 400 mg.

Bupivacain: Lang wirkendes Lokalanästhetikum (8 h ohne, 10 h mit Adrenalinzusatz), nützlich als postoperatives Analgetikum. Sichere Maximaldosis 2 mg/kg. Nur in Ampullen erhältlich.

Oberflächenanästhetika: Lidocain ist das einzige nützliche Oberflächenanästhetikum unter den oben genannten. Es ist als Spray oder Gel erhältlich, und sollte einige Minuten vor Beginn der Injektion auf die Schleimhaut aufgetragen werden. Bei häufiger Anwendung kommen gehäuft Kontaktekzeme vor, daher nicht mit bloßem Finger auftragen. Benzocain als Lutschtablette wird als Schleimhautanalgetikum bei oralen Ulzerationen verwendet (S. 592). Tetracain ist ein Oberflächenanästhetikum für die Schleimhäute. Kokain 4%ige Lösung wird als nasales Schleimhautanalgetikum und als Vasokonstriktor verwendet. Emla Creme, eine eutektische Mischung aus Lidocain und Prilocain ist ein höchst wertvolles Oberflächenanästhetikum, das früher für die Venenpunktion bei Kindern benutzt wurde.

Handhabung: Eine Karpulenspritze und Nadel für jeden Patienten. Karpule verwerfen, wenn Präzipitationen oder Luftblasen in der Lösung zu sehen sind. Kühl und dunkel aufbewahren und vor Ablauf des Verfalldatums verwenden. Karpule vorher anwärmen, um Mißempfindungen zu vermeiden, und erst unmittelbar vor Gebrauch in die Karpulenspritze stecken, bevor die Kanüle aufgeschraubt wird. Vor dem Injizieren aspirieren. Das zunehmende Risiko von Stichverletzungen an der Kanüle hat zu einer Unmenge von Erfindungen geführt, die Spritze wieder in die Hülle zu befördern. Einfacher ist es, die Hülse mit einer Arterienklemme zu halten.

Lokalanästhesie – Techniken

Die Leitungsanästhesie im Bereich des Unterkiefers und lokale Infiltrationsanästhesien sind die Hauptpfeiler der Lokalanästhesietechniken, es stehen jedoch zahlreiche andere als Alternativen zum Vervollständigen oder Ausweichen zur Verfügung.

Die Leitungsanästhesie im Unterkiefer ist die Technik der Wahl für die Behandlung von UK-Molaren und ist bei Prämolaren, Eckzähnen und Schneidezähnen ebenso wirksam (bei letzteren muß sie durch eine Infiltrationsanästhesie vervollständigt werden). Ziel ist, ein Anästhetikumdepot um den N. alveolaris inferior bei seinem Eintritt in das Foramen mandibulae unterhalb der Lingula zu legen. Der Patient muß seinen Mund weit geöffnet haben. Man palpiert die Markierung der Knochenleiste der Linea obliqua externa und interna und beachtet den Verlauf der Plica pterygomandibularis. Während der palpierende Daumen in der Fossa retromolaris liegt, sollte die Kanüle in Höhe der Daumenspitzenmitte etwas oberhalb der Okklusalebene lateral der Plica pterygomandibularis eingestochen werden. Die Kanüle wird etwa 0,5 cm vorgeschoben, und wenn eine Blockierung des N. lingualis erforderlich ist, 0,5 ml des Anästhetikums an dieser Stelle abgegeben. Dann wird die Spritze über dem Zungenrücken um etwa 40° geschwenkt und vorgeschoben, bis Knochenkontakt an der Lingula mandibulae besteht. Wenn der Knochenkontakt hergestellt ist, wird die Kanüle ganz wenig zurückgezogen und der Rest des Anästhetikums entleert. Die Kanüle sollte niemals bis zum Nadelansatz eingeführt werden. Es ist zu beachten, daß die Lage des Foramen mandibulare abhängig vom Alter variiert. (Kinder s. S. 80). Bei Zahnlosen liegt das Foramen und damit auch die Einstichstelle der Kanüle relativ höher als bei Bezahnten.

Leitungsanästhesie des N. buccalis: Der lange N. buccalis wird durch Injektion von 0,5–1,0 ml Lokalanästhetikum posterior und bukkal des letzten Molaren anästhesiert.

Leitungsanästhesie des N. mentalis: Der N. mentalis verläßt das For. mentale apikal und zwischen dem 1. und 2. Prämolaren im Unterkiefer. In diese Region injiziertes Lokalanästhetikum wird in das Foramen mentale diffundieren und eine umschriebene Analgesie der Prämolaren und des Eckzahnes und zu einem geringeren Grad auch der Schneidezähne dieser Seite bewirken. Es sorgt auch für eine wirksame Analgesie der Weichgewebe. Die Lippe wird angespannt und die Kanüle parallel zur Zahnachse des Prämolaren auf den Knochen zu eingestochen und ein Anästhesiedepot abgegeben. Man darf nicht versuchen in das Foramen mentale zu injizieren, weil das den Nerv traumatisieren könnte. Das Lokalanästhetikum kann zusätzlich hineinmassiert werden.

Leitungsanästhesie des N. lingualis: Der N. lingualis kann in seiner anterioren Ausdehnung durch eine submuköse Injektion von 0,5 ml Lokalanästhetikum lingual der Prämolaren blockiert werden.

Tuberanästhesie: Eine selten indizierte Technik. Die Kanüle wird distal des 2. Oberkiefermolaren eingestochen und nach innen hinten oben nahe am Knochen entlang etwa 2 cm eingeführt. Hier wird ein Anästhesiedepot über dem Tuber abgegeben. Da wegen der Nähe des Plexus pterygoideus eine erhöhte Gefahr der intravasalen Injektion besteht, muß sorgfältig aspiriert werden.

Leitungsanästhesie des N. nasopalatinus: Eine tiefe Anästhesie kann erreicht werden, indem man neben der Papilla incisiva einsticht und einige Tropfen Anästhetikum injiziert. Das ist äußerst schmerzhaft (Hinweise zur Schmerzvermeidung bei palatinaler Injektion s. unten).

Leitungsanästhesie des N. infraorbitalis: Selten indiziert. Man palpiert den Infraorbitalrand, da das Foramen infraorbitale etwa 1 cm unterhalb der tiefsten Stelle des Infraorbitalrandes liegt. Man legt den Zeigefinger auf diesen Punkt, während man mit dem Daumen die Lippe anhebt. Dann sticht man in die obere Umschlagfalte ein, schiebt die Kanüle in Richtung Zeigefinger und gibt ein Anästhesiedepot rund um den N. infraorbitalis ab.

Infiltrationsanästhesie: Das Ziel ist, ein Anästhesiedepot supraperiostal so nah wie möglich an den Apex des zu anästhesierenden Zahnes zu bringen. Das Lokalanästhetikum diffundiert durch Periost und Knochen, um den Nerv bei seinem Eintritt in den Apex zu erreichen. Man strafft die Schleimhaut, indem man an Lippe oder Wange zieht, und sticht die Kanüle in Richtung der Längsachse des Zahnes auf den Knochen zielend ein. Nahe am Apex des Zahnes wird ganz wenig zurückgezogen und langsam Anästhetikum abgegeben. Für palatinale Injektionen wird zuerst die bukkale Analgesie vorgenommen und die Interdentalpapille infiltriert. Anschließend kann man in die palatinale Schleimhaut einstechen und ein kleines Depot unter Druck entleeren.

Intraligamentäre Anästhesie: Einzelne Zähne können durch eine kleine Menge Lokalanästhetikum schmerzfrei gemacht werden, das entlang der parodontalen Fasern mit einem speziell entwickelten Spritzensystem freigesetzt wird (Hochdruckspritze mit ultrafeinen Kanülen). Dies hat den Vorteil eines raschen Wirkungseintritts und Schmerzfreiheit an einzelnen Zähnen und ist nicht nur ein nützlicher Zusatz zur konventionellen Lokalanästhesie, sondern kann sie sogar für kleinere Behandlungen ersetzen. Mißerfolge schließen Mißempfindungen nach der Injektion bis zur temporären Extrusion und dem offenbar vermehrt auftretenden Erscheinungsbild der „trockenen Alveole“ ein.

Elektrische dentale Anästhesie (EDA): Eine agressiv auf den Markt gebrachte Technik, die auf den Prinzipien der transkutanen elektrischen Nervenstimulation basiert. Man benutzt bukkal und lingual Elektroden, die einen sehr geringen elektrischen Strom leiten, der mit den lokalen Nervenleitungen und so mit der Schmerzwahrnehmung interferiert. Mag bei zahnerhaltenden und anderen Maßnahmen von Wert sein, die keine so tiefgehende Analgesie oder keinen vasokonstriktorischen Effekt des Lokalanästhetikums verlangen.

- Beim Erlernen von Lokalanästhesietechniken gibt es keine Alternative zum Sehen und Üben.

Lokalanästhesie – Probleme und Hinweise

Versagen der Anästhesie

Es gibt enorme Unterschiede bei der individuellen Ansprechbarkeit auf eine Standarddosis eines Lokalanästhetikums, was die Geschwindigkeit des Wirkungseintritts, die Dauer und die Wirkungstiefe betrifft. Eine Weichgewebsanästhesie ist schneller erreicht und braucht einen geringeren Penetrationsgrad der Lösung in die Nervenbündel als für eine Pulpaanalgesie nötig wäre. Eine taube Lippe bedeutet nicht gleichzeitig Schmerzfreiheit der Pulpa. Gründe für das Mißlingen sind:

- Falsche Technik und eine inadäquate Menge des Lokalanästhetikums.
- Injektion in einen Muskel (wird zu einem Trismus führen, der sich wieder legt).
- Injektion in ein entzündetes Gewebe (sollte in jedem Fall vermieden werden, um eine Ausbreitung der Infektion zu vermeiden).
- Intravaskuläre Injektion hat keine analgesierende Wirkung. Geringe Mengen intravaskulär injiziert verursachen wenig Probleme. Zur Toxizität siehe S. 532.
- Dichter kompakter Knochen kann eine exakt gegebene Infiltrationsanästhesie wirkungslos machen. Dem ist durch eine intraligamentäre oder Leitungsanästhesie Rechnung zu tragen.
- Anastomosen aberrierender oder normal verlaufender Nerven, die keinen Anschluß an blockierte Nervenbündel haben, sind selten der Grund für ein Versagen der Lokalanästhesie.

Schmerzen bei der Injektion

Sie sind bis zu einem gewissen Grade unvermeidlich. Sie können aber durch Entspannung des Patienten, vorherige Oberflächenanästhesie, Anspannen der Mukosa vor dem Einstechen und langsame geschickte und genaue Injektion einer mäßig warmen Lösung in vernünftigen Mengen reduziert werden. Gründe für Schmerzen sind:

- Berührung des Nerven bei der Leitungsanästhesie verursacht das Gefühl eines elektrischen Schlages, gefolgt von einer rasch eintretenden Analgesie (Es ist extrem selten, daß dabei bleibende Schäden auftreten).
- Injektion kontaminierter Lösungen (speziell mit Kupferionen aus vorbereiteten Karpulenspritzen). Das ist zu vermeiden, indem man die Karpule erst kurz vor Gebrauch in die Spritze steckt.
- Subperiostale Injektionen sind schmerzhaft und unnötig, deshalb vermeiden.

Andere Probleme mit der Handhabung

Verletzung einer Arterie kann zu einer Ischämie im Bereich der versorgten Region führen, macht aber selten ernsthafte Probleme.

Verletzung einer Vene führt zu einem Hämatom, das aber rasch resorbiert wird.

Fazialisparese kann durch inkorrekte distale Plazierung der Kanülenspitze verursacht werden, wobei die Lokalanästhesielösung in die Glandula parotis eindringt. Die Parese dauert so lange an, wie die Lokalanästhesie wirkt.

Probleme nach der Injektion

Lippen- und Wangentrauma: Man informiert den Patienten, nicht zu rauchen, keine heißen Getränke zu sich zu nehmen und nicht auf Lippe oder Wange zu beißen. Man versichert ihm, daß das taube Gefühl in wenigen Stunden vorbei sein wird, und daß das Gesicht nicht geschwollen sei (bei Kindern und Erwachsenen gleichermaßen). Wenn der Rat unbeachtet bleibt und der Patient mit einem Trauma der Mukosa wiederkommt, rezeptiert man Antiseptika, gegebenenfalls Antibiotika und schmerzstillende Mittel.

Infektionen der Einstichstelle der Kanüle: Selten.

Allgemeine Überlegungen

Dicke Nervenbündel erfordern mehr Zeit für die Diffusion der Lösung und mehr Volumen. In den Nervenbündeln werden autonome Funktionen zuerst blockiert, dann Gefühl und Temperaturempfinden, gefolgt von Schmerz, Berührung, Druck und motorischen Funktionen. Die Konzentration des Anästhetikums steigt um den Nerv herum schnell an und bewirkt zuerst eine Analgesie der Weichgewebe. Diese ist erreicht, bevor die Pulpaanalgesie eintritt, was einige Minuten in Anspruch nimmt. Die Weichgewebsanalgesie verfliegt auch zuerst (Gewöhnlich nach 1 h mit einer Standardmenge von Lidocain/Adrenalin). Es ist nicht notwendig, die Mukosa vor der Injektion zu desinfizieren, jedoch sind sterile Einmalkanülen in Anbetracht der Risiken einer Infektionsübertragung zwingend vorgeschrieben. Lokalanästhesie bei Kindern siehe S. 80, Ohnmacht siehe S. 526.

Sedierung – Relative Analgesie

Relative Analgesie ist eine sehr gebräuchliche und sichere Form der Sedierung in der Zahnheilkunde. Sie hat zwei Aspekte: Die Verabreichung einer Mischung von N_20 und O_2 sowie eine quasihypnotische Wirkung durch den Behandler. In der Zahnheilkunde sind zwei verschiedene Techniken einer Lachgassedierung beschrieben worden: 1) Die Inhalationssedierung mit einer fixen N_2O-Konzentration und 2) die relative Analgesie, bei der dem Patienten N_2O titriert verabreicht wird. Nach Meinung des Autors ist dies die sinnvollste Methode.

N_2O, Lachgas

Hat sedierende und analgetische Eigenschaften, wobei erstere die entscheidende ist. Der analgetische Effekt verlangt unnötig hohe Dosen von N_2O. Dabei handelt es sich um ein inertes Gas, das nicht in den Stoffwechsel des Körpers eintritt und nur eine geringe Löslichkeit aufweist. Das erlaubt eine rasche Verteilung und ein Erreichen der Spitzensättigung in 5 min und eine ähnlich schnelle Elimination. (90% Elimination in 10 min)

Indikationen: Besonders wertvoll bei ängstlichen Patienten, bei denen relativ atraumatische Behandlungen durchgeführt werden, und bei Kindern, bei denen eine Therapie mit Benzodiazepinen weniger angezeigt ist.

Kontraindikationen: Es gibt wenige, aber eine Obstruktion der oberen Luftwege, z. B. eine Erkältung, machen das Vorgehen schwierig, und bei einem vorbestehenden Vitamin-B_{12}-Mangel verbietet sich die Anwendung. Andere Kontraindikationen, z. B. eine komplexe Anamnese, sind relativer Art und können die Anwendung in der Praxis, nicht jedoch im Krankenhaus begrenzen.

N_2O-Luftverunreinigung ist das Hauptproblem bei der relativen Analgesie. Es ist wichtig, eine gute Absauganlage am Platz installiert zu haben, weil N_2O zu einem Vitamin-B_{12}-Defizit und demyelinisierenden Syndromen führen kann. Ein ernstzunehmendes Risiko besteht für schwangere Mitarbeiterinnen, die unter engen räumlichen Bedingungen mit diesem Gas arbeiten.

Ziel

Das Ziel ist ein angenehm entspannter wacher Patient, der fähig ist, bei Bedarf den Mund zu öffnen, bei Bewußtsein ist und einen intakten Laryngealreflex hat. Während der Behandlung werden die Patienten eine allgemeine Entspannung spüren, oft ein Kribbeln in den Fingern oder Zehen haben und sich leicht berauscht fühlen. Oft wird ein Verlust oder eine Verzerrung der Zeitwahrnehmung beschrieben. Da es gelegentlich vorkommt, daß Patienten Wachträume mit sexuellen Phantasien haben, sollte immer eine zweite Person bei der Behandlung anwesend sein.

Technik

Ein Gerät für relative Analgesie wird nicht weniger als 30% Sauerstoff freisetzen. Begonnen wird mit 100% Sauerstoff mittels einer Beatmungsmaske und einem Gasdurchflußmesser, um das Volumen pro Zeiteinheit einzustellen (Durchflußraten von 6–8 l/min für Erwachsene, 4 l/min für Kinder). Dann gibt man 10% N_2O für die Dauer von 1 min, erhöht auf 20% für 1 min (wenn nötig), erhöht auf 30% (wenn nötig) für eine weitere Minute und so weiter. Die meisten Patienten werden mit 20% oder 30% N_2O eine adäquate Sedierung erreichen, manche schon mit weniger, wenige erst mit bedeutend mehr. Man darf nicht vergessen, daß mehr als bei anderen Sedierungstechniken die relative Analgesie von der ermutigenden Entdramatisierung des Operateurs abhängt, was viele als Hypnosedierung betrachten. Man gibt die übliche Lokalanästhesie und führt die Behandlung durch. Zum Beenden dreht man auf 100% Sauerstoff und oxygeniert den Patienten für 2 min. Dann wird die Atemmaske entfernt, und man läßt den Patienten für 10 min in einem Aufwachraum sitzen. Während dieser Zeit werden 90% des N_2O abgeatmet sein und der Patient kann sicher den Behandlungsraum verlassen.

Sedierung – Benzodiazepine

Allgemeine Überlegungen, Probleme und Hinweise

Benzodiazepine sind sedierende und hypnotisierende Mittel, die bei der Sedierung von Patienten nützlich sind. Es gibt normalerweise zwei Anwendungsmöglichkeiten: oral und intravenös. Ältere Patienten neigen dazu, sehr empfindlich auf Benzodiazepine zu reagieren, und es empfiehlt sich bei über 60jährigen Patienten die Anfangsdosis zu halbieren. Interessanterweise zeigen Kinder nicht nur eine Resistenz gegen diese Medikamente, sondern manchmal eine paradoxe Stimulation, und deshalb kann eine Benzodiazepinsedierung nicht für unter 16jährige empfohlen werden. Die postoperative Müdigkeit ist vielleicht das größte Problem bei diesen Medikamenten, weil Patienten z. B. nach Diazepamgabe bis zu 24 h beeinflußt werden (bei Midazolam weniger). Außerdem gibt es den resedierenden Effekt, der durch enterohepatische Verstoffwechselung erzeugt wird.

Intravenöse Sedierung ist die effizienteste und effektivste Methode, eine Lokalanästhesie in der zahnärztlichen Behandlung zu erweitern. Sie verlangt jedoch profunde Kenntnisse und Fähigkeiten in Venenpunktion und der Anwendung dieser Medikamente. Deshalb sind ein unerfahrener Behandler und ein Patient mit Spritzenphobie relative Kontraindikationen. Weitere Kontraindikationen schließen ein: Wenn keine Begleitperson zur Verfügung steht, oder die Notwendigkeit, eine verantwortungsvolle Tätigkeit innerhalb der nächsten 24 h auszuüben, besteht (z. B. die Fürsorge für eigene kleine Kinder, Autofahren etc.), Patienten mit Beeinträchtigung der Leber- oder Nierenfunktion, Glaukom, Psychosen, Schwangerschaft oder eine nachgewiesene Allergie gegen Benzodiazepine.

Gewisse Medikamente zeigen eine Interaktion einschließlich Cimetidin, Disulfiram, Antiparkinsonmittel, andere Sedativa, narkotisierende Analgetika, Antiepileptika, Antihistaminika und Antihypertensiva. Patienten, die eines dieser Medikamente nehmen, werden besser (und dort mit Vorsicht) im Krankenhaus behandelt. Alkohol- oder medikamentenabhängige Patienten erfordern eine andere Dosierung, meist deutlich mehr. Die Patienten, die einer Sedierung unterzogen werden sollen, müssen nach vorheriger Aufklärung ihre Einwilligung erteilen (möglichst schriftlich). Man sollte immer schriftliche postoperative Instruktionen bereithalten, denn die Patienten werden sich an mündliche nicht mehr erinnern. Es ist legal und zeugt von perfekter Berufsausübung, zu behandeln und gleichzeitig die Sedierung vorzunehmen, allerdings muß immer eine zweite geeignete Person anwesend sein, die in kardiopulmonaler Wiederbelebung trainiert ist. Der Patient sollte während der Sedierung zu keiner Zeit das Bewußtsein verlieren. Man sollte diese einfache und sichere Technik nicht verkomplizieren durch Gabe von Opiaten oder Antimuskarinika z. B. Butylscopolamin, das keine zusätzlichen Vorteile bringt, aber Risiken birgt. Es besteht keine Notwendigkeit, Patienten vor i.v.-Sedierung nüchtern zu lassen. In manchen Ländern ist eine rektale Sedierung mittels einer abgepackten Lösung Diazepam p.r. in einer Dosierung von 2–10 mg üblich.

Flumazenil ist ein spezieller Benzodiazepinantagonist. Man gibt 200 mg i.v über 15 s, gefolgt von 100 mg innerhalb von 60-s-Intervallen bis eine Umkehrung erfolgt. Dieses Medikament hat eine kürzere Halbwertzeit als seine Antagonisten, deshalb sind mehrere Dosen erforderlich. Patienten, die damit behandelt werden, sollten nie unüberwacht bleiben. Dies ist ein wichtiges Notfallmedikament für Sedierungsbehandlungen.

Benzodiazepine – Anwendungstechniken

Orale Sedierung

Wird bei ängstlichen Patienten angewendet. Es gibt Probleme mit der Absorptionszeit und dem Risiko, daß die Sedierung zu früh oder zu spät wirkt. Auch hier besteht wiederum das Risiko, daß Patienten unter dem Einfluß dieser Medikamente sexuelle Phantasien haben. Zwei Mittel werden verwendet:

Temazepam 30 mg, 1 h vor Behandlungsbeginn verabreicht, führt zu einem Grad von Sedierung, der mit i.v.-Sedierung vergleichbar ist.

Diazepam: In geteilter Form verabreicht, 5 mg am Abend zuvor, 5 mg am Morgen der Behandlung und 5 mg 1 h vor Behandlungsbeginn; oder 10–15 mg 1 h vor Behandlungsbeginn. Beides, Medikament und Technik, sind sehr verschieden in Verlauf und Qualität der erreichten Sedierung.

I.v.-Techniken

Eine weitaus größere Kontrolle über Dauer und Tiefe kann reproduzierbar mit diesem Vorgehen erreicht werden. Es ergibt eine ausgezeichnete Sedierung für etwa 30 min und eine Amnesie für die gesamte Dauer der Behandlung. Der Hauptnachteil dieses Vorgehens liegt in der potentiellen Atemdepression und der Müdigkeit nach der Behandlung (Ein Antagonist ist im Handel, aber für die routinemäßige Aufhebung der konventionellen Sedierung nicht tragbar; s. S. 608). Übung bei der Venenpunktion ist Voraussetzung zur Anwendung dieser Technik. Diazepam ist vollständig ersetzt worden durch Diazepam in Fettemulsion (Diazemul), weil Diazepam nicht wasserlöslich und sehr gewebsirritierend ist.

Midazolam: Ein wasserlösliches Benzodiazepin von der doppelt so starken Wirkung wie Diazepam. Es hat eine wesentlich kürzere Halbwertzeit ohne besondere Metaboliten, die Wiederherstellung des Patienten erfolgt rascher und sanfter und die Amnesie ist stärker als bei Diazepam. Es wird in 2-ml- und 5-ml-Ampullen geliefert, die beide 10 mg Midazolam enthalten (5-ml-Ampullen werden bevorzugt, weil die Teilstriche leichter zu kontrollieren sind, verabreicht als 1 mg/Teilstrich). Mittel der Wahl.

Diazepam in Fettemulsion: Diazepam wird zu Desmethyldiazepam metabolisiert, welches eine lange Halbwertzeit hat. Es wird in einer 2-ml-Ampulle angeboten, die 10 mg Diazepam enthält. Es wird langsam i.v. verabreicht (üblicherweise in 2,5 mg Schritten mittels einer Butterflykanüle), solange bis Zeichen einer Sedierung beobachtet werden. Vorgeschlagene Maximaldosis sind 20 mg.

I.v.-Technik

Man läßt den Patienten entspannt im Behandlungsstuhl sitzen. Dann legt man einen Stauschlauch um den Arm und läßt den Arm seitlich herunterhängen. Brauchbare Venen werden schnell auf dem Handrücken hervortreten. Während das geschieht, legt man die Ausrüstung zurecht: Klebestreifen, Alkoholtupfer zum Desinfizieren, Butterfly-Kanüle und das Medikament in der Spritze. Dann schaut man, ob man eine brauchbare Vene findet, (wenn nicht, Staubinde lockern und an anderer Stelle suchen). Wenn ja, sichert man die Hand mit der eigenen nicht dominanten Hand, Palmarfläche auf Palmarfläche und spannt mit dem Daumen die Haut über der ausgewählten Vene an. Man läßt durch Schlagen und Klopfen auf den Handrücken die Vene deutlicher hervortreten. Dann desinfiziert man die Hautoberfläche mit dem Alkoholtupfer, läßt die Hilfsperson die Kanülenhülse entfernen und bereitet den Patienten auf einen kleinen Stich vor. Man führt die Butterfly-Kanüle in einem flachen Winkel durch die Haut, anschließend wird der Winkel weiter verkleinert und die Kanüle an der Vene entlanggeführt, bis die Gefäßwand durchstochen ist, was sich durch Rotfärbung im Verlängerungstubus zeigt. Dann wird die Länge der Kanüle so vorsichtig in die Vene eingeführt, daß die Veneninnenwand nicht verletzt wird, und mit Pflaster fixiert. Es wird Blut aspiriert, um sämtliche Luft aus dem Katheter zu eliminieren, und die Stauung am Arm wird aufgehoben. Dann legt man den Patienten in Rückenlage, und gibt eine kleine Menge (2–3 mg Diazepam, 1–2 mg Midazolam). Man wartet eine Minute und gibt weitere Teilstriche bis eine adäquate Sedierungstiefe erreicht ist. Die Butterfly-Kanüle bleibt als venöser Zugang liegen. Verlust des Laryngealreflexes bedeutet Überdosierung. Man muß sofort unterbrechen, um den freien Zugang der Atemwege zu überprüfen und nur fortfahren, wenn keine Atemdepression zu sehen ist und die Atemfunktion überwacht werden kann.

Monitoring: Eine Hilfsperson muß anwesend sein. Puls und Blutdruck sollten über Monitor überwacht werden. Pulsoxymetrie ist ein teueres aber nützliches Mittel, um die Sauerstoffsättigung zu kontrollieren, und wird vielleicht bald zur Routineausrüstung gehören.

Postsedierung: Erholungszeit 30–60 min in ruhiger Atmosphäre. Der Patient muß nach Hause begleitet werden, hat Fahrverbot und darf für 12 h (Midazolam) oder 24 h (Diazepam) keine verantwortungsvolle Tätigkeit ausüben.

Anästhesie – Medikamente und Definitionen

I.v.-Anästhetika

Methohexital (Dosis 1,5 mg/kg) ist ein ultrakurz wirkendes Barbiturat und war als Einleitungsmittel für zahnärztliche Anästhesie in der Praxis mit oder ohne vervollständigende Inhalationsnarkose sehr populär. Es ist relativ wenig schädigend, kann aber schwere Atemdepression, dosisabhängige Kreislaufdepression, und manchmal einen Laryngospasmus verursachen. Es kann epileptische Anfälle auslösen und eine Porphyrie induzieren. Hat keine analgetischen Eigenschaften.

Thiopental Natrium (Dosis 2,5 mg/kg): Ein weiteres ultrakurz wirkendes Barbiturat ohne analgetische Eigenschaften. Es ist bei paravenöser oder intraarterieller Injektion sehr gewebsschädigend, aber es ist billig und ein sehr gängiges Einleitungsmittel bei stationär aufgenommenen Patienten. Es verhindert epileptische Anfälle.

Propofol (Dosis 2,5 mg/kg) hat eine kurze Erholungsphase und ist sehr gut für die Anästhesie bei ambulanten Patienten. Teuer. Weniger gewebsschädigend bei Injektion als die meisten anderen i.v.-Anästhetika. Die Einleitung und Erholung erfolgt sanft. Es entwickelt sich zu einem sehr populären allgemeingebräuchlichen i.v.-Anästhetikum.

Etomidate (Dosis 0,2 mg/kg): Ein i.v.-Einleitungsmittel, das oft bei Patienten mit Beeinträchtigung des Herzkreislaufsystems gebraucht wird. Kann zu unfreiwilligen Bewegungen, Husten und Schluckauf führen. Zu vermeiden bei traumatisierten Patienten.

Ketamin (Dosis 1–2 mg/kg) kann auch i.m. gegeben werden (als einzige unter den anästhesierenden Substanzen). Hat die Tendenz die Atemwege freizuhalten, verursacht nur geringfügige Atemdepression und einen Anstieg von Blutdruck und Pulsfrequenz. Der Gebrauch ist durch sehr häufiges Auftreten massiver alptraumhafter Halluzinationen eingeschränkt, was bei Kindern weniger der Fall zu sein scheint. Die Hauptanwendungsgebiete liegen in der Kriegs- und Katastrophenmedizin, sowie in der Behandlung sehr schwieriger Kinder. Diese Substanz wird auch zur Betäubung wilder Tiere benutzt.

Inhalationsanästhetika

Stickoxidul, Lachgas: Exzellent analgetisch, aber nur schwach anästhetisch, hauptsächlich in Kombination mit anderen Inhalationsnarkotika oder für relative Analgesie.

Halothan: Sehr gebräuchliches und nützliches Narkosemittel. Schwach analgetisch wirkend. Verursacht Blutdruckabfall und Herzrhythmusstörungen, besonders bei Augen- und Weisheitszahnoperationen. Man sollte gleichzeitige Adrenalinanwendung vermeiden. Kann nach wiederholter Anwendung oder selten auch bei Erstanwendung hepatotoxisch wirken.

Enfluran: Schwächer anästhetisch als Halothan, aber weniger hepatotoxisch und auf den Herzrhythmus wirkend. Bei Epileptikern vermeiden.

Isofluran: Nahe Verwandtschaft mit Enfluran, aber stärker wirkend. Verursacht weniger kardiale Probleme als Halothan und wirkt muskelrelaxierend. Teurer als die anderen.

Trichloräthylen wirkt analgetisch und anästhetisch, wird heutzutage aber selten benutzt.

Muskelrelaxantien

Werden verwendet um eine Entspannung der Larynxmuskulatur zur Intubation zu erreichen. Es tritt eine Atemlähmung ein und die Patienten müssen künstlich beatmet werden, bis die Wirkung des Mittels endet oder aufgehoben wird.

Suxamethoniumchlorid: Kurz wirkendes depolarisierendes Muskelrelaxans; schneller Wirkungseintritt, gute Erholung, die Wirkung kann aber nicht aufgehoben werden. Hauptproblem sind Muskelschmerzen besonders der Interkostalmuskulatur und Blutdruckanstieg. Ein besonderes, aber seltenes Problem ist eine Sensibilisierung gegen Suxamethoniumchlorid (S. 506).

Pancuronium, Atacuriumbesilat und Vecuroniumbromid sind nicht depolarisierend wirkende Muskelrelaxantien. Die Wirkung tritt langsamer ein, dauert länger, kann aber mit Neostigmin aufgehoben werden.

Anästhesie – Interaktion mit bestimmten Medikamenten

Manche Medikamente sollten im Zusammenhang mit einer Narkose die Alarmglocken klingeln lassen. Diese schließen ein:

Monoaminooxidasehemmer: Die Einnahme sollte 2 Wochen vor der Narkose gestoppt werden.

Antiepileptika müssen vor, während und nach der Narkose weitergegeben werden. Methohexital sollte vermieden werden.

Antihypertensiva sollten weitergegeben werden, aber der Anästhesist sollte wissen, daß sie eingenommen wurden.

Bronchodilatatoren sollten weitergegeben werden. Man läßt mit der Prämedikation inhalieren, und stellt postoperative Inhaliermöglichkeiten sicher.

Kardiale Mittel sollten sämtlich weitergegeben werden. Sie stellen eine Warnung für den Anästhesisten dar, weil diese Patienten präoperativ oft günstiger eingeschätzt werden.

Zytotoxische Mittel: Patienten mit dieser Medikation benötigen seltener eine allgemeine Narkose, aber wenn dann unter Kontrolle von Blutbild, Harnstoff, Elektrolyten und Leberwerten. Suxamethoniumchlorid sollte vermieden werden.

Antidiabetika siehe S. 562.

Lithium: Spiegelmessungen. Vor größeren Operationen weglassen.

Orale Kontrazeptiva: Man sollte an tiefe Venenthromboseprophylaxe denken, obgleich die Erfahrung zeigt, daß das Risiko gering ist.

Sedativa und Tranquillantien: Bei regelmäßiger Einnahme sollte diese aufrechterhalten werden, aber der Anästhesist davon unterrichtet werden.

Anästhesie – Vorgehen im Krankenhaus

Mit Ausnahme der Versorgung ambulanter Patienten, die in Zahnkliniken behandelt werden, ist die Allgemeinnarkose ähnlich der bei anderen chirurgischen Eingriffen. Die Versorgung und Pflege des Patienten unmittelbar vor, während und nach der Narkose ist die Domäne der Anästhesisten. Die aufgewendete Energie des Krankenhauspflegepersonals ist die gleiche, egal ob für einen zahnärztlichen Eingriff oder eine andere chirurgische Fachrichtung und ist hauptsächlich auf Seite 546 behandelt. Das fundamentale Problem für jede zahnärztliche, orale oder maxillofaziale Narkose ist, daß Operateur und Anästhesist Zugang zu dem selben anatomischen Bereich haben müssen. Dem wird in der Krankenhauspraxis durch endotracheale, d. h. speziell nasoendotracheale Intubation, Muskelrelaxation und Beatmung Rechnung getragen, was alles in einer zahnärztlichen Praxis nicht umsetzbar wäre.

Endotracheale Intubation sichert die Atemwege, indem man einen Tubus entweder über Nase, Mund oder ein Tracheostoma in die Trachea plaziert. Dieser Tubus hat eine aufblasbare Manschette, welche die Aspiration von Debris verhindert, und ist an ein Narkosegerät angeschlossen, das eine Zufuhr von Sauerstoff, Stickoxidul und Inhalationsnarkotika erlaubt. Viele Anästhesisten benutzen Abstopftupfer, um die Manschette zu vervollständigen, **die am Ende des operativen Eingriffs unbedingt entfernt werden müssen.** Intubation ist eine Sache des Fachmannes und muß durch praktische Tätigkeit erlernt werden. Geübte Spezialisten könnten blind nasoendotracheal intubieren, was bei Kieferklemme von enormem Wert ist. In den meisten Fällen wird jedoch unter direkter Sicht auf die Stimmbänder mittels eines Laryngoskops intubiert, wobei der Kopf des Patienten nach hinten überstreckt wird. Das Hauptrisiko bei der Intubation ist, in den Ösophagus zu intubieren **und es nicht rechtzeitig zu erkennen.** Andere Komplikationen schließen ein: Trauma der Zähne, Stimmbandgranulome, kleinere Traumata der Adenoiden, selten auch eine Drucknekrose der Trachealschleimhaut und Laryngealstenosen.

Muskelrelaxation ist essentiell zur Intubation bei vorbereiteten Patienten. Die Mittel werden auf S. 613 dargestellt. Für die meisten Fälle oraler Chirurgie ist Spontanatmung, wenn einmal intubiert und anästhesiert ist, die Norm, und es wird ein kurz wirkendes Muskelrelaxans z. B. Suxamethoniumchlorid verwendet.

Beatmung erfordert ein länger wirkendes Muskelrelaxans (aus der nicht depolarisierend wirkenden Gruppe). Kann von Hand oder mechanisch gemacht werden. Letzteres ist präziser und bequemer für den Anästhesisten. Es setzt ein Gerät mit einstellbarem Volumen/Zeiteinheit voraus, das für intermittierenden positiven Druck sorgt.

Monitoring: Die Bedeutung des Monitoring während der Allgemeinanästhesie nimmt zu. Es könnte sein, daß die Pulsoximetrie obligatorisch wird. (Die transkutane Messung der Sauerstoffsättigung im Blut.) Aufzeichnung und Überwachung von Puls, Blutdruck und Herztätigkeit sind essentiell, und es wird die Forderung laut, routinemäßig während einer Narkose den Gasaustausch mittels Kapnographie zu überwachen.

Anästhesie – Vorgehen in der Praxis

Theoretisch sollte es keine Unterschiede geben, bei der Behandlung ambulanter Patienten zwischen einer Zahnklinik und einer zahnärztlichen Praxis, weder was den chirurgischen Eingriff noch die Art der Narkose anbetrifft. Unglücklicherweise, aber vielleicht unvermeidlich, gibt es Unterschiede (mit einigen bemerkenswerten Ausnahmen), und diese scheinen von den Fähigkeiten und der Übung derer abhängig zu sein, die diese Dienste in einer zahnärztlichen Praxis anbieten. Ohne Zweifel gibt es eine große Nachfrage und in der Tat auch Handlungsbedarf, der gegenwärtig durch Krankenhäuser nicht gedeckt werden kann. Es ist offensichtlich, daß dieser Service von einem kleinen befähigten Team geleistet werden sollte; bestehend aus Anästhesist, Zahnarzt und Schwester oder Zahnarzthelferin, die eine angemessene Weiterbildung erhalten haben und entsprechende Einrichtungen nachweisen. Eine erste Überlegung ist, daß ein solcher Service adäquat fundiert ist. Die kürzlich erstellten Empfehlungen vom britischen Gesundheitsministerium schlagen vor, daß in Zukunft nur ein solches Team die Erlaubnis haben wird, Allgemeinanästhesie in der Praxis durchzuführen.

Zahnärztliche Anästhesie bei ambulanten Patienten – grundsätzliche Empfehlungen

Allgemeine Prinzipien: Allgemeinanästhesie ist zu umgehen und Lokalanästhesie oder Lokalanästhesie und Sedierung sollten bevorzugt werden. Die Behandlungszeiten sollten kurz und die Patienten völlig gesund sein. Eine schriftliche Einwilligung der Patienten sollte vorliegen.

Personelle Ausstattung: Zahnärztliche Narkosen sollten nur von einem geübten Anästhesisten vorgenommen werden und sie sollten Teil einer entsprechenden Weiterbildung sein. Zusätzlich zum Zahnarzt und Anästhesisten sollte Hilfspersonal mit Ausbildung in kardiopulmonaler Wiederbelebung anwesend sein. Dieses Personal trägt der Forderung nach einer 2. geeigneten Person, die bei der zahnärztlichen Sedierung anwesend sein sollte, Rechnung.

Ausstattung: EKG, Pulsoximeter und nichtinvasive Blutdruckaufzeichnung sind nötig. Bei intubierten Patienten wird ein Kapnograph empfohlen. Ein Defibrillator muß vorhanden sein. Die gesamte Ausrüstung muß regelmäßig kontrolliert und gewartet werden. Ein Aufwachraum muß zur Verfügung stehen.

Training: Es muß Vorsorge für Weiterbildungsmaßnahmen für alle Mitglieder des Teams geschaffen werden. Wiederbelebungsmaßnahmen sollten im Team regelmäßig geübt werden.

Zahnärztliche Behandlungsmaßnahmen bei ambulanten Patienten mit Allgemeinanästhesie

Diese bestehen hauptsächlich aus Extraktionen, da eine komplexere Behandlung eine Intubation erforderlich machen würde. Rasche i.v.-Einleitung wird durch den Anästhesisten durchgeführt.

Nach der Einleitung muß eine genügend tiefe Anästhesie erreicht sein, die eine Mundöffnung und eine angemessene Position erlaubt, wobei der Oropharynx durch eine entsprechende Abdeckung geschützt wird. Der Patient atmet nun ausschließlich durch die Nase. Der Zahnarzt führt nun die erforderliche Arbeit schnell und effizient im Beisein des Anästhesisten aus. Genaue Blutungskontrolle bevor der Anästhesist die volle Atemkontrolle wieder übernimmt. Einleitung durch Inhalation wird häufig bei Kindern bevorzugt und dafür eine Full-face-Gesichtsmaske benutzt. Anschließend, wenn die Narkosetiefe erreicht ist, wechselt man auf eine nasale Maske, im übrigen sind die Behandlungsprinzipien die gleichen.

14 Zahnärztliche Materialien

Relevante Seiten in anderen Kapiteln: Gebrauchsmaterialien in der Endodontie, S. 302.

Hauptquellen

Combe, E. C.: Notes on Dental Materials. Churchill Livingstone 1986.
McCabe, J. F.: Applied Dental Materials. Blackwell 1990.
Smith, B. G. N.: The Clinical Handling of Dental Materials. Wright 1986.

Weitere im Text zitierte Literatur:

1 Powell, G. L.: Oper Dent 17, 48 (1987).
2 Staninec, M.: J Prosthet Dent 59, 397 (1988).
3 Eley, B. M.: J Dent 16, 90 (1988).
4 Plant, C. G.: Br Dent J 165, 54 (1988).
5 Wilson, S. J.: Restorative Dentistry 3, 86 (1987).
6 Fletcher, A. M.: J Dent 18, 15 (1990).

14 Zahnärztliche Materialien

Eigenschaften von zahnärztlichen Materialien

Definitionen

Druckspannung (mechanische Spannung) resultiert aus einer von außen angewandten Kraft auf eine Fläche (Kraft/Fläche). Die Kräfte werden je nach Kaftrichtung differenziert in Zug-, Druck- und Scherkräfte.

Dehnung ist die geometrische Veränderung eines Festkörpers als Folge einer Kraft. Als Berechnungsgrundlage dient der Quotient aus der Längenänderung und Ursprungslänge.

Die *Elastizitätsgrenze* entspricht der maximalen Verformung eines Körpers, nach der er seine ursprüngliche Form wieder annimmt.

Das *Elastizitätsmodul* ist ein Maß für die Steifigkeit eines Materials und ist definiert aus dem Quotient aus Druck und Dehnung (innerhalb der Elastizitätsgrenze).

Die *Druckfestigkeit* ist diejenige Druckspannung, die zur Zerstörung des Prüfkörpers führt.

Unter *Härte* versteht man den Widerstand eines Körpers gegen das Eindringen eines anderen Körpers.

Das *Fließverhalten* (Creep) ist die Eigenschaft von Werkstoffen, unter Druck bleibend verformt zu werden.

Als *Ermüdung* wird die Abnahme der inneren Festigkeit eines Körpers bezeichnet, die aus wiederholter Be- und Entlastung resultiert.

Wärmeleitfähigkeit ist die Eigenschaft eines Stoffes, Wärme zu leiten.

Der *thermische Expansionskoeffizient* ist die Wärmeausdehnungszahl bei Temperaturerhöhung um 1 °C.

Unter *Benetzbarkeit* versteht man die Eigenschaft einer Flüssigkeit, sich auf der Oberfläche eines Festkörpers auszubreiten. Die Benetzbarkeit entspricht dem Kontaktwinkel zwischen der Festkörperoberfläche und der Flüssigkeitsoberfläche.

Entwicklung eines neuen Materials

Bevor ein neues Material auf dem Dentalmarkt erhältlich ist, muß es sich als „wissenschaftlich unbedenklich" erweisen. Dazu sind Tests erforderlich, die sich in drei Prüfungsabschnitte aufteilen:

- *Werkstoffkundliche Prüfung*, z. B. Druckfestigkeit, Härte, Löslichkeit usw.;
- *biologische Prüfung*, z. B. Toxizität, Allergenität usw.;
- *klinische Prüfung*, z. B. Kurz- und Langzeituntersuchungen an Probanden.

Die wichtigsten Gesichtspunkte der klinischen Praxis sind:

- Haltbarkeit;
- Detailinformationen über die chemische Beschaffenheit;
- Handhabung, wie z. B. äußeres Erscheinungsbild, Anmischverhalten, Verarbeitungszeit, Dimensionsveränderungen bei Anwendung;
- Preis.

Amalgam

Amalgam ist eine Legierung des Quecksilbers mit anderen Metallen. Zahnärztliche Amalgame werden durch Vermischen von Quecksilber mit einer feinkörnigen kupferhaltigen Silber-Zinn-Feilung (Alloy) erzeugt. Nach dem Vermischen der beiden Komponenten entsteht eine plastische Masse, die in eine Zahnkavität eingebracht wird und dort erhärtet. In Anbetracht der potentiell toxischen Eigenschaften von Amalgam und der Einführung von Alternativen für die Kavitätenversorgung im Seitenzahnbereich, wie z. B. Komposite, verliert das Amalgam zunehmend an Popularität.

Klassifizierung der Amalgame

Die **Partikelform** kann irregulär (Späne), spheroid (Kugeln oder Ellipsoide) oder eine Mischung der beiden sein. Spheroide Partikel ergeben mit Hg eine fließfähige Mischung, die bei weniger Kraftaufwand (als bei Spänen) kondensierbar ist, früher geschnitzt werden kann und schon nach ca. 3 h belastbar ist (im Vergleich zu >6 h bei Spänen).

In der **Zusammensetzung** der Alloys beinhalten konventionelle Amalgame einen niedrigen Kupferanteil (4%). Untersuchungen haben aber gezeigt, daß die korrosionsanfälligste, sog. gamma-2-Phase (Sn_8Hg) reduziert ist, wenn der Kupferanteil zugunsten der beständigeren Cu_6Sn_5-Phase erhöht wird. So wurde eine Vielzahl von hochkupferhaltigen (6–25% Cu) Amalgamen kommerziell eingeführt. Diese sind zwar teurer, aber günstiger in Bezug auf Korrosionsanfälligkeit, Fließverhalten (creep), Festigkeit und marginale Beständigkeit. Es existieren zwei Gruppen von hochkupferhaltigen Amalgamen: (1) HCSC (high copper single composition) mit Ag-Sn-Cu-Partikeln; (2) HCD (high copper dispersion) mit einer Mischung aus Ag-Sn- und Ag-Cu-Partikeln.

Verunreinigungen durch Zink bewirken bei Wasserkontakt eine erhöhte Korrosion und ein höheres creep.

Bestandteile in%	konventionell	hochkupferhaltig
Ag	68	60
Sn	28	27
Cu	4	13
Zn	0–2	0

Kommerziell erhältliche Amalgame

konventionell (irregulär) z. B. Amalcap, Aristalloy, New True Dentalloy.

konventionell (sphärisch) z. B. Dentalloy, Spheralloy.

HCD (irregulär u. sphärisch) z. B. Dispersalloy, Aristalloy.

HCSC (sphärisch) z. B. Sybralloy, Tytin.

HCSC (irregulär) z. B. Solila Nova, Mattiloy Plus 43.

Verarbeitung

Das **Anmischen oder Trituieren** sollte heutzutage nicht mehr manuell, sondern mechanisch erfolgen.
Mit werkseitig dosierten Kapseln in einem Vibrationsmischer ist die sicherste Art der Handhabung gewährleistet.

Die **Kondensation (Stopfen)** sollte schrittweise entweder manuell mit Handinstrumenten (bei irregulären- oder sphärischen Partikeln) oder maschinell (bei irregulären Partikeln) durchgeführt werden. Beide Methoden sind etwa gleich gut, die zweite Methode ist etwas schneller. Kavitäten sollten etwas überfüllt werden, so daß die quecksilberreiche Oberflächenschicht beim anschließenden Schnitzvorgang entfernt werden kann.

Das **Schnitzen** von Amalgamen aus sphärischen Alloys kann früher als bei Amalgamen aus irregulären Partikeln durchgeführt werden. In jedem Fall sollte eine mehrminütige Pause zwischen dem Kondensieren und dem Schnitzen eingehalten werden.
Die Notwendigkeit einer **Politur** ist etwas umstritten; sie sollte frühestens 24 h nach Füllungslegung erfolgen.

Randspaltverhalten

Korrosionsprodukte des Amalgams führen zu einer Versiegelung und Abdichtung des initial undichten Füllungsrandes. Darüber hinaus helfen Kavitätenlacke[1] möglicherweise gegen ggf. auftretende, postoperative Empfindlichkeiten. Neuerdings wurde auch von einem adhäsiven Verankern von Amalgam an geätztem Schmelz berichtet[2]. Alternativ dazu wurde auch ein abschließendes Versiegeln der Restauration mit einem Fissurenversieglermaterial vorgeschlagen.

Toxizität

Es gibt keine ausreichenden wissenschaftlichen Beweise dafür, daß Hg aus zahnärztlichem Amalgam grundsätzlich zu Gesundheitsschäden führt. Nur in wenigen Einzelfällen sind derartige Gesundheitsschäden aufgetreten[3].

Für eine Belastung des Patienten und des behandelnden zahnärztlichen Teams sind insbesondere Hg-Dämpfe verantwortlich. Es sollten u. a. folgende Hinweise beachtet werden:
- Das Verschütten von Hg ist unbedingt zu vermeiden (Verwendung von Kapselsystemen).
- Amalgamreste sollten in einem verschraubbaren Behälter in einer Fixierlösung für Röntgenfilme aufbewahrt werden.
- Beim Entfernen alter Amalgamfüllungen sollten Sie eine Schutzbrille und einen Mundschutz tragen.

Komposite – Zusammensetzung und Eigenschaften

Komposit-Materialien bestehen aus einer Kunststoffmatrix und anorganischen Partikeln, sogenannten Füllern. Die Verarbeitungseigenschaften resultieren weitgehend aus der Größe der Füller und der Art der Erhärtung.

Zusammensetzung

Die meisten Komposite basieren auf einer **Kunststoffmatrix** aus Bis-GMA oder Urethandimethacrylaten.

Durch Zugabe von **Füllern** werden die Eigenschaften begünstigt:

- Erhöhung der Druckfestigkeit, der Verschleißresistenz und des Elastizitätsmoduls.
- Verringerung der thermischen Expansion und der Polymerisationsschrumpfung.
- Verbesserung der ästhetischen Eigenschaften.

In Abhängigkeit von der Größe der Füller ist folgende Klassifizierung zu treffen:

Konventionelle Komposite enthalten Makrofüller (SiO_2: 0,1–100 µm) und röntgenopake Partikel aus Barium- oder Strontiumgläsern. Der Fülleranteil beträgt 75–80 Gew.%. Komposite dieses Typs haben vergleichsweise gute mechanische Eigenschaften, sind aber nicht gut polierbar.

Mikrofüller-Komposite enthalten kolloidales SiO_2 (0,04–0,15 µm). Der Fülleranteil beträgt 30–60 Gew.%. Komposite dieses Typs sind vergleichsweise gut polierbar, aber unbrauchbar wenn hohe mechanische Belastungen vorliegen. Weitere Merkmale sind geringe Verschleißfestigkeit und hohe Polymerisationsschrumpfung.

Hybrid-Komposite beinhalten Mikro- und Makrofüller, um gute mechanische- und Oberflächeneigenschaften zu vereinen. Der Füllergehalt beträgt 75–85 Gew.%.

Erhärtung:

1 Chemisch härtend: Dibenzoylperoxid (Initiator) + tertiäres Amin (Akzelerator).

2 Lichthärtend:
Ketoether z. B. Campherchinon (Photoinitiator).

Weitere Zusätze sind Pigmente, UV-Stabilisatoren, Inhibitoren und Silane als Haftvermittler zwischen Kunststoff und Füller.

Wichtige Eigenschaften der Komposite

1 Polymerisationsschrumpfung ca. 1–3%.

2 Die thermische Expansion ist erheblich größer als die von Schmelz oder Dentin, so daß bei unzureichender Haftung Randundichtigkeiten entstehen können.

3 Das Elastizitätsmodul sollte möglichst groß sein, um Verformungen bei hohen Kaukräften zu vermeiden. In dünnen Schichten besteht die Gefahr von Frakturen im Komposit-Material.

4 Die Materialermüdung ist bei den Hybrid-Kompositen im Vergleich zu den anderen Komposit-Typen am geringsten, aber noch größer als z. B. bei Amalgam.
5 Eine Röntgenopazität ist wünschenswert, insbesondere bei Kompositen für den Seitenzahnbereich.

Komposite – praktische Hinweise

Polymerisationsverfahren

Chemisch (Selbsthärtend): Beim Vermischen mit Spateln können Lufteinschlüsse (Porositäten) entstehen. Die Verarbeitungszeit ist begrenzt.

Lichtpolymerisation: Die Verarbeitungszeit ist praktisch unbegrenzt, und die Farbstabilität ist gut. Es wird eine Lichtquelle benötigt, die aber nur in einer bestimmten Schichtdicke unterhalb der Oberfläche die Erhärtung bewirkt. Die Temperatur kann bis 40 °C ansteigen.

Praktische Tips:
- Für Komposite, die bei sichtbarem Licht aushärten, können beliebige Blaulichtquellen verwendet werden.
- Die Glühlampen für derartige Lichtquellen sollten alle 6–12 Monate ersetzt werden.
- Die Lichtquelle sollte so dicht wie möglich an das zu erhärtende Kompositmaterial herangeführt werden.
- Bei Kavitätentiefen >2 mm sollten Kompositapplikation und Lichthärtung jeweils schichtweise erfolgen.
- Zum Schutz der Augen vor dem Licht sind Vorsichtsmaßnahmen zu treffen. Tragen Sie eine Schutzbrille und schauen Sie nicht direkt in die Lichtquelle. Der Patient sollte angewiesen werden, die Augen zu schließen. Als Alternative kann auch eine Schutzkappe am Handstück befestigt werden, das den Austrittsbereich des Lichtes abschirmt.
- Zur Überprüfung der Effektivität einer Lichtquelle kann eine Kompositprobe bestrahlt werden, die dann bis in ausreichender Tiefe erhärten muß.

Die **Feinpräparation** erfolgt mit sogenannten Finishing Strips oder mit feinkörnig diamantierten Schleifinstrumenten (unter Wasserspray) und anschließender Bearbeitung mit Aluminiumoxid beschichteten Scheiben (Shofu, Soflex). Polierpasten sind bei Flächen einzusetzen, die sonst schwer oder überhaupt nicht zugänglich sind.

Probleme mit Kompositen

1 Es ist schwierig, befriedigende Kontaktpunkte zu rekonstruieren.
2 Polymerisationsschrumpfung.
3 Die Aushärtungstiefe bei lichthärtenden Materialien ist begrenzt. Dies ist insbesondere im Seitenzahnbereich ein Problem.

Bei Verwendung von Komposit-Inlays sind die Problempunkte 2 und 3 unbedeutend.

Fissurenversiegler sind Kompositmaterialien, die nur gering oder gar nicht gefüllt sind. Der Erfolg ist entscheidend von der Trockenlegung bei der Säure-Ätz-Technik abhängig.

Die Säure-Ätz-Technik (SÄT)

Neuere Untersuchungen deuten auf folgende Punkte hin:

- Der Erfolg der SÄT ist von einer entsprechenden Trockenlegung abhängig; eine Benetzung des Arbeitsgebietes mit Speichel für nur 0,5 s führt zu Kontaminationen.
- Bei Vorhandensein größerer Plaquereste ist die SÄT wenig effektiv.
- Die günstigsten Ätzmuster werden von 30–50%iger Phosphorsäure erzielt.
- Eine Ätzdauer von mindestens 15 bis 20 s sollte sowohl für Milchzähne als auch für bleibende Zähne angestrebt werden.
- Das Ätzmuster kann mechanisch leicht beschädigt werden.
- Hinsichtlich der Haftfestigkeit macht es keinen Unterschied, ob Ätzlösungen oder Gele verwendet werden. Die Zeitdauer für das Abspülen eines Gels sollte aber doppelt so lange dauern wie bei Ätzlösungen.
- Die Spüldauer sollte 15 s betragen.
- Die Remineralisation von geätztem Schmelz erfolgt durch den Speichel und bereits nach 24 h ist geätzter von unbehandeltem Schmelz nicht mehr zu unterscheiden.
- Der geätzte Schmelz ist porös und hat eine hohe Oberflächenenergie. Die geätzte Oberflächenschicht besteht aus drei Zonen (von außen nach innen):

durch Ätzen entfernte Zone	10 μm,
qualitativ poröse Zone	20 μm,
quantitativ poröse Zone	20 μm.

  Somit kann das Adhäsiv bis zu 50 μm tief in den Schmelz penetrieren. Dadurch wird eine ausreichende mikromechanische Retention geschaffen.

Dentinadhäsive

Mit der Einführung der Adhäsivtechnik am Schmelz und der SÄT wurde intensiv nach Adhäsionsmöglichkeiten am Dentin geforscht. Die Adhäsion am Dentin ist problematischer als am Schmelz, da vermehrt Wasser und organische Substanz vorhanden sind. Voraussetzung ist, daß der Adhäsionsvorgang schnell erfolgt und in seiner Festigkeit ausreicht, um der Polymerisationsschrumpfung von Kompositen standzuhalten. Es sind zur Zeit eine Reihe von Adhäsiven erhältlich, die diesen Anforderungen mehr oder weniger entsprechen.

Indikationen

- Wenn der Kavitätenrand im Dentin oder im Zement liegt (z. B. Klasse-V-Kavitäten).
- Bei Befestigung von Keramik- oder Kompositinlays.
- Dentinadhäsive werden darüber hinaus verwendet bei der Reparatur frakturierter Zähne, beim Einzementieren von Keramikkronen und in der Endodontie.

Die **Schleifstaubschicht** (Smear layer) besteht aus einer dünnen Lage organischen und anorganischen Materials. Durch Verschluß der Dentinkanälchen bewirkt sie eine Verminderung der Schmerzempfindung und des Herausfließens der Dentinflüssigkeit. Bei der Adhäsivtechnik am Dentin wird die Schleifstaubschicht teilweise oder vollständig entfernt und/oder verändert.

Funktionsweisen der Dentinadhäsive

1 Verbindungen zum Ca^{2+} der anorganischen Dentinkomponente wurden vermutet (Adhäsive der 1. Generation). Viele dieser Materialien basierten auf phosphorhaltigem Methacrylat. Die Anwendung ist vergleichsweise schnell, da die Schleifstaubschicht belassen werden kann. Die Haftwerte sind kleiner als 10 MPa.

2 Verbindungen mit Amino- oder Hydroxylgruppen der organischen Dentinbestandteile. Viele dieser Materialien basieren auf Kunststoffen und Aldehyden, z. B. HEMA-Monomere (Hydroxyethylmethacrylat = „wasserkompatibler"), benetzungsfähiger Kunststoff und Glutaraldehyd. Bei diesen Adhäsiven muß die Schleifstaubschicht entfernt werden, bzw. durch ein hydrophiles Material ersetzt werden. Die Anwendung dieser Adhäsive ist relativ zeitintensiv.

3 Verbindungen mit einer stark veränderten Schleifstaubschicht. Dabei wird zunächst ein säurehaltiger Primer aufgebracht um die Schleifstaubschicht aufzulösen und die Dentinkanälchen freizulegen. Dann erfolgt zusammen mit Lösungsmitteln, wie z. B. Aceton, das Auftragen eines Mehrkomponentensystems aus hydrophilen Monomeren, die in das Dentin penetrieren. Der Haftmechanismus ist bis heute noch nicht vollständig erforscht, aber eine mikromechanische Verankerung, weniger eine chemische Verankerung, ist wahrscheinlich.

Praktische Hinweise

- Befolgen Sie die Anweisungen auf den Beipackzetteln.
- Der Erfolg von Dentinadhäsiven ist auch abhängig von der Kavitätengeometrie. Eine V-förmige Geometrie führt im allgemeinen zu dichteren Randschlüssen als eine kastenförmige Kavität.
- Die besten Ergebnisse werden mit Kompositen und Adhäsiven erzielt, die aufeinander abgestimmt sind.
- Nach Anwendung von Dentinadhäsiven können aufgrund der Polymerisationsschrumpfung von Kompositmaterialien Schmerzempfindungen auftreten. Ein schichtweises Aufbringen von Komposit und jeweiliges Aushärten trägt zur Verminderung dieses Problems bei.
- Eine absolute Dichtigkeit der Füllung ist bei dieser Technik nicht zu erwarten.

Glasionomerzemente – Eigenschaften und Klassifikation

Abbindereaktion

Kalziumhaltiges Aluminiumsilikatglas + Polyacrylsäure (Polycarbonsäure) → Kalzium- und Aluminiumpolyacrylat (Polyacrylat = Polyalkenoat = Polycarboxylat).

Der erhärtete Glasionomerzement (GIZ) besteht aus Glaspartikeln, die von einem Silikatgel eingeschlossen sind. Durch Polymerisation der Orthokieselsäure entstehen ionische Bindungen (Chelate) und kovalente Bindungen. Durch Zugabe von Kalziumfluorid können kariostatische Eigenschaften erzielt werden.

Darreichungsformen

1 Pulver + Flüssigkeit (Polyacrylsäure), manuell angemischt.
2 Pulver (mit getrockneter Säure) + Wasser, manuell angemischt.
3 Kapseln, maschinell angemischt.

Die Zugabe von Itakonsäure verbessert die Materialeigenschaften, Weinsäure beschleunigt die Chelatbildung. In einigen Produkten findet Maleinsäure anstelle von Polyacrylsäure Verwendung.

Eigenschaften

Die *Adhäsion* zu Schmelz und Dentin kommt einerseits durch Ionenaustausch von Kalzium und Phosphat mit Polyacrylat zustande und andererseits durch Absorption der Polyacrylsäure durch Kollagen. Einige Autoren schlagen eine Dentinvorbehandlung vor, z. B. für 30 s mit 10%iger Polyacrylsäure. GIZ haften auch an Oxidschichten rostfreier Stähle.

Die *kariostatischen Eigenschaften* sind auf eine Fluoridfreisetzung während der gesamten Lebensdauer der GIZ-Restaurationen zurückzuführen. GIZ können auch Fluorid aufnehmen, wenn das intraorale Angebot entsprechend groß ist.

Die *thermische Expansion* ist der von Schmelz und Dentin vergleichbar.

Die *Zugfestigkeit* beträgt nur ca. 40% der Zugfestigkeit von Kompositen.

Die *Röntgensichtbarkeit* ist bei einigen Präparaten mit Zusatz von röntgenopaken Sulfaten gegeben.

Die *Abrasionsfestigkeit* ist gering.

Die *Biokompatibilität* ist in Frage gestellt, da Pulpairritationen nicht ausgeschlossen werden können[4].

Anwendungen

Glasionomerzemente sind aufgrund ihrer Ästhetik und ihres Verschleißverhaltens nicht in der Lage, mit Kompositen zu konkurrieren. Darüber hinaus läßt ihre Sprödigkeit einen Einsatz nur an Stellen zu, wo sie keinen mechanischen Belastungen ausgesetzt sind. Ihre adhäsiven und fluoridfreisetzenden Eigenschaften rechtfertigen aber ihren Einsatz bei einer Reihe von Anwendungen.

1 Als Befestigungszemente für Kronen, Brücken und kieferorthopädische Instrumente.

2 Als Restaurationsmaterialien. Weitere Anwendungen als Fissurenversiegler, zur Versorgung von Milchzähnen und zur Reparatur von defekten Restaurationen.

3 Als schnellhärtende Unterfüllungsmaterialien.

4 Lichthärtende Glasionomerzemente. Hierbei handelt es sich um wasserkompatible licht- oder dual härtende Kunststoffe, die weitere Inhaltsstoffe mit freien Karboxylgruppen und reaktionsfähigen Silikatgläsen enthalten. Dabei sollten die Vorteile von Glasionomerzement und Kunststoff kombiniert werden.

Glasionomerzemente – praktische Hinweise

- Ein trockenes Arbeitsfeld ist wichtig.
- Das manuelle Anmischen sollte auf einer gekühlten Glasplatte erfolgen, nicht auf Papier.
- Der Zement sollte appliziert werden, solange sein Oberflächenglanz noch vorhanden ist.
- Zum Einbringen in größere Kavitäten hat sich ein Applikationssystem bewährt.
- Während der Abbindephase ist die Einhaltung eines genauen Feuchtigkeitsgehaltes wichtig. Vermehrte Wasseraufnahme führt zur Auflösung und Wasserentzug läßt die Oberfläche rissig werden. Daher sollten wasserdichte Lacke zum Schutz des Zementes aufgetragen werden. Als Alternative kann auch ein lichthärtendes Bonding als Schmiermittel zur Feinpräparation aufgetragen werden, das anschließend ausgehärtet wird.
- Die meisten Hersteller lassen das Einschleifen der Füllungsoberfläche bereits 10–15 min nach Füllungslegung zu. Es ist aber günstiger, mehr als 24 h abzuwarten.

Weitere Zemente

Für Zemente gibt es eine Vielzahl von Anwendungen, wie z. B. provisorische Füllungen, Unterfüllungsmaterialien und Befestigungsmaterialien. Mit Ausnahme von Calciumhydroxid basieren die erhältlichen Zemente auf folgenden Kombinationen:

Pulver: Zinkoxid bzw. fluoridhaltiges Aluminiumsilikatglas.

Flüssigkeit: Phosphorsäure oder Eugenol bzw. Polykarbonsäure (Polyacrylsäure).

Die *Erhärtung* der Zemente erfolgt durch Salz- bzw. Chelatbildung. Im abgebundenen Material können sich noch Einschlüsse mit nicht erhärtetem Material befinden. Zusätze von Calciumhydroxid sind häufig nicht am Erhärtungsvorgang beteiligt.

Bei der Bewertung eines Zementes ist seine Fähigkeit, Undichtigkeiten zu verhindern, wichtiger einzustufen als Einflüsse aufgrund des während der Abbindephase auftretenden pH-Wertes.

Zinkphosphatzement: Das Pulver besteht aus Zink- und Magnesiumoxid. Die Flüssigkeit besteht aus einer 50%igen Phosphorsäurelösung. Zur Verlängerung der Verarbeitungszeit kann das Anmischen in kleinen Portionen erfolgen. Aufgrund seiner Festigkeit ist dieser Zement sehr beliebt, obwohl sein niedriger pH-Wert in der Abbindephase zu initialen Pulpairritationen bei der Versorgung vitaler Zähne führen kann. In der Praxis ist diese nachteilige Eigenschaft weniger problematisch.

Zinkoxid-Eugenol-Zemente: Das Zinkoxidpulver wird mit der Flüssigkeit Eugenol (3 : 1) vermischt. Die Erhärtung erfolgt durch Bildung eines Zink-Eugenolat-Chelates während einer Zeitspanne von 24 h. Bei Zusatz von trockenem Zinkacetat in Pulverform kann die Erhärtungsdauer auf ca. 5 min reduziert werden. Dieser relativ weiche Zement mit neutralen pH-Wert-Verhältnissen wird für provisorische Befestigungen benutzt.

Polymer-ZOE-Zement: Durch Zusätze von Polymethacrylatperlen zum Pulver wird die Festigkeit erhöht.

EBA-Zement: Durch Zusätze von Ethoxybenzoesäure zur Flüssigkeit (62%) wird die Festigkeit erhöht.

Zink-Polycarboxylat-Zement: Das Pulver besteht aus Zink- und Magnesiumoxid. Die Flüssigkeit ist eine 40%ige Polyacrylsäure. Neuerdings ist dieser Zement auch in Pulverform erhältlich, der mit Wasser angemischt wird und erhärtet. Das Pulver sollte zügig mit der Flüssigkeit verrührt werden. Das Entfernen von überstehendem Zement ist am einfachsten, wenn er eine gummiartige Konsistenz erreicht hat. Eine Adhäsion zu Dentin, Schmelz und rostfreiem Stahl ist vorhanden.

Calciumhydroxid-Zement (Calciumsalicylat): Bei diesem Material werden zwei Pasten in gleichen Mengen vermischt. Die eine Paste beinhaltet Calciumhydroxid und diverse Füllstoffe, die andere Paste enthält u. a. Salicylatester. Die Erhärtung erfolgt unter Bildung eines Calcium-Salicylat-Chelats, wobei Calciumhydroxid verbleibt und pH-Werte bis 11 erzeugt. Neben dem antimikrobiellen Effekt kann Calciumhydroxid auch die Reizdentinbildung der Pulpa fördern. Darüber hinaus ist auch eine lichthärtende Variante erhältlich. Der antimikrobielle Effekt ist bei diesem Material allerdings gering.

Glasionomerzemente (s. S. 634).

Für die *Festigkeit* der Zemente gilt folgende Reihenfolge: Zinkphosphatzement > EBA-Zement > Zinkoxid-Eugenol-Zement > Calciumsalicylatzement.

Praktische Hinweise

- Allgemein gilt: je dickflüssiger die Mischung ist, desto höher ist die Festigkeit.
- Wärme verkürzt die Erhärtungszeit. Daher ist der Anmischvorgang auf einer gekühlten Glasplatte vorzunehmen.
- Um das Anhaften von Zement am zahnärztlichen Instrument zu vermeiden, das Instrument kurz in Speichel (vom Patienten) und anschließend in Zement-Pulver eintauchen (Ausnahme: Calciumhydroxid).
- Zum Befestigen von Kronen oder Inlays, tragen Sie den Zement erst auf den Werkstoff auf, dann auf den Zahn.

Die Wahl des Zementes

Provisorische Restaurationen: Die Wahl des Zementes ist abhängig von der Zeit, die er im Munde verbleiben soll und von bestimmten therapeutischen Eigenschaften. ZOE-Zemente sind hilfreich bei der Versorgung einer reversibel entzündeten Pulpa. Glasionomerzemente sind bei Provisorien angezeigt, die länger im Munde verbleiben müssen.

Befestigungszemente: Zinkphosphat-, Glasionomer- und Polycarboxylatzemente werden zu diesem Zweck gerne verwendet. Der EBA-Zement ist aufgrund seiner hohen Löslichkeit nicht geeignet.

Beschichtungszemente: Die Wahl einer Kavitätenbeschichtung ist von der Tiefe der Kavität und von der Art des Restaurationsmaterials abhängig.

Amalgam: bei flacher Kavität – dünn aufbringen; bei tiefer Kavität – Versorgung des Dentins in unmittelbarer Pulpanähe mit kleinflächig aufgetragenem Calciumhydroxid. Darüber wird einer der oben aufgeführten Zemente appliziert.

Komposit: Calciumhydroxid pulpanah, darüber Glasionomerzement. Eugenolhaltige Zemente sind kontraindiziert, da sie die Polymerisation hemmen.

Pulpaüberkappung: Calciumhydroxid.

Zur Schmerzlinderung: ZOE + Calciumhydroxid.

Zur antimikrobiellen Wirkung: Calciumhydroxid und ZOE oder GIZ.

Abformmaterialien

Klassifikation

Starr:	**Elastisch:**	
Gips	*Elastomere*	*Hydrokolloide*
Kompositionsabformmassen	Silikone	Reversible
Zinkoxid-Eugenol-Pasten	Polysulfide	Irreversible
Wachs	Polyether	

Elastomere

Diese Materialien sind indiziert, wenn die Detailwiedergabe von größter Wichtigkeit ist, z. B. bei Kronen- und Brückenarbeiten.

Kondensationsvernetzende Silikone: Diese Materialien sind im Vergleich zu anderen Abformmassen preiswert, sie neigen aber zur Schrumpfung und müssen zügig der weiteren Verarbeitung zugeführt werden.

Additionsvernetzende Silikone: Diese Produkte sind sehr formbeständig, d. h. sie können vor der weiteren Verarbeitung einige Zeit gelagert werden. Da Haftvermittler zwischen Abformlöffel und additionsvernetzendem Silikon nicht sehr effektiv sind, werden perforierte Abformlöffel empfohlen. Im Zusammenhang mit einer Reihe von Abformtechniken wird dieses Material in fünf verschiedenen Viskositäten angeboten. Kontakt zu Latex-Handschuhen kann den Vernetzungsprozeß verzögern.

Polysulfide: Aufgrund der Konsistenz dieses Materials benetzt es den präparierten Zahn gut, aber es ist bei der Verarbeitung klebrig. Eine Verwendung dieses Materials ist sinnvoll, wenn eine lange Verarbeitungszeit erwünscht ist. Es sollte in Verbindung mit speziellen Abformlöffeln verwendet und innerhalb 24 Stunden ausgegossen werden.

Polyether: Ein sehr beliebtes Material, da es vergleichsweise einfach zu verarbeiten und mit konfektionierten Löffeln verwendet werden kann. Das erhärtete Material ist allerdings sehr steif und fest, so daß die Entfernung aus dem Munde bei stark unter sich gehenden Verhältnissen oder bei fortgeschrittenen Parodontalerkrankungen problematisch sein kann. Da es Wasser absorbiert, sollte es nicht mit Alginat-Abformmassen in Kontakt treten. Allergische Reaktionen sind möglich.

Hydrokolloide

Reversible Hydrokolloide haben eine hohe Detailwiedergabe, neigen aber zu Rißbildungen. Ein temperierbares Wasserbad ist erforderlich.

Irreversible Hydrokolloide (Alginate): Die Erhärtung verläuft durch Vernetzung aus leichtlöslichen Salzen der Alginsäure mit Calciumsulfat. Dieser Werkstoff ist sehr beliebt, da er sehr preiswert ist und mit konfektioniertenen Löffeln appliziert werden kann. Die Abformgenauigkeit ist aber für Kronen- und Brückenarbeiten nicht ausreichend. Das Material muß feucht gehalten werden.

Kompositionsabformmassen

sind erhältlich entweder in Plattenform für Vorabformungen und Kieferabformungen oder in Stangenform zur Abformung einzelner Zähne bzw. zur Formgebung des Funktionslöffels. Die Erweichung des Materials erfolgt im Wärmebad bei 55 bis 60 °C. Aufgrund der Viskosität des Materials sind auch umfangreiche Abformungen möglich.

Zinkoxid-Eugenol-(ZOE-)Pasten

Als Zweikomponentensystem im Verhältnis 1:1 durchmischen bis die Farbe einheitlich erscheint. ZOE-Pasten werden mit individuellen Abformlöffeln für Abformungen des unbezahnten Kiefers verwendet. Untersichgehende Verhältnisse stellen eine Kontraindikation dar. Durch Wärme und Feuchtigkeit wird die Abbindezeit reduziert. Ebenso haben Abweichungen vom Anmischverhältnis und Wechsel der Sorte einen Einfluß auf die Abbindezeit.

(für Kronen- und Brückenarbeiten)

▶ Der Zeitaufwand für eine gute Abformung ist eine lohnende Investition, da eine Wiederholungsarbeit im Labor kostspielig ist.

Individuelle Abformlöffel helfen bei der Adaptation des Abformmaterials und reduzieren die erforderliche Menge. Das bedeutet: Verbesserung der Genauigkeit und Kostensenkung. Die Anfertigung der individuellen Abformlöffel kann mit kalterhärtender Kunststoffmasse erfolgen.

Für Kronen- und Brückenarbeiten ist eine hohe Abformgenauigkeit der präparierten Zähne erforderlich. Die Gaumenabformung ist hier normalerweise nicht erforderlich, was bereits bei der Anfertigung des individuellen Abformlöffels berücksichtigt werden kann. Für den gegenüberliegenden Zahnbogen ist eine Alginatabformung mit konfektioniertem Löffel ausreichend.

Einfache Mischtechnik (z. B. Polyether): Das Vermischen eines Materials mittlerer Viskosität ist für konfektionierte Abformlöffel und für Spritzensysteme gebräuchlich. Obwohl die Abformgenauigkeit geringer als bei anderen Systemen ist, genügt sie den meisten Anforderungen.

Doppelmischtechnik (z. B. Polysulfide, additionsvernetzende Silikone): Bei dieser Methode werden zwei verschieden visköse Materialien zur gleichen Zeit gemischt. Die Verwendung erfolgt im allgemeinen in individuellen Abformlöffeln.
- Aufbringen eines Adhäsivs auf den Löffel.
- Vermischen der verschieden viskösen Materialien für 45–60 s.
- Entfernen von Retraktionfäden und Trocknung der Präparation, während die Zahnarzthelferin das Spritzensystem mit leichtfließendem Material auffüllt.
- Verteilen Sie das leichtfließende Material um die Präparation. Das Material kann unter Zuhilfenahme des Luftbläsers eingebracht werden.
- Positionieren des Löffels mit dem dickfließenden Material.
- Den Löffel mit leichtem Druck etwa 2 min unterstützen, bis die Verfestigung des Materials eintritt.

Korrekturabformtechnik (z. B. Silikon): Das schwerfließende und das leichtfließende Material können verwendet werden mit:

1 einphasiger Verarbeitung, die mit der oben beschriebenen Doppelmischtechnik identisch ist,

2 zweiphasiger Verarbeitung, die weniger zu Verzerrungen der Abformung neigt als die einphasige Verarbeitung.

Die **Kosten** in absteigender Reihenfolge:
- Additionsvernetzende Silikone bei Verwendung von schwer/leichtfließenden Materialien (Korrekturabformtechnik),
- Polyether mit individuellem Abformlöffel,
- additionsvernetzende Silikone in Doppelmischtechnik und individuellem Abformlöffel,
- Polysulfide mit individuellem Abformlöffel,

- kondensationsvernetzende Silikone bei Verwendung von schwer/leichtfließendem Material,
- Hydrokolloide.

Im allgemeinen ist die Doppelmischtechnik in Verbindung mit individuellen Abformlöffeln die beste Wahl bezüglich Abformgenauigkeit und wahrscheinlich auch bezüglich der Kosten.

Desinfektion der Abformungen: Silikone und Hydrokolloide: 10%ige Desinfektionslösung[5] für 10 min. Alginate: 2%ige Glutaraldehydlösung für 5 min.

Gußmetalle

Eine Legierung ist eine Verbindung aus zwei oder mehreren metallischen Elementen. Die Chemie von Legierungen ist im Rahmen dieses Buches zu umfangreich, zum weiteren Verständnis kann hier nur auf entsprechende Lehrbücher verwiesen werden.

Die Eigenschaften einer Legierung sind abhängig von:
- thermischer Behandlung der Legierung (Erhitzen, Kühlung),
- mechanischer Bearbeitung der Legierung,
- Zusammensetzung der Legierung.

Die Eigenschaften einer Legierung können erheblich von den Eigenschaften der Einzelkomponenten abweichen.

Einige Beispiele für den vielfältigen Einsatz von Legierungen in der Zahnmedizin sind Amalgam, Stahlbohrer und Instrumente, Inlays, Kronen und Brücken und kieferorthopädische Drähte.

Gegossene Legierungen

Das feucht-warme Mundmilieu ist eine ideale Umgebung für die Korrosion an Metallen. Um dieses Problem zu minimieren, enthalten zahnärztliche Gußlegierungen hauptsächlich korrosionsresistente Metalle (üblicherweise Gold) und weitere Bestandteile, um deren mechanische Eigenschaften den Erfordernissen anzupassen.

Bestandteile von Goldlegierungen:

Kupfer erhöht Dichte, Schmelzpunkt, Festigkeit und Härte, reduziert aber die Korrosionsbeständigkeit.

Silber erhöht die Härte und Festigkeit, fördert aber gleichzeitig die Porosität, und der Oberflächenglanz verschwindet.

Platin erhöht Schmelzpunkt, Korrosionsbeständigkeit und Oberflächenglanz.

Palladium hat ähnliche Eigenschaften wie Platin, ist aber preiswerter.

Zink oder Indium verhindern die Oxidation anderer Metalle.

Hochgoldhaltige Legierungen: Mehr als 75% Gold, in vier verschiedenen Typen erhältlich:
Typ I – weich, 80–90% Gold. Für Inlays mit minimaler Belastung. Gußarbeiten.
Typ II – mittelhart, 75–78% Gold. Für Inlays. Gußarbeiten.
Typ III – hart, 62–78% Gold. Für Kronen und Brücken. Temperaturgehärtet.
Typ IV – extrahart. Für partielle Prothesen und Klammern. Temperaturgehärtet.

Goldreduzierte Legierungen: Etwa 50% Goldanteil. Weitgehend ähnliche Eigenschaften wie Typ 3 und Typ 4 der hochgoldhaltigen Legierung (weniger Oberflächenglanz und weniger duktil) und preiswerter. Sie sind weit verbreitet als Alternative zu hochgoldhaltigen Legierungen.

Silber-Palladium: Palladium (>25%), Silber, Gold, Indium und Zink. Dieses Material ist billiger als Goldlegierungen bei vergleichbarer Härte und geringerer Duktilität. Sie sind schwieriger zu gießen und neigen zur Porosität.

Nickel-Chrom: 75% Nickel, 20% Chrom. Diese Materialien werden in Kronen und Brücken verwendet. Bei Brücken ist die größere Starrheit des Materials gegenüber Goldlegierungen von Vorteil. Diese Materialien sind aber von geringerer Formtreue als Gold und bei Nickelallergien kontraindiziert.

Kobalt-Chrom: 35–65% Kobalt, 20–35% Chrom. Der Elastizitätsmodul ist doppelt so hoch wie der von Goldlegierungen vom Typ IV. Ausreichende Polituren sind zwar schwierig zu erzielen, aber möglich. Hauptsächliche Anwendungen bei partiellen Oberkieferprothesen.

Legierungen zur Haftung mit Keramiken

Voraussetzungen:
- Höherer Schmelzpunkt als die Keramik.
- Ähnlicher thermischer Expansionskoeffizient wie die Keramik.
- Verfärbungen der Keramik müssen ausgeschlossen sein.
- Hohe Elastizitätsmodule, um Frakturen in der Keramik zu vermeiden.

Häufig ist Indium beigefügt, um die Haftung an der Keramik zu unterstützen. Legierung und Keramik sollten aufeinander abgestimmt sein.

Bei **hochgoldhaltigen** Legierungen muß gegenüber den nicht an Keramik bindenden Legierungen vermehrt Palladium oder Platin zugegeben werden (um den Schmelzpunkt zu erhöhen).

Bei **goldreduzierten** Legierungen sind 50% Gold und 30% Palladium üblich.

Silber-Palladium-Legierungen sind preiswert. Zur Vermeidung von Gußfehlern ist aber große Sorgfalt erforderlich.

Nickel-Chrom-Legierungen haben einen sehr hohen Schmelzpunkt und Elastizitätsmodul, dafür ist die Haftfestigkeit zur Keramik gering und sie lassen sich schwerer gießen.

Gußvorgang für Gold (Schmelzpunkt $< 950\,°C$).

- Wachsmodell, Gußkanäle und Gußkegel in Gipseinbettmasse fixieren.
- Wachs ausschmelzen durch langsames Erhitzen bis zu 450 °C.
- Das Legierungsmaterial mit der Gasflamme oder elektrisch schmelzen und mit Zentrifugalkraft in die Form ausschleudern.
- Gußarbeit langsam abkühlen lassen, bis Temperaturen unterhalb der Rotglut erreicht sind.
- Abschrecken. Einige Legierungen werden als reine Gußmetalle verwendet, andere als temperaturgehärtete Legierungen.
- Reinigung im Ultraschallbad oder im Säurebad.

Für Nickel-Chrom- und Kobalt-Chrom-Legierungen (Schmelzpunkt 1200–1500 °C) dürfen nur gipsfreie Einbettmassen verwendet werden.

Gußfehler: Eine Gußarbeit kann folgende Fehler aufweisen: mangelnde Paßgenauigkeit, rauhe Oberfläche, Porositäten, Verschmutzungen oder unvollständiges Ausfließen.

Vorgeformte Metallteile

Vorgefertigte Legierungsarbeiten sind in dickflüssigem Zustand geschmiedet oder in die gewünschte Form gezogen worden.

Rostfreier Stahl: Stahl ist eine Legierung aus Eisen und Kohlenstoff. Die Zugabe von Chrom (>12%) bewirkt eine chemisch passive Oberflächenschicht. Der rostfreie Stahl ist in der Zahnheilkunde auch als Austenit bekannt (aufgrund der kubischen Kristallstruktur) oder 18/8 Stahl (bezogen auf den Chrom/Nickel-Anteil). Diese Stähle sind erhältlich als:

1 Vorgeformte Basisplatten. Dazu wird der Stahl auf einem Modell mit hydraulischer oder explosiver Kraft vorgeformt. Dadurch wird ein dünnes, bruchsicheres Blech (0,1 mm) erzeugt.

2 Drähte, die bei ihrer Produktion durch Blenden abnehmender Größe gezogen werden, bis sie den gewünschten Durchmesser aufweisen. Dieser Vorgang erhärtet den Stahl, wobei weitere Behandlungen zu weichen, harten und besonders harten Stählen führen. Hauptsächliche Einsatzgebiete sind kieferorthopädische Geräte und Klammern für Teilprothesen. Rostfreier Stahl kann gelötet und verschweißt werden.

Kobalt-Chrom: Die Zusammensetzung ist ähnlich der des entsprechenden Gußmetalls.

Kobalt-Chrom-Nickel: Diese Legierung wird in der Kieferorthopädie als Kieferbogen-Draht verwendet. Sie hat den Vorteil, daß sie gehärtet werden kann, nachdem sie in die gewünschte Form gebracht wurde. Wird auch zur Herstellung des gegossenen Kerns bei Stift-Kernaufbauten verwendet.

Titan: Reines Titan wird z. B. im Zusammenhang mit Implantat-Systemen verwendet.

Titanlegierungen: Nickel- und Titanlegierungen (Nitinol) sind in der Kieferorthopädie hilfreich aufgrund ihrer Flexibilität und dem guten Rückstellvermögen. Sie sind zur Applikation von kleinen Kräften über einen längeren Zeitraum geeignet. Es ist allerdings schwierig, das Material zu biegen, ohne es durchzubrechen. Titan-Molybdän-Legierungen werden ebenfalls für derartige Zwecke verwendet. Ihre Eigenschaften liegen zwischen denen von rostfreiem Stahl und denen von Titanlegierungen.

Gold: Die Kosten schränken die Anwendung dieses Materials bei der Herstellung vorgefertigter Klammern für Teilprothesen ein.

Legierungen für die prothetische Basisgestaltung: Gegossenes Kobalt-Chrom ist das Material der Wahl für partielle Prothesen, weil es einen hohen Elastizitätsmodul, große Starrheit und eine geringe Dichte aufweist. Obwohl vorgefertigte Goldlegierungen geeigneter für Klammern sind, finden Kobalt-Chrom-Legierungen zunehmend Verwendung, da sie den Vorteil haben, als Verbinder und Klammer in einem zu fungieren.

Keramiken – Dentalporzellan

Keramiken sind einfache Gefüge aus metallischen und nichtmetallischen Oxiden. Obwohl viele der in der Zahnheilkunde verwendeten Materialien Keramiken sind, bezieht sich der Name üblicherweise auf Prozellan und verwandte Materialien. Tatsächlich hat das zahnärztliche Prozellan eine größere Ähnlichkeit zu Glas und enthält Feldspat, Quarz (zur Festigkeit und Transluzenz) und Kaolin (zur Festigkeit und Farbgestaltung), sowie Pigmente. Die meisten zahnärztlichen Porzellane sind mit Aluminiumpartikel versetzt (40–50 Gew.%). Aluminium bewirkt aber eine Vergößerung der Opazität, so daß die Aluminiumanteile in schmelzähnlichen Porzellanen reduziert sind. Bei Kronenrekonstruktionen ist eine Platinmatrix auf dem Modellstumpf aufgebracht, die durch Ausgießen der Abformung des präparierten Zahnes entstanden ist. Sie dient als Basis für den Aufbau der Keramikkrone. Das Porzellanpulver wird mit Wasser vermischt. In Schichten wird das Material auf der Folie aufgebracht bis die gewünschte Form erreicht ist. Das Porzellan wird anschließend verdichtet, indem überschüssiges Wasser mit saugfähigem Fließpapier entfernt wird. Dadurch wird auch die Schrumpfung beim Brennen vermindert. Zur Verschmelzung der Porzellanbestandteile wird das Material gebrannt. Eine Glasur bewirkt eine glänzende äußere Schicht, die Frakturen und Plaqueansammlungen verhindern hilft. Die Platinfolie wird vor der Einzementierung entfernt um Raum für den Befestigungszement zu erhalten.

Eigenschaften:
- Schrumpfung beim Brennen um 30–40%, daher muß die Krone größer modelliert werden.
- Chemisch inaktiv, sofern die Glasur intakt bleibt.
- Geringe Wärmeleitfähigkeit.
- Gute ästhetische Eigenschaften.
- Spröde. Die Hauptursache für fehlerhafte Keramiken sind Rißbildungen, die von der unglasierten inneren Struktur ausgehen. Dies kann dadurch reduziert werden, daß (1) die innere Struktur mit Metall verschmolzen wird, wie es bei den Techniken mit der Platinfolie oder Metallkeramiken der Fall ist; oder (2) indem ein aluminiumhaltiger Porzellankern verwendet wird.
- Geringe Abrasion.
- Glasierte Oberfläche verhindert Plaqueansammlungen.

Keramiken – praktische Anwendungen

Porzellan-Jacketkrone: Bei dieser Krone wird auf einem Kern aus aluminiumhaltigen Porzellan das dentin- und schmelzähnliche Porzellan aufgebaut. Für eine ausreichende Stabilität sollte eine minimale Dicke von 0,8 mm des Porzellans nicht unterschritten und marginal eine 90°-Stufe präpariert werden.

Platinfolienkrone: Bei dieser Technik werden 2 Platinfolien verwendet. Eine Folie ist mit Zinn beschichtet und oxidiert, damit ein Verbund zum Porzellan zustande kommt. Dadurch können Rißbildungen vermieden werden und darüber hinaus kann die Zinnschicht einen Verbund zu Polycarboxylat- und Glasionomerzementen bewirken. Die Festigkeit dieser Krone reicht aber nicht aus, um hohen Kaukräften standzuhalten.

Metallkeramik-Kronen: Die keramische Masse wird auf einer metallischen Grundmasse aufgebracht. Die Keramik enthält Alkalioxide, um den thermischen Ausdehnungskoeffizienten dem der metallischen Masse anzupassen. Weiterhin muß der Schmelzpunkt der Keramik unterhalb des Schmelzpunktes des Metalls liegen. Der Haftmechanismus basiert auf einer Kombination folgender Punkte:
- mechanische Retention;
- chemische Haftung mit der metallischen Oxidschicht auf der Legierungsoberfläche;
- Druckspannungen aufgrund der verschiedenen Ausdehnungskoeffizienten von Metall und Keramik.

Die Haftfestigkeit zwischen Metall und Keramik ist abhängig von:
- der Struktur des Metalls;
- möglichen Rißbildungen an der Grenzfläche zwischen Metall und Keramik;
- Druckspannungen in der äußeren Schicht, die zu Rissen führen können.

Glaskeramik, Guß- oder Presskeramik: Dabei handelt es sich um semikristalline Gläser, die mit kristallkeimbildenden Zusätzen versehen sind. Dieses Material ist gegenüber Rißbildungen unempfindlich und hat etwa die gleiche Festigkeit wie aluminiumhaltiges Porzellan. Ein weiterer Vorteil dieses Materials ist, daß die Kronen mit der Wachstechnik gefertigt werden, so daß eine Kompensation des Schrumpfens beim Brennen nicht erforderlich ist. Der fertig modellierte Wachsrohling wird eingebettet und das Inlay gegossen oder gepreßt. Nach dem Abkühlen wird der Glasguß wieder erwärmt, um das Kristallwachstum zu forcieren. Im Vergleich zu Porzellan hat die Gußkeramik eine höhere Transluzenz, aber die Dentinfarbe muß durch eine zeitaufwendige Einfärbung der Glasur erfolgen. Glaskeramische Kronen sind teurer als Jacketkronen, aber bei jungen, transluzenten Zähnen von Vorteil.

Porzellanveneers bestehen aus einer dünnen Schicht (ca. 0,5–0,8 mm) Porzellan oder Gußkeramik. Aufgrund ihrer dünnen Schichtung sind die farblichen Gestaltungsmöglichkeiten sehr gering.

Keramikinlays: Langzeiterfahrungen, einschließlich Erfahrungen über Effekte bezüglich der Abnutzung der Antagonisten, liegen noch nicht vor.

Keramikreparaturen können mit Kompositmaterialien (und in Verbindung mit Silanen) durchgeführt werden.

Prothesenmaterialien – 1

Acrylate

Monomere aus Acrylaten sind die gebräuchlichsten Monomere für zahnärztliche Prothesen. Kunststoffe aus Acrylaten können modelliert, repariert, unterfüttert und mit verschiedenen Materialien verbunden werden. Weiterhin sind sie ästhetisch und leicht. Acrylate entstehen durch Vernetzung von Methacrylatmonomeren zum Polymethylmethacrylat (PMMA).

Herstellung: Dazu wird ein Pulver und eine Flüssigkeit vermischt. Die Flüssigkeit befindet sich in einer lichtundurchlässigen Flasche, um die Haltbarkeit zu verlängern.

Pulver	*Flüssigkeit*
PMMA-Kugeln (< 100 μm)	Methylmethacrylatmonomere
Initiator, z. B. Benzoylperoxid	Reagenzien zur Quervernetzung
Pigmente	Inhibitor, z. B. Hydrochinon
	Aktivator (nur bei selbsthärtenden Acrylaten)

Handhabung: Pulver und Flüssigkeit sollten im Mengenverhältnis von 2,5 : 1 vermischt werden. Diese Mischung durchläuft mehrere Stadien: sandig – flüssig – teigartig – gummiartig – fest. Der teigartige Zustand ist für die Verarbeitung am günstigsten.

Zur Prothesenherstellung werden die aus Wachs modellierte Prothesenbasis und die Zähne in Gips eingebettet. Das Wachs wird anschließend ausgebrüht und der Gips mit Alginat beschichtet. Der dadurch entstandene Hohlraum wird dann mit teigförmiger Kunststoffmasse unter Druck im Überschuß gefüllt (um die Polymerisationsschrumpfung von 7% auszugleichen). Danach erfolgt die Polymerisation.

Erhärtungsmechanismen

Kaltpolymerisate haben eine geringere Polymerisationsschrumpfung, aber eine höhere Wasseraufnahme als Heißpolymerisate. Selbsthärtende Kunststoffmassen sind auch poröser, weniger abrasionsfest und enthalten mehr Restmonomere als die durch Wärme gehärteten Kunststoffe. Die hauptsächlichen Anwendungsgebiete für Kaltpolymerisate sind Prothesenreparaturen, Prothesenunterfütterungen, kieferorthopädische Anwendungen, obwohl im letzteren Fall die wärmegehärteten Materialien aufgrund ihrer höheren Festigkeit bevorzugt werden sollten.

Wärmegehärtete Kunststoffmassen polymerisieren in einem erhitzten Wasserbad bei 70 °C für 7 Stunden und anschließend bei 100 °C für 3 Stunden. Die Abkühlung sollte langsam erfolgen, um innere Spannungen zu vermeiden. Mikrowellen können ebenfalls zur Aushärtung verwendet werden, haben aber keinen Vorteil gegenüber dem Wasserbad.

Eigenschaften

- Für die Erweichung selbsthärtender Kunststoffe sind 90 °C, für heißpolymerisierte Kunststoffe 105 °C erforderlich.
- Geringe Stoßfestigkeit und große Frakturanfälligkeit durch Materialermüdung. Diese Nachteile können aber verringert werden, indem Elastomere zugegeben werden.
- Die Abrasionsfestigkeit ist nicht sehr hoch, aber meistens ausreichend.
- Guter thermischer Isolator. Dies ist aber nicht erwünscht, da der Patient zu heiße Nahrung verschlucken könnte.
- Geringe spezifische Dichte (ist also nicht zu schwer).
- Röntgentransparent. Versuche zur Steigerung der Röntgenopazität waren nicht sehr erfolgreich.
- Absorbiert Wasser, was zu einer Quellung führt. Ein Austrocknen des Kunststoffes kann zu feinen Oberflächenrissen führen.
- Restmonomere machen den Kunststoff weich und können Überempfindlichkeitsreaktionen auslösen.
- Zufriedenstellende Ästhetik.

Die Festigkeit einer Prothese ist abhängig von:

1. Form, z. B. ausreichende Dicke.
2. Festigkeit des Kunststoffes, z. B. Monomergehalt, Porositäten oder ausreichende Erhärtung.

Prothesenmaterialien – 2

Unterfütterung

Das Unterfüttern einer Prothese bedeutet, daß die Kontaktflächen erneuert werden.

1 Hart: Hitze- oder Kaltpolymerisat.

2 Weichbleibend: Bleibender Zahnersatz – Hitze- oder Kaltpolymerisat.
Temporärer Zahnersatz – Kaltpolymerisat.

Die Eigenschaften des Kaltpolymerisats sind allgemein etwas schlechter, daher sollte es möglichst nur bei temporären Arbeiten verwendet werden.

Harte Unterfütterungen: Heißpolymerisat ist zu bevorzugen, der Patient muß aber auf seine Prothese vorübergehend verzichten. Das kalt härtende Material hat offensichtlich Vorteile, aber Acrylate wie Buthylmethacrylat sollten nur für temporäre Zwecke verwendet werden, weil sie nicht so beständig sind und zu Verfärbungen neigen.

Weichbleibende Unterfütterungen: Dazu nimmt man ein Material, dessen Erweichungstemperatur oberhalb oder nahe der Mundtemperatur liegt, so daß es weich und elastisch ist. Es sind Materialien auf Silikon- oder Acrylatbasis erhältlich (Polyethylmethacrylat oder PMMA-Pulver zuzüglich Alkylmethacrylatmonomere und einem Weichmacher).

Weichbleibende Acrylate	*Silikonpolymere*
Gute Verbindung zum Prothesenmaterial.	Keine zuverlässige Verbindung zur Prothese.
Erhärtung mit der Zeit.	Behält seine Geschmeidigkeit.
Sind leicht zu verzerren.	Absorbiert Wasser – Besiedlung mit Pilzen.
	Höhere Elastizität.

Beide Materialgruppen sind als heiß- oder kalthärtende Materialien erhältlich. Die Heißpolymerisate haben bessere Eigenschaften, aber bei beiden sind Erneuerungen während der Lebensdauer einer Prothese erforderlich. Unter den verfügbaren Materialien ist Molloplast B (auf Silikonbasis) das Material der Wahl[6]. Pflege (S. 340).

Gewebekonditionierer bestehen üblicherweise aus Polyethylmethacrylat in Pulverform, zu dem eine Mischung aus Estern und Alkohol zugegeben werden. Es finden keine chemischen Reaktionen statt. Die Flüssigkeit vermischt sich mit dem Pulver zu gelartiger Konsistenz. Die Flüssigkeit entweicht, und das Material verfestigt sich. Um eine maximale Gewebeerholung zu gewährleisten, sollte der Gewebekonditionierer in einer minimalen Dicke von 2 mm aufgetragen und alle paar Tage erneuert werden. Reinigung (S. 340).

Material für Funktionsabformungen: Die Materialien zur Gewebekonditionierung werden auch für Funktionsabformungen verwendet. Die Abformmasse ist nach einigen Tagen Tragezeit erhärtet.

Biokompatibilität zahnärztlicher Materialien

Bevor ein neues Material zum Verkauf freigegeben wird, muß in Labortests und klinischen Tests erfolgreich seine Biokompatibilität unter Beweis gestellt werden. Trotzdem können einige Nebeneffekte erst auftreten, nachdem das Material im klinischen Gebrauch war. Ohne die nötige Sorgfalt können viele Materialien eine Gefahrenquelle für den Patienten, den Zahnarzt und sein Personal darstellen.

Gefahren für den Patienten

Systemische Effekte

Allergische Reaktionen

- *Amalgam:* Obwohl authentische Fälle von Amalgamallergien bekannt sind, treten diese Fälle seltener auf, als es uns die Regenbogenpresse zu verstehen gibt. Bei nachgewiesenen Allergien sollten Komposite oder Glasionomerzemente verwendet werden, falls gegen diese Materialien keine Sensibilisierung vorliegt.
- *Nickel* als Bestandteil einiger Legierungen kann Kontaktekzeme verursachen. Nickelfreie Legierungen sind erhältlich.
- *Acrylate* können allergische Reaktionen auslösen, die von Patienten als „Mundbrennen" beschrieben werden. Die Konzentration von Restmonomeren ist in unzureichend erhärteten Kunststoffen erhöht. Kaltpolymerisate haben mehr Restmonomere als Heißpolymerisate. Eine weiterführende Aushärtung, z. B. für 24 Stunden, kann die Konzentration von Restmonomeren evtl. reduzieren. Andernfalls sollte Kobalt-Chrom oder rostfreier Stahl zur Herstellung der Prothesenbasis verwendet werden.

Direkte Toxizität

- Beryllium als Bestandteil einiger Nickellegierungen wirkt karzinogen. Neue Materialien sind allerdings frei von Beryllium.
- Fluoridaufnahmen in großen Mengen können toxisch sein.

Die Inhalation oder das Verschlucken der Materialien ist vermeidbar.

Lokale Effekte

Verletzungen der Augen: Blaulichtlampen zur Kompositaushärtung können Augenverletzungen bewirken. Die einfachste Vorbeugemaßnahme ist, den Patienten zu bitten, seine Augen zu schließen.

Thermische Schäden können auftreten

1. in der Pulpa, z. B. als Folge der exothermen Abbindereaktion, oder bei Füllungsmaterialien mit guter thermischer Leitfähigkeit;
2. auf der Mundschleimhaut, z. B. durch wärmeisolierende Prothesen verursacht werden, die nach der Unterfütterung mit selbsthärtendem Kunststoff aushärten;
3. an Weichgeweben bei Berührung mit heißen Instrumenten.

Chemische Schäden, z. B. durch Säuren oder Inhaltsstoffe von Dentalmaterialien können zu Pulpaschäden führen.

Direkte Schäden können durch chemische Noxen (z. B. Ätzgel, Wasserstoffperoxid) verursacht werden, wenn diese mit dem Gewebe in Kontakt treten.

Überempfindlichkeitsreaktionen können als Folge eines Kontaktes mit Materialien auftreten, die systemisch eine Allergie auslösen.

Gefahren für das zahnärztliche Personal

Im chirurgischen Bereich
- Allergische Reaktionen, z. B. durch Lokalanästhetika,
- Augenverletzungen durch Blaulichtquellen. Verwenden Sie einen Augenschutz,
- Alginatstaub,
- Stickoxide.

Im Laborbereich
- Zyanidlösungen bei der Elektrolyse,
- Silikatpartikel in Einbettmaterialien,
- Löt- oder Schweißpasten, die Fluoride enthalten,
- Flußsäure, die zum Ätzen von Keramiken verwendet wird,
- Beryllium aus einigen Legierungen,
- PMMA-Pulver.

15 Rechtliche Aspekte zahnärztlicher Tätigkeit

Dieses Kapitel wurde für die deutsche Ausgabe neu verfaßt von L. Figgener, Münster.

Wie in allen anderen Lebensbereichen, so ist auch in der zahnärztlichen Praxis der unaufhaltsam zunehmende Trend einer Verrechtlichung unübersehbar. Um sich nicht in dem wohl meistenteils so empfundenen juristischen Gestrüpp zu verheddern, sollte sich der Zahnarzt mit einigen, zumindest den grundsätzlichen Begriffen und Inhalten des Rechts im allgemeinen sowie der seine Berufsausübung regelnden und sanktionierenden Vorschriften im besonderen vertraut machen. Dazu bedarf es mehr als einiger Stichworte, weshalb die folgenden kursorischen Ausführungen auch nur als Anregungen aufzufassen sind, die Kenntnisse hier und da zu vertiefen.

15 Rechtliche Aspekte zahnärztlicher Tätigkeit

Grundbegriffe des Zivil- und Strafrechts

Das **Zivilrecht**, auch Bürgerliches Recht oder Privatrecht genannt, regelt die Rechtsverhältnisse, Ansprüche und Verpflichtungen zwischen Einzelpersonen bzw. Personenvereinigungen (Verein, Gesellschaft etc.). Somit fallen auch Streitigkeiten zwischen Patient und Zahnarzt um die Bezahlung einer Behandlung oder um deren Ordnungsgemäßheit, also Schadensersatz- oder Schmerzensgeldansprüche, unter das Zivilrecht. Durchgesetzt werden zivilrechtliche Ansprüche im **Zivilprozeß**. Die Parteien des Zivilprozesses sind **Kläger** und **Beklagter**. Grundsätzlich hat die klagende Partei das tatsächliche Vorliegen der Umstände zu beweisen, an die das Bürgerliche Recht die Entstehung des Anspruches knüpft. Juristisch ausgedrückt trägt der Kläger grundsätzlich die **Beweislast**. Von diesem Grundsatz gibt es speziell im Arzthaftungsprozeß aufgrund seiner beweisrechtlichen Besonderheiten gewisse Abweichungen im Sinne von **Beweiserleichterungen** zugunsten des Patienten.

Die **Gerichtsbarkeit** gliedert sich in die **Amtsgerichte**, **Landgerichte**, **Oberlandesgerichte** und den **Bundesgerichtshof**. Die Frage nach der instanziellen Zuständigkeit beantwortet sich nach der Höhe des **Streitwertes**. Das Amtsgericht ist zuständig für vermögensrechtliche Streitigkeiten bis zu 10 000,00 DM; Berufungsgericht ist das Landgericht. Bei höheren Streitwerten ist als erste Instanz das Landgericht zuständig; Berufungsinstanz ist dann das Oberlandesgericht, gegen dessen Urteile wiederum in Rechtssachen von grundsätzlicher Bedeutung die Revision beim Bundesgerichtshof stattfinden kann.

Eine Besonderheit des Verfahrens vor dem Amtsgericht gegenüber den höherinstanzlichen Gerichten ist, daß beim Amtsgericht kein **Anwaltszwang** besteht. Die Parteien brauchen sich also nicht anwaltlich vertreten zu lassen, sondern sie können selbst auftreten.

Vom Zivilprozeß streng zu unterscheiden, in vorliegendem Zusammenhang allerdings von untergeordneter Bedeutung, ist der **Strafprozeß**. In früheren Zeiten, als dem Patienten noch kein generelles Einsichts- und Herausgaberecht bezüglich der ärztlichen Krankenunterlagen und Röntgenbilder zugestanden wurde, strengten Patienten häufiger ein strafrechtliches Verfahren gegen den Arzt an, von dem sie sich fehlerhaft behandelt fühlten, um so durch staatsanwaltschaftliche Beschlagnahme im Ermittlungsverfahren an diese Beweismittel heranzukommen. Seit aber der Bundesgerichtshof höchstrichterlich das generelle Einsichts- und Herausgaberecht des Patienten feststellte, hat der prozeßtaktische Aspekt einer Strafanzeige gegen den Arzt seine Bedeutung verloren, und nur in einzelnen schwerwiegenden Fällen kommt es zu Strafverfahren gegen Ärzte und Zahnärzte.

Da es sich dabei dann in der Regel um den Vorwurf der **fahrlässigen Körperverletzung** oder der **fahrlässigen Tötung** handelt, ist das Amtsgericht zuständig. Bei der fahrlässigen Körperverletzung handelt es sich um ein sogenanntes **Antragsdelikt**, das heißt, der Staatsanwalt leitet ein Ermittlungsverfahren gegen den beschuldigten Arzt oder Zahnarzt, wenn nicht ein besonderes öffentliches

Interesse an der Strafverfolgung vorliegt, nur auf Antrag des Patienten ein. Bei der fahrlässigen Tötung hingegen handelt es sich um ein sogenanntes **Offizialdelikt**, welches zu verfolgen die Staatsanwaltschaft von Amts wegen verpflichtet ist.

Haben sich Arzt oder Zahnarzt schwerwiegende Verstöße gegen ihre Berufspflichten zuschulden kommen lassen, so kann es neben der ordentlichen Gerichtsbarkeit auch noch zu Sanktionierungen durch die entsprechende **Berufsgerichtsbarkeit** kommen. Dem steht nicht der verfassungsrechtliche Grundsatz des „ne bis in idem“ (niemand darf wegen derselben Tat mehrmals bestraft werden) entgegen, da es sich bei der berufsgerichtlichen Ahndung um den sogenannten **berufsrechtlichen Überhang** des im Wege der ordentlichen Gerichtsbarkeit bereits abgeurteilten Fehlverhaltens des Arztes oder Zahnarztes geht.

Der Behandlungsvertrag

Bei dem zwischen Patient und Zahnarzt geschlossenen Behandlungsvertrag handelt es sich nach der Rechtsprechung und der herrschenden juristischen Lehre um einen **Dienstvertrag**. Dieser ist in den §§ 611 ff BGB geregelt. Der Dienstvertrag verpflichtet den Zahnarzt zu einer Behandlung unter Beachtung der **Sorgfaltspflicht**, allerdings ohne Erfolgsgarantie. Der Zahnarzt schuldet also seinem Patienten **eine dem zahnmedizinisch-wissenschaftlichen Erkenntnisstand** entsprechende Dienstleistung, hat aber auch bei Nichteintreten des gewünschten Erfolges Anspruch auf sein Honorar. Unterläuft ihm bei der Behandlung schuldhaft ein Fehler, so ist er für den Schaden haftbar. Die Verjährungsfrist hierfür beträgt 30 Jahre.

Die zahnärztliche Behandlung gehört unstreitig zu den sogenannten **Dienstleistungen höherer Art**, die aufgrund besonderen Vertrauens übertragen werden. Inbegriff solcher Dienstleistungen höherer Art ist es, daß sie vom Dienstverpflichteten, also vom Zahnarzt, **höchstpersönlich** vorgenommen werden. Die **Delegation** von Leistungen, z. B. an das Hilfspersonal, ist nur in sehr engen Grenzen erlaubt. Verstöße gegen dieses Prinzip führen immer häufiger zu entsprechenden Vorwürfen von Patienten.

Nach § 627 BGB kann der Patient jederzeit auch ohne wichtigen Grund vom Behandlungsvertrag zurücktreten. In diesem Falle hat er nach § 628 BGB dem Zahnarzt eine seiner bis dahin erbrachten Leistung entsprechende Vergütung zu zahlen, es sei denn, der Zahnarzt hat durch schuldhaft vertragswidriges Verhalten Anlaß zu der Kündigung gegeben. Zwar behält der Zahnarzt auch in diesem Falle seinen Vergütungsanspruch, muß aber seinerseits dem Patienten den durch die Aufhebung des Behandlungsvertrages entstehenden Schaden ersetzen.

Gegenüber der Einstufung des zahnärztlichen Behandlungsvertrages als Dienstvertrag ist auch der Standpunkt vertreten worden, der Behandlungsvertrag sei **Werkvertrag**. Stellte man sich auf diesen Standpunkt, so würde folgendes gelten: Der Werkvertrag, §§ 631 ff BGB, verpflichtet den Zahnarzt zur Herbeiführung eines bestimmten **Erfolges**, also zum Beispiel zur Herstellung einer Prothese, mit der der Patient dann auch zu seiner vollen Zufriedenheit zurechtkommt. Nur wenn dem Zahnarzt dies gelingt, hat er Anspruch auf das Honorar. Gelingt es ihm nicht, kann der Patient Mängelbeseitigung in angemessener Frist verlangen. Ist dem Zahnarzt das nicht möglich, so kann der Patient, auch wenn den Zahnarzt keinerlei Verschulden trifft, Rückgängigmachung des Behandlungsvertrages (Wandlung) oder Honorarherabsetzung (Minderung) oder, bei Verschulden des Zahnarztes, Schadensersatz wegen Nichterfüllung verlangen. Diese Gewährleistungsansprüche verjähren in 6 Monaten nach Abnahme der zahnärztlichen Arbeiten.

Gewährleistungsansprüche und Verjährung beurteilen sich also je nach Dienst- oder Werkvertragsrecht unterschiedlich. Die differierenden rechtlichen Auffassungen haben keine praktische Relevanz mehr, seit der **Bundesgerichtshof** im Jahre 1974 höchstrichterlich feststellte: **„Zahnärztliche Leistungen sind grundsätzlich Dienste**

höherer Art. Ein Arzt verspricht regelmäßig nur sachgerechte Behandlung des Kranken, also seine ärztliche Tätigkeit, nicht aber den gewünschten Erfolg, die Heilung des Kranken. Die Gewährleistungsfrist des Werkvertrages gilt aber bei derartigen Verträgen insoweit, als eine spezifisch zahnärztliche Heilbehandlung nicht vorliegt, sondern es sich nur um die technische Anfertigung einer Prothese handelt. Alle übrigen mit der zahnprothetischen Versorgung zusammenhängenden Verrichtungen, insbesondere die Eingliederung der Prothese in den Mund, gehören dagegen zur Heilbehandlung als Dienstleistung höherer Art. Ob seine Behandlung zu dem erhofften Ergebnis führt, hängt nicht, wie der Zahnarzt weiß und womit der Patient rechnen muß, von der ärztlichen Kunst allein, sondern auch von der besonderen, vom Arzt nur beschränkt beeinflußbaren physischen und psychischen Konstitution des Patienten ab."

Damit hat der BGH klargestellt, daß der Zahnarzt im Rahmen der ihm obliegenden Sorgfalt zwar verpflichtet ist, bei der Behandlung die **allgemein anerkannten Grundsätze der zahnärztlichen Wissenschaft** zu beachten, daß aber nichts Unmögliches von ihm verlangt werden kann. Für Umstände, die er nicht beherrschen kann, insbesondere für Schäden, die auf der körperlichen oder seelischen Verfassung des Patienten beruhen, braucht der Zahnarzt nicht einzustehen. Einen über die ordnungsgemäße Leistung hinausgehenden Erfolg kann und will der Zahnarzt dem Patienten nicht garantieren und kann dieser billigerweise auch nicht erwarten.

Mit diesen Rechtsgrundsätzen nicht in Einklang zu bringen ist der § 135 Sozialgesetzbuch V, soweit er vorschreibt, daß der Zahnarzt identische und Teilwiederholungen von Füllungen sowie die Erneuerung von Zahnersatz innerhalb von 2 Jahren ohne weiteres kostenfrei vornehmen muß. Das läuft auf eine verschuldensunabhängige Gewährleistung hinaus, die dem Dienstvertragsrecht fremd ist. Die künftige Handhabung dieses Widerspruches bleibt abzuwarten.

Kommt es zwischen Patient und Zahnarzt zum Streit, so geht es letztlich meist darum, ob dieser seine Leistung ordnungsgemäß erbracht hat. Mit einer gewissen Hartnäckigkeit hält sich in diesem Zusammenhang der schillernde Begriff des „Kunstfehlers", obgleich er eigentlich unbrauchbar ist. Er kann sich weder auf eine gesetzliche Definition, noch auf ein einheitliches Verständnis stützen. Da es in unserem Gesetz kein arztspezifisches Haftungsrecht gibt, muß vielmehr die juristische Überprüfung der Ordnungsgemäßheit einer zahnärztlichen Behandlung nach den für jedermann geltenden Rechtsgrundsätzen erfolgen.

Die Sorgfaltspflicht

Die dem Zahnarzt aus dem Behandlungsvertrag erwachsende Rechtspflicht ist die umfassende **Sorgfaltspflicht** seinem Patienten gegenüber. Eine schuldhafte Verletzung dieser Pflicht begeht er, so steht es im Gesetz in § 276 BGB geschrieben, wenn er fahrlässig die **im Verkehr erforderliche Sorgfalt** außer acht läßt. Aus der gesetzlichen Formulierung, „die im Verkehr erforderliche Sorgfalt“, ergibt sich, daß der Maßstab ein objektiver ist. Nicht das außergewöhnliche oder das eingeschränkte Können des individuellen Zahnarztes ist entscheidend und schon gar nicht seine private Einstellung oder seine in eigenen Angelegenheiten an den Tag gelegte Sorgfalt (sog. „diligentia quam in suis“). Auch der gute Wille reicht nicht aus. Verpflichtet ist der Zahnarzt zu einer Behandlung, wie sie einem objektiven Sorgfaltsmaßstab entspricht. Der **objektive Sorgfaltsmaßstab** wiederum konkretisiert sich im **aktuellen Stand des zahnmedizinischen Wissens und Könnens**.

Da dieser infolge der Fortentwicklung und des Wissenszuwachses sich ständig neu ergibt, muß selbstverständlich auch seine Definition kontinuierlich aktualisiert werden. Die Definition des aktuellen Kenntnisstandes ist damit ein ebenso dynamischer Prozeß wie die Weiterentwicklung des Faches selbst. Als Beispiel sei hier genannt die von der Deutschen Gesellschaft für Zahn-, Mund- und Kieferheilkunde herausgegebene Sammlung, die alle von ihr veröffentlichten Stellungnahmen enthält, in denen der allgemein anerkannte wissenschaftliche Stand einzelner Behandlungsverfahren festgestellt wird. Diese Statements haben, wie es im Vorwort der Sammlung heißt, bei den Zahnärzten in weit überwiegendem Maße positive Aufnahme gefunden. Sie haben häufig zur Versachlichung von Entscheidungen von Gutachterausschüssen, Gerichten oder ähnlichen Institutionen beigetragen, und sie haben Bedeutung als Handlungsanweisung und Orientierungslinie für den Zahnarzt, dem sie Bestätigung und Sicherheit für sein Vorgehen bedeuten. Diese Sammlung umfaßt zwar bei weitem noch nicht alle notwendigen Bereiche der Zahnheilkunde, sie ist erweiterungsbedürftig und muß kontinuierlich dem aktuellen wissenschaftlichen Erkenntnisstand angepaßt werden. Ein gesetzlicher Auftrag dazu ist mittlerweile in § 135 Sozialgesetzbuch V enthalten, der die Verpflichtung aufstellt, im Rahmen der Bemühungen um die **Qualitätssicherung** Kriterien zu formulieren, die die Qualität zahnärztlicher Behandlung beschreiben.

Die Fortbildungspflicht

Um den jeweils aktuellen Standard nun auch als Sorgfaltsmaßstab seiner Arbeit zugrunde legen zu können, muß der Zahnarzt natürlich sein Wissen und Können – entsprechend der Dynamik des Fortschritts – ständig erweitern und anpassen. Diese sich notwendigerweise aus der Sorgfaltspflicht ergebende **Fortbildungspflicht** ist in allen Berufsordnungen niedergelegt. Es leuchtet indessen ein, daß es für den einzelnen unmöglich geworden ist, die enormen Entwicklungen und den immensen Wissenszuwachs auf dem gesamten Gebiet der Zahnheilkunde nachzuvollziehen und zu beherrschen, und das um so mehr, als sich immer mehr Spezialgebiete abzeichnen.

Da der Fortschritt aber nur Sinn hat, wenn er letztlich dem Patienten zugute kommt, wird vom Zahnarzt verlangt, daß er sich zumindest so weit auf dem laufenden hält, daß er den Patienten über die aktuellen diagnostischen und therapeutischen Möglichkeiten beraten kann, wenn er auch gegebenenfalls spezielle Maßnahmen nicht selbst durchführen kann, sondern den Patienten dafür überweisen muß. Soweit hingegen das eigene Tätigkeitsspektrum reicht, muß es sich am aktuellen Stand der zahnheilkundlichen Möglichkeiten messen lassen. Nicht oder nicht mehr beherrschte Bereiche muß der Zahnarzt, so sieht es die Rechtsprechung, aus seinen Tätigkeiten ausklammern. Spezialisierungen finden sich schließlich in allen Arbeitsbereichen. Wer diese Entwicklung ignoriert und Behandlungen übernimmt, für die es ihm an dem aktuellen Stand entsprechenden Kenntnissen und Fähigkeiten fehlt, der setzt sich damit dem Vorwurf des **Übernahmeverschuldens** aus.

Die Aufklärungspflicht

Eine weitere wichtige und juristisch höchst relevante Pflicht des Zahnarztes seinem Patienten gegenüber ist die **Aufklärungspflicht**. Die ärztliche Aufklärung soll die Entscheidungsfreiheit des Patienten gewährleisten. Das ergibt sich aus dem Prinzip der freien Entfaltung der Persönlichkeit (Artikel 2, Grundgesetz) und dem darauf gründenden **Selbstbestimmungsrecht** des Patienten. Erst eine sachgerechte, individuelle und auf die intellektuellen Fähigkeiten des einzelnen Patienten abgestimmte Aufklärung versetzt diesen in die Lage, eigenverantwortlich und rechtlich wirksam in eine geplante Behandlung einzuwilligen **(informed consent)**.

Allgemein wird davon ausgegangen, daß der Patient aufzuklären ist über Diagnose und Prognose, Therapie, Therapiealternativen (z. B. Wurzelspitzenresektion statt Extraktion, verschiedene Konstruktionsformen von Zahnersatz), deren Vor- und Nachteile, Materialien bzw. Werkstoffe bei restaurativer Therapie, Ziel, Tragweite, Notwendigkeit und Dringlichkeit, Art und Verlauf der Untersuchungs- und Behandlungsgänge, über die damit verbundenen Risiken und über das Verhältnis zwischen Risiko und therapeutischem Nutzen, weiterhin über Behandlungsänderungen, eingetretene Komplikationen und deren Beherrschungsmöglichkeiten (sog. Verlaufsaufklärung), Kosten der Behandlung bzw. der Therapiealternativen (sog. wirtschaftliche Aufklärung). Dabei hängt der Umfang der Aufklärung ganz wesentlich von der Konstellation des Einzelfalles ab. Der Bogen spannt sich von der punktförmigen Karies über den akuten Abszeß bis hin zum infausten Tumor, von der zahnmedizinischen Kleinigkeit bis hin zur lebensbedrohenden Erkrankung, von der Behandlung, die Zeit hat, bis hin zur akuten Notfallsituation.

Den Patienten, der eine notwendige Behandlung aus laienhaftem Unverstand ablehnt, muß der Arzt im Wege der Aufklärung zur Aufgabe seiner Weigerung zu bringen versuchen. Den Patienten, der aufgrund medizinisch unsinniger Vorstellungen vom Zahnarzt die umfassende Extraktion aller Zähne wünscht, muß der Zahnarzt über die Unsinnigkeit des Behandlungswunsches aufklären. Die Einwilligung zu einer solchen medizinisch nicht indizierten Maßnahme wurde höchstrichterlich als unwirksam erklärt. Weiterhin muß die Aufklärung, soll die sich darauf gründende Einwilligung wirksam sein, rechtzeitig erfolgen und nicht erst, zum Beispiel bei geplanter Extraktion, nach Applikation der Spritze, sozusagen mit der Zange in der Hand.

Die beispielhafte Aufzählung aufklärungsrelevanter Gesichtspunkte ist bei weitem nicht vollständig und kann es nicht sein, denn angesichts der Singularität jedes Behandlungsfalles läßt sich eine Generalformel über Umfang und Inhalt der ärztlichen Aufklärungspflicht nicht definieren. Gleichwohl muß der Zahnarzt im Einzelfall das rechte Maß finden, und er tut gut daran, die Aufklärungspflicht nicht auf die leichte Schulter zu nehmen, insbesondere unter dem Gesichtspunkt, daß der Arzt im Streitfalle die Einwilligung des Patienten bzw. deren Rechtsgültigkeit und damit die hinreichende Aufklärung beweisen muß. Diese Tatsache hat sich schon so mancher mit dem Behandlungsergebnis unzufriedene Patient zunutze gemacht. Denn wenn es ihm aussichtslos erscheint, dem Arzt einen Behandlungsfehler und persönliche Schuld nachzuweisen, kann er sich immer noch in die Behauptung flüchten, er sei nicht richtig aufgeklärt worden und damit die Beweislast auf den Zahnarzt verlagern. Grund genug für den Zahnarzt, sich um eine angemessene Aufklärung zu bemühen. Die Frage der Beweisbarkeit im Streitfall leitet über zur nächsten wichtigen Pflicht im Zusammenhang mit der Behandlung eines Patienten.

Die Dokumentationspflicht

Arzt und Zahnarzt sind verpflichtet, im Zusammenhang mit der Betreuung eines Patienten über alle im Hinblick auf Befund, Diagnose und Therapie relevanten Punkte, die aus objektiv-medizinischer Sicht erforderlichen Aufzeichnungen zu machen. Diese Pflicht ist nach allgemeiner Auffassung Bestandteil der Sorgfaltspflicht und leitet sich als vertragliche Pflicht unmittelbar aus dem Behandlungsvertrag ab. **Forensische Bedeutung** erlangt sie im **Arzthaftungsprozeß** und da insbesondere im **Beweisrecht**. Wie eingangs bereits dargelegt, trägt jede Partei die **Beweislast** dafür, daß die Voraussetzungen des von ihr gestellten Anspruches vorliegen. Läßt sich der Sachverhalt, aus dem eine Prozeßpartei Rechte herleiten möchte, mit den verfügbaren Beweismitteln nicht aufklären, so verliert normalerweise die Partei den Prozeß, die die Beweislast trägt.

Führt zum Beispiel ein Patient einen Schadensersatzprozeß gegen seinen Arzt, weil er von ihm geschädigt wurde bzw. sich von ihm geschädigt glaubt, so trägt er grundsätzlich die Beweislast für seinen Vortrag, der Arzt habe ihm bei der Behandlung sorgfaltswidrig und schuldhaft einen Schaden zugefügt. Dabei befindet sich der Patient in den meisten Fällen aufgrund des Informationsrückstandes als Laie zunächst einmal in erheblicher Beweisnot. Aufgeklärt werden kann der Sachverhalt oft nur unter Zuhilfenahme der Aufzeichnungen des behandelnden Arztes. Fehlen diese oder sind sie unvollständig, so geriete der Patient bei konsequenter Anwendung der prinzipiellen Beweislastregeln, aufgrund der nicht behebbaren Beweisnot, in eine ausweglose Prozeßsituation. In solchen Fällen wurden daher von der Rechtsprechung **Beweiserleichterungen** geschaffen. Insbesondere in Fällen, in denen eine Prozeßpartei der anderen den Beweis schuldhaft erschwert oder gar vereitelt, können solche Beweiserleichterungen bis hin zur vollständigen **Umkehr der Beweislast** gehen. Das ist zum Beispiel dann der Fall, wenn der Arzt seine Dokumentationspflicht verletzt, also gebotene Aufzeichnungen unterläßt, verspätet vornimmt oder beschönigt.

Kann der Arzt im Prozeß dem klagenden Patienten nicht durch eine ordnungsgemäße Dokumentation Aufschluß über sein Vorgehen geben, so geht die Unaufklärbarkeit zu seinen Lasten. Dabei indiziert das Fehlen einer Aufzeichnung zunächst einmal, daß die aufzeichnungspflichtige Maßnahme unterblieben ist. Geht es demnach beweisrechtlich darum, ob eine notwendige ärztliche Maßnahme erfolgt ist oder nicht, so wirkt sich die unterlassene Dokumentation zugunsten des Patienten dahingehend aus, daß nicht mehr der Patient das Unterbleiben der Maßnahmen beweisen muß, vielmehr muß nun der Arzt beweisen, daß er die Maßnahme vorgenommen hat, obgleich sie nicht dokumentiert wurde.

Eine weitere prozessuale Erleichterung, die für den Patienten von erheblicher beweisrechtlicher Bedeutung ist, ergibt sich, wie eingangs bereits erwähnt, aus dem Urteil des BGH aus dem Jahre 1982, welches dem Patienten sowohl innerhalb als auch außerhalb eines Rechtsstreites ein grundsätzliches **Einsichts- und Herausgaberecht** (Kopien) bezüglich der ärztlichen Aufzeichnungen und Röntgenbilder gewährt.

Inhaltlich sollte die Dokumentation umfassen: Anamnese, daraus sich ergebende Besonderheiten, zum Beispiel Allergien, Prädispositionen für bestimmte Erkrankungen, Risiken aus vorbestehenden Erkrankungen oder Unfällen, erhobene klinische Befunde, medizintechnische Untersuchungen und Laborbefunde, Röntgenaufnahmen, Diagnosen, therapeutische Maßnahmen, Ratschläge und Empfehlungen an den Patienten, insbesondere das Aufklärungsgespräch und die Einwilligung des Patienten, das alles in geordneter Reihenfolge, aus der sich auch die Behandlungstermine und der zeitliche Ablauf der Behandlung ergeben.

Wenn auch durchaus eine exakte Dokumentation mit Mühe und Zeitaufwand verbunden ist, so bietet sie aber andererseits – ganz abgesehen von ihrer medizinischen Notwendigkeit – **die** Chance, sich vor unberechtigtem Schadensersatzbegehren unzufriedener Patienten zu schützen. Denn stellt die Rechtsprechung einerseits hohe Ansprüche an die Qualität ärztlicher Aufzeichnungen, so steht sie andererseits auf dem Standpunkt, daß einer angemessenen Dokumentation in der Regel Glauben zu schenken ist, auch wenn Parteibehauptungen des Patienten entgegenstehen. Das setzt natürlich voraus, daß die Dokumentation vollständig, inhaltlich nachvollziehbar, zeitlich richtig geordnet und ohne Widersprüche ist.

Die Schweigepflicht

Eine weitere wichtige Berufspflicht, die allerdings verhältnismäßig selten zu rechtlichen Auseinandersetzungen führt, ist die Schweigepflicht. Sie ist geregelt im Strafgesetzbuch und in den Berufsordnungen. Erfaßt werden von der zahnärztlichen Schweigepflicht alle Tatsachen, die einem Zahnarzt in seiner Eigenschaft als Arzt anvertraut oder bekannt geworden sind. Hierzu zählen nicht nur medizinische Fakten, wie Gesundheitszustand und Behandlung des Patienten, sondern auch persönliche Mitteilungen und Erkenntnisse über persönliche Verhältnisse des Patienten, seien diese gesellschaftlicher, wirtschaftlicher oder sonstiger Natur.

Wenn es zum Streit kommt ...

Angesichts der finanziellen, zeitlichen und emotionalen Beanspruchungen, die ein Streit mit sich bringt, sollten beide Seiten, Zahnarzt und Patient, zunächst einmal versuchen, sich gütlich zu einigen. Gelingt dies nicht, so können sich beide Seiten an die Krankenkasse wenden, die in aller Regel einen ihrer Vertragsgutachter einschalten wird. Wenn das zu keiner Lösung führt (aber auch unabhängig davon), können beide Seiten eine juristische Klärung anstreben. Auch in diesem Stadium ist immer noch eine **außergerichtliche Einigung** möglich, oder aber es kommt zur **gerichtlichen Auseinandersetzung** (siehe Grundbegriffe des Zivilrechts). In Vorbereitung sind zur Zeit bei den Kammern einzurichtende Stellen zur Begutachtung zahnärztlicher Behandlungsfehler.

Begutachtung

Die Kammern halten Listen vor, nach denen sie auf Anfrage Gerichts- oder Privatgutachter benennen. Die gesetzlichen Krankenkassen schalten bei Bedarf ihre Vertragsgutachter ein.

Unabhängig davon kann aber jeder approbierte Zahnarzt von einem deutschen Gericht zum Gutachter bestellt werden. Allerdings halten sich die Gerichte ganz überwiegend an die von den Kammern benannten Sachverständigen bzw. haben eigene Listen.

Berufshaftpflicht

Da auch bei Anwendung größtmöglicher Sorgfalt nicht auszuschließen ist, daß dem Zahnarzt doch einmal ein Fehler unterläuft und der durch diesen Fehler verursachte Schaden durchaus beträchtlich sein kann, muß der Zahnarzt eine **Berufshaftpflichtversicherung** abschließen. Da die Haftpflichtversicherer in ihren Versicherungsbedingungen dem Zahnarzt als Versicherungsnehmer bestimmte sogenannte **Obliegenheiten** auferlegen, bei deren Verletzung er den Versicherungsschutz verlieren kann, tut der Zahnarzt gut daran, die **Versicherungsbedingungen** genau zu studieren und sich im Schadensfalle entsprechend zu verhalten. Zu diesen Obliegenheiten zählt beispielsweise, daß der Zahnarzt dem Patienten gegenüber kein Schuldanerkenntnis abgibt und daß er einen Schadensfall sofort der Versicherung meldet.

15 Rechtliche Aspekte zahnärztlicher Tätigkeit

Begutachtung / Berufshaftpflicht

Kriminalistik

Zu den rechtlichen Aspekten zahnärztlicher Tätigkeit im kriminalistischen Sinne zählt beispielsweise die Identifikation anhand des Gebißbefundes. Diese Aufgabe stellt sich insbesondere nach Massenkatastrophen und in der Verbrechensaufklärung. Unter letzterem Gesichtspunkt hat auch die Untersuchung von Bißspuren als zahnärztlich-forensische Aufgabe Bedeutung. Es liegt auf der Hand, welche Bedeutung eine saubere Dokumentation für diese kriminalistischen Aufgaben hat, weshalb neben den weiter oben dargelegten Gründen auch im Hinblick auf diesen Aspekt vom Zahnarzt eine exakte Dokumentation zu fordern ist.

16 Praxismanagement

Relevante Seiten in anderen Kapiteln: Biokompatibilität von zahnärztlichen Materialien S. 656.

Hauptquellen:

Lewis, K. J.: Practice Management for Dentists. Wright 1989.
Crosthwaite, D. W.: A Handbook of Dental Practice Management. Churchill Livingstone 1982.
Forrest, J. O.: A Guide to Successful Dental Practice. Wright 1984.

Die Zahnärztekammern können auf vielen Gebieten, die in diesem Kapitel angesprochen sind, wichtige Hilfestellungen geben.

Weitere im Text zitierte Literatur:

1 British Dental Association Dental Health and Science Commitee. Br Dent J 165, 353 (1988).
2 Samaranayake, L. P.: Dental Update 16, 58 (1989).

Kenntnisse in der Unternehmensführung

Kurse über Methoden der Unternehmensführung sind zur Zeit sehr gefragt. Man könnte sie leicht als einen Weg (für den Veranstalter) zum schnellen Geld abtun, tatsächlich ist aber mit dem Begriff Unternehmensführung gesunder Geschäftssinn gemeint.

Welche Vorteile bietet eine gute Unternehmensführung?

- Erhöhung der Effektivität,
- Verminderung von Streß,
- Steigerung der Befriedigung durch den Beruf für das gesamte Praxisteam.

Es ist nicht nur angenehmer, in einer heiteren und entspannten Umgebung zu arbeiten, sondern das gute Klima überträgt sich auch auf die Patienten.

Die Schlüssel zur erfolgreichen Unternehmensführung

Gute Kommunikation: Während der Vorteil eines guten Verhältnisses zum Patienten auf der Hand liegt, wird der Diskussion im Praxisteam weniger Bedeutung beigemessen. Vielleicht beruht dies auf der falschen Vorstellung, daß ein paar Bemerkungen über die Ferien oder den letzten Freund der Zahnarzthelferin Kommunikation bedeuten.

Für eine erfolgreiche Teamarbeit muß jedoch jedem Mitarbeiter die Möglichkeit gegeben werden, Probleme anzusprechen und Verbesserungsvorschläge zu machen.

Dies bedeutet, sich während der Arbeitszeit in regelmäßig stattfindenden Personalbesprechungen zusammenzusetzen. Ein Arbeitsessen mit belegten Broten o. ä. wäre eine Möglichkeit. Dabei sollten diese Besprechungen eine Tagesordnung haben – dies bedeutet nicht, daß der Zahnarzt das Vorgehen bestimmt, sondern vielmehr, daß alle Mitarbeiter ermuntert werden, eigene Vorschläge für eine Tagesordnung einzubringen. Vielleicht ist das Verfassen eines Handbuchs über den Praxisablauf besonders als Hilfe für neue Mitarbeiter der erste Schritt.

Delegieren Sie die Aufgaben, für die Ihre Ausbildung und Erfahrung nicht erforderlich sind. Ihre Belastung wird dadurch verringert, Sie haben mehr Freiraum für anspruchsvollere Aufgaben, und zusätzlich wird die Zufriedenheit ihres Personals mit dem Beruf gesteigert, vorausgesetzt, sie werden in die neue Aufgabe eingewiesen und haben die Zeit, die man braucht, um der neuen Verantwortung gewachsen zu sein; z. B. sollte die Prophylaxehelferin, die die Mundhygiene, Instruktionen und Zahnreinigungen durchführt, an der Entscheidung bei der Neuanschaffung eines Ultraschallgerätes mitbeteiligt werden.

Teamwork: Es ist wichtig, ein sich gegenseitig unterstützendes Team aufzubauen. Man schätzt die Bedeutung eines funktionierenden Teams erst richtig, wenn man einmal in einer Umgebung tätig war, in der jeder nur für sich selbst arbeitet. Erfolgreiche Personalführung bedeutet, die Fähigkeiten der Angestellten sowohl als Individuum als auch als wertvolles Mitglied im Team zu fördern, die Diskussion über erstrebenswerte Ziele anzuregen und gemeinsam zu überlegen, wie diese Ziele erreicht werden können. Die Motivation zur Teamarbeit kann durch finanzielle Anreize, die an die Leistungsfähigkeit der Praxis gekoppelt sind, gefördert werden.

Schulung des Personals: Dies sollte nicht nur die neu eingestellten Mitarbeiter betreffen; durch die Schulung des Stammpersonals werden deren Kenntnisse erweitert und Sie können mehr Aufgaben delegieren. Ebenso können Empfangspersonal und Zahnarzthelferin in Fragen des Patientenmanagements und bei Kommunikationsaufgaben weitergebildet werden. Ein entsprechender Leitfaden der auf die Praxis zugeschnittenen Verhaltensweisen und Abläufe kann nützlich sein. Eine entsprechende Schulung des Personals, das bei Behandlungen unter Sedierung oder Narkosen assistiert oder Röntgenaufnahmen anfertigt, ist obligatorisch.

Das Gehalt: Die Motivation der Mitarbeiter kann oft durch finanzielle Anreize gesteigert werden. Deshalb sollte die Entlohnung strukturiert werden und aus folgenden Anteilen bestehen:

1 ein festes Gehalt (Tariflohn),
2 ein individueller Bonus, der von der Anwesenheit, den Krankheitstagen und der Produktivität abhängig ist und als Prozentsatz des Gehaltes bezahlt wird; und
3 ein Gruppenbonus, der als prozentualer Anteil des Praxisgewinns festgelegt ist.

So sind alle Beschäftigten motiviert, allgemeine Kosten zu verringern und die Effektivität in der Praxis zu erhöhen.

Einstellung und Entlassung von Personal

Einstellung

1 Legen Sie fest, welche Aufgaben das Praxisteam dem neuen Mitglied übertragen möchte (aber begrenzen Sie Anforderungen nicht nur auf die Fähigkeiten von „Superman"). Legen Sie die Auswahlkriterien für den idealen Bewerber fest, denn dies wird die spätere Entscheidung erleichtern.
2 Entwerfen Sie eine Stellenbeschreibung. Beziehen Sie dabei Besonderheiten der Praxis, die Aufgaben des neuen Mitglieds im Team, erforderliche Kenntnisse, vorausgesetzte Berufserfahrung, Arbeitszeiten, Gehalt, und andere Vorteile mit ein.
3 Schreiben Sie die Stelle, z. B. in der lokalen Presse aus. Vergessen Sie nicht ein realistisches Datum als Bewerbungsschluß anzugeben.
4 Listen Sie die Bewerber auf.
5 Die Befragung, vorzugsweise mit 2 oder 3 Personen, sollte so durchgeführt werden, daß jedem Bewerber dieselben Fragen gestellt werden, um besser vergleichen zu können. Machen Sie sich Notizen, denn nach mehreren Befragungen können Sie die Bewerber nicht mehr unterscheiden! Hoffentlich finden Sie eine geeignete Person, der die Anstellung, abhängig von den Referenzen, so bald wie möglich schriftlich angeboten werden sollte. Ist kein Bewerber akzeptabel, gehen Sie zu Punkt 1 zurück und überprüfen Sie ihre Anforderungen von neuem.
6 Schließen Sie zunächst einen befristeten Arbeitsvertrag ab (gewöhnlich reichen 6–8 Wochen), der die Entlohnung am Ende der Probezeit mit beinhaltet. Beide, Arbeitnehmer und Arbeitgeber, sollten eine unterschriebene Kopie des Vertrages erhalten.
7 Unterweisen und trainieren Sie das neue Belegschaftsmitglied und wenden Sie viel Zeit für ein Feedback in beiden Richtungen auf.
8 Beurteilen Sie den Bewerber vor dem Ende der Probezeit erneut und wenn die Fortschritte zufriedenstellend sind, schließen Sie einen Arbeitsvertrag ab.

Entlassung

Die Zahnärztekammern können Ratschläge bei Entlassung und Rationalisierung geben. Sowohl vom praktischen, wie auch vom emotionalen Standpunkt aus gesehen ist die Entlassung von Personal nicht einfach. Die Arbeitsschutzgesetze erlauben eine Entlassung nur bei unzulänglichem Verhalten, mangelnder Eignung und Verstoß gegen bestehende Gesetze.

Wenn Probleme mit einem Angestellten auftreten, ist folgendes Vorgehen zu empfehlen:
- Erklären Sie dem Angestellten formal, daß sein Verhalten unbefriedigend ist, und geben Sie ihm eine Richtlinie zur Besserung, Ratschläge und Hilfen.
- Schriftliche Abmahnung, daß die Kündigung erfolgt, wenn keine Besserung eintritt.
- Schriftliche Aufzeichnung.

Die Kündigungsfrist hängt von der Länge des Arbeitsverhältnisses ab. Bei schwerwiegenden Verfehlungen ist eine fristlose Kündigung statthaft.

Rationalisierung bedeutet die Entlassung eines Angestellten aus anderen Gründen als dessen persönlichem Verhalten. Ausgleichszahlungen sind für Personal angezeigt, das ununterbrochen mehr als 2 Jahre beschäftigt war und mehr als 21 Stunden pro Woche arbeitete. Die Höhe des Betrages hängt von der Länge des Beschäftigungsverhältnisses und dem Alter des Angestellten ab.

[A. d. Ü.: Näheres über die Rechte und Pflichten der Arbeitnehmer und Arbeitgeber regeln die geltenden Arbeitsschutzgesetze und Tarifverträge.]

Suchen Sie sich einen guten Steuerberater und einen hilfsbereiten Bankmanager, vorzugsweise auf Empfehlung von anderen niedergelassenen Kollegen.
Es ist ratsam, ein festgelegtes Vorgehen beim Umgang mit Liquidationen und Kostenvoranschlägen zu erarbeiten, das auf die Praxis individuell zugeschnitten ist, von den Angestellten verstanden wird und woran sich alle halten.

Das Delegieren vieler Teilbereiche, Erstellen von Kostenvoranschlägen und Einfordern der Honorare von den Patienten, an geübtes und motiviertes Personal sollte den Praxisablauf kosteneffektiver machen. Z. B. kann die Zahnarzthelferin den Behandlungsplan des Patienten vervollständigen und den Heil- und Kostenplan ausfüllen. Die Rezeptionistin kann dann den Patientenanteil schätzen, das Honorar abrechnen und den Zahlungseingang bestätigen und eintragen. Unterlassen Sie es, diesen Ablauf angemessen zu überwachen, führt dies bestenfalls zu einem trügerischen Gefühl der Sicherheit.

Buchhaltung ist zeitaufwendig, aber notwendig. Empfohlenes Minimum:
- Buch für Außenstände und eingegangene Honorare.
- Buch für Bankeingänge.
- Buch in dem alle Heil- und Kostenpläne und Krankenscheine, die an die KZV zur Abrechnung geschickt wurden, mit den jeweiligen Beträgen aufgelistet sind. Dies kann mit der Abrechnungsaufstellung der KZV verglichen werden. Da Sie vor einem schwierigen Problem stehen, wenn diese Formulare in der Post verloren gehen, ist es ratsam, sie in Mengen von 70 Stück per Einschreiben oder via Computerline zu verschicken.
- Einnahmen-/Ausgabenbuch. Es sollte alle erhaltenen Beträge und alle bezahlten Rechnungen einschließen (z. B. Laborrechnungen, Gehälter) und vom Praxisinhaber monatlich zusammengestellt werden, um einen Überblick über die finanzielle Situation zu erhalten. Geeignete Journale erhalten Sie beim Schreibwarenhändler. Fragen Sie ihren Steuerberater, wie die Eintragungen erfolgen sollen, denn exakte Eintragungen erleichtern seine Aufgabe (und machen es somit preiswerter).
- Kleinere Bargeldtransaktionen sollten ebenso wie bedeutendere Einnahmen aufgezeichnet werden. Das Bargeld (weniger als 150 DM) wird am besten in einer separat verschlossenen Kassette aufbewahrt. Für größere Beträge kann ein Praxis-Scheck eingelöst werden.
- Lohnbuchhaltung.
- Aufzeichnungen über Abwesenheit und Krankheit des Personals.

Banking: Es ist nützlich, das gesamte Geld am Ende jeden Tages auf der Bank einzuzahlen, denn der Bankauszug weist so die täglichen Einnahmen aus. Um die Patienten zu ermuntern, die ausstehenden Honorare zu bezahlen, sollten Sie jede Form der Bezahlung, z. B. bar, mit Scheck oder Kreditkarte akzeptieren, obwohl bei Kreditkarten 3% Provision abgezogen werden. Zur

Wahrung ihres Gesichtes sind Patienten mit Zahlungsschwierigkeiten glücklich, wenn diese Zahlungsweise akzeptiert wird. Ihr Geldmangel wird dann zum Problem der Kreditgesellschaften. Es zeugt von guter Geschäftspolitik, wenn Sie mit dem Patienten über Überziehungsmöglichkeiten vor Behandlungsbeginn sprechen, um Situationen, in denen Zahlungsschwierigkeiten zu erwarten sind, im voraus abzuklären.

Haushaltsplanung: Die jährliche Vorausplanung und Aufstellung eines Haushaltsplans sollte mit dem Steuerberater gemeinsam vorbereitet werden.

Zweifelhafte Forderungen: Diese können meistens durch eine eindeutig geregelte „Hauspolitik" vermieden werden, die den Patienten weitgehend bekannt ist und an der festgehalten wird; z. B. Teilzahlung bei Behandlungsbeginn und den Rest bei Abschluß der Behandlung, oder Zahlung des gesamten Betrages bei Abschluß der Behandlung. Die Patienten erhalten einen schriftlichen Kostenvoranschlag und sollten während der Behandlung an den Zahlungstermin erinnert werden. Wenn der Patient es vergißt, sollten Sie beim letzten Besuch die Unterzeichnung einer Erklärung verlangen, die bestätigt, daß der Patient mit der Behandlung zufrieden ist und daß er sich verpflichtet, den ausstehenden Betrag innerhalb von 7 Tagen zu begleichen. Wenn die Zahlung trotzdem nicht erfolgt, sollten Sie ihn nach 7, 14 und 28 Tagen schriftlich anmahnen (mit zunehmender Bestimmtheit). Wenn dann noch immer keine Zahlung eingeht, übergeben Sie den Vorgang ihrem Rechtsanwalt.

Steuern: Hier hilft wirklich ein guter Steuerberater. Mit monatlichen Informationen über Einkommen und Ausgaben versorgt, kann er Sie bezüglich steuermindernder Maßnahmen vor Ablauf des Fiskaljahres beraten.

Versicherungen sind wichtig für Eigentum, Hausrat, Ausstattung, Haftpflicht, Personal, Einkommensausfall und persönliche Absicherung.

Terminplanung

Jeder kommt gelegentlich zu spät, meistens wenn man hofft, frühzeitig fertig zu werden, um noch etwas anderes erledigen zu können. Oft nimmt man eine Abkürzung. Dies kann aber gelegentlich dazu führen, daß man noch mehr Zeit verloren hat. Eine andere Reaktion auf Überlastung ist der Versuch, sich zu sehr zu beeilen, ohne Pause um das Vorgehen rationell zu planen, um aus diesem Teufelskreis der Überforderung auszubrechen. Es gibt keine Patentrezepte, aber wenn ein Mitglied des Personals nicht beschäftigt ist, z. B. eine ZMF oder Helferin, könnten Sie vielleicht einige einfache Aufgaben delegieren.

Wenn Verspätungen zur Gewohnheit werden, ist es notwendig, innezuhalten, um die Arbeitsweise neu zu überdenken, möglichst bevor Ihre Patienten genug haben oder Ihr Blutdruck zu sehr steigt. Als erster Schritt werden die Zeiten für die einzelnen Behandlungen neu bewertet; waren Sie realistisch? Ist die Antwort ja, dann liegt das Problem darin, daß Ihnen die Rezeptionistin übermenschliche Fähigkeiten zutraut und Sie sollten sie wieder einmal freundlich unterweisen. Falls Sie zu großzügig mit der erforderlichen Zeit für die Behandlungen waren, gehen Sie durch das Bestellbuch und streichen Sie an jedem Behandlungstag einige Pufferzonen für Notfälle aus. Die können sie auch mit Verwaltungsarbeit oder, wenn es keinen anderen Anlaß gibt, mit einer Pause füllen. Die Anzahl und Länge dieser Pufferzonen hängt vom Schweregrad des ursprünglichen Problems ab.

Einige zusätzliche Ratschläge für den Abbau des täglichen Stresses sind:

- Benutzen Sie ein Bestellbuch mit einer Einteilung in 5 Minutenabständen, um flexibel zu sein.
- Wenn Sie so beschäftigt sind, daß längere Behandlungen weit im voraus terminiert werden müssen, legen Sie in jedem Monat dafür bestimmte Zeiträume fest (sie verringern damit die Versuchung Termine dazwischenzuschieben).
- An arbeitsreichen Tagen arbeiten Sie in zwei Behandlungszimmern.
- Bestellen Sie sich weniger anstrengende Behandlungen am Ende des Tages ein (z. B. Kontrollen).
- Halten Sie sich eine Liste mit Patienten bereit, die telefonisch erreichbar sind und kurzfristig zur Behandlung kommen können, falls Termine in letzter Minute abgesagt werden.
- Legen Sie die Arbeitszeit fest, und versuchen Sie nicht, die Behandlungszeit darüber hinaus auszudehnen.
- Kaffeepausen und die Mittagspause sollten nicht immer dazu benutzt werden, anderen Arbeiten nachzugehen; seien Sie nett zu sich selbst, und gönnen Sie sich gelegentlich eine Pause.
- Häufig muß nach den Ferien länger gearbeitet werden. Es ist hilfreich, wenn Sie Ihre Rezeptionistin anweisen, wenigstens einige Tage freizuhalten und diese Termine erst zuletzt zu vergeben. Dann wird es Ihnen nach Ihrer Rückkehr möglich sein, dringliche Fälle ohne Zeitnot und Streß zu behandeln.

Notfälle sind Patienten, die zu jeder Zeit erscheinen können. Ein Patient, der mit Ihnen einen Termin vereinbaren möchte, wenn er Sie trifft, ist kein Notfall. Wenn in Ihrem Terminplan Pufferzonen eingebaut sind, sollte es kein Problem sein, sich um Notfälle angemessen zu kümmern. Für Notfälle außerhalb der Sprechstunden sollte es eine Telephonnummer geben, unter der Ihre Patienten sich Rat einholen oder falls erforderlich, eine Notfallbehandlung erhalten können.

Marketing (Absatzpolitik)

Mit der Einführung der neuen Gesundheitsreformgesetze wird der Leistungsdruck und die Konkurrenzsituation immer härter, so daß der Praxisinhaber gezwungen ist, sein fachliches Können durch Marketingstrategien zu ergänzen, um für die Patienten attraktiv zu sein und diese an sich zu binden.

Werbung ist durch die Kammergesetze eindeutig geregelt. Dennoch gibt es Möglichkeiten, die Öffentlichkeit über die Existenz ihrer Praxis zu informieren. Abgesehen von den „gelben Seiten" kann diese Information u. a. folgendermaßen verbreitet werden:

1 Merkblätter (s. S. 690). Diese können an die Patienten der Praxis verteilt werden.
2 Tag der offenen Tür. An diesem Tag können ängstliche Patienten mehr über Zahnheilkunde erfahren, ohne sich einer Untersuchung oder Behandlung unterziehen zu müssen.
3 Anzeigen in den lokalen Zeitungen entsprechend den Richtlinien der Kammer.

Der erste Kontakt zählt. Wenn ein potentieller Patient ihre Praxis betritt, spielen das äußere Erscheinungsbild und die Inneneinrichtung der Praxis ebenso wie die Begrüßung, mit der der Patient empfangen wird, eine wesentliche Rolle bei der Entscheidung, ob er einen Behandlungstermin bei Ihnen vereinbart oder nicht. Es ist relativ preiswert die „nicht-zahnärztlichen" Praxisräume einzurichten; vergewissern Sie sich deshalb, daß der Außenbereich der Praxis einen sehr gepflegten Eindruck hinterläßt und das Praxisschild professionell aussieht. Der Empfang und das Wartezimmer sollten eine behagliche und einladende Atmosphäre ausstrahlen. Wählen Sie eine Beleuchtung in warmem Licht und komfortable Sitzgelegenheiten aus, um eine entspannte Atmosphäre zu erzeugen. Pflanzen helfen dabei, vorausgesetzt jemand übernimmt die Pflege. Eine Spielecke für Kinder mit Spielzeug und Büchern und/oder möglicherweise ein Kinderhort dienen dem Praxisimage. Eine Reihe interessanter Zeitungen (schauen Sie auf die Auswahl bei ihrem Optiker, nicht auf die im Wartezimmer Ihres Arztes) oder Praxismerkblätter mit verschiedenen Themen zur Zahngesundheit/Fürsorge sollten für den Patienten griffbereit ausliegen.

Personal: Die Rezeptionistin muß freundlich und hilfsbereit sein. Es lohnt sich, die Zeit für die Rezeptionistin aufzuwenden, um Lösungen für häufiger auftretende Probleme zu finden (z. B. Umgang mit verärgerten Patienten) und um ihre Kenntnisse über die angebotenen Behandlungen zu vertiefen, so daß Patienten bei Rückfragen von ihr eine kompetente Antwort erhalten. Ebenso hilfreich ist es, wenn die Rezeptionistin neue Patienten fragt, wie sie auf die Praxis aufmerksam wurden, um zukünftige Marketingstrategien besser ausrichten zu können.

Das Erscheinungsbild und die Einstellung des gesamten Personals zur Arbeit ist von vitaler Bedeutung. Eine attraktive und funktionale Kleidung in den Praxisfarben oder der Aufdruck des Praxislogos beeindrucken zwangsläufig.

Notfälle: Obwohl man dazu neigt, bei nicht in der Praxis registrierten Patienten keine Notfallbehandlung außerhalb der Sprechzeiten durchzuführen, dient es dem positiven Praxisimage, jeden Schmerzpatienten zu behandeln, denn einige von ihnen werden regelmäßig wiederkommen.

Denken Sie immer daran, der wichtigste Marketing-Faktor ist ohne Zweifel die persönliche Note.

Informationsblätter in der Zahnarztpraxis

Praxismerkblätter zur Patienteninformation sollten obligatorisch sein.

Was sollten sie beinhalten?

Obligatorische Information:
- Praxisname, Adresse und Telefonnummer.
- Name des Zahnarztes mit Qualifikationen.
- Sprechstunden und Terminsystem.
- Ob ein Zahnarzt nur orthodontische Behandlungen durchführt.
- Ob die Praxis für Patienten, die keine Treppen steigen können, ausgelegt ist.
- Ob spezielle Einrichtungen oder Dienstleistungen angeboten werden, z. B. Prophylaxehelferin, rollstuhlgerechte Praxis oder Hausbesuche.

Es ist nicht erforderlich, alle Einzelheiten über Notfallbehandlungen zu berücksichtigen, denn diese Merkblätter sind sowohl für potentielle als auch für aktuelle Patienten vorgesehen.

Das Merkblatt kann folgende fakultative Informationen enthalten, abhängig davon, ob es Teil einer Serie von Broschüren ist oder nicht:
- Praxisphilosophie.
- Karte, die den Praxisstandort zeigt.
- Vorgehen bei Notfällen und die Telephonnummer, unter der Sie zu erreichen sind.
- Weitere Informationen über die speziellen Interessen (zahnärztliche und nichtzahnärztliche) des Zahnarztes.
- Photos der Praxisräume.
- Einzelheiten über die Kosten für nicht eingehaltene Termine (wenn durchsetzbar).
- Welche Zahlungsarten akzeptiert werden.
- Werden Fremdsprachen gesprochen („Touristenspanisch" zählt vielleicht nicht gerade dazu)?
- Ob kassen- und privatzahnärztliche Behandlung möglich sind.
- Werden spezielle Einrichtungen und Behandlungen angeboten, z. B. Sedierung, Kinderhort?

Wie gehen Sie beim Aufstellen eines Merkblattes vor? Grob gesagt gibt es zwei Ansätze: entweder nutzen Sie professionelle Hilfe (z. B. Designer, Photographen, Drucker) oder den Praxiscomputer und ein Desktop-Publishing-Programm. Diese beiden Möglichkeiten schließen sich jedoch nicht gegenseitig aus. Erwägen Sie deshalb wenigstens, ob Sie sich den Rat eines Designers einholen. Bevor Sie Hilfe suchen, sollten Sie eine Vorstellung von dem haben, was Sie wollen. Zum Beispiel:

- Nur ein Merkblatt, oder das erste einer Serie von Merkblättern?
- Was für eine Zielgruppe wollen Sie ansprechen (junge Familien mit kleinen Kindern, ältere Berufstätige und ihre Familien)?
- Schwarz-weiß oder farbig?
- Glanzpapierbroschüre oder gefaltete DIN-A-4-Blätter?
- Wieviel Geld wollen Sie dafür ausgeben?
- Wieviele Exemplare benötigen Sie (um zu vermeiden, daß Sie von Mengenrabatten verleitet werden)?

- Wie wird das Merkblatt verteilt?

Informieren Sie sich bei mehreren Anbietern und prüfen Sie deren Angebote, bevor Sie sich entscheiden.

Design und Layout: Das Merkblatt soll informieren und den Eindruck einer fürsorglichen Praxis vermitteln. Der Schlüssel zum Erfolg ist Einfachheit. Ein hilfreicher Tip ist die Verwendung eines Praxislogos und/oder einer praxisspezifischen Aufmachung (oder Farbe), die auch bei anderen Gegenständen der Praxiseinrichtung wiederzufinden sind. Diese Idee einer „Corporate identity" ist nicht neu und hat in der Geschäftswelt gut funktioniert. Ein Designer kann die für Ihre Zielgruppe geeignetsten Stile und Layouts empfehlen und auch bei der Formulierung des Textes helfen. Photographien, Illustrationen und Farbdruck steigern zwar die Kosten, aber auch die Wirkung, die das Merkblatt erzielt.

Sponsoren: Dies sollten Sie in Betracht ziehen, um Ihren kreativen Bestrebungen freien Lauf lassen zu können. Sprechen Sie Hersteller von Zahnbürsten, Dentaldepots oder lokale Firmen an, mit denen Sie regelmäßige geschäftliche Kontakte haben.

Punkte auf die Sie achten sollten:

- Sagen Sie nicht, daß der Zahnarzt spezielle Fachkenntnisse hat; eher schon, daß Ihre Praxis auf besondere Behandlungsweisen ausgerichtet ist.
- Bieten Sie keine anderen Dienste oder Waren an.
- Erwähnen Sie keine Namen des Praxispersonals außer dem des Zahnarztes.
- Seien Sie anständig, rechtschaffen und ehrlich.

Computer in der Zahnarztpraxis

Diese Wunder der modernen Technik können mit der richtigen Software und ein bißchen Geschick wie eine Sekretärin arbeiten, Rechnungen schreiben, als Bestellbuch dienen, Aktenschrank, Rechner, Verleger, etc. sein. Wenn aber etwas schiefgeht, können die Auswirkungen fatal sein. Es ist im Rahmen dieses Buches nicht möglich, das Thema adäquat zu behandeln, die Absicht kann daher nur sein, dem Leser die richtige Richtung aufzuzeigen.

▶ Freunden Sie sich mit einem Computerfreak an, am besten mit einem, der ohne weiteres telephonisch zu erreichen ist.

▶ Wenn Sie Unsinn eingeben, kommt auch Unsinn heraus.

Definitionen

Hardware – Computer-Anlage, z. B. Bildschirm, CPU, Tastatur und Drucker.

Software – Computerprogramme.

Hard disk (Festplatte) – das Gedächtnis des Computers.

Floppy disk (Diskette) – zusätzlicher, entfernbarer Speicher- und Datenträger.

Disk drive (Diskettenlaufwerk) – Schlitz im Gehäuse, in den die Diskette eingeschoben und gelesen wird.

Byte – ein Buchstabe oder Leertaste im Text. Maßeinheit für die Speichergröße.

RAM – Random Access Memory, Arbeitsspeicher, Teil des Computers, in dem Programme ausgeführt werden.

Benutzerfreundlich – meint, daß das Programm einfach zu bedienen ist (oft eine falsche Bezeichnung).

Back-up – Sicherheitskopie.

Funktionen eines Computers werden durch die verwendete Software bestimmt. Ein Textprogramm verwandelt den Computer in eine „Super"-Schreibmaschine, mit der man Briefe und Berichte einfach anfertigen kann. Ein Datenbankprogramm stellt Patientenlisten zusammen und verwaltet sie, wodurch das Recall und die Kontrolle der Zahlungseingänge erleichtert werden. Ein Tabellenkalkulationsprogramm kann zur Erstellung von Rechnungen benutzt werden. Ein integriertes Programm erlaubt die gleichzeitige Benutzung verschiedener Funktionen ohne Programmwechsel.

Wo holen Sie sich Rat ein?

1 Bei Spezialisten für Zahnarztcomputerprogramme – grundsätzlich die „Extra-Ausgabe" wert.
2 Bei einem Computerspezialisten.
3 Beim Einzelhändler vor Ort.
4 Schulen Sie sich selbst; aber seien Sie gewarnt, Computer können süchtig machen.

Auswahl des Systems: Es ist wichtig, daß Sie sich darüber im klaren sind, was der Computer leisten soll und was Sie ausgeben wollen. Wenn Sie beabsichtigen, ein (teures) Multifunktions-Praxismanagementsystem zu kaufen, dann ist die Wahl der Hardware weniger wichtig und wird oft durch die Software-Firma vorgegeben. Wenn

Sie eine vorsichtigere Annäherung planen (z. B. wenn Sie nur mit einem Textprogramm beginnen wollen) ist die Wahl des Computers und Betriebssystems wichtiger. Die beste Wahl ist in diesem Fall wahrscheinlich ein IBM- oder IBM-kompatibler Computer mit einer Festplatte, da der Speicherplatz nachträglich vergrößert werden kann und eine Vielzahl von Programmen erhältlich ist. Ein Nadeldrucker ist gewöhnlich ausreichend und preiswerter als ein Laserdrucker. Eine Vereinbarung über den Beistand im Falle eines Programmabsturzes ist unbedingt notwendig. Klären Sie ab, wieviel Training und Hintergrundwissen zur Bedienung des Computers erforderlich ist. Fragen Sie Kollegen mit Praxiscomputern nach ihren Erfahrungen und „welches System sie besser gekauft hätten“!

Computerisierung und KZV: Eine Verbindung zwischen Praxiscomputer und Abrechnungsstelle ist vorgesehen. Den Zugang zu diesem Netzwerk erhält man durch ein Modem, das den Computer über die Telefonleitung mit dem Adressaten verbindet, so daß man z. B. einen Krankenschein elektronisch zur Abrechnungsstelle übermitteln oder Nachrichten senden und empfangen kann. Passende Softwarepakete werden entwickelt und voraussichtlich von der KZV zugelassen.

Machen Sie sich eine Hardcopy (geschriebene Kopie) von allen wichtigen Informationen.

Wenn irgendwelche persönlichen Daten im Computer gespeichert sind, dürfen diese Daten nur mit einem Passwort (Schlüsselwort) zugänglich sein, das nur Personen kennen, die zum Zugang zu den Daten berechtigt sind. Beachten Sie die Vorgaben des Datenschutzgesetzes.

Zahnärztliche Versorgung sozialversicherter Patienten

Rechtsgrundlagen: Gesundheitsstrukturgesetz 1993, SGB V, Richtlinien, Verträge.

Vorbemerkung: Etwa 90% der Bevölkerung der BRD ist gesetzlich krankenversichert. Die gesetzlichen Krankenkassen bieten ihren Versicherten die ärztlichen/zahnärztlichen Leistungen als Sach- und Dienstleistungen in Zusammenarbeit mit den Kassenärztlichen/Kassenzahnärztlichen Vereinigungen über Vertragsärzte/Vertragszahnärzte an.
Der Vertragszahnarzt steht zur Kassenzahnärztlichen Vereinigung (KZV) und der Kassenpatient zur Krankenkasse in einem öffentlich-rechtlichen Mitgliedschaftsverhältnis. Aus diesem Mitgliedschaftsverhältnis ist der Zahnarzt der KZV gegenüber berechtigt und verpflichtet, Kassenpatienten zu behandeln. Er rechnet über die KZV ab und erhält auch über sie sein Honorar.
Der Kassenpatient seinerseits hat gegenüber seiner Krankenkasse einen öffentlich-rechtlichen Leistungsanspruch aus der erworbenen Mitgliedschaft und nach den Bestimmungen des SGB V.
Durch das „Gesetz zur Sicherung und Strukturverbesserung der gesetzlichen Krankenversicherung" (GSG 93), das seit dem 1. 1. 1993 in Kraft getreten ist, sind eine Reihe von Änderungen in der vertragszahnärztlichen Versorgung eingetreten.
Erwähnt seien hier nur: Deckelung der Gesamtvergütung (§ 85 Abs. 3a SGB V), Degression (§ 85 Abs. 4b SGB V).

Leistungen der gesetzlichen Krankenversicherung: Die Krankenkassen stellen den Versicherten die im SGB V genannten Leistungen unter Beachtung des Wirtschaftlichkeitsgebots zur Verfügung. Die Versicherten erhalten die Leistungen als Sach- und Dienstleistungen, soweit das SGB V keine Ausnahmen vorsieht.
Über die Erbringung der Sach- und Dienstleistungen schließen die Krankenkassen Verträge mit den Leistungserbringern.

Wirtschaftlichkeitsgebot (§ 12 SGB V): Die Leistungen müssen ausreichend, zweckmäßig und wirtschaftlich sein, sie dürfen das Maß des Notwendigen nicht überschreiten.

Kostenerstattung: Die Krankenkasse darf anstelle der Sach- oder Dienstleistung Kosten nur erstatten, soweit es das SGB V vorsieht (Sachleistungsprinzip).
Vorgesehen ist die Kostenerstattung bei kieferorthopädischer Behandlung und bei Zahnersatz. Freiwillige Mitglieder der gesetzlichen Krankenversicherung sowie ihre nach § 10 SGB V versicherten Familienangehörigen können für die Dauer der freiwilligen Versicherung anstelle der Sach- oder Dienstleistung Kostenerstattung wählen.

Zahnärztliche Behandlung: Sie wird von Zahnärzten erbracht. Sind Hilfeleistungen von anderen Personen erforderlich, dürfen sie nur erbracht werden, wenn sie vom Zahnarzt angeordnet und von ihm verantwortet werden.
Die zahnärztliche Behandlung umfaßt die Tätigkeit des Zahnarztes, die zur Verhütung, Früherkennung und Behandlung von

Zahn-, Mund- und Kieferkrankheiten nach den Regeln der zahnärztlichen Kunst ausreichend und zweckmäßig ist.

Verhütung von Zahnerkrankungen (Gruppenprophylaxe/Individualprophylaxe): Das GSG 93 hat hier eine Steuerung hin zu mehr Prophylaxe gebracht. So ist etwa die Fissurenversiegelung von Molaren bei Versicherten, die das 6. aber noch nicht das 20. Lebensjahr vollendet haben, erstmalig gesetzlich verankert worden. Gruppenprophylaktische Maßnahmen bei Versicherten, die das 12. Lebensjahr noch nicht vollendet haben, sind vorgesehen. Gruppenprophylaktische Maßnahmen sollen insbesondere in Kindergärten und Schulen durchgeführt werden. Sie sollen sich insbesondere auf die Untersuchung der Mundhöhle, Erhebung des Zahnstatus, Zahnschmelzhärtung, Ernährungsberatung und Mundhygiene erstrecken. Für Kinder mit besonders hohem Kariesrisiko sind spezifische Programme zu entwickeln.

Vertragsleistungen und Wahlleistungen: Was Vertragsleistung ist, ergibt sich aus dem SGB V, den Richlinien und den Verträgen. Die einzelnen abrechnungsfähigen Leistungspositionen sind im einheitlichen Bewertungsmaßstab Zahnärzte (BEMA-Z) enthalten.
Der BEMA-Z bestimmt den Inhalt der abrechnungsfähigen Leistungen und ihr wertmäßiges, in Punkten ausgedrücktes Verhältnis zueinander. Den Kassenpatienten steht ein breites Spektrum sinnvoller vertragszahnärztlicher Leistungen aus folgenden Bereichen zur Verfügung:

- konservierende und chirurgische Leistungen und Röntgenleistungen,
- Behandlung von Erkrankungen und Verletzungen des Gesichtsschädels,
- kieferorthopädische Leistungen,
- systematische Behandlung von Parodontopathien,
- Versorgung mit Zahnersatz und Zahnkronen.

Daneben stehen diagnostische Leistungen zur Verfügung.
Alle Leistungen, die nicht Vertragsleistungen sind, sind generell Privatleistungen und mit dem Patienten privat zu vereinbaren. Die Abrechnung erfolgt mit dem Patienten nach den Bestimmungen der Gebührenordnungen für Ärzte und Zahnärzte (GOÄ bzw. GOZ).
Zu den außervertraglichen Leistungen zählen:

- Veneers,
- Bleeching,
- professionelle Zahnreinigung,
- Implantate usw.

Gewährleistung: Neu eingeführt durch das GSG 93 ist eine zweijährige Gewährleistung des Zahnarztes für Füllungen und die Versorgung mit Zahnersatz. Identische und Teilwiederholungen von Füllungen sowie die Erneuerung von Zahnersatz einschließlich Zahnkronen sind in diesem Zeitraum vom Zahnarzt kostenfrei vorzunehmen. Das Bundesschiedsamt hat von dieser Gewährleistungsregelung Ausnahmen festgelegt.

Bemerkung: Für eine Vertiefung der komplizierten Materie wird ein Studium der einschlägigen Kommentare empfohlen.

Berufsausbildung des Zahnarztes

Approbation: Rechtsgrundlagen: Zahnheilkundegesetz/Approbationsordnung. Nach einem 10semestrigen Universitätsstudium in Deutschland und erfolgreich abgelegtem Staatsexamen erhält der Student der Zahnheilkunde auf Antrag bei der zuständigen obersten Landesbehörde die Approbation. Auf die Erteilung der Approbation besteht ein Rechtsanspruch, wenn der Antragsteller Deutscher ist (Artikel 116 GG) und in Deutschland studiert hat. Besonderheiten gelten bei Ausländern, die nicht EG-Angehörige sind oder wenn der Studiengang außerhalb der EG abgeleistet wurde.

Niederlassung als Privatzahnarzt: Die Approbation berechtigt zur Niederlassung als Privatzahnarzt.

Niederlassung als Vertragszahnarzt: Voraussetzung: Ableistung der Vorbereitungszeit. (Rechtsgrundlagen: Zulassungsverordnung-Zahnärzte ZV-Z, SGB V § 95).
Zur Behandlung von sozialversicherten Patienten ist der approbierte Zahnarzt berechtigt, wenn er nach Ableistung einer mindestens 24monatigen Vorbereitungszeit in unselbständiger Tätigkeit die Berechtigung zur Teilnahme an der vertragszahnärztlichen Versorgung beantragt und erhalten hat.
Es gelten folgende Anerkennungszeiten:

- bis 18 Monate bei unselbständigen Zahnstationen eines Krankenhauses, des öffentlichen Dienstes, der Bundeswehr oder in Zahnkliniken;
- bis 21 Monate bei unselbständiger Tätigkeit in Universitätszahnkliniken;
- bis 24 Monate bei unselbständiger Tätigkeit als Assistent eines Vertragszahnarztes.

Zahnärztliche Assistenten (Status): Rechtsgrundlagen: ZV-Z, Beschäftigungsgrundsätze von Kammer und KZV, Berufsordnung.
Der zahnärztliche Assistent kann den Status eines

- Ausbildungsassistenten,
- Weiterbildungsassistenten,
- Entlastungsassistenten
- oder Angestellten Zahnarztes im Sinne des § 32b ZV-Z besitzen.

Daneben ist noch der Status eines Vertreters möglich, der jedoch voraussetzt, daß der Vertreter zuvor mindestens 1 Jahr in abhängiger Beschäftigung zahnärztlich tätig gewesen ist.

Voraussetzung zur Beschäftigung zahnärztlicher Assistenten: Die Beschäftigung zahnärztlicher Assistenten ist an eine Reihe von Voraussetzungen geknüpft. So muß u. a. die Beschäftigung eines Assistenten nach Antragstellung des Vertragszahnarztes von der zuständigen Kassenzahnärztlichen Vereinigung, ggf. auch von der zuständigen Berufskammer genehmigt werden. Die Genehmigung muß rechtzeitig vor Beginn der Tätigkeit beantragt werden.
Die Beschäftigung von Assistenten erfolgt im sozialversicherungspflichtigen Angestelltenverhältnis. Die Beschäftigung im Status eines freien Mitarbeiters ist nicht möglich, es sei denn, es handelt sich um einen Vertreter.

Assistent	wo zu beantragen	Fristen	Voraussetzungen
Ausbildungsassistent	Bei der KZV; wenn er Zweitassistent in der Praxis ist, dann auch bei der Zahnärztekammer.	Die Genehmigung wird für die Dauer der Vorbereitungszeit erteilt.	Der Praxisinhaber soll 8 Quartale kassenzahnärztliche Tätigkeit nachweisen können.
Weiterbildungsassistent	Bei der KZV; wenn er Zweitassistent in der Praxis ist, dann auch bei der Zahnärztekammer.	Die Genehmigung wird erteilt für die Dauer der praxisbezogenen Weiterbildungszeit.	Der Praxisinhaber muß die Weiterbildungsermächtigung besitzen.
Entlastungsassistent	Bei der KZV; wenn er Zweitassistent in der Praxis ist, dann auch bei der Zahnärztekammer.	Die Genehmigung wird in der Regel befristet erteilt.	Die Beschäftigung eines Entlastungsassistenten darf nicht zur Aufrechterhaltung oder zur Ausweitung einer übergroßen Praxis führen.
Angestellter Zahnarzt	Beim Zulassungsausschuß.		Die Genehmigung wird erteilt, wenn die Versorgungssituation es zuläßt.

Ausbildungsassistent (Inhalt der Ausbildung): Der Ausbildungsassistent soll die Wissensinhalte vermittelt bekommen, die ihn zur Behandlung sozialversicherter Patienten befähigen. Ausbildungsinhalt ist daher u. a. auch die vertragszahnärztliche Abrechnung. Daneben werden die Grundlagen der Personal- und Praxisführung vermittelt usw.

Weiterbildung: Rechtsgrundlagen: Heilberufsgesetz des jeweiligen Bundeslandes, Weiterbildungsordnung der jeweiligen Kammer. Die Landeszahnärztekammern legen in ihren Weiterbildungsordnungen die Voraussetzungen fest, die für eine über das Studium hinausgehende Ausbildung maßgeblich sind. Die erfolgreich abgeschlossene Weiterbildungszeit (z. Z. 3 Jahre) berechtigt zur Führung einer Gebietsbezeichnung und unter weiteren Voraussetzungen zur Niederlassung als Kieferorthopäde, Oralchirurg oder Parodontologe (Weiterbildung zum Parodontologen nur in Westfalen-Lippe).

Kieferchirurgie: Die Zulassung als Kieferchirurg setzt u. a. das Medizin- und Zahnmedizinstudium voraus und die spezielle Ausbildung in der kieferchirurgischen Abteilung einer Zahnklinik.

Zahnarzt im öffentlichen Gesundheitswesen: Rechtsgrundlage: Heilberufsgesetz des jeweiligen Landes. Die Gebietsbezeichnung lautet „Öffentliches Gesundheitswesen". Voraussetzung: Bestehen der Prüfung an einer Akademie für öffentliches Gesundheitswesen.

Dieser Ausdruck wurde zu einem Schlagwort für die neunziger Jahre – eine sehr unglückliche Wahl, weil ein klinischer Rechenschaftsbericht einfach die Darstellung guter klinischer Arbeit ist.

Medizinische Qualitätskontrolle (medizinisch = zahnmedizinisch) ist die systematische kritische Analyse der Qualität der medizinischen Versorgung. Die Analyse umfaßt Verfahren zur Diagnose und Behandlung, die Verwendung von Hilfsmitteln und ihr Nutzen für den Patienten. Klinische Qualitätskontrolle wird manchmal sehr weit ausgelegt, um die Tätigkeiten des gesamten Personals im Gesundheitswesen mit einzubeziehen; dies läuft darauf hinaus, daß die (zahn-)medizinische Qualitätskontrolle auf die Bewertung der zahnmedizinischen Versorgung beschränkt ist.

Zahnmedizinische Qualitätskontrolle ist nicht mit dem gewerblichen Äquivalent zu vergleichen, das die Einschätzung der finanziellen Lage einer Institution gegenüber bester Praxis ist. Es dient dem Management nicht als Instrument, um dem Kliniker eine bestimmte klinische Vorgehensweise vorzuschreiben. Es richtet nicht und sollte nicht als Grundlage für disziplinäre Maßnahmen dienen.

Ziele und Absichten sind vor allem die Verbesserung der medizinischen Versorgung. Dies wird durch das Erkennen von weniger als adäquater Behandlung und Anhebung auf den angestrebten Standard erreicht.

Allgemeine Prinzipien: Die Basis bildet eine aufrichtige und offene Diskussion unter den Ärzten/Zahnärzten in regelmäßigen Abständen ohne Angst vor Kritik. Es ist wesentlich, vereinbarte Standards aufzuzeigen und mit der Qualität der Patientenversorgung zu vergleichen. Diese Standards sollten nicht fest und unveränderlich sein, sondern eine evolutionäre Veränderung erlauben. Es ist erforderlich, daß die Ergebnisse solcher Diskussionen zu Veränderungen in der Praxis führen, wenn dies angezeigt ist. Dabei ist Vertrauen absolute Voraussetzung. Andere entscheidende Elemente sind echte Motivation und Interesse unter dem beteiligten Personal, Aufrichtigkeit und korrekte Daten. Eine geeignete Informationstechnologie, die zweifellos Vorteile bietet, ist nicht unbedingt notwendig.

Häufigkeit: Rechenschaftsberichte sollten regelmäßig, d. h. mindestens einmal im Monat durchgeführt werden, wöchentlich wird als ideal angesehen.

Prävention der Übertragung von Krankheitserregern

Eine Kreuzinfektion ist die Übertragung von Krankheitserregern zwischen Patient und Personal in einer klinischen Umgebung. Obwohl nur die Hepatitis- und HIV-Viren allgemein Beachtung finden, müssen wir uns auch vor anderen Viren (z. B. Herpes-, Influenza-Virus) und Bakterien (z. B. *Streptococcus pyogenicus*) in Acht nehmen. Die Übertragung von Infektionen kann in der Zahnarztpraxis durch Überimpfung oder Inhalation erfolgen.

Daher sind folgende Richtlinien zu beachten[1]:

1 Die Vorbeugung vor Kreuzinfektionen bei allen Patienten.

2 Virusträger (Hepatitis B und C, HIV) können in der Zahnarztpraxis behandelt werden, vorausgesetzt, daß die Routinehygienemaßnahmen nachdrücklich befolgt werden.

3 Patienten, die bereits klinische Anzeichen einer Immunsuppression aufweisen, sollten zum Spezialisten in die Klinik überwiesen werden.

Die Übernahme eines Schemas zur adäquaten Vorbeugung gegen Kreuzinfektionen für alle Patienten ist ratsam, denn:

- Es ist nicht möglich Patienten zu erkennen, die Träger des Pathogens sind. Es wurde geschätzt, daß die niedergelassenen Zahnärzte täglich unwissendlich etwa 400 Hepatitis-B-Träger behandeln[2].
- Die Öffentlichkeit wird sich dieses Risikos immer mehr bewußt, und damit dienen gute Hygienemaßnahmen zur Vermeidung von Kreuzinfektionen auch Ihrem Praxisimage.
- Es verringert das Risiko für Zahnarzt und Personal.

Routinemäßige Kreuzinfektions-Vorsorgemaßnahmen für alle Patienten

Immunisierung gegen Hepatitis B für das gesamte zahnärztliche Personal mit einer Auffrischung nach 5 Jahren (95% Serokonversion). Ebenso sollte eine Immunisierung gegen Tuberkulose, Röteln und Tetanus in Betracht gezogen werden.

Medizinische und soziale Anamnese: Takt ist wichtig, wenn man auf heikle Fragen eine ehrliche Antwort haben will.

Handschuhe sollten von Zahnarzt und Assistenz getragen werden. Obwohl Handschuhe zwischen den Patienten mit einem Desinfektionsmittel gewaschen werden können, empfiehlt es sich, bei jedem Patienten ein neues Paar zu verwenden. In jedem Fall müssen beschädigte Handschuhe ersetzt werden.

Schutzbrille: Verbindlich für Patient, Zahnarzt und Assistenz. Ein Mundschutz muß während Behandlungsmaßnahmen, bei denen Aerosole entstehen, getragen werden.

Reinigung und Sterilisation von Instrumenten: Instrumente sollten vor der Sterilisation sorgfältig gereinigt werden (s. S. 360). Während des Gebrauchs sollten die Instrumente nur auf ein steriles Tray oder eine dafür vorgesehene Ablage gelegt werden. Verwenden Sie wann immer möglich Einmalmaterial. Autoklavieren Sie ihr gesamtes Instrumentarium einschließlich der Hand- und Winkelstücke.

Behandlung der Arbeitsflächen: Bereiche, die schwierig zu sterilisieren sind, müssen besonders sorgfältig gereinigt werden, um eine Kontamination zu vermeiden. Augenscheinlich saubere Oberflächen können mit 70%igem Alkohol abgewischt werden. Für kontaminierte Oberflächen und am Ende eines Behandlungstages verwenden Sie für mindestens 3 Minuten 10% chlorhaltige für nichtmetallische und 2% glutaraldehydhaltige Lösungen für metallische Gegenstände. Behandlungsstuhl, Instrumentenablage, die Griffe der Op-Leuchte und die Bedienungsinstrumente sollten nach jedem Patienten desinfiziert werden.

Entsorgung von scharfen Gegenständen: Besondere Sorgfalt ist auf die Vermeidung von Verletzungen mit Injektionskanülen zu legen; daher sollten vorzugsweise Schutzhüllen verwendet werden. Die Beseitigung von Klingen (in einem stabilen Behälter) und infizierten Abfällen muß als Sondermüll gesondert erfolgen.

Laborgegenstände: Alle Abformungen und Gegenstände sollten desinfiziert werden, bevor sie ins Labor geschickt werden. Die Desinfektion von Abformungen bekannter Keimträger ist obligatorisch. Deshalb sollten Abformmaterialien verwendet werden, die wie auf S. 643 beschrieben, desinfiziert werden können.

Richtlinien für die Behandlung von bekannten Infektionsträgern: Zusätzlich zum oben Gesagten legen Sie die Behandlung an das Ende Ihres Behandlungstages und schützen Sie wesentliches Instrumentarium und Oberflächen durch Abdeckungen, tragen Sie Handschuhe, Kittel, Masken und Schutzbrillen. Zusätzlich sollten Sie die Anwendung von Ultraschallinstrumenten und Turbine bei HBAg+ Patienten vermeiden, auch wenn das Personal gegen Hepatitis B immunisiert wurde.

Verhalten bei Verletzungen durch Kanülen siehe S. 361.

Röntgenaufnahmen – die Röntgenverordnung

Folgende Punkte sind zu beachten:

1 Alle Betreiber von Röntgengeräten müssen eine spezielle Ausbildung nachweisen und sind dafür verantwortlich, daß jeder Mitarbeiter, der Röntgenaufnahmen anfertigt, eine adäquate Ausbildung hat.

2 Sie benötigen eine Bestandsliste ihrer Röntgenausstattung (dies beinhaltet Alter, Hersteller, Modell, Seriennummer).

3 Stellen Sie sicher, daß die gesamte Röntgeneinrichtung regelmäßig gewartet, die Funktion durch standardisierte Röntgenaufnahmen kontrolliert wird und eine regelmäßige Überprüfung durch den TÜV erfolgt.

4 Bestimmen Sie einen Röntgenbeauftragten, der den täglichen Betrieb der Röntgeneinrichtung überwacht. Dies kann der Zahnarzt oder eine entsprechend eingewiesene Person sein.

5 Stellen Sie sicher, daß das Personal keiner unzulässigen Röntgenbelastung ausgesetzt ist, um das Tragen einer Röntgenplakette zu vermeiden.

6 Stellen Sie eine Anleitung auf, in der der Name des Röntgenbeauftragten, die Details des Röntgenkontrollbereiches und das Vorgehen bei Fehlfunktion der Röntgeneinrichtung enthalten sind.

7 Kennzeichnen Sie die Röntgenkontrollzone; dies ist in einer Praxis nur während der Aufnahme erforderlich. Für Apparate < 70 kV ist der Radius 1m und für Apparate > 70 kV 1,5 m um die Strahlenquelle.

8 Halten Sie die Strahlendosis so niedrig wie möglich:
- Sie können das Anfertigen von Röntgenaufnahmen rechtfertigen.
- Vermeiden Sie Wiederholungen von Röntgenaufnahmen und tragen Sie alle angefertigten Röntgenbilder in die Patientenkartei ein, geben Sie die Röntgenaufnahmen dem Patienten bei Überweisungen mit (gegen Unterschrift).
- Verwenden Sie einen minimalen Haut-Focus-Abstand < 70 kV = 10 cm, > 70 kV = 20 cm.
- Verwenden Sie eine gute Aufnahmetechnik (Rechtwinkeltechnik), um die Bildqualität zu verbessern und die Notwendigkeit einer Wiederholungsaufnahme zu minimieren.
- Analysieren Sie die Ursachen für schlechte Aufnahmen und korrigieren Sie Fehler.

Röntgenaufnahmen – praktische Tips und Hilfen

Praktische Tips

- Bei der Aufnahme muß der Punkt auf der Filmhülle in die Richtung der Röntgenstrahlen zeigen. Wenn die entwickelte Aufnahme von der Seite der Vorwölbung des Punktes betrachtet wird, ist die rechte Seite des Patienten auf der linken Seite des Films zu sehen.
- Mit zunehmender Radioopazität zeigen sich: Luft, Weichgewebe, Knorpel, unreifer Knochen, zahnfarbene Füllungen, reifer Knochen, Dentin und Zement, Schmelz und metallische Restaurationen.
- Betrachten Sie Röntgenaufnahmen bei abgedunkeltem Licht gegen einen beleuchteten Hintergrund.
- Die seitliche Aufnahme des Unterkiefers ist zur Darstellung des Unterkieferwinkels und der Molarenregion geeignet und kann mit einem Dentalröntgengerät hergestellt werden. *Technik:* Überstrecken Sie den Kopf des Patienten in den Nacken und lassen Sie den Unterkiefer protrudieren (um die Überlagerung der Halswirbelsäule zu vermeiden), legen Sie die Filmkassette parallel und 2 cm unterhalb zum Unterrand des Unterkiefers, zentrieren Sie den Tubus 2 cm unterhalb und hinter dem Unterkieferwinkel der kontralateralen Seite.
- Für Weichgewebsaufnahmen (z. B. nach Trauma) ist eine sehr kurze Expositionszeit erforderlich (oft unterhalb der geringsten Einstellung des Röntgengerätes).
- Das Foramen inzisivum zeigt eine parallaxe Verschiebung in Relation zum Apex des Schneidezahnes.

Entwicklung

Manuell: Der Film sollte in einer Dunkelkammer oder einem Tageslicht-Entwicklungstank entwickelt werden. Es ist wichtig, Entwickler- und Fixierbad immer in derselben Reihenfolge aufzustellen.

Automatisch: Es sind verschiedene Geräte auf dem Markt erhältlich, die intraorale sowie einige extraorale Filme entwickeln können.

Methode

Standardvorgehen:

- Entfernen Sie die Filmhülle, und stecken Sie den Film vorsichtig in den Filmhalter.
- Geben Sie den Film in das Entwicklerbad. Die Dauer hängt von der Lösung und der Temperatur ab, liegt aber gewöhnlich zwischen 3–4 min.
- Spülen Sie die Aufnahme ab.
- Geben Sie den Film in den Fixierer und zwar doppelt so lange wie die Aufnahme benötigt um durchsichtig zu werden.
- Wässern Sie die Aufnahme. Die geforderte Zeit beträgt 10 min, aber 2–3 min reichen aus.

Wenn eine **Aufnahme dringend** gebraucht wird:

- Verringern Sie die Entwicklungszeit auf 30 sec.
- Spülen sie.
- Fixieren Sie, bis der Film durchsichtig wird.
- Wässern Sie die Aufnahme.

Nach der Beurteilung der Aufnahme sollte der Film für die vorgeschriebene Zeit wieder in das Entwicklungsbad gegeben und nach dem Standardvorgehen weiterbehandelt werden.

P.S. Vermeiden Sie die Kontamination der Entwicklerlösung mit Fixierbad und wechseln Sie die Chemikalien mindestens einmal im Monat.

Automatischer Film: Dies wird so genannnt, weil Entwickler und Fixierer in einer Lösung kombiniert (Monobad genannt) und im Filmpaket enthalten sind. Nach der Belichtung wird das Monobad in das Filmkompartiment freigegeben und so das Röntgenbild entwickelt. Dieses System erfordert zwar keine Entwicklungseinrichtung, die Ergebnisse sind aber schlechter.

Fehler bei der Herstellung von Röntgenbildern:

Film zu dunkel	trüber Film, z. B. Verfallsdatum überschritten, schlecht gelagerter Film Überbelichtung zu lange Entwicklung
Film zu hell	unterbelichtet zu kurz entwickelt, z. B. Ungeduld, verbrauchte Chemikalien
Zu geringer Kontrast	überentwickelt Entwickler mit Fixierbad kontaminiert unzureichende Fixation und/oder Wässerung
Unscharf	Patient hat sich während der Aufnahme bewegt

Die häufigsten Fehler sind Überbelichtung und Unterentwicklung.

17 Syndrome im Kopf- und Halsbereich

Definitionen
Albright-Syndrom
Apert-Syndrom
Behçet-Krankheit
Binder-Syndrom
Chediak-Higashi-Syndrom
Cri-du-chat-Syndrom
Crouzon-Syndrom
Down-Syndrom
Dysostosis cleidocranialis
Eagle-Syndrom
Ehlers-Danlos-Syndrom
Frey-Syndrom
Gardner-Syndrom
Goldenhar-Syndrom
Gorlin-Goltz-Syndrom
Heerfordt-Syndrom
Hemifaziale Mikrosomie
Horner-Syndrom
Hurler-Syndrom
Klippel-Feil-Syndrom
Larsen-Syndrom
Lesch-Nyhan-Syndrom
MAGIC-Syndrom
Marfan-Syndrom
Melkersson-Rosenthal-Syndrom
Multiple endokrine Neoplasie
Neurofibromatosis von Recklinghausen
Papillon-Lefèvre-Syndrom
Patterson-Brown-Kelly-Syndrom (Plummer-Vinson-Syndrom)
Peutz-Jeghers-Syndrom
Progerie
Ramsay-Hunt-Syndrom
Reiter-Syndrom
Romberg-Syndrom
Sicca-Syndrom
Sjögren-Syndrom
Stevens-Johnson-Syndrom
Sturge-Weber-Krankheit
Treacher-Collins-Syndrom
Trotter-Syndrom

Hauptquelle:
Gorlin, R. J.: Syndromes of the Head and Neck. Oxford University Press, 1990.

Mit diesem Kapitel soll der Leser weder verwirrt noch soll esoterisches Wissen zur Schau gestellt werden, auch wenn es auf den ersten Blick so erscheint. Denn obwohl sie selten auftreten, ist es wichtig die Syndrome und ihre Namen zu kennen, da einige große Probleme bei der Diagnosestellung schnell gelöst werden können und eine adäquate Therapie eingeleitet werden kann, wenn die Symptome bei der klinischen Untersuchung des Patienten erkannt werden.

Wir haben, wo es relevant erschien, die Eigennamen beibehalten, obwohl das heute nicht mehr modern ist, da wir glauben, daß sie leichter und mit mehr Vergnügen zu erlernen sind. Außerdem haben Examensprüfer die Tendenz, sich ihrer Lieblingseigennamen von Syndromen zu erinnern, und zuletzt hilft dies auch, sich auf einen Namen zu verständigen. Nichtsdestotrotz haben wir auf die Possessiv-Form verzichtet, weil in der Regel mehrere bei der Erstbeschreibung und der Erforschung der Syndrome beteiligt waren und weil die Syndrome nicht das Eigentum derer sind, die sich mit ihnen befassen.

Die folgende Auswahl ist in keiner Weise erschöpfend, zeigt aber die Syndrome, denen die Autoren in ihrer klinischen Praxis oder bei Prüfungen begegnet sind und die insofern nennenswert sind.

Definitionen

Die *Fehlbildung* ist ein primär struktureller Defekt, der durch einen lokalen Fehler in der Morphogenese verursacht wird.

Die *Dysplasie* ist eine Fehlbildung und die sich daraus ableitenden Entwicklungsstörungen der Gewebe.

Das *Syndrom* ist ein Zusammentreffen von Fehlbildungen, die vermutlich gleiche ätiologische Ursachen haben, aber nicht als Resultat einer einzelnen, lokalen Fehlentwicklung der Morphogenese angesehen werden können.

Assoziationen sind ein Zusammentreffen von Fehlbildungen, von denen zum gegenwärtigen Zeitpunkt nicht angenommen wird, daß es sich um ein eigenständiges Syndrom handelt.

Syndrome

Das **Albright-Syndrom** (McCune-Albright-Syndrom) besteht aus einer polyostotischen fibrösen Dysplasie (es sind verschiedene Knochen betroffen), fleckigen Hautpigmentationen (bekannt als Café-au-lait-Flecken) und endokrinen Veränderungen (meistens als Pubertas praecox bei Mädchen). In 25% der Fälle findet man eine Gesichtsasymmetrie.

Das **Apert-Syndrom** ist eine seltene, entwicklungsbedingte Mißbildung, die aus einer Kraniosynostosis (frühzeitiger Verschluß der Schädelsuturen) und Syndaktylie (Verschmelzung von Fingern und Zehen) besteht. Eine schwere Mittelgesichtsretrusion führt zu Exophthalmus verschiedener Ausprägung. Eine frühzeitige chirurgische Intervention kann bei steigendem Hirndruck oder zum Schutz vor Erblindung aufgrund einer Augenbulbussubluxation indiziert sein.

Die **Behçet-Krankheit** besteht klassischerweise aus Ulzerationen der oralen und genitalen Schleimhäute sowie Uveitis. Die Diagnose kann klinisch gestellt werden, wenn zwei der drei Befunde vorhanden sind. Es ist eine Erkrankung immunologischen Ursprungs, die mehrere Systeme erfaßt. Es gibt für sie bisher noch keine diagnostischen Labortests. Sie befällt vornehmlich junge Erwachsene, besonders Männer, und ist mit dem HLA-B5 assoziiert. Es kommt zu spontanen Remissionen, allerdings werden zur Behandlung auch Medikamente einschließlich Thalidomid angewendet (vgl. S. 416).

Beim **Binder-Syndrom** handelt es sich um eine maxillomandibuläre Dysplasie und eine schwere Mittelgesichtsretrusion. Die Stirnhöhlen fehlen oder sind hypoplastisch. Es gibt keine assoziierten intellektuellen Defekte.

Beim **Chediak-Higashi-Syndrom** handelt es sich um eine Kombination aus einer Funktionsstörung neutrophiler Granulozyten, abnormer Hautpigmentierung und erhöhter Anfälligkeit für Infektionen (was zu schweren Gingivitiden, Parodontitiden und Aphthen bei Kleinkindern führt).

Das **Cri-du-chat-Syndrom** ist eine chromosomale Anomalie, die durch Deletion eines Teils des kurzen Armes des Chromosoms Nr. 5 verursacht wird. Daraus ergibt sich Mikrozephalie, Hypertelorismus und ein rundes Gesicht mit einem breiten Nasenrücken und mißgebildeten Ohren. Die damit verbundene Kehlkopfhypoplasie verursacht ein charakteristisches schrilles Schreien. Die Erkrankung geht mit schwerer geistiger Retardierung einher.

Das **Crouzon-Syndrom** ist die häufigste Erkrankung unter den Craniosynostosen. Es wird autosomal-dominant vererbt und äußert sich in einem verfrühten Schluß der Schädelsuturen, Mittelgesichtshypoplasie und dadurch bedingte flache Orbitae mit Proptosis. Röntgenologisch ist die Erscheinung des „Wolkenschädels" charakteristisch. Das wachsende Gehirn ist durch die frühzeitig geschlossenen Suturen eingeengt. Steigender Hirndruck kann zu zerebralen und intellektuellen Schäden führen. Dies und das Risiko der Erblindung rechtfertigen frühzeitige korrigierende kraniofaziale chirurgische Eingriffe.

Das **Down-Syndrom** (Trisomie 21) ist das häufigste aller mit Mißbildungen einhergehenden Syndrome und betrifft eine von 600 Geburten. Das Risiko steigt mit dem Alter der Mutter. Ein Drittel aller schwer geistig behinderten Kinder leiden am Down-Syndrom. Charakteristisches Zeichen sind Brachyzephalie, Mittelgesichtsretrusion, eine kleine Nase mit verbreiterter Nasenwurzel und aufwärtsgezogene Lidspalten (mongoloide Schrägstellung). Es besteht eine relative Makroglossie und ein verspäteter Zahndurchbruch. Weitere wichtige Befunde sind Herzfehler, atlantookzipitale Subluxation, Anämie und ein erhöhtes Risiko von Leukämie. Die meisten Down-Kinder und -Erwachsenen sind besonders freundlich und kooperativ.

Die **Dysostosis cleidocranialis** (kleidokraniale Dysplasie) ist eine autosomal dominant vererbte Erkrankung und äußert sich in Hypoplasie oder Aplasie der Schlüsselbeine, verspäteter Ossifikation der Fontanellen und einem großen, kurzen Schädel. Weitere Befunde sind Kleinwuchs, frontale und parietale Prominenz, fehlende Belüftung der Sinus, ein hoher Gaumen mit oder ohne Spaltbildung, Mittelgesichtshypoplasie und fehlender Zahndurchbruch mit z. T. mehreren überzähligen Zähnen. Viele der vorhandenen Zähne haben erbliche Formveränderungen wie z. B. Dilazerationen oder Geminationen, ebenso kann eine Hypoplasie des Sekundärdentins vorkommen. Die Erkrankung tritt hauptsächlich, aber nicht nur, an desmal ossifizierten Knochen auf.

Beim **Eagle-Syndrom** ist der *Processus styloideus* verlängert. Das führt zu Dysphagie und Schmerzen beim Kauen oder Wenden des Kopfes.

Das **Ehlers-Danlos-Syndrom** umfaßt eine Gruppe von Störungen, die durch erhöhte Beweglichkeit der Gelenke, Neigung zu Blutungen und Blutergüssen sowie eine Hyperelastizität der Haut gekennzeichnet sind. Bei dieser Erbkrankheit scheint eine molekulare Veränderung des Kollagens zugrundezuliegen. Blutungen werden beim Typ IV gefunden, früh eintretende Parodontalerkrankungen beim Typ VIII. Dentikel werden bei allen Typen gefunden.

Das **Frey-Syndrom** (Aurikulo-temporales Syndrom) ist eine Erkrankung, die mit gustatorischem Schwitzen und Erröten der Haut einhergeht. Es kann infolge einer Verletzung von Hautpartien, die Speicheldrüsen überdecken, entstehen und wird als posttraumatische Überkreuzung der sympathischen und parasympathischen Innervation der Speicheldrüsen bzw. der Haut angesehen. Die Häufigkeit nach superfizieller Parotidektomie wird mit 0–100% angegeben, je nachdem, mit welchem Chirurgen man spricht, ist aber sicher zu einem gewissen Grade in allen Fällen zu finden, wenn man sorgfältig genug danach sucht.

Das **Gardner-Syndrom** umfaßt multiple Osteome (besonders der Kiefer- und Gesichtsknochen), multiple Polypen des Dickdarmes, Epidermoidzysten und Hautfibrome. Es wird autosomal-dominant vererbt. Die Entdeckung von Osteomen im Gesichtsbereich bei klinischer oder röntgenologischer Untersuchung verlangt zwingend die Untersuchung des Dickdarmes, da die Polypen maligne entarten können.

Goldenhar-Syndrom: Es ist eine Variante der Hemifazialen Mikrosomie und besteht aus Mikrotie (kleine Ohren), Makrostomie, Nichtanlage der *Rami ascendentes mandibulae* und der Kondylen, vertebrale Besonderheiten (z. B. Hemivertebrae) und epibulbäre Epidermoide. Es können auch kardiale, skelettale oder renale Störungen auftreten. Bis zu 10% der Patienten sind geistig behindert, d. h. mit anderen Worten, 90% der Patienten sind geistig gesund.

Gorlin-Goltz-Syndrom (Basalzellnävussyndrom): Siehe auch Nävus (S. 516). Es besteht aus multiplen Basalzellnävi (Epitheliome), multiplen Kieferzysten (odontogene Keratozysten), Wirbel- und Rippenanomalien (normalerweise gespaltene Rippen) und Kalzifizierung der *Falx cerebri*. Frontale Prominenz, mandibuläre Prognathie, Hypertelorismus, Hydrozephalus, Augenveränderungen und endokrine Störungen wurden auch beobachtet.

Das **Heerfordt-Syndrom** (uveo-parotisches Fieber) ist eine Sarkoidose mit assoziierter Schwellung der Tränen- und Speicheldrüsen (insbesondere der Gl. parotis), Uveitis und Fieber. Es können Hirnnervenausfälle vorkommen.

Die **Hemifaziale Mikrosomie** ist eine Form der okuloaurikulovertebralen Dysplasie und besteht aus Mikrotie, Makrostomie und Nichtanlage der *Rami ascendentes mandibulae* und der Kondylen. Das Auftreten ist sporadisch. Jüngere Arbeiten über In-utero-Chirurgie lassen Zweifel an den Theorien von *Poswillo* über ein Hämatom der *A. stapedia* als Ursache aufkommen.

Das **Horner-Syndrom** besteht aus verengten Pupillen (Miosis), hängenden Augenlidern (Ptosis), einseitigem Verlust der Schweißbildung (Anhidrose) des Gesichtes und gelegentlich eingesunkenen Augen (Enophthalmus). Es wird durch die Unterbrechung der sympathischen Fasern des *Ganglion cervicale* verursacht, z. B. durch Bronchialkarzinome, invasive chirurgische Eingriffe am Ganglion oder Halstraumata.

Das **Hurler-Syndrom** (Dysostosis multiplex) ist eine Mukopolysaccharidose, die zu Minderwuchs und geistiger Retardierung führt. Ein großer Kopf, frontale Prominenz, Hypertelorismus und grobe Gesichtszüge gehören zum klassischen Erscheinungsbild. Verschiedene skelettale Veränderungen, Korneatrübung sowie Störungen der sauren Serum- und Urin-Mukopolysaccharide kommen vor.

Das **Klippel-Feil-Syndrom** ist die Verbindung einer Verschmelzung mehrerer Halswirbel, kurzem Hals und einem tiefliegenden Haaransatz im Nackenbereich. Verschiedene neurologische Störungen wurden beobachtet, die einseitige Nichtanlage der Nieren ist häufig. Manchmal erscheinen kardiale Störungen.

Das **Larsen-Syndrom** ist eine hauptsächlich autosomal-rezessiv vererbte Erkrankung mit einer Prädilektion für das weibliche Geschlecht. Es besteht aus einer Gaumenspalte, einem abgeflachten Gesicht, verschiedenen kongenitalen Störungen und Mißbildungen der Füße. Die Erkrankten haben häufig eine kleine Statur.

Das **Lesch-Nyhan-Syndrom** ist ein Defekt im Harnsäurestoffwechsel, der geistige Retardierung, spastische Minderdurchblutung des Gehirns, Choreoathetose und aggressive Selbstbeschädigungen (besonders an den Lippen) verursacht.

MAGIC-Syndrom: Steht für „Mouth And Genital Ulcers and Interstitial Chondritis“ und ist eine Variante der Gruppe der Behçet-Syndrome.

Beim **Marfan-Syndrom** handelt es sich um eine autosomal-dominant vererbte Erkrankung. Sie ist durch folgende Symptome gekennzeichnet: ein schmaler, großer Körperbau, Arachnodaktylie (lange, dünne, spinnenähnliche Hände), Luxation oder Subluxation der Linse, Aortenaneurysmen, Aortenregurgitationen, Mitralklappenprolaps oder -insuffizienz und ein hoher Gaumenbogen. Schwache Gelenke sind häufig.

Das **Melkersson-Rosenthal-Syndrom** besteht aus einer Gesichtslähmung, Gesichtsschwellung und einer tief gefurchten Zunge. Es ist wahrscheinlich eine Variante der Gruppe von Erkrankungen, die heute als orofaziale Granulomatosen bekannt sind.

Die **Multiple endokrine Neoplasie** (MEN) ist eine kürzlich neu klassifizierte Gruppe von Erkrankungen, die die endokrinen Drüsen betrifft. Die MEN 3 (auch 2b genannt) ist von besonderer Bedeutung. Sie besteht aus multiplen Schleimhautneurofibromen mit charakteristischer Histologie, Phäochromozytomen, Schilddrüsenmarkskarzinomen und einem ausgezehrt aussehenden Erscheinungsbild der Patienten. Der Calcitoninspiegel ist erhöht, wenn ein Schilddrüsenkarzinom vorliegt. Anhaltspunkte für eine Verdachtsdiagnose sind große, dünne, verfallen aussehende Kinder und junge Erwachsene mit indurierten Schwellungen im Mundbereich. Eine Biopsie ist in solchen Fällen zwingend indiziert und bei verdächtiger Histopathologie muß die Schilddrüse entsprechenden weiteren Untersuchungen unterzogen werden.

Neurofibromatosis von Recklinghausen (Von-Recklinghausen-Syndrom): Multiple Neurofibrome mit Hautpigmentationen, deren Prädisposition zur malignen Entartung, skelettale Dysplasien, und eine Mitbeteiligung des ZNS sind Hauptcharakteristika der Erkrankung, die autosomal-dominant vererbt wird und eine große Anzahl verschiedenartiger Manifestationen hat. Die Symptome im Gesicht können besonders entstellend sein.

Das **Papillon-Lefèvre-Syndrom** ist eine palmoplantare Hyperkeratose mit präpubertärer Parodontitis der 1. und 2. Dentition. Die Zahnentwicklung verläuft normal, bis an den Handinnenflächen und Fußsohlen Hyperkeratosen erscheinen, dann beginnt gleichzeitig eine aggressive Gingivitis bzw. Parodontitis. Die Ursachen sind noch nicht bekannt.

Patterson-Brown-Kelly-Syndrom (Plummer-Vinson-Syndrom): Es handelt sich um das Vorkommen von Dysphagie, mikrozytischer, hypochromer Anämie, Koilonychie (löffelförmige Nägel) und Cheilosis. Die Dysphagie ist auf ein postkrikoidales Gewebe zurückzuführen, gemeinhin eine präkanzeröse Membran auf der vorderen Ösophaguswand. Die Koilonychie und die Cheilosis sind Folgen der Anämie, können aber Leitsymptom sein. Hauptsächlich sind Frauen mittleren Alters befallen. Die Korrektur der Anämie kann die Symptome beseitigen und die maligne Alteration des Gewebes verhindern.

Das **Peutz-Jeghers-Syndrom** ist eine autosomal-dominant vererbte Erkrankung, bei der es zur melanotischen Pigmentation der Haut (besonders der perioralen Region) und der Schleimhäute sowie zu intestinaler Polyposis kommt. Die Polypen haben, im Gegensatz zu denen des Gardener-Syndroms, keine besondere Neigung zur malignen Alteration. Sie sind hamartomartig und werden im Dünndarm gefunden. Sie können Invaginationen und verschiedene Formen von Darmverschlüssen hervorrufen. Tumoren der Ovarien treten bei diesem Syndrom gehäuft auf (10% der Frauen mit Peutz-Jeghers-Syndrom).

Bei der **Progerie** liegt wahrscheinlich eine Störung des Kollagenstoffwechsels vor. Sie verursacht Zwergwuchs und vorzeitiges Altern. Das Gesicht hat eine beeindruckende und charakteristische Erscheinungsform: Es ist ein „Vogelgesicht", proportional zu klein mit mandibulärer Retrognathie. Der Tod tritt im 2. Lebensdezennium ein.

Das **Ramsay-Hunt-Syndrom** ist eine vasomotorisch bedingte Gesichtsblässe mit gleichzeitigen Bläschen im Rachen, dem äußeren Gehörgang und im Gesicht. Wird als Herpes zoster des *Ganglion geniculi* eingeschätzt.

Reiter-Syndrom (Morbus Reiter): Besteht aus Arthritis, Urethritis und Konjunktivitis. Es finden sich häufig orale Läsionen, die eine gewisse Ähnlichkeit mit der Exfoliatio areata linguae aufweisen, aber auch andere Anteile des Mundes befallen. Die Krankheit ist vermutlich eine unerwünschte Immunreaktion auf ein unbedeutendes Pathogen. Zum Teil wird auch angenommen, daß es sich um eine auf sexuellem Wege übertragbare Krankheit handelt, obwohl es dafür keine gesicherten Beweise gibt.

Das **Romberg-Syndrom** (Hemifaziale Atrophie) besteht aus einer progressiven Atrophie der Weichgewebe einer Gesichtshälfte, verbunden mit kontralateralen Jackson-Anfällen und Trigeminusneuralgie. In seltenen Fällen wird der halbe Körper befallen. Die Erkrankung beginnt in der ersten Dekade und dauert ca. 3 Jahre, bevor sie zum Stillstand kommt.

Beim **Sicca-Syndrom** (primäres Sjögren-Syndrom) handelt es sich um Xerostomie und Keratokonjunktivitis sicca, d. h. Mund- und Augentrockenheit. Es besteht ein erhöhtes Risiko der Bildung eines Parotislymphoms. Interessanterweise weist das Sicca-Syndrom, obwohl es bestimmte serologische Anomalien mit anderen systematischen Erkrankungen, wie z. B. rheumatischer Arthritis, gemeinsam hat, keine von deren Symptomen auf (im Gegensatz zum Sjögren-Syndrom).

Beim **Sjögren-Syndrom** (sekundäres Sjögren-Syndrom) bestehen zusätzlich zu Augen- und Mundtrockenheit noch Serologie und Symptomatologie einer Autoimmunkrankheit, gewöhnlich rheumatischer Arthritis, manchmal auch systemischem Lupus erythematodes, systemischer Sklerose oder primärer biliärer Zirrhose. Akute Schwellungen der Speicheldrüsen sind selten. Eine spät einsetzende Schwellung der *Gl. parotis* kann ein Lymphom anzeigen.

Das **Stevens-Johnson-Syndrom** ist eine schwere Form des Erythema multiforme, eine Erkrankung der Haut und Schleimhäute, die wahrscheinlich auf einem autoimmunen Mechanismus beruht und besonders durch Drogenkonsum begünstigt wird. Klassische Zeichen sind kokardenförmige Hauteffloreszenzen an Händen und Füßen. Ist die Erkrankung besonders schwer und geht sie mit Fieber und multipler Schleimhautbeteiligung einher, so spricht man vom Stevens-Johnson-Syndrom. Virusinfektionen, z. B. Herpes-simplex-Infektionen, sind die zweithäufigste Ursache.

Die **Sturge-Weber-Krankheit** ist ein hamartomartiges Angiom, das die oberen Anteile des Gesichts befällt und sich intrakranial ausbreitet. Konvulsionen, (kontralaterale) Hemiplegie und intellektuelle Schwächen können vorkommen. Das Risiko chirurgischer Eingriffe ist offensichtlich.

Treacher-Collins-Syndrom (Dysostosis mandibulofacialis): Es betrifft diejenigen Strukturen, die sich vom ersten Kiemenbogen ableiten. Das Syndrom wird autosomal-dominant mit unterschiedlicher Expressivität vererbt. Es besteht aus einer abwärts gerichteten Lidspalte (antimongoloide Lidspalte), Hypoplasie von Ober- und Unterkiefer, mandibulärer Retrognathie mit großem Gonionwinkel, mißgebildeter Ohrmuschel, hypoplastischem Sinus, Unterlidkolobome, Mittel- und Innenohrhypoplasie (und daraus resultierende Taubheit). 30% der Betroffenen haben Gaumenspalten und 25% haben eine ungewöhnliche Behaarung, die sich zungenähnlich in Richtung Wange erstreckt. Die meisten haben eine völlig normale intellektuelle Funktion, die allerdings verborgen bleiben kann, da sie taub sind. Sie werden häufig als „lustig aussehende Kinder" bezeichnet (Wie würden Sie es finden, ein lustig aussehender Zahnarzt genannt zu werden?). Diese Menschen können häufig ihre Möglichkeiten wegen der Haltung der Gesellschaft und einiger Ärzte der Erkrankung gegenüber nicht ausschöpfen. Es besteht die Indikation für kraniofaziale chirurgische Korrekturen.

Das **Trotter-Syndrom** besteht aus einseitiger Taubheit, Schmerzen im Bereich des *N. mandibularis*, gleichzeitiger Lähmung des weichen Gaumens und Trismus infolge der Invasion der lateralen Pharynxwand durch einen malignen Tumor. Eine ähnliche Erkrankung ist das Fossa-Pterygopalatina-Syndrom, bei der der erste und zweite Trigeminusast betroffen sind.

18 Informationen und Adressen

Zahnbezeichnungssysteme

FDI-System

Bleibende Zähne:

R	18	17	16	15	14	13	12	11	21	22	23	24	25	26	27	28	L
	48	47	46	45	44	43	42	41	31	32	33	34	35	36	37	38	

Milchzähne:

R	55	54	53	52	51	61	62	63	64	65	L
	85	84	83	82	81	71	72	73	74	75	

Zsigmondy-System

Bleibende Zähne:

R	8	7	6	5	4	3	2	1	1	2	3	4	5	6	7	8	L
	8	7	6	5	4	3	2	1	1	2	3	4	5	6	7	8	

Milchzähne:

R	V	IV	III	II	I	I	II	III	IV	V	L
	V	IV	III	II	I	I	II	III	IV	V	

Haderup-System, auch Europäisches System

Bleibende Zähne:

R	8+	7+	6+	5+	4+	3+	2+	1+	+1	+2	+3	+4	+5	+6	+7	+8	L
	8−	7−	6−	5−	4−	3−	2−	1−	−1	−2	−3	−4	−5	−6	−7	−8	

Milchzähne:

R	05+	04+	03+	02+	01+	+01	+02	+03	+04	+05	L
	05−	04−	03−	02−	01−	−01	−02	−03	−04	−05	

Amerikanisches System

Bleibende Zähne:

R	1	2	3	4	5	6	7	8	9	10	11	12	13	14	15	16	L
	32	31	30	29	28	27	26	25	24	23	22	21	20	19	18	17	

Milchzähne:

R	A	B	C	D	E	F	G	H	I	J	L
	T	S	R	Q	P	O	N	M	L	K	

Größen der Wurzelkanalaufbereitungs-instrumente

Größe	Durchmesser [mm]	ISO-Farbe
08	0,08	grau
10	0,10	purpur
15	0,15	weiß
20	0,20	gelb
25	0,25	rot
30	0,30	blau
35	0,35	grün
40	0,40	schwarz
45	0,45	weiß
50	0,50	gelb
55	0,55	rot
60	0,60	blau
70	0,70	grün
80	0,80	schwarz
90	0,90	weiß
100	1,00	gelb
110	1,10	rot
120	1,20	blau
130	1,30	grün
140	1,40	schwarz

Werkstoffkundliche Eigenschaften verschiedener zahnärztlicher Materialien

	Schmelz	Keramik	Komposit	Amalgam	Gold
E-Modul [N/mm^2]	50 000–85 000	60 000–130 000	3 500–18 000	20 000–38 000	75 000–100 000
Wärmeleitfähigkeit [W/mK]	0,9	1,0	0,5–0,7	23	120–300
lin. therm. Ausdehnungskoeffizient [10^{-6}/K]	11	11–14	17–55	22–28	11–16
Dichte [g/cm^3]	3,0	2,2–2,4	1,7–2,3	11,5–12	16–19
Härte	300–350	400	15–40	90	50–150
Druckfestigkeit [N/mm^2]	100–400	350–550	290–400	300–480	

Zahnärztliche Universitätskliniken

Aachen
Klinik und Poliklinik für Zahn-, Mund-, Kiefer- und Plastische Gesichtschirurgie der Medizinischen Fakultät an der Rhein.-Westf. Techn. Hochschule Aachen
Pauwelsstraße, 52057 Aachen, Tel.: 0241/8088230
Berlin
Fachbereich Zahn-, Mund- und Kieferheilkunde, Zahnklinik Süd
Aßmannshauser Str. 4–6, 14197 Berlin, Tel.: 030/8290-1
Berlin
Humbold-Universität zu Berlin, Medizinische Fakultät (Charité), Zentrum für Zahn-, Mund- und Kieferheilkunde
Schumannstr. 20–21, 10098 Berlin, Tel.: 030/28022901
Bochum
Klinik für Mund-, Kiefer- und Gesichtschirurgie – Plastische Operationen – Ruhr-Universität-Bochum – Knappschafts-Krankenhaus
In der Schornau 23–25, 44892 Bochum, Tel.: 0234/2993500
Bonn
Zentrum für Zahn-, Mund- und Kieferheilkunde
Welschnonnenstr. 17, 53111 Bonn, Tel.: 0228/287-0
Dresden
Medizinische Akademie „Carl Gustav Carus" Dresden, Zentrum für Zahn-, Mund- und Kieferheilkunde
Fetscherstraße 74, 01307 Dresden, Tel.: 0351/4582812
Düsseldorf
Zentrum für Zahn-, Mund- und Kieferheilkunde der Heinrich-Heine-Universität, Westdeutsche Kieferklinik
Moorenstr. 5, 40225 Düsseldorf, Tel.: 0211/3118140
Erfurt
Medizinische Hochschule Erfurt, Zentrum für Zahn-, Mund- und Kieferheilkunde
Nordhäuser Straße 74, 99089 Erfurt, Tel.: 0361/792036
Erlangen
Klinik und Polikliniken für Zahn-, Mund- und Kieferkranke der Universität Erlangen–Nürnberg
Glückstr. 11, 91054 Erlangen, Tel.: 09131/85/4201
Essen
Universitätsklinikum Essen, Klinik und Poliklinik für Gesichts- und Kieferchirurgie
Hufelandstr. 55, 45122 Essen, Tel.: 0201/7232487
Frankfurt/M.
Zentrum für Zahn-, Mund- und Kieferheilkunde (Carolinum) des Klinikums der Johann Wolfgang Goethe-Universität Frankfurt
Theodor-Stern-Kai 7, 60596 Frankfurt am Main, Tel.: 069/63011
Freiburg
Universitätsklinik für Zahn-, Mund- und Kieferheilkunde
Hugstetter Str. 55, 79106 Freiburg i. Br., Tel.: 0761/2704701
Gießen
Zentrum für Zahn-, Mund- und Kieferheilkunde am Klinikum der Justus-Liebig-Universität Gießen
Schlangenzahl 14, 35392 Gießen, Tel.: 0641/7023200

Göttingen
Zentrum für Zahn-, Mund- und Kieferheilkunde der Universität Göttingen
Robert-Koch-Str. 40, 37075 Göttingen, Tel.: 0551/39-0

Greifswald
Ernst-Moritz-Arndt-Universität Greifswald, Zentrum für Zahn-, Mund- und Kieferheilkunde
Rotgerberstraße 8, 17489 Greifswald, Tel.: 03834/77901

Halle
Martin-Luther-Universität Halle-Wittenberg, Medizinische Fakultät, Zentrum für Zahn-, Mund- und Kieferheilkunde
Große Steinstr. 19, 06097 Halle/Saale, Tel.: 0345/37437

Hamburg
Universitäts-Krankenhaus Eppendorf, Klinik und Poliklinik für Zahn-, Mund- und Kieferkrankheiten
Martinistr. 52, 20246 Hamburg, Tel.: 040/4717-1

Hannover
Medizinische Hochschule Hannover, Zentrum für Zahn-, Mund- und Kieferheilkunde
Konstanty-Gutschow-Str. 8, 30625 Hannover, Tel.: 0511/532-4899

Heidelberg
Universitätsklinik für Mund-, Zahn- und Kieferkrankheiten
Im Neuenheimer Feld 400, 69120 Heidelberg, Tel.: 06221/566032

Homburg (Saar)
Universitätsklinik und Poliklinik für Zahn-, Mund- und Kieferkrankheiten
66421 Homburg/Saar, Tel.: 06841/16-0

Jena
Zentrum für Zahn-, Mund- und Kieferheilkunde an der Medizinischen Fakultät der Friedrich-Schiller-Universität Jena
07740 Jena, Tel.: 03641/8223335

Kiel
Zentrum für Zahn-, Mund- und Kieferheilkunde
Arnold-Heller-Str. 16, 24105 Kiel, Tel.: 0431/5970

Köln
Klinik und Poliklinik für Zahn-, Mund- und Kieferheilkunde der Universität zu Köln
Kerpener Str. 32, 50931 Köln, Tel.: 0221/478-4748

Leipzig
Universität Leipzig, Universitätsbereich Medizin, Zentrum für Zahn-, Mund- und Kieferheilkunde
Nürnberger Str. 57, 04103 Leipzig, Tel.: 0341/71640

Lübeck
Medizinische Universität zu Lübeck, Klinik für Kiefer- und Gesichtschirurgie
Ratzeburger Allee 160, 23538 Lübeck, Tel.: 0451/5002265

Magdeburg
Klinik für Mund-, Kiefer- und Gesichtschirurgie der Otto-v.-Guericke-Universität Magdeburg
Leipziger Str. 44, 39120 Magdeburg, Tel.: 0391/672170

Mainz
Johannes Gutenberg-Universität, Klinik und Polikliniken für Zahn-, Mund- und Kieferkrankheiten
Augustusplatz 2, 55131 Mainz, Tel.: 06131/171

Marburg a. d. Lahn
Medizinisches Zentrum für Zahn-, Mund- und Kieferheilkunde der Philipps-Universität
Georg-Voigt-Str. 3, 35039 Marburg a. d. Lahn, Tel.: 06421/283200

München
Klinik für Zahn-, Mund- und Kieferkrankheiten der Ludwig-Maximilians-Universität
Goethestr. 70, 80336 München, Tel.: 089/5160-3211

Klinik und Poliklinik für Mund-Kiefer-Gesichtschirurgie der Technischen Universität, Klinikum Rechts der Isar
Ismaninger Str. 22, 81675 München, Tel.: 089/41402920

Münster
Zentrum für Zahn-, Mund- und Kieferheilkunde
Waldeyerstr. 30, 48149 Münster, Tel.: 0251/83-1

Regensburg
Klinikum der Universität Regensburg
Franz-Josef-Strauß-Allee 11, 93053 Regensburg, Tel.: 0941/944-0

Rostock
Universität Rostock, Medizinische Fakultät, Klinik und Polikliniken für Zahn-, Mund- und Kieferheilkunde
Postfach 100888, 18055 Rostock, Tel.: 0381/369290

Tübingen
Zentrum für Zahn-, Mund- und Kieferheilkunde
Osianderstraße 2–8, 72076 Tübingen, Tel.: 07071/292152

Ulm
Universitätsklinik für Zahn-, Mund- und Kieferheilkunde (Zentrum für Zahn-, Mund- und Kieferheilkunde)
Albert-Einstein-Allee 11, 89081 Ulm, Tel.: 0731/502-3656

Witten/Herdecke
Universität Witten/Herdecke, Fakultät für Zahn-, Mund- und Kieferheilkunde
Alfred-Herrhausen-Straße 50, 58455 Witten, Tel.: 02302/398-0

Würzburg
Klinik und Polikliniken für Zahn-, Mund- und Kieferkrankheiten
Pleicherwall 2, 97070 Würzburg, Tel.: 0931/31498-499

Fortbildungsinstitute

Akademie Praxis und Wissenschaft in der Deutschen Gesellschaft für Zahn-, Mund- und Kieferheilkunde
Lindemannstr. 96, 40237 Düsseldorf, Tel.: 0211/682296

Akademie für Zahnärztliche Fortbildung Karlsruhe
Sophienstr. 41, 76133 Karlsruhe, Tel.: 0721/9181-200

Bayerische Akademie für Zahnärztliche Fortbildung
Bayerische Landeszahnärztekammer, Fallstr. 34, 81369 München, Tel.: 089/5160-2900

Fortbildungsinstitut der Zahnärztekammer Hamburg
Möllner Landstr. 31, 22111 Hamburg, Tel.: 040/7334050

Fortbildungszentrum der Landeszahnärztekammer Hessen
Lyoner Str. 21, 60528 Frankfurt/Main, Tel.: 069/6607-229

Fortbildungszentrum der Zahnärztekammer Westfalen-Lippe und der Kassenzahnärztlichen Vereinigung Westfalen-Lippe
Auf der Horst 25, 48147 Münster, Tel.: 0251/4909-213

Heinrich-Hammer-Institut der Zahnärztekammer Schleswig-Holstein
Westring 498, 24106 Kiel, Tel.: 0431/38972-0

Karl-Häupl-Institut der Zahnärztekammer Nordrhein
Emanuel-Leutze-Str. 8, 40547 Düsseldorf, Tel.: 0211/52605-0

Philipp-Pfaff-Institut, Fortbildungszentrum der Zahnärztekammer Berlin
Flottenstraße 28–42, 13407 Berlin, Tel.: 030/4147250

Zahnärztliches Fortbildungszentrum mit Institut für zahnmedizinische Fachhelferinnen
Herdweg 50, 70174 Stuttgart, Tel.: 9711/22716-0

Zahnärztliches Fortbildungszentrum der Zahnärztekammer Niedersachsen
Hildesheimer Str. 35, 30169 Hannover, Tel.: 0511/81123

Zahnärztekammern

Bundeszahnärztekammer
Arbeitsgemeinschaft der Deutschen Zahnärztekammern, e.V. und Kassenzahnärztlichen Bundesvereinigung (K. d. Ö. R.)
Universitätsstr. 71–73, 50931 Köln, Tel.: 0221/4001-0

Landes- und Bezirkszahnärztekammern
Landeszahnärztekammer Baden-Württemberg
Herdweg 50, 70174 Stuttgart, Tel.: 0711/22716-0
Bezirkszahnärztekammer Karlsruhe
Joseph-Meyer-Str. 8–10, 68167 Mannheim, Tel.: 0621/38000-0
Bezirkszahnärztekammer Freiburg
Schönauer Str. 4, 79115 Freiburg, Tel.: 0761/490410
Bezirkszahnärztekammer Stuttgart
Albstadtweg 9, 70567 Stuttgart, Tel.: 0711/7877-0
Bezirkszahnärztekammer Tübingen
Wilhelmstr. 133, 72074 Tübingen, Tel.: 07071/56010

Bayerische Landeszahnärztekammer
Postfach 701068, 81310 München, Tel.: 089/72401-620

Zahnärztekammer Berlin
Georg-Wilhelm-Str. 14–16, 10711 Berlin, Tel.: 030/89004-0

Zahnärztekammer Brandenburg i. G.
Am Turm 14, 03056 Cottbus, Tel.: 0355/792220

Zahnärztekammer Bremen
Postfach 330369, 28333 Bremen, Tel.: 0421/22007-0

Zahnärztekammer Hamburg
Möllner Landstr. 31, 22111 Hamburg, Tel.: 040/7334050

Landeszahnärztekammer Hessen
Lyoner Str. 21, 60528 Frankfurt/M., Tel.: 069/6607-0

Zahnärztekammer Mecklenburg-Vorpommern
Wismarsche Str. 158, 19053 Schwerin, Tel.: 0385/821316

Zahnärztekammer Niedersachsen
Hildesheimer Str. 35, 30169 Hannover, Tel.: 0511/8112-0

Zahnärztekammer Nordrhein
Emanuel-Leutze-Str. 8, 40547 Düsseldorf, Tel.: 0211/526050

Landeszahnärztekammer Rheinland-Pfalz
Frauenlobplatz 2, 55118 Mainz, Tel.: 06131/614488
Bezirkszahnärztekammer Koblenz
Bahnhofstr. 32, 56068 Koblenz, Tel.: 0261/3668-1
Bezirkszahnärztekammer Pfalz
Brunhildenstr. 1, 67059 Ludwigshafen, Tel.: 0621/5969-0
Bezirkszahnärztekammer Rheinhessen
Eppichmauergasse 1, 55116 Mainz, Tel.: 06131/232005
Bezirkszahnärztekammer Trier
Bahnhofstr. 32, 56068 Koblenz, Tel.: 0261/35142

Ärztekammer Saarland, Abt. Zahnärzte
Puccinistr. 2, 66119 Saarbrücken, Tel.: 0681/586080

Landeszahnärztekammer Sachsen
Bautzener Str. 116, 01099 Dresden, Tel.: 0351/54437

Zahnärztekammer Sachsen-Anhalt
Zollstr. 12, 39114 Magdeburg, Tel: 0391/33863

Zahnärztekammer Schleswig-Holstein
Westring 498, 24106 Kiel, Tel.: 0431/38972-00

Landeszahnärztekammer Thüringen
Mittelhäuser Str. 76–79, 99098 Erfurt, Tel.: 0361/724490

Zahnärztekammer Westfalen-Lippe
Postfach 8834, 48047 Münster, Tel.: 0251/4909-02

Kassenzahnärztliche Vereinigungen

Kassenzahnärztliche Bundesvereinigung KZBV
Universitätsstr. 71–73, 50931 Köln, Tel.: 0221/4001-0
Kassenzahnärztliche Vereinigung Karlsruhe
Joseph-Meyer-Str. 8–10, 68167 Mannheim, Tel.: 0621/38000-0
Kassenzahnärztliche Vereinigung Freiburg
Schönauerstr. 4, 79115 Freiburg, Tel.: 0761/49041-0
Kassenzahnärztliche Vereinigung Tübingen
Wilhelmstr. 133, 72074 Tübingen, Tel.: 07071/5601-0
Kassenzahnärztliche Vereinigung Stuttgart
Albstadtweg 11, 70567 Stuttgart, Tel.: 0711/7877-0
Kassenzahnärztliche Vereinigung Bayern
Fallstr. 34, 81369 München, Tel.: 089/72401-0
Kassenzahnärztliche Vereinigung Berlin
Georg-Wilhelm-Str. 14–16, 10711 Berlin, Tel.: 030/89004-0
Kassenzahnärztliche Vereinigung Brandenburg
Eisenhartstr. 5, 14469 Potsdam, Tel.: 0331/32731
Kassenzahnärztliche Vereinigung Bremen
Universitätsallee 25, 28259 Bremen, Tel.: 0421/22007-0
Kassenzahnärztliche Vereinigung Hamburg
Katharinenbrücke 1, 20457 Hamburg, Tel.: 040/361470
Kassenzahnärztliche Vereinigung Hessen
Lyonerstr. 21, 60528 Frankfurt/M., Tel.: 069/6607-0
Kassenzahnärztliche Vereinigung Mecklenburg-Vorpommern
Werkstr. 4, 19061 Schwerin, Tel.: 0385/371212
Kassenzahnärztliche Vereinigung Niedersachsen
Berliner Allee 14, 30175 Hannover, Tel.: 0511/3493-0
Kassenzahnärztliche Vereinigung Nordrhein
Lindemannstr. 36–42, 40237 Düsseldorf, Tel.: 0211/9684-0
Kassenzahnärztliche Vereinigung Koblenz/Trier
Bahnhofstr. 32, 56068 Koblenz, Tel.: 0261/9120-0
Kassenzahnärztliche Vereinigung Rheinhessen
Eppichmauergasse 1, 55116 Mainz, Tel.: 06131/232005
Kassenzahnärztliche Vereinigung Pfalz
Brunhildenstr. 1, 67059 Ludwigshafen, Tel.: 0621/5969-0
Kassenzahnärztliche Vereinigung Saarland
Puccinistr. 2, 66119 Saarbrücken, Tel.: 0681/586080
Kassenzahnärztliche Vereinigung Sachsen
Lingner Allee 3, 01069 Dresden, Tel.: 0351/4859700
Kassenzahnärztliche Vereinigung Sachsen-Anhalt
Kaiser-Otto-Ring 6, 39106 Magdeburg, Tel.: 0391/551586
Kassenzahnärztliche Vereinigung Schleswig-Holstein
Westring 498, 24106 Kiel, Tel.: 0431/3897-0
Kassenzahnärztliche Vereinigung Thüringen
Liebknechtstr. 8, 99085 Erfurt, Tel.: 0361/6752-0
Kassenzahnärztliche Vereinigung Westfalen-Lippe
Auf der Horst 25, 48147 Münster, Tel.: 0251/507-0

Register